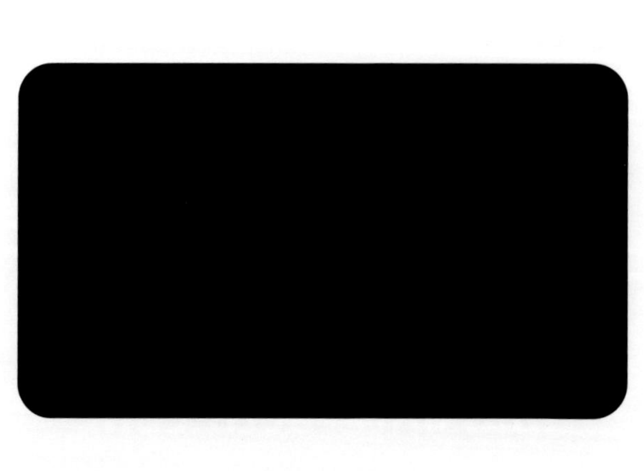

7e ÉDITION

LES ARYTHMIES CARDIAQUES

UN GUIDE CLINIQUE ET THÉRAPEUTIQUE

JEAN-LUC BEAUMONT, inf., B. Sc. éd.,
spécialisé en soins infirmiers
cardiovasculaires et respiratoires

RÉVISION SCIENTIFIQUE

MICHEL DORÉ, inf., M. Sc., CSI(c)

MARIA CECILIA GALLANI, inf., Ph. D.

JEAN-FRANÇOIS GIGUÈRE, inf., Ph. D.
Faculté des sciences infirmières
de l'Université Laval

CONSULTATION SCIENTIFIQUE

JEAN-DOMINIC RIOUX, M. Sc.,
infirmier praticien spécialisé en cardiologie
CIUSSS de l'Estrie – CHUS

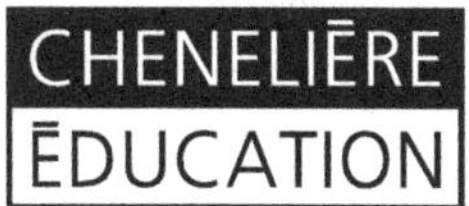

CHENELIÈRE
ÉDUCATION

Les arythmies cardiaques
Un guide clinique et thérapeutique, 7e édition

Jean-Luc Beaumont

© 2017 **TC Média Livres Inc.**
© 2012 Chenelière Éducation inc.
© 2006, 1998, 1992, 1990 gaëtan morin éditeur ltée
© 1987, 1984 Les Éditions 3M inc.

Conception éditoriale: Dominique Hovington
Édition: Nancy Lachance
Coordination: Olivier Rolko
Révision linguistique: Chantale Bordeleau
Correction d'épreuves: Marie Calabrese
Conception graphique: Alain Lapointe
Conception de la couverture: Micheline Roy

**Catalogage avant publication
de Bibliothèque et Archives nationales du Québec
et Bibliothèque et Archives Canada**

Beaumont, Jean-Luc

[Apprentissage des arythmies cardiaques]

Les arythmies cardiaques: un guide clinique et thérapeutique

7e édition.

Publié antérieurement sous le titre: L'apprentissage des arythmies
cardiaques. Montmagny, Québec: J.-L. Beaumont, 1984.
Comprend des références bibliographiques et un index.

ISBN 978-2-7650-5176-3

1. Arythmie.   2. Cœur – Maladies.   3. Arythmie – Problèmes et
exercices.   I. Titre.   II. Titre: Apprentissage des arythmies cardiaques.

RC685.A65B45 2017   616.1'28   C2016-942232-1

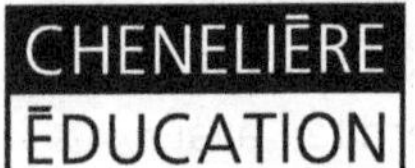

5800, rue Saint-Denis, bureau 900
Montréal (Québec) H2S 3L5 Canada
Téléphone : 514 273-1066
Télécopieur : 514 276-0324 ou 1 800 814-0324
info@cheneliere.ca

ISBN 978-2-7650-5176-3

Dépôt légal: 2e trimestre 2017
Bibliothèque et Archives nationales du Québec
Bibliothèque et Archives Canada

Imprimé au Canada

5 6 7 8 9 M 29 28 27 26 25

Gouvernement du Québec – Programme de crédit d'impôt pour l'édition de
livres – Gestion SODEC.

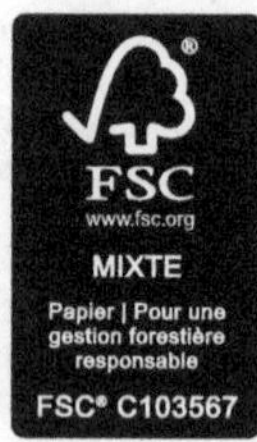

Cette 7ᵉ édition de l'ouvrage *Les arythmies cardiaques: un guide clinique et thérapeutique* est le fruit d'un travail qui s'échelonne sur plusieurs années et qui a été bonifié, édition après édition, permettant ainsi aux professionnels de la santé et aux étudiants d'être à la fine pointe des connaissances et de développer les habiletés cliniques recherchées. Cette nouvelle édition présente des classifications plus élaborées et judicieuses, des figures pertinentes dont certaines ont été remodelées et de nombreux exercices d'intégration qui facilitent la compréhension des arythmies cardiaques.

Tous les chapitres ont été actualisés en fonction des plus récentes études et des traitements disponibles. Les nouveautés les plus percutantes concernent les algorithmes thérapeutiques mis à jour selon les standards nord-américains et européens en vigueur. Les anticoagulants oraux directs sont documentés, tout comme le risque d'accident vasculaire cérébral évalué par le score CHA_2DS_2-VASc ainsi que le risque de saignement évalué par le score HAS-BLED chez les patients atteints de fibrillation auriculaire.

Monsieur Beaumont a su s'entourer de gens expérimentés pour réaliser les différentes éditions de son ouvrage. Je le félicite sincèrement d'avoir consacré autant d'années à faire de cette nouvelle édition un incontournable dans le domaine de la cardiologie.

Claire Chapados, inf., Ph. D., professeure titulaire
Faculté des sciences infirmières de l'Université de Montréal

La formation portant sur les arythmies cardiaques est riche et complète, et elle permet de découvrir les spécificités des troubles du rythme. Elle reprend notamment les bases de la cardiologie (anatomie, physiologie et pathologies), ce qui assure une meilleure compréhension de la suite de la formation sur les différents troubles du rythme auriculaire et ventriculaire.

Plus spécifiquement, dans le Service de cardiologie, elle permet de reconnaître les différentes arythmies lors de la lecture d'électrocardiogrammes, de savoir où se situe le trouble du rythme et, par le fait même, de comprendre comment fonctionne l'anatomie cardiaque. Depuis plus d'une dizaine d'années, cette formation est toujours demandée par les infirmières et les infirmiers.

L'ouvrage *Les arythmies cardiaques*, qui constitue un guide de référence indispensable, contribue à établir des liens entre les arythmies cardiaques et les pathologies, assurant ainsi une meilleure prise en charge des patients.

Nous remercions Jean-Luc Beaumont pour la qualité de ses formations portant sur les troubles du rythme cardiaque.

Wanda Mascaret, cadre de santé, cardiologie B et cardiologie interventionnelle
Marie Gautherat, inf., cardiologie B
Centre hospitalier régional et universitaire de Besançon, France

C'est pour moi un grand plaisir d'honorer de cette préface cette 7ᵉ édition de l'ouvrage *Les arythmies cardiaques* de Jean-Luc Beaumont.

Notre collaboration luxembourgo-québécoise fête cette année son 30ᵉ anniversaire. La première fois que monsieur Beaumont est venu nous enseigner la rythmologie remonte à 1987. Cette formation avait été organisée par l'Association nationale des infirmières luxembourgeoises, qui, en ce temps-là, innovait dans le positionnement de la profession soignante en tant que partenaire fiable pour les médecins dans les prises en charge aiguës des patients cardiaques. C'est grâce aux connaissances acquises lors de ces formations que, par la suite, les infirmières et les infirmiers se sont perfectionnés dans la lecture des tracés d'électrocardiogrammes, appliqués aux soins intensifs et normaux, ou dans la lecture des enregistrements de Holter, à l'unité de soins ambulatoires. Les professionnels sont mieux outillés pour la gestion des effets secondaires des traitements et pour la reconnaissance des complications des différentes pathologies cardiaques.

La Direction des soins visionnaire de notre établissement en ce qui a trait au développement de la profession infirmière ainsi que les connaissances acquises lors des formations suivies auprès de monsieur Beaumont ont permis aux infirmières et infirmiers de s'investir dans la création de consultations infirmières et cliniques monothématiques portant notamment sur l'hypertension et sur le syndrome coronarien aigu, ainsi que dans la mise sur pied d'une clinique de l'insuffisance cardiaque.

C'est grâce à sa pédagogie et à son langage accessible que monsieur Beaumont réussit à intéresser les apprenants à la cardiologie.

Bonne lecture!

Marie-Paule Sidon, cadre soignant, chef de département clinique
Centre hospitalier de Luxembourg

Cet ouvrage à caractère pédagogique, divisé en dix chapitres et en deux modules d'autoévaluation, est voué à l'apprentissage des arythmies cardiaques. Les causes et les mécanismes inducteurs d'arythmies, le contexte clinique, l'encadrement thérapeutique ainsi que l'interprétation des tracés électrocardiographiques en constituent les enjeux majeurs.

Les trois premiers chapitres, à savoir «L'anatomie et la physiologie du cœur» (chapitre 1), «Le langage de l'électrocardiogramme» (chapitre 2) et «Les dérivations électrocardiographiques» (chapitre 3), contiennent les éléments d'introduction indispensables à la compréhension et à l'interprétation contextuelle des arythmies cardiaques.

Le chapitre 4 de l'édition précédente, intitulé «L'électrophysiologie», a été décalé plus loin et correspond maintenant au chapitre 7. Ce déplacement a permis de rendre plus significatifs certains concepts qui y sont abordés et qui sont liés à des exemples présentés dans les chapitres qui le précèdent. De plus, ce chapitre introduit les éléments clés du traitement pharmacologique des arythmies cardiaques.

Les chapitres 4 («Les anomalies sinusales»), 5 («Les anomalies auriculaires»), 6 («Les anomalies de la jonction auriculoventriculaire»), 8 («Les rythmes passifs et actifs») et 9 («Les anomalies ventriculaires») constituent les parties charnières de l'ouvrage. Tous ces chapitres proposent une information complète se rattachant aux arythmies présentées, notamment leur définition, leur mécanisme électrophysiologique, leur étiologie, leur nomenclature, leurs critères électrocardiographiques, leur sémiologie, leur encadrement thérapeutique et leur surveillance clinique. Un aide-mémoire regroupant les critères électrocardiographiques des diverses arythmies ainsi que des exercices d'interprétation de tracés et leurs corrigés complètent chacun de ces chapitres.

Le chapitre 10 («Les traitements») offre une description exhaustive des traitements non pharmacologiques, pharmacologiques et électriques associés aux arythmies cardiaques. La pharmacologie des antiarythmiques représente le point culminant de ce chapitre.

Les tableaux, les encadrés, les figures et les tracés présentés à titre de supports théoriques ont été révisés et enrichis. La fibrillation auriculaire est abordée en tenant compte des plus récentes recommandations et des enjeux liés à l'anticoagulothérapie. À cet effet, les anticoagulants oraux directs font l'objet d'une présentation détaillée et constituent un ajout à cette édition. Les algorithmes thérapeutiques ont été traduits et adaptés selon les plus récentes normes de l'American Heart Association et de l'European Resuscitation Council.

En complément, un tableau synoptique regroupant l'ensemble des arythmies cardiaques est offert au lecteur afin qu'il puisse repérer rapidement les anomalies et maximiser ses apprentissages tout au long des exercices proposés dans l'ouvrage.

Je remercie vivement le Dr Marcel Gilbert, cardiologue électrophysiologiste à l'Institut universitaire de cardiologie et de pneumologie de Québec, pour son appui à la réalisation de cette nouvelle édition. De nombreux tracés électrocardiographiques présentés dans cet ouvrage trouvent leur origine dans son expertise clinique. Il est un mentor d'exception et a été une source d'inspiration tout au long de mon parcours professionnel. Au nom de tous les lecteurs, je lui témoigne ma plus profonde reconnaissance.

Je tiens à exprimer ma gratitude au Dr Philippe Gilbert, cardiologue au Centre hospitalier universitaire de Québec-Université Laval, pour sa contribution au contenu pharmacologique des antiarythmiques, une partie intégrante du chapitre 10.

J'adresse également des remerciements à mes collègues Marie Pagé, infirmière praticienne spécialisée en cardiologie, maître instructeur en soins avancés de réanimation cardiorespiratoire et certifiée en soins infirmiers cardiovasculaires, et Diane Boulanger, infirmière bachelière spécialisée en soins cardiovasculaires et respiratoires et en soins d'urgence, et chargée de cours à l'Université du Québec à Rimouski en soins critiques et en évaluation clinique de l'adulte. Leur collaboration à la conception des algorithmes thérapeutiques constitue un apport indispensable à l'actualisation de cet ouvrage.

Je tiens à remercier les consultants de l'ouvrage, Isabelle Clément (Collège Ahuntsic), Caroline Dupuis (Cégep de Lévis-Lauzon), Kevin Harris (Collège de Rosemont), Dominique Labbée (Université du Québec à Chicoutimi), Nicolas Tremblay (Cégep de Chicoutimi), Pierre-Luc Tremblay (Université de Sherbrooke) et Lise Vaillancourt (Collège Ellis, campus de Longueuil), pour la justesse et la pertinence de leurs commentaires. Je témoigne également ma reconnaissance aux réviseurs scientifiques, Michel Doré, Maria Cecilia Gallani et Jean-François Giguère (Université Laval), ainsi qu'au consultant scientifique, Jean-Dominic Rioux (CIUSSS de l'Estrie – CHUS), pour leur implication soutenue ainsi que la qualité de leurs recommandations.

Enfin, merci à l'équipe de Chenelière Éducation, en particulier à Dominique Hovington, Nancy Lachance et Olivier Rolko, pour leur accompagnement tout au long de la conception et de la réalisation de cette nouvelle édition.

Jean-Luc Beaumont

«Cela semble toujours impossible, jusqu'à ce qu'on le fasse.»

Nelson Mandela

À Hélène,

Ton apport considérable et inconditionnel à cet ouvrage est une source
d'inspiration pour nos enfants, Marc-André, Annie et Mathieu,
et un modèle pour nos petites-filles, Charlotte,
Catherine, Florence et Marianne.

Merci.

Table des matières

PARTIE 3   L'encadrement thérapeutique

PARTIE **1**

Éléments d'introduction

CHAPITRE 1

L'anatomie et la physiologie du cœur

PLAN

1.1 Position du cœur dans la cage thoracique

1.2 Tuniques du cœur

1.3 Configuration du cœur

1.4 Structure interne du cœur

1.5 Circulation sanguine

1.6 Artères coronaires

1.7 Système de conduction électrique du cœur

1.8 Corrélation entre l'obstruction coronarienne et les arythmies cardiaques

1.9 Influence du système neurovégétatif sur le cœur

Autoévaluation

OBJECTIFS

- Décrire les cycles de la petite et de la grande circulation sanguine.

- Expliquer les quatre phases de la révolution cardiaque.

- Définir la précharge, la postcharge et la contractilité.

- Différencier les artères coronaires droite et gauche selon leur origine, leur trajet, leurs branches terminales, leurs collatérales ainsi que le territoire vascularisé.

- Préciser le nom, la situation, la fonction et la vascularisation, s'il y a lieu, de chacun des éléments du système de conduction électrique du cœur.

- Établir une corrélation entre le système artériel coronarien, l'obstruction coronarienne et les arythmies cardiaques sous-jacentes.

- Décrire les fonctions des systèmes sympathique et parasympathique et leur influence au niveau cardiaque.

1.1 Position du cœur dans la cage thoracique

Le cœur est logé dans le médiastin antérieur, à la partie médiane du thorax. La pointe est orientée vers le côté gauche et vers l'avant au niveau du cinquième espace intercostal gauche (*voir la figure 1.1*). La région où se trouve le cœur est limitée latéralement par les poumons, à la partie supérieure par la trachée et de gros vaisseaux, notamment l'aorte, et à la base par le diaphragme, sur lequel repose le cœur. À l'avant et à l'arrière, le médiastin est limité par le sternum et la colonne vertébrale. Le cœur d'un adulte pèse en moyenne 300 grammes.

1.2 Tuniques du cœur

Le cœur est pourvu de trois tuniques : l'endocarde, le myocarde et le péricarde (*voir la figure 1.2*).

L'endocarde (ou tunique interne) est une mince membrane qui tapisse la face interne des quatre cavités cardiaques, soit les deux oreillettes, les deux ventricules ainsi que les valves. Elle se prolonge dans la tunique interne des artères et des veines. Sa surface lisse facilite la circulation du sang et empêche sa coagulation.

Le myocarde (ou tunique moyenne) est le tissu musculaire du cœur. Son épaisseur est liée directement à la fonction des cavités. Assez mince aux oreillettes, il devient très épais aux ventricules, particulièrement au ventricule gauche. Il est formé de fibres propres à chaque cavité et de fibres communes aux deux oreillettes et aux deux ventricules. Les fibres cardiaques sont rattachées les unes aux autres et sont interdépendantes dans leurs contractions.

Le péricarde est l'enveloppe externe (ou tunique externe) du cœur. Il s'agit d'une membrane séreuse (aussi appelée sac péricardique) n'ayant par définition aucune communication avec l'extérieur et constituée des feuillets viscéral, qui adhère à la face externe du myocarde, et pariétal (épicarde), qui

Figure 1.1 Position du cœur dans la cage thoracique

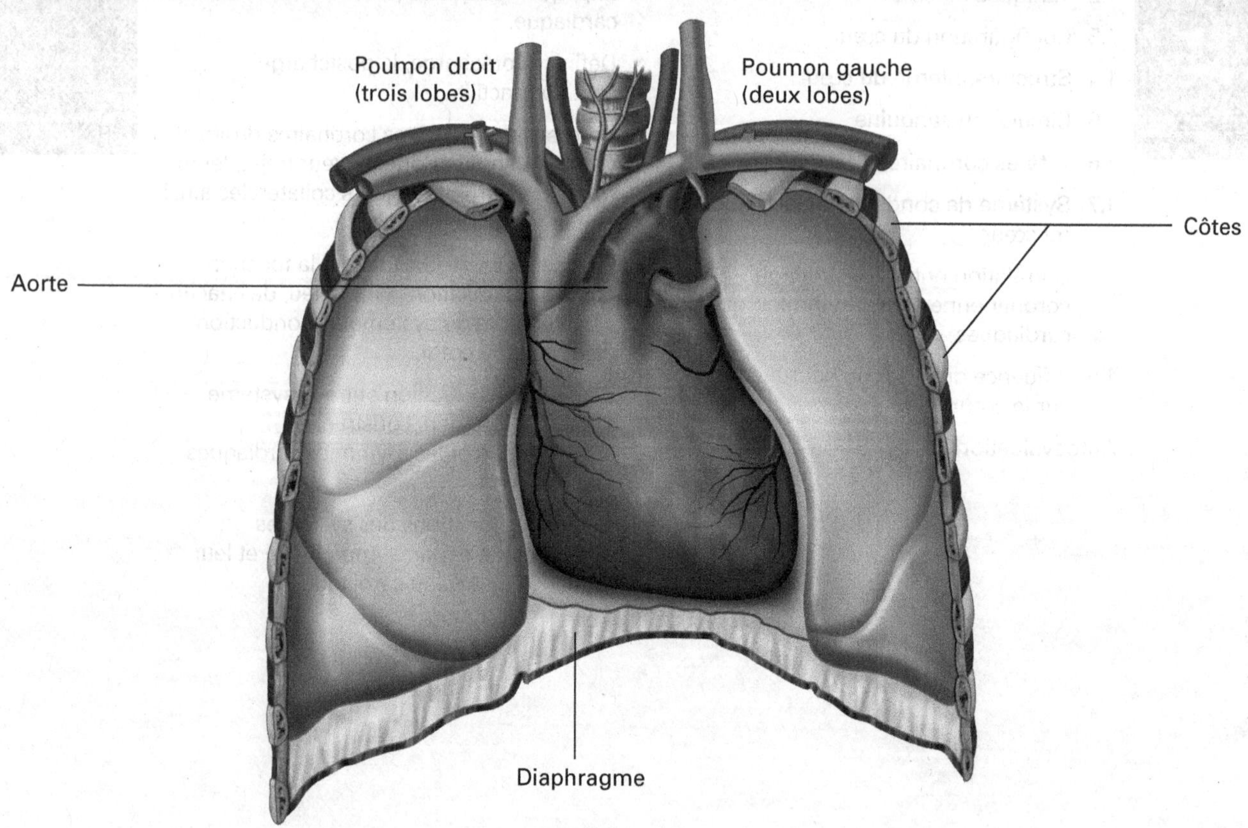

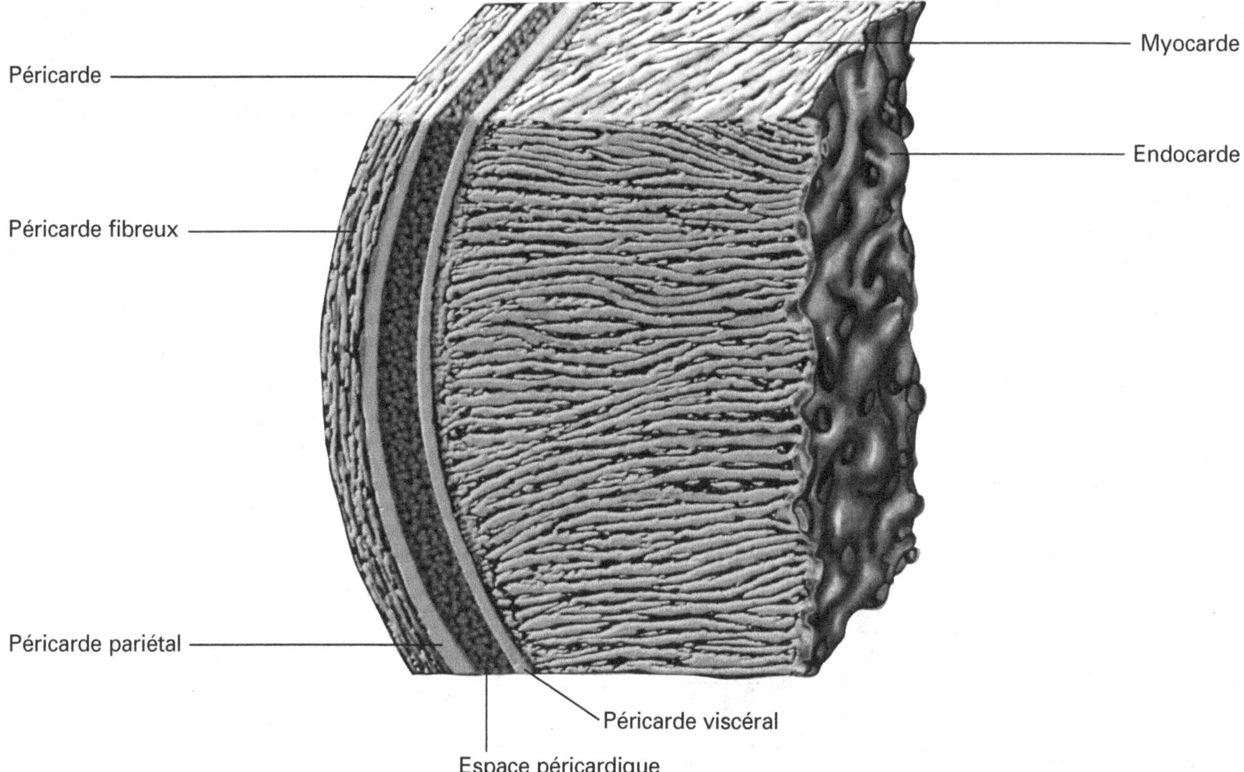

recouvre le feuillet viscéral. Ces feuillets sont attachés aux grands troncs artériels. L'espace péricardique situé entre les deux feuillets renferme une faible quantité de liquide, de 15 à 60 ml environ, et a pour rôle de faciliter les mouvements du cœur.

1.3   Configuration du cœur

À la surface du cœur, plusieurs sillons séparent l'organe en quatre cavités, soit deux oreillettes et deux ventricules. Les sillons sont juxtaposés de telle sorte qu'ils forment deux cœurs : le cœur droit et le cœur gauche. Chacun comprend une oreillette et un ventricule. Ils sont séparés par les cloisons, ou septums, interauriculaire et interventriculaire. Il n'y a normalement aucune communication directe entre les cavités droites et gauches. L'orifice auriculoventriculaire relie chaque oreillette à son ventricule.

Les oreillettes ont la forme d'une ampoule et se prolongent dans les auricules ; leurs parois sont minces (de 1 à 2 mm) et fermes. Elles provoquent de

faibles pressions pendant leur contraction. Les ventricules sont très épais et forment une volumineuse masse charnue. L'épaisseur de la paroi libre du ventricule gauche est de 7 à 9 mm en diastole, et de 12 à 15 mm en systole. L'épaisseur de la paroi du ventricule droit atteint à peine de 5 à 6 mm.

1.4   Structure interne du cœur

Le cœur se compose du cœur droit, du cœur gauche, des appareils auriculoventriculaires et des valvules sigmoïdes (*voir les figures 1.3 et 1.4*).

1.4.1   Cœur droit

La partie droite du cœur comprend l'oreillette droite, l'orifice auriculoventriculaire droit et le ventricule droit.

L'oreillette droite reçoit, aux extrémités supérieure et inférieure, la veine cave supérieure et la veine cave inférieure. Sa pression varie de 3 à 8 mm Hg.

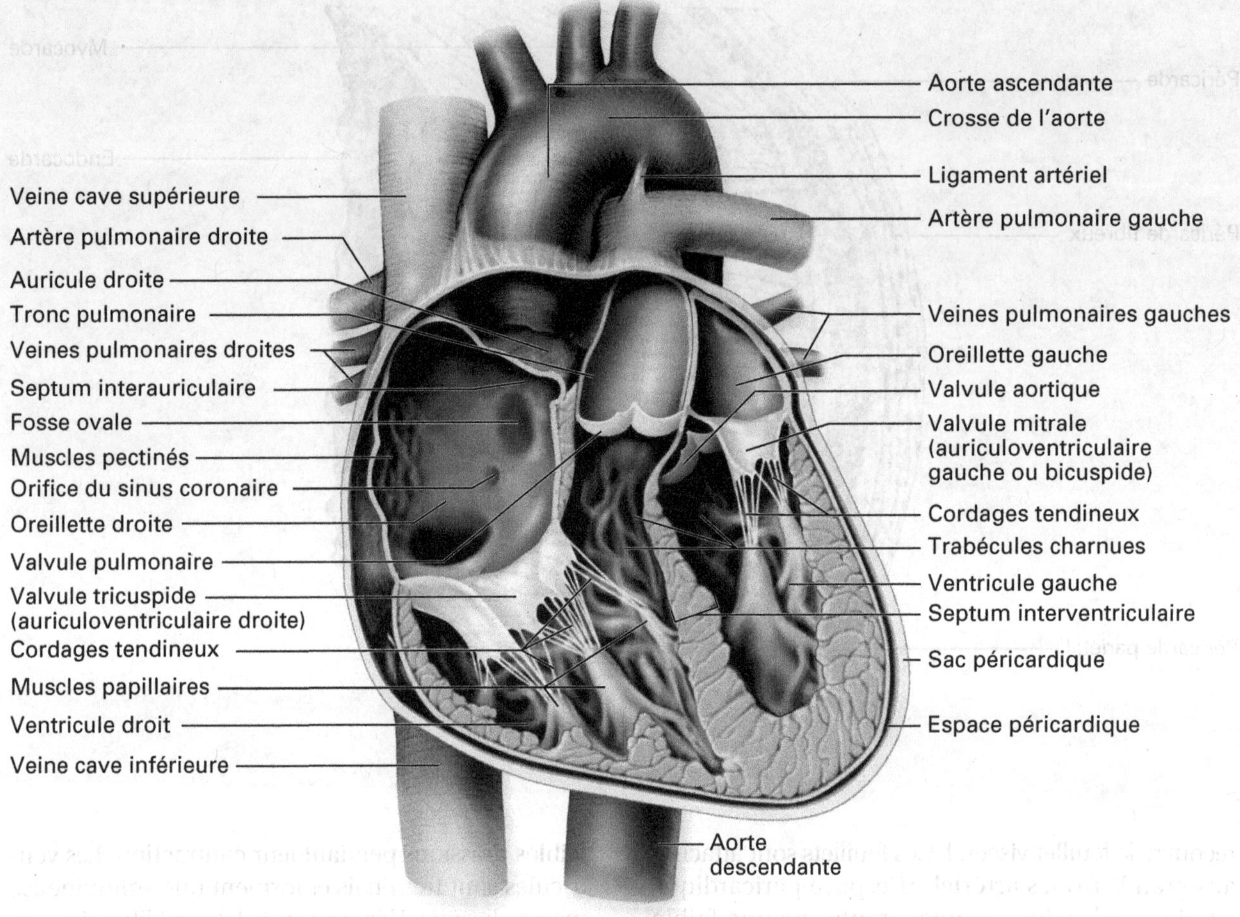

Source: McKinley, M.P., O'Loughlin, V.D. et Bidle, T.S. (2014). *Anatomie et physiologie: une approche intégrée.* Montréal, Québec: Chenelière Éducation, p. 874.

L'orifice auriculoventriculaire droit permet le passage du sang de l'oreillette droite au ventricule droit. Il est contrôlé par la valvule (ou valve) tricuspide. Celle-ci, d'un diamètre de 35 à 40 mm, est constituée de trois feuillets. Pendant la contraction, l'augmentation de la pression du sang qui se produit dans le ventricule entraîne la fermeture des valvules et, par conséquent, le blocage de la communication auriculoventriculaire.

Le ventricule droit, d'une épaisseur de 5 à 6 mm, est percé d'un orifice de 24 à 28 mm de diamètre auquel s'abouche l'artère pulmonaire. Cet orifice est pourvu de trois valvules semi-lunaires, appelées valvules sigmoïdes pulmonaires, qui ont la forme de trois petits godets fibreux ressemblant à des nids de pigeon. La pression du ventricule droit varie de 15 à 25 mm Hg en systole, et de 3 à 8 mm Hg en diastole. Quant à l'artère pulmonaire, sa pression systolique est comparable à celle du ventricule droit, alors que sa pression diastolique est de 8 à 15 mm Hg.

1.4.2 Cœur gauche

La partie gauche du cœur comprend l'oreillette gauche, l'orifice auriculoventriculaire gauche et le ventricule gauche.

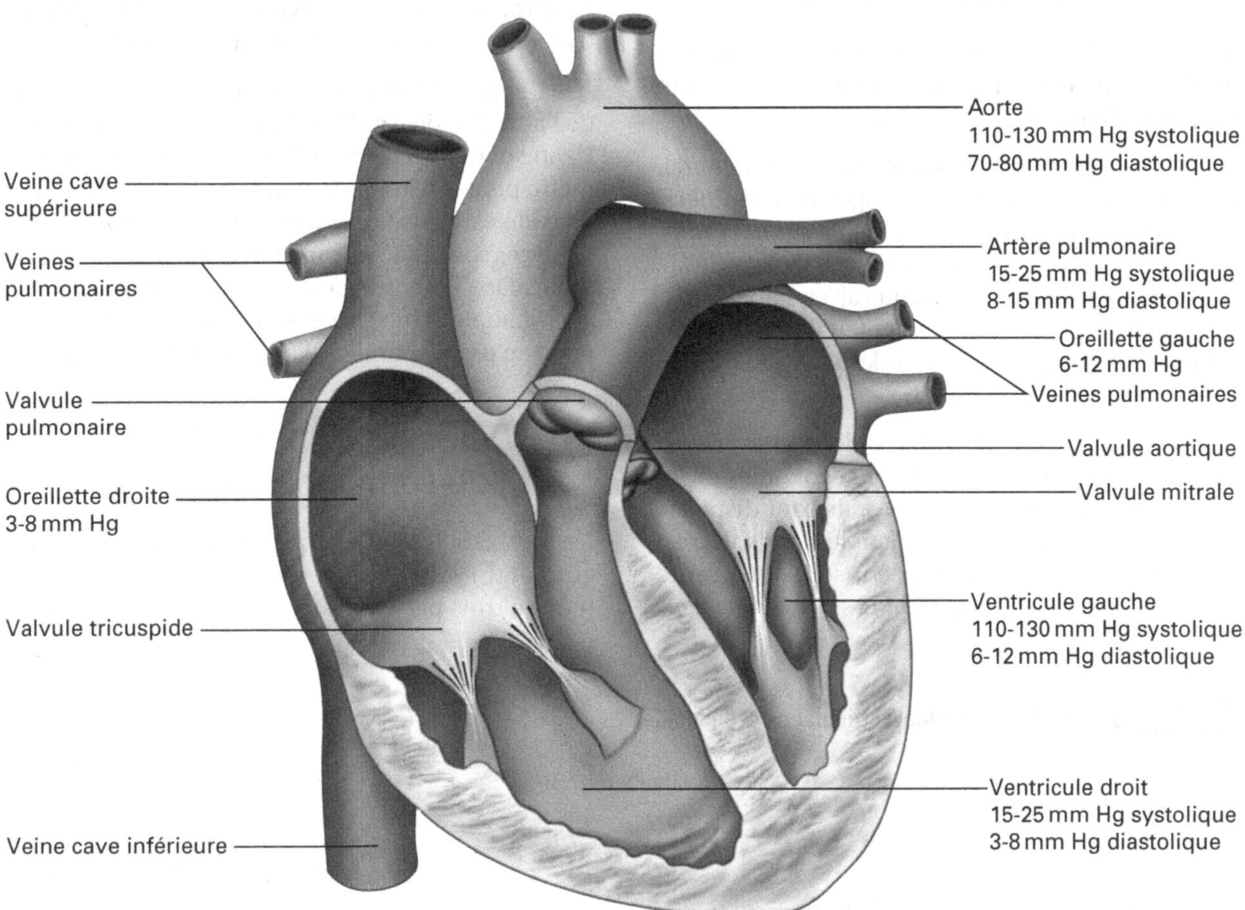

Source: Hendy, S., Proulx, M. et Roy, F. (1992). *Le monitoring hémodynamique: approche clinique et soins infirmiers*. Boucherville, Québec: Gaëtan Morin, p. 3.

L'oreillette gauche reçoit, à ses extrémités droite et gauche, les quatre veines pulmonaires. Sa pression est de l'ordre de 6 à 12 mm Hg.

L'orifice auriculoventriculaire gauche, ou orifice mitral, permet le passage du sang de l'oreillette gauche au ventricule gauche. Il est contrôlé par la valvule mitrale, d'un diamètre de 30 à 35 mm environ. Cette valvule est constituée de deux feuillets.

Le ventricule gauche, d'une épaisseur trois fois supérieure à celle du ventricule droit, mesure de 12 à 15 mm en systole et a l'apparence d'une cavité ovoïde. Il est percé d'un orifice d'environ 25 mm de diamètre, appelé orifice aortique, auquel se greffent trois valvules en forme de nids de pigeon, les valvules sigmoïdes aortiques. Sous la pression du sang exercée sur le ventricule gauche, ces valvules s'effacent, facilitant ainsi le passage du sang vers l'aorte. La pression du ventricule gauche est supérieure à celle du ventricule droit; elle est de 110 à 130 mm Hg en systole, et de 6 à 12 mm Hg en diastole. La pression systolique de l'aorte est identique à celle du ventricule gauche, alors que sa pression diastolique est de 70 à 80 mm Hg.

Eng et ses collaborateurs (2016) ont démontré que, sur une période de 10 ans, le poids du ventricule gauche s'est accru de 8 g en moyenne chez les hommes et a diminué de 1,6 g chez les femmes. La capacité de remplissage du ventricule gauche a diminué plus rapidement chez les femmes.

1.4.3 Appareils valvulaires auriculoventriculaires

Les appareils valvulaires auriculoventriculaires incluent l'appareil mitral, les cordages, les piliers et l'appareil tricuspide (*voir la figure 1.5*).

L'appareil mitral est composé de l'anneau mitral, de la valvule mitrale, des cordages et des piliers. L'anneau mitral, d'un diamètre d'environ 35 mm, est ovale et en position oblique. La valvule mitrale se compose de deux feuillets, ou valves, appelés respectivement feuillet antérieur et feuillet postérieur. Le feuillet antérieur couvre plus de la moitié de la circonférence de l'anneau mitral.

Les cordages sont de petits cordons attachant les valvules auriculoventriculaires aux colonnes charnues de la paroi des ventricules. Ils sont disposés différemment sur chacun des feuillets des valvules. Les cordages du feuillet antérieur sont plus courts que ceux du feuillet postérieur. Les deux piliers, ou muscles papillaires, l'un antérieur et l'autre postérieur, sont reliés aux deux feuillets par les cordages. Leur rôle est de se contracter pendant la systole et d'empêcher l'ouverture de la valvule mitrale.

L'appareil tricuspide, quant à lui, est composé de l'anneau tricuspidien et de la valvule tricuspide. L'anneau tricuspidien est de forme ovale, et son diamètre peut atteindre de 30 à 35 mm. La valvule tricuspide est divisée en trois valves, ou feuillets. Les cordages sont attachés aux nombreux piliers qui font saillie dans le ventricule droit. La fermeture des valvules mitrale et tricuspide en début de systole correspond au premier bruit de l'auscultation.

1.4.4 Valvules sigmoïdes (ou semi-lunaires)

Les orifices aortique et pulmonaire ont une origine embryologique commune. Ils sont constitués de trois petits sacs (ou valvules semi-lunaires

Figure 1.5   Valvules auriculoventriculaires et sigmoïdes

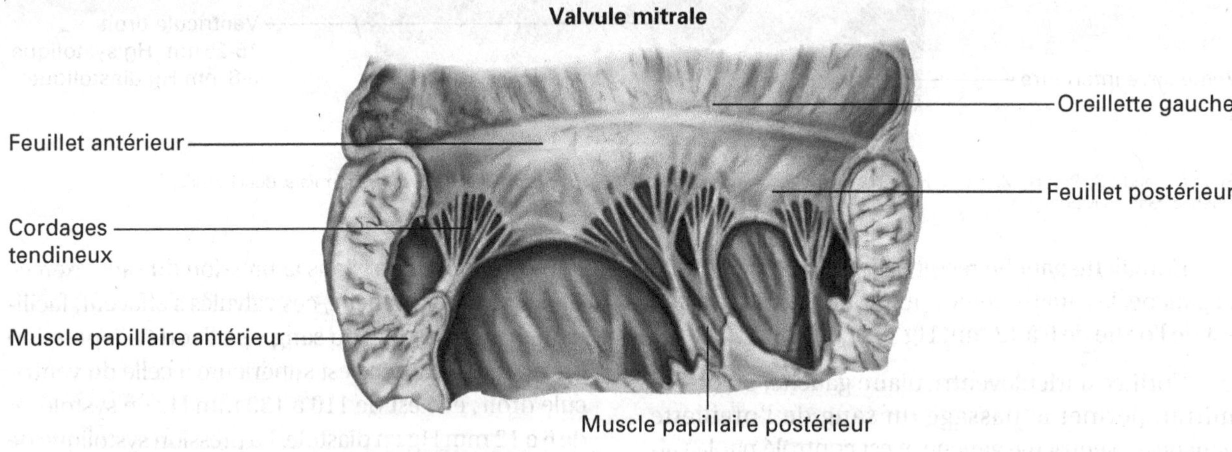

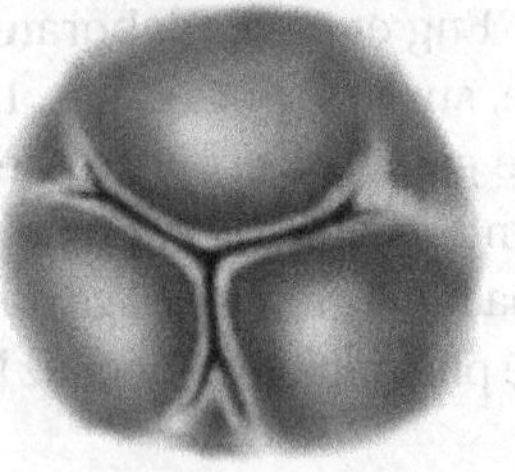

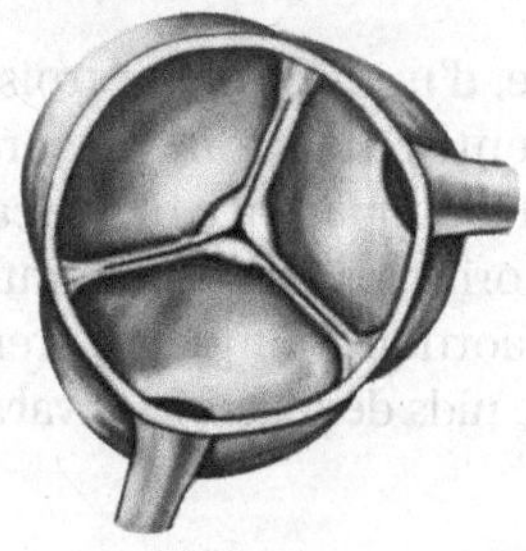

membraneuses), placés côte à côte à l'entrée de l'artère pulmonaire et de l'aorte, l'ouverture dirigée du côté des vaisseaux. Lorsque le sang tend à refluer des vaisseaux vers les ventricules, les sacs se remplissent, leurs parois s'accolent et le passage est fermé. La fermeture des valvules aortiques et pulmonaires en début de diastole correspond au second bruit de l'auscultation cardiaque. Le ventricule droit est percé d'un orifice à la naissance de l'artère pulmonaire et il est pourvu de valvules sigmoïdes dites pulmonaires. Le ventricule gauche communique avec l'aorte par un orifice et il présente des valvules sigmoïdes dites aortiques. L'ouverture et la fermeture des valvules sigmoïdes dépendent du régime de pression provenant des ventricules, de l'artère pulmonaire et de l'aorte.

1.5 Circulation sanguine

1.5.1 Cycles de fonctionnement systémique

L'appareil circulatoire sanguin consiste en un vaste système de canalisations constitué d'artères, de veines et de capillaires. Cet appareil comprend deux circuits, celui de la circulation pulmonaire (ou petite circulation) et celui de la circulation systémique (ou grande circulation).

Cycle de la circulation pulmonaire

Le sang chargé de gaz carbonique provenant de la circulation systémique parvient à l'oreillette droite par les veines caves supérieure et inférieure. Sous la pression de l'oreillette droite, la valvule tricuspide s'ouvre et le sang pénètre dans le ventricule droit. Lorsque la pression ventriculaire est assez élevée, la valvule tricuspide se referme et la valvule pulmonaire s'ouvre pour laisser passer le sang dans l'artère pulmonaire. Le sang est ensuite oxygéné dans les poumons.

Cycle de la circulation systémique

Le sang oxygéné arrive des poumons à l'oreillette gauche par les quatre veines pulmonaires. Il passe à travers la valvule mitrale et pénètre dans le ventricule gauche. Lorsque la pression ventriculaire est assez élevée, la valvule mitrale se referme et la valvule aortique s'ouvre pour laisser passer le sang dans l'aorte et l'arbre artériel.

1.5.2 Révolution cardiaque

L'alternance de la relaxation et de la contraction détermine les fonctions de diastole et de systole ventriculaires (*voir la figure 1.6*). Ces fonctions peuvent être segmentées en quatre phases dont le cycle complet forme une boucle pression-volume : le remplissage ventriculaire, la contraction isovolumétrique ventriculaire, l'éjection et la relaxation isovolumétrique.

Figure 1.6 **Révolution cardiaque**

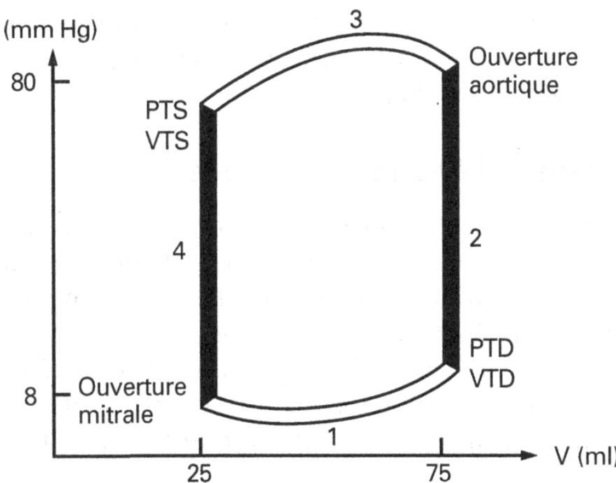

1. Remplissage ventriculaire 3. Éjection
2. Contraction isovolumétrique 4. Relaxation isovolumétrique

L'espace dans la boucle représente le travail ventriculaire.

PTD : pression télédiastolique VTD : volume télédiastolique
PTS : pression télésystolique VTS : volume télésystolique

Source : Leguerrier, A., Scordia, P., Ritter, B. et Matthewman, J. (1996). *Cardiologie médicale, chirurgicale, démarche de soins et cas concrets.* Paris, France : Éditions Heures de France, p. 137.

Remplissage ventriculaire (diastole)

Cette première phase commence par l'ouverture des valvules auriculoventriculaires, c'est-à-dire les valvules mitrale et tricuspide. Le sang passe d'abord de l'oreillette au ventricule passivement, puisque à ce stade la pression auriculaire est supérieure à celle du ventricule, puis activement sous l'effet de la contraction auriculaire. À la fin de cette première phase, le ventricule contient 80 ml/m^2 de sang, et la pression du ventricule gauche est de l'ordre de 10 mm Hg. Sous l'effet de la montée de pression, les valvules auriculoventriculaires se ferment et la phase suivante s'amorce.

Contraction isovolumétrique ventriculaire

Au cours de cette phase très brève, les ventricules sont isolés, puisque les valvules auriculoventriculaires viennent de se fermer et que les valvules sigmoïdes (aortiques et pulmonaires) ne sont pas encore ouvertes. Les fibres myocardiques se contractent; la pression intraventriculaire augmente aux environs de 20 à 25 mm Hg dans le ventricule droit, et à près de 80 à 85 mm Hg dans le ventricule gauche. L'élévation de la pression entraîne l'ouverture des valvules sigmoïdes aortiques et pulmonaires. C'est le début de la troisième phase.

Éjection ventriculaire (systole)

Sous l'effet de la forte pression, le sang contenu dans les ventricules est brusquement éjecté dans l'aorte pour le ventricule gauche, et dans l'artère pulmonaire pour le ventricule droit, et ce, à travers les valvules sigmoïdes. Les pressions aortique et pulmonaire augmentent, tandis qu'il y a diminution du volume sanguin et, surtout, chute des pressions ventriculaires, entraînant ainsi la fermeture des valvules sigmoïdes aortiques et pulmonaires, et signifiant la fin de l'éjection ventriculaire.

Relaxation isovolumétrique

Pour la seconde fois, la cavité ventriculaire est isolée: les valvules aortique et pulmonaire viennent de se fermer, et les valvules mitrale et tricuspide ne sont pas encore ouvertes. Les fibres myocardiques se relâchent, et la pression intraventriculaire s'abaisse

rapidement, devenant inférieure à la pression intra-auriculaire. Il en résulte l'ouverture des valvules mitrale et tricuspide. Le cycle du remplissage ventriculaire recommence.

1.5.3 Débit cardiaque

La fonction principale du cœur est de pomper une quantité suffisante de sang dans le système vasculaire pour fournir de l'oxygène et des éléments nutritifs à tous les tissus de l'organisme.

Le débit cardiaque est la quantité de sang éjecté par les ventricules en une minute. Il s'exprime en litre par minute (L/min). Au repos, il est de 4 à 8 L/min environ. Le débit est fonction de la fréquence cardiaque multipliée par le volume d'éjection systolique (DC = F.C. × VS). L'index cardiaque correspond au débit cardiaque par mètre carré de surface corporelle. Au repos, sa valeur normale est de 2,5 à 4 L/min/m^2.

Fréquence cardiaque

La fréquence cardiaque (F.C.) permet de régler efficacement le débit cardiaque en fonction des besoins de l'organisme. Chez le sujet sain, le débit cardiaque s'accroît avec toute augmentation de la F.C. Au-delà d'une fréquence de 160 à 180 batt./min, le débit cardiaque diminue du fait que le temps de remplissage ventriculaire est raccourci; il peut également en résulter une gêne à la perfusion coronarienne. Une diminution sévère de la F.C. entraîne aussi une baisse importante du débit cardiaque.

Le tableau 1.1 présente les principaux facteurs susceptibles d'influer sur le débit cardiaque, soit par augmentation, soit par diminution de la F.C.

Volume d'éjection systolique

Le volume d'éjection systolique correspond à la quantité de sang qu'éjecte le ventricule à chaque contraction; il équivaut en moyenne à 80 ml de sang ou à 40 à 65 ml/batt./m^2. La précharge, la postcharge et la contractilité de la fibre myocardique déterminent le volume d'éjection systolique. Celles-ci sont interreliées et agissent simultanément pour influer

Facteurs augmentant la fréquence cardiaque et le débit cardiaque	Facteurs diminuant la fréquence cardiaque et le débit cardiaque

• Anxiété
• Douleur
• Exercice
• Fièvre
• Hypotension
• Hypoxie
• Médicaments
  – Parasympatholytique
    > Atropine
  – Sympathomimétiques
    > Adrénaline
    > Dopamine (Revimine^{MD})
    > Isoprotérénol (Isuprel^{MD})
• Stimulants exogènes
  – Boissons énergisantes
  – Caféine
  – Cocaïne
  – Nicotine
• Thyroxine (hormone thyroïdienne)
	• Manœuvres vagales et de Valsalva
	• Médicaments
	  – Adénosine (Adénocard^{MD})
	  – Antiarythmiques de classe III
	    > Amiodarone (Cordarone^{MD})
	    > Sotalol (Sotacor^{MD})
	  – Bloquants des canaux calciques
	    > Vérapamil (Isoptin^{MD}, *Isoptine*^{MD})
	    > Diltiazem (Cardizem^{MD}, *Tildiem*^{MD})
	  – Digitaliques (digoxine)
	  – Sympatholytiques
	    > β-bloquants (Coreg^{MD}, Lopressor^{MD}, Monocor^{MD}, Tenormin^{MD})

sur le volume d'éjection systolique et le débit cardiaque. Le pourcentage du volume de sang éjecté au cours de la systole constitue la fraction d'éjection (F.E.). Chez une personne normale, la F.E. est de l'ordre de 65 %.

Précharge La précharge est la tension des fibres myocardiques qui se développe en fin de diastole (télédiastole) dans la paroi du ventricule au moment de son étirement maximal. L'étirement de la fibre myocardique dépend du volume ou de la pression qui existe dans le ventricule en fin de diastole. La précharge est essentiellement déterminée par le volume de remplissage du ventricule en diastole et le retour veineux au cœur. Il existe une relation longueur-tension entre la précharge et le débit cardiaque démontrée par la loi de Starling. À l'intérieur de certaines limites physiologiques, plus la fibre myocardique est étirée en télédiastole, plus grande sera la force de contraction en systole. Le débit cardiaque est aussi augmenté. Au-delà du seuil critique (tel un élastique trop étiré), la fibre myocardique ne revient pas à sa longueur initiale :

c'est la phase de décompensation cardiaque, inductrice d'une insuffisance cardiaque.

Les valeurs normales des indicateurs hémodynamiques de la précharge sont présentées dans le tableau 1.2.

Le tableau 1.3 présente les principaux facteurs qui influent sur la précharge et le débit cardiaque. La figure 1.7 illustre, quant à elle, la relation entre le volume total de sang circulant dans l'organisme, la pression et le degré d'étirement de la fibre myocardique en télédiastole.

Tableau 1.2   Valeurs normales des indicateurs hémodynamiques de la précharge

Structure du cœur	Indicateur hémodynamique	Valeur normale
Cœur droit	Pression veineuse centrale	3-8 mm Hg
Cœur gauche	Pression capillaire pulmonaire	6-12 mm Hg
	Pression diastolique de l'artère pulmonaire	8-15 mm Hg

Facteurs augmentant la précharge et le débit cardiaque	Facteurs diminuant la précharge et le débit cardiaque

• Administration d'un liquide (soluté, sang, albumine)
• Position de décubitus
• Pression intrathoracique négative en phase inspiratoire
• Contraction auriculaire efficace (accroissement du débit sanguin aux ventricules en télédiastole d'environ 30 %)
	• Diurétiques
	• Fibrillation auriculaire (perte de débit d'environ 30 %)
	• Médicaments
	  – Vasodilatateurs veineux
	• Position verticale
	• Pression intrathoracique positive
	  – Ventilation mécanique en pression positive maintenue en fin d'expiration

Postcharge La postcharge correspond à la tension ou à l'ensemble des forces qui s'opposent à l'éjection ventriculaire. La résistance contre laquelle le ventricule doit éjecter son volume est causée par une friction entre l'écoulement du sang et les vaisseaux sanguins, et elle est directement liée au diamètre d'un vaisseau. Une augmentation des résistances entraîne une réduction de l'éjection ventriculaire, donc du débit cardiaque.

Les valeurs normales des indicateurs hémodynamiques de la postcharge sont présentées dans le tableau 1.4.

Le tableau 1.5 présente les principaux facteurs qui influent sur la postcharge. La figure 1.8 illustre, quant à elle, la relation entre la postcharge et le volume d'éjection systolique.

Contractilité La contractilité est la capacité intrinsèque des fibres myocardiques à se contracter et à éjecter le contenu ventriculaire. Le tableau 1.6 décrit les principaux éléments d'une fibre myocardique (*voir la figure 1.9*).

Figure 1.7   **Précharge**

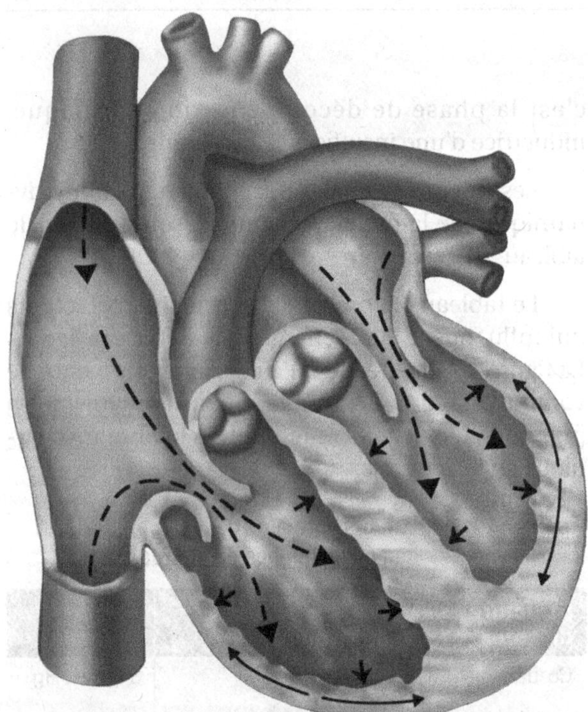

Source: Hendy, S., Proulx, M. et Roy, F. (1992). *Le monitoring hémodynamique: approche clinique et soins infirmiers*. Boucherville, Québec: Gaëtan Morin, p. 12.

Tableau 1.4   **Valeurs normales des indicateurs hémodynamiques de la postcharge**

Indicateur hémodynamique	Valeur normale
Résistance vasculaire systémique	900-1400 dynes/s/cm^5
Résistance vasculaire pulmonaire	100-250 dynes/s/cm^5

Facteurs augmentant la postcharge et la résistance vasculaire	Facteurs diminuant la postcharge et la résistance vasculaire

• Âge
• Arthérosclérose
• Hypertension artérielle (augmentation des résistances vasculaires périphériques)
• Hypertension pulmonaire (augmentation des résistances pulmonaires et de la postcharge du ventricule droit)
  – Maladie pulmonaire obstructive chronique (MPOC)
  – Embolie pulmonaire
• Hypothermie
• Hypovolémie (augmentation de la résistance vasculaire)
• Médicaments vasopresseurs
  – Norépinéphrine: Lévophed[MD] (augmentation des résistances vasculaires systémiques)
  – Chlorhydrate de phényléphrine
    > Néo-synéphrine[MD] (α-adrénergique)
    > Dopamine (Intropin[MD]) et adrénaline à haute dose
• Rétrécissement aortique
	• Anémie (diminution de la viscosité du sang)
	• Choc septique (phase hyperdynamique)
	• Médicaments
	  – Dérivés nitrés intraveineux
	  – Nitroprussiate de sodium intraveineux (Nipride[MD])
	  – Bloquants des canaux calciques
	    > Nifédipine (Adalat[MD])
	  – Vasoconstricteurs inhibiteurs de la conversion de l'angiotensine I en angiotensine II
	    > Captopril (Capoten[MD])
	    > Énalapril (Vasotec[MD])

Élément	Description
Système T ou système de tubules transverses	Sortes de couloirs en continuité avec la membrane cellulaire. Ces tubules entraînent la dépolarisation au voisinage immédiat des éléments contractiles.
Réticulum sarcoplasmique	Système intracellulaire entourant la myofibrille de membranes avec des vésicules contenant des ions calcium en grande quantité.
Myofibrilles et myofilaments	Les myofibrilles sont les éléments moteurs de la contraction. Elles sont constituées de myofilaments dont certains sont épais (myosine) et d'autres fins (actine), qui sont eux-mêmes composés de troponines.
Sarcomères	Unités contractiles des muscles constituées de deux groupes de filaments fins et d'un groupe de filaments épais se chevauchant lorsque le myocarde s'étire au remplissage d'une cavité et donnant l'apparence striée des cellules musculaires. L'activité musculaire dépend donc de l'excitation des sarcomères. La strie Z attache deux sarcomères successifs.
Protéines	Les myofilaments épais sont composés de la protéine myosine et des myofilaments fins, de la protéine actine et de deux autres protéines[a] – la troponine et la tropomyosine – qui, en présence de calcium, amorcent la contraction. Le retrait du calcium provoque la relaxation musculaire. Le dosage des troponines est le dosage de référence dans les syndromes coronariens aigus[b].

[a] Bertinchant, J.-P. et Polge, A. (1999). Troponines: nouveaux marqueurs biochimiques de la souffrance myocardique. *Archives des maladies du cœur et des vaisseaux, 92*(12), p.1773-1777.

[b] Reichlin, T. et collab. (2015). Prospective validation of a 1-hour algorithm to rule-out and rule-in acute myocardial infarction using a high-sensitivity cardiac troponin T assay. *Canadian Medical Association Journal, 187*(8), p. E243-E252. doi : 10.1503/cmaj.141349

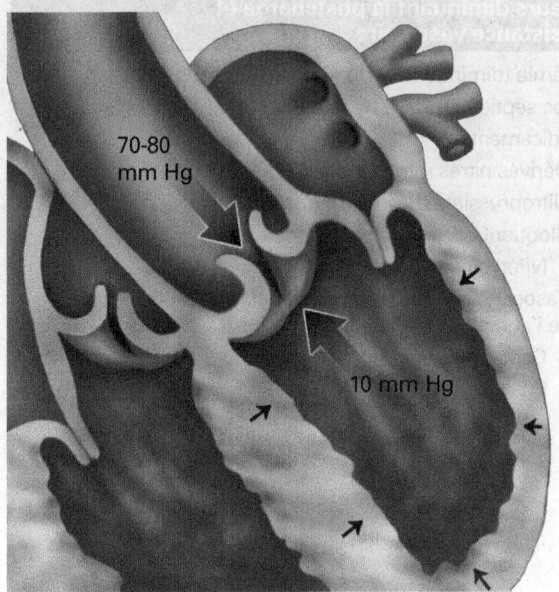

Figure 1.8 **Postcharge**

Source: Hendy, S., Proulx, M. et Roy, F. (1992). *Le monitoring hémodynamique: approche clinique et soins infirmiers*. Boucherville, Québec: Gaëtan Morin, p. 17.

Les valeurs normales des principaux indicateurs hémodynamiques de la contractilité sont présentées dans le tableau 1.7. Pour sa part, le tableau 1.8 présente les principaux facteurs qui influent sur la contractilité.

Le couplage excitation-contraction décrit la série d'événements qui met en relation, d'une part, les modifications électriques se produisant dans des fibres myocardiques et, d'autre part, la liaison du Ca++ sur les protéines myofibrillaires. Les étapes conduisant à la contraction musculaire sont présentées dans l'encadré 1.1.

Tableau 1.7 **Valeurs normales des principaux indicateurs hémodynamiques de la contractilité**

Indicateur hémodynamique	Valeur normale
Travail d'éjection ventriculaire gauche indexé	40-75 g.m/m²/batt.
Travail d'éjection ventriculaire droit indexé	5-10 g.m/m²/batt.

Figure 1.9 **Principaux éléments d'une fibre myocardique**

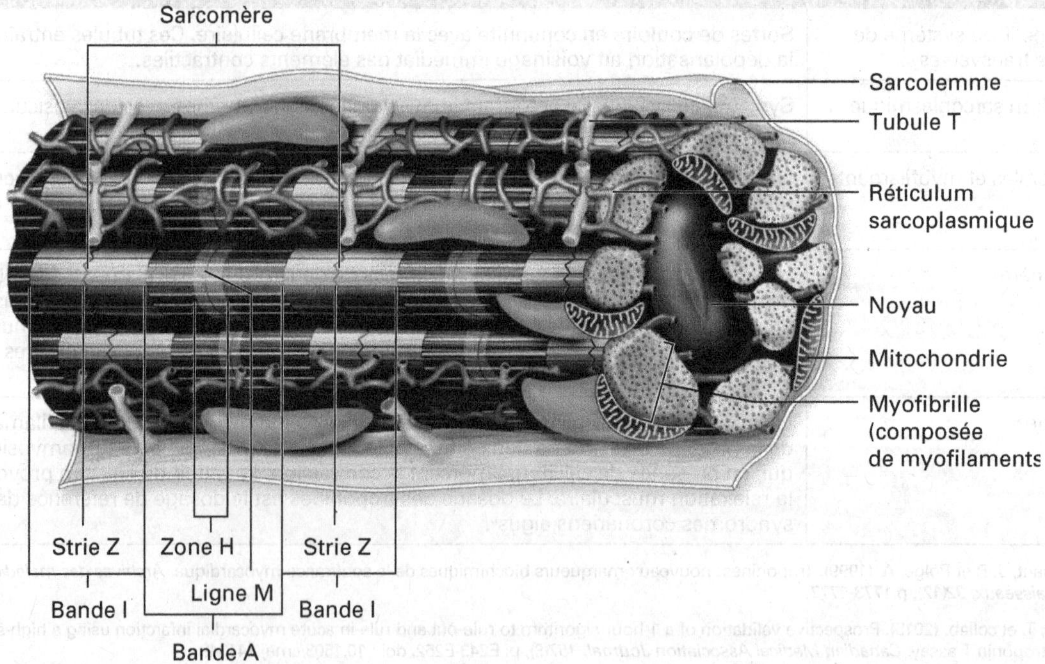

Source: McKinley, M.P., O'Loughlin, V.D. et Bidle, T.S. (2014). *Anatomie et physiologie: une approche intégrée*. Montréal, Québec: Chenelière Éducation, p. 878.

Facteurs augmentant la contractilité	Facteurs diminuant la contractilité

• Médicaments avec effet inotrope positif
  – Sympathomimétiques
    > Adrénaline
    > Dopamine (Intropin[MD])
    > Dobutamine (Dobutrex[MD])
    > Milrinone (Primacor[MD])
  – Digitaliques (Lanoxin[MD])
• Stimulation adrénergique (p. ex., l'émotion, l'exercice, l'hyperthermie, les stimulants exogènes)
	• Altération directe de la fibre myocardique
	  – Infarctus
	  – Myocardiopathies
	• Médicaments
	  – Antiarythmiques avec effet inotrope négatif (*voir le chapitre 10*)
	• Trouble du rythme
	  – Bradycardie symptomatique
	  – Tachycardie excessive
	  – Bloc auriculoventriculaire

Encadré 1.1 Étapes conduisant à la contraction musculaire

- Autodépolarisation de la cellule musculaire cardiaque. Un flux rapide entrant d'ions Na$^+$ est suivi par une entrée prolongée d'ions Ca^{++}.
- Propagation de la dépolarisation dans la cellule grâce aux tubules en T.
- Libération de Ca^{++} à partir des lieux d'accumulation dans le réticulum sarcoplasmique.
- Fixation d'ions Ca^{++} sur les protéines régulatrices (troponine et tropomyosine) des filaments fins. Cette fixation lève l'inhibition de la combinaison de l'actine avec la myosine.
- Formation de ponts entre l'actine et la myosine.
- À la suite d'une dépense énergétique de la cellule, les mouvements des ponts de myosine qui causent le glissement des myofilaments fins et épais les uns par rapport aux autres entraînent un raccourcissement de la cellule.
- Raccourcissement des sarcomères de toutes les cellules du myocarde et contraction du cœur. La régulation de la contraction du muscle cardiaque par le Ca^{++} s'exerce par l'intermédiaire d'effets sur les protéines des filaments fins.

1.6   Artères coronaires

Les artères coronaires constituent les artères nourricières et fonctionnelles du cœur, puisqu'elles longent la surface externe de l'organe. Les coronaires droite et gauche, d'un calibre d'environ 3 mm, naissent directement dans l'aorte et alimentent les cavités cardiaques au moyen de ramifications (*voir les figures 1.10 et 1.11*).

1.6.1   Artère coronaire droite

Cette artère prend naissance du côté droit de l'aorte, dans le sinus de Valsalva droit, qui représente le lieu d'insertion des troncs coronariens.

L'artère coronaire droite suit un trajet qui part du sillon auriculoventriculaire droit pour atteindre le bord droit du cœur. L'artère contourne ensuite le bord droit du cœur et longe le sillon auriculoventriculaire postérieur jusqu'à un point de croisement des sillons appelé «croix du cœur». Un peu avant d'atteindre ce point, elle se divise en deux branches terminales : l'artère interventriculaire postérieure (IVP) et l'artère rétroventriculaire gauche (segment de la croix du cœur).

L'artère IVP atteint le sillon interventriculaire postérieur ou inférieur qu'elle suit jusqu'à la pointe du cœur (apex). Les artères postérolatérales issues de l'artère rétroventriculaire gauche cheminent dans la portion gauche du sillon auriculoventriculaire, à la face diaphragmatique du cœur et en direction du bord gauche.

Les branches collatérales de l'artère coronaire droite sont énumérées à la page suivante.

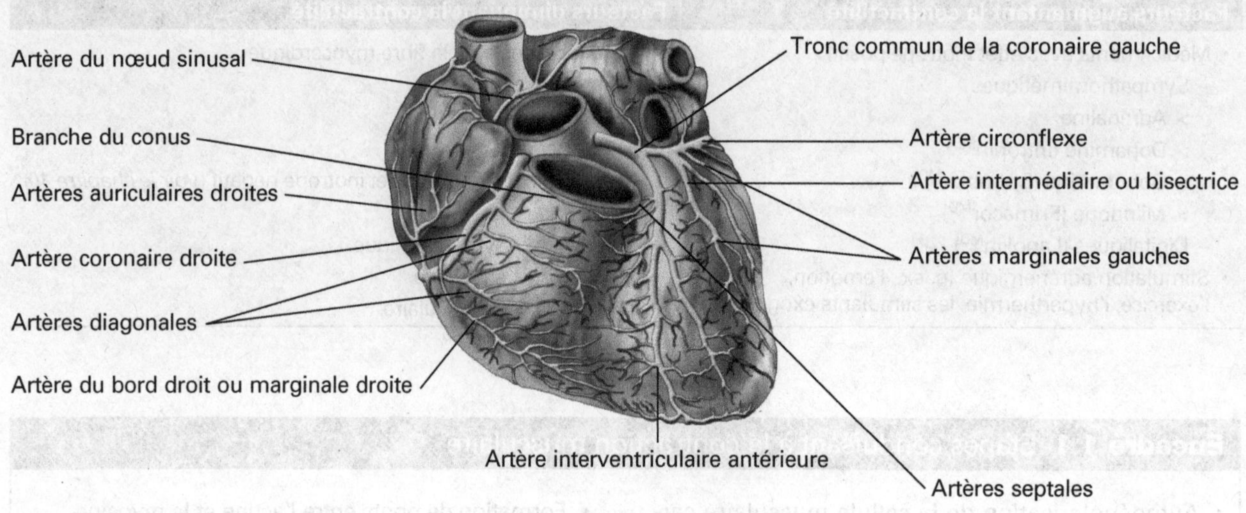

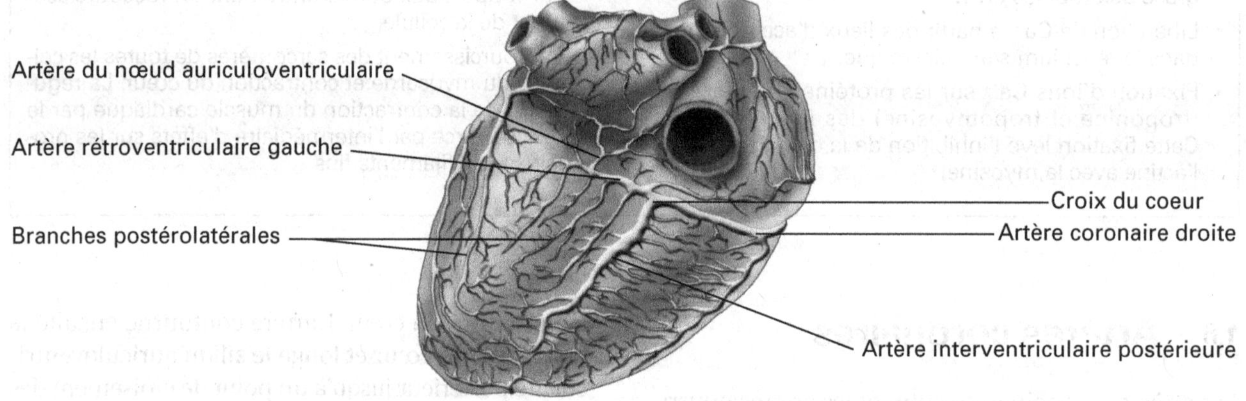

- Artères auriculaires : au nombre de deux à cinq, elles servent à la vascularisation de l'oreillette droite.

- Branche du conus : elle se dirige vers la chambre de chasse du ventricule droit et rejoint presque l'artère interventriculaire antérieure. Elle joue un rôle important dans la circulation collatérale ou anastomotique de suppléance.

- Artères septales : elles proviennent de l'artère IVP et vascularisent le tiers postérieur du septum.

- Artère du bord droit, ou marginale droite : elle vascularise la région inférieure du myocarde.

- Artère du nœud sinusal : elle prend son origine au tiers proximal de l'artère auriculaire droite antérieure.

- Artère du nœud auriculoventriculaire : son point d'origine est l'artère rétroventriculaire gauche.

1.6.2   Artère coronaire gauche

Cette artère prend naissance du côté gauche de l'aorte, dans le sinus de Valsalva gauche, à la base de l'aorte. Le tronc commun de l'artère coronaire gauche, qui mesure environ 15 mm, se dirige obliquement et nettement à gauche, un peu vers l'avant et en descendant légèrement. Il se divise ensuite en deux branches terminales principales : l'artère interventriculaire antérieure (IVA) et l'artère circonflexe. Environ 20 % des individus ont également une artère dite bissectrice qui sillonne aussi le ventricule.

L'artère IVA apparaît à la partie haute du sillon interventriculaire antérieur. Elle descend dans ce sillon et se termine au bord droit du cœur qu'elle peut contourner, légèrement en dedans de la pointe, sur une longueur moyenne de 130 mm. L'artère IVA comporte des branches collatérales, ou artères diagonales, qui peuvent être au nombre de deux à quatre et qui nourrissent la face antérolatérale du ventricule gauche. Elle comprend aussi des artères septales qui naissent dans l'artère IVA et qui irriguent les deux tiers antérieurs du septum.

L'artère circonflexe court dans le sillon auriculoventriculaire gauche, contourne le bord du cœur et va se terminer sur la face postérolatérale du ventricule gauche. Le long de son trajet, d'une longueur d'environ 90 mm, elle donne naissance à des artères auriculaires et à des branches latérales ou marginales, au nombre de deux à quatre, qui nourrissent les faces latérale et postérolatérale du ventricule gauche.

1.6.3 Dominance de la circulation coronarienne

La circulation coronarienne est de dominance droite lorsque l'artère IVP et les artères postérolatérales prennent leur origine dans l'artère coronaire droite. C'est le cas chez 85 % des individus. La circulation coronarienne est de dominance gauche si l'artère IVP et les artères postérolatérales partent de l'artère circonflexe. C'est ce qui se produit chez 10 % des individus. La circulation est balancée lorsque les artères postérolatérales et l'artère du nœud auriculoventriculaire sont issues de l'artère circonflexe, et que l'artère IVP prend son origine dans l'artère coronaire droite. Cela s'observe chez 5 % des individus.

1.6.4 Vascularisation

Le réseau vasculaire irrigué par les artères coronaires est différent selon qu'il s'agit de l'artère coronaire droite ou de l'artère coronaire gauche.

L'artère coronaire droite irrigue l'oreillette droite ; le ventricule droit ; le tiers postéro-inférieur du septum interventriculaire ; la plus grande partie de la face diaphragmatique du ventricule gauche ; la première portion du système de conduction électrique du cœur, c'est-à-dire le nœud sinusal, le nœud auriculoventriculaire et souvent la portion initiale du faisceau de His.

Quant à l'artère coronaire gauche, elle irrigue l'oreillette gauche ; la face antérieure, le bord gauche et la portion latérale de la face diaphragmatique du ventricule gauche ; les deux tiers antérosupérieurs du septum interventriculaire ; la portion terminale du système de conduction électrique du cœur, c'est-à-dire une portion du faisceau de His, les branches droite et gauche du faisceau de His et le réseau de Purkinje.

Le calibre moyen des principaux vaisseaux coronariens est de 3 mm à leur tiers proximal et s'amenuise progressivement vers la périphérie. Un réseau de vaisseaux extrêmement petits relie les artères coronaires entre elles et devient très rapidement fonctionnel, plus particulièrement lors d'une obstruction. Ce réseau, appelé circulation collatérale, se caractérise par des vaisseaux reliant deux artères coronaires ou deux segments d'artères coronaires. Les individus qui ont une occlusion chronique d'une artère coronaire compensée par une circulation collatérale de bonne qualité présenteront moins de symptômes, moins d'angine de poitrine et moins d'ischémie myocardique que les individus qui n'ont pas développé cette circulation collatérale. À long terme, la mortalité peut être réduite de 25 % chez les patients ayant une bonne circulation collatérale (Bertrand, 2014).

1.7 Système de conduction électrique du cœur

Dans le myocarde, il existe un couplage électromécanique et de conduction qui se distingue du « myocarde musculaire ». Les différents éléments du système de conduction électrique (*voir la figure 1.12*) doivent être différenciés entre eux en raison des phénomènes électrophysiologiques qui leur sont particuliers.

1.7.1 Nœud sinusal, ou nœud de Keith et Flack

Situation

Cette structure cellulaire épicardique mesure environ 15 mm de long sur 5 mm de large sur 1 mm d'épaisseur. C'est une masse située à la partie supérolatérale de l'oreillette droite et à la jonction de la veine cave supérieure.

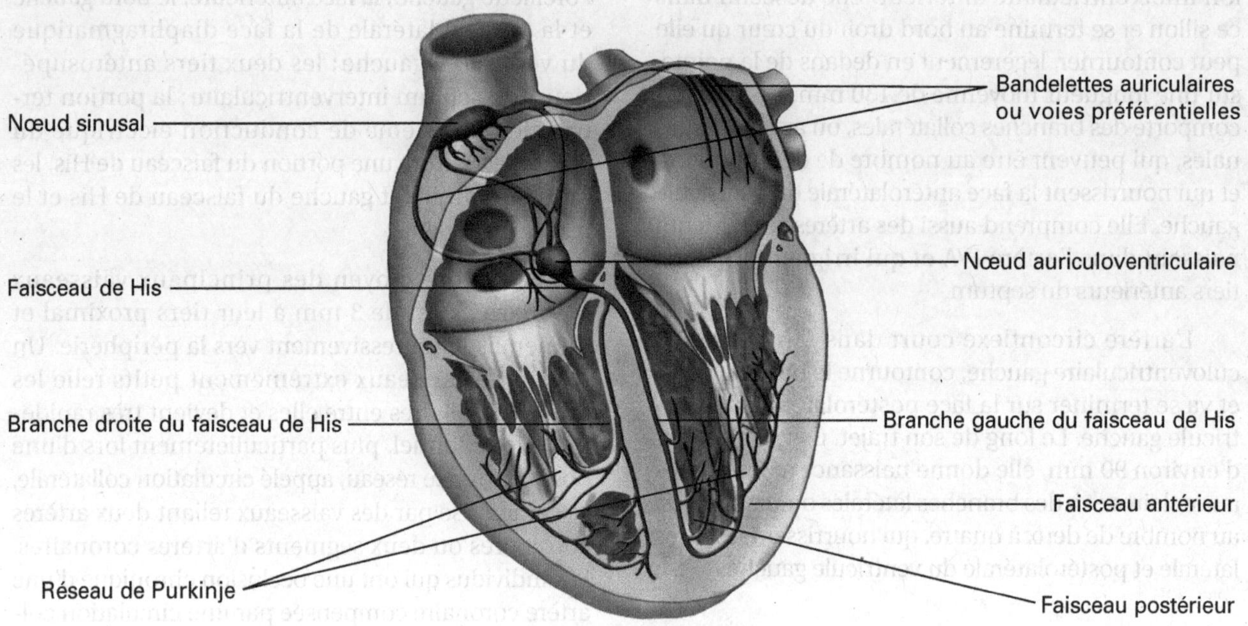

Fonction

Le nœud sinusal génère l'influx électrique et s'auto-dépolarise spontanément à une fréquence approximative de 60 à 100 impulsions par minute. C'est le générateur, ou centre d'automatisme primaire. La F.C. est sous l'influence des tonus sympathique et parasympathique. Sa vitesse de conduction est inférieure à 0,05 m/s. La durée de l'intervalle sino-auriculaire est de l'ordre de 30 à 150 ms.

Vascularisation

La vascularisation se fait au moyen de l'artère du nœud sinusal, qui émerge de l'artère coronaire droite dans 50 % des cas, ou de l'artère coronaire circonflexe dans 20 % des cas, tandis que 30 % des cas impliquent ces deux artères.

1.7.2 Bandelettes auriculaires, ou voies préférentielles

Situation

L'influx électrique chemine du nœud sinusal vers le nœud auriculoventriculaire à travers des bandes de fibres auriculaires orientées de façon variable selon un plan antérosupérieur moyen et postérieur.

Fonction

Le rôle des bandelettes auriculaires consiste à propager les impulsions dans les oreillettes vers la jonction auriculoventriculaire dans un axe longitudinal. La vitesse de conduction est inférieure à 1 m/s.

1.7.3 Nœud auriculoventriculaire, ou nœud de Tawara

Situation

Cette structure épicardique, appelée aussi nœud compact, est située à la base postérieure de l'oreillette droite, à l'apex du triangle de Koch, lequel est délimité par le tendon de Todaro et l'anneau tricuspidien (*voir la figure 1.13*). D'une longueur de 6 mm, d'une épaisseur de 1 mm et d'un diamètre de 3 mm, le nœud AV se connecte à des fibres auriculaires afférentes qui se subdivisent en deux voies : la voie rapide, située à la partie antérosupérieure, près du faisceau de His, et la voie lente, située à la partie postéro-inférieure, en regard du sinus coronaire.

Il siège donc à la partie basse de l'oreillette droite, près de la cloison interauriculaire et de la valvule tricuspide, et de front avec la valvule mitrale. Dans le nœud AV, la vitesse de conduction est inférieure à 0,05 m/s sur une durée de 60 à 120 ms.

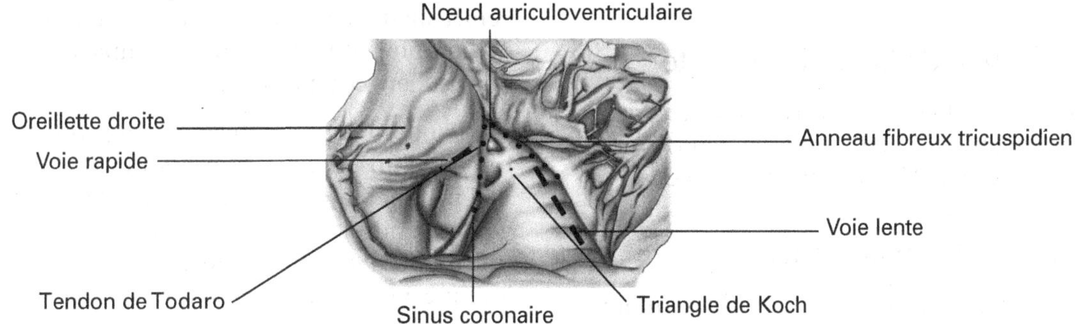

Source: Anderson, R.H., Becker, A.E., Meun, W.P., Verhoeven, R.E. et Allwork, S.P. (dir.). (1980). Slide 6 : Cardiac sub-systems. Dans *Cardiac anatomy: An integrated text and colour atlas*. Londres, Royaume-Uni: Gower Medical, p. 6.13. (Traduction de l'auteur.)

Fonction

Le rôle du nœud AV est de transmettre l'impulsion au faisceau de His et de ralentir l'influx de 0,1 s, ce qui protège les ventricules contre les rythmes supraventriculaires trop rapides. La fibrillation auriculaire en est un exemple classique. Ce retard de conduction laisse également le temps à l'éjection du sang provenant des oreillettes de se rendre vers les ventricules avant la systole ventriculaire.

Vascularisation

Dans 90 % des cas, l'artère du nœud AV naît de branches distales de l'artère coronaire droite ; dans 10 % des cas, elle naît de la jonction distale de l'artère circonflexe.

Particularité

Des voies accessoires musculaires peuvent court-circuiter les voies normales de conduction, comme dans le syndrome de préexcitation. Ces voies sont le substrat de nombreuses arythmies et elles nécessitent un traitement approprié.

1.7.4   Faisceau de His

Situation

D'une longueur de 10 à 20 mm et d'une largeur de 2 mm, le faisceau de His se trouve sous l'angle formé par l'insertion des valvules tricuspides. Il fait la jonction entre le nœud auriculoventriculaire et les deux branches du faisceau de His.

Fonction

Ce centre d'automatisme secondaire, ou premier générateur de relève, propage à l'état physiologique l'influx de l'étage intranodal à l'étage ventriculaire à une vitesse approximative de 1 à 3 m/s en 10 ms. Il est capable d'entraîner spontanément les ventricules à une fréquence approximative de 40 à 60 impulsions par minute. Lorsqu'il s'impose, il devient un rythme d'échappement dit jonctionnel. Un ralentissement sinusal et le bloc AV complet constituent des exemples d'arythmies qui justifient ce type de rythme.

Vascularisation

Dans 90 % des cas, la vascularisation du faisceau de His s'effectue par les collatérales de l'artère du nœud AV et de la première branche septale de l'artère interventriculaire antérieure. Dans 10 % des cas, elle s'opère par l'artère coronaire circonflexe.

1.7.5   Branches du faisceau de His

Fonction

Les deux branches du faisceau de His ont pour fonction de propager l'influx dans les deux ventricules. L'activation se fait en moyenne en 40 ms.

Situation de la branche droite

La branche droite constitue un prolongement direct du faisceau de His ; elle chemine le long du bord droit du septum interventriculaire ainsi que par des ramifications s'éparpillant dans le ventricule droit jusqu'au pilier antérieur.

Vascularisation de la branche droite

La branche droite du faisceau de His est vascularisée à la fois par les collatérales de l'artère du nœud AV et par les artères septales de l'interventriculaire antérieure.

Situation de la branche gauche

La branche gauche du faisceau de His chemine en avant et à gauche, vers le pilier antérieur de la valvule mitrale. Elle ressemble d'abord à un tronc court et épais de 4 à 6 mm de long et de 8 à 9 mm de diamètre. Elle se subdivise principalement en un faisceau antérieur et un faisceau postérieur (*voir le tableau 1.9*). Toutefois, cette division est plus artificielle que réelle, puisqu'un large réseau de fibres s'étend dans la portion moyenne du septum. Dans certains cas, une branche septale moyenne constitue une troisième division de la branche gauche.

1.7.6 Réseau de Purkinje

Situation

Le réseau de Purkinje prend place sur les ramifications terminales des branches droite et gauche du faisceau de His, et il s'étend sur toute la musculature ventriculaire.

Fonction

Ce centre d'automatisme tertiaire, ou second générateur de relève, est capable de décharger spontanément environ de 20 à 40 impulsions par minute. Les impulsions envahissent tout le tissu musculaire ventriculaire à une vitesse d'environ 1 m/s pour une durée totale de 80 ms. Lorsque ce rythme s'impose, il est considéré comme un rythme d'échappement ventriculaire. Les pauses de longue durée et le bloc AV complet constituent des exemples d'arythmies qui justifient ce type de rythme.

Pendant toute la durée de la propagation de l'impulsion entre le nœud sinusal et le réseau de Purkinje, une inhomogénéité électrophysiologique est observée. Celle-ci peut être accentuée par une anomalie ischémique, anoxique, mécanique, ionique, et générer secondairement des arythmies cardiaques.

1.8 Corrélation entre l'obstruction coronarienne et les arythmies cardiaques

1.8.1 Obstruction coronarienne

L'occlusion d'une artère coronaire a des conséquences variables. Elle risque davantage de provoquer un syndrome coronarien aigu lorsqu'elle est située dans un plus gros tronc coronarien, qu'elle est proximale et qu'elle se développe plus rapidement, car ces circonstances sont peu favorables à l'intervention compensatrice d'une circulation anastomotique de suppléance.

L'oblitération d'une artère coronaire n'entraîne pas nécessairement la nécrose du secteur cardiaque correspondant, car les effets ischémiques de l'occlusion peuvent être compensés par une circulation collatérale de suppléance ou par une intervention thérapeutique précoce.

Tableau 1.9   **Subdivisions de la branche gauche du faisceau de His**

	Faisceau antérieur	Faisceau postérieur
Dimensions	Frêle et long; mesure 3 mm sur 25 mm dans la région supérieure.	Épais et moins long; mesure 6 mm sur 20 mm dans la région inférieure.
Localisation	Se dirige vers le pilier antérieur de la mitrale. Situé dans la chambre de chasse, il est exposé à une grande turbulence.	Se dirige vers le pilier postérieur de la mitrale dans la chambre de remplissage.
Vascularisation	Branches distales de l'artère coronaire droite et branches proximales de l'artère circonflexe	Collatérales de l'artère circonflexe

1.8.2 Infarctus du myocarde

L'occlusion d'une artère coronaire peut entraîner une lésion myocardique et, secondairement, l'infarctus du myocarde. Elle peut être localisée dans l'une des parois du ventricule gauche ou du ventricule droit. L'expression « infarctus du myocarde », sans autre mention particulière, désigne généralement l'atteinte du ventricule gauche. Lorsque la lésion siège dans la paroi ventriculaire droite, elle peut entraîner ce qu'il est convenu d'appeler un infarctus du ventricule droit. Le tableau 1.10 présente les principaux types d'infarctus du myocarde (*voir la figure 1.14*).

1.8.3 Arythmies cardiaques sous-jacentes aux obstructions coronariennes

Les artères auriculaires droites, l'artère du nœud sinusal et l'artère du nœud AV étant des collatérales de la coronaire droite, l'occlusion de celle-ci favorise les arythmies prenant naissance dans le nœud sinusal et dans le nœud AV, par exemple les blocs auriculoventriculaires (BAV) du premier degré et du deuxième degré de type I (*voir le tableau 1.11*). Ces arythmies sont couramment associées à l'infarctus inférieur.

Tableau 1.10 Corrélation entre l'obstruction coronarienne et la typologie de l'infarctus du myocarde

Obstruction coronarienne	Typologie de l'infarctus
• Occlusion de l'artère interventriculaire antérieure. Jusqu'à 50 % de la surface du ventricule gauche peut être atteinte.	Infarctus antérieur
• Occlusion de l'artère circonflexe gauche	Infarctus latéral
• Occlusion de l'artère coronaire droite	Infarctus inférieur
• Occlusion de l'artère coronaire droite • Occlusion de l'artère circonflexe si la circulation coronarienne est de dominance gauche.	Infarctus postérieur

Figure 1.14 Topographie de l'infarctus du myocarde

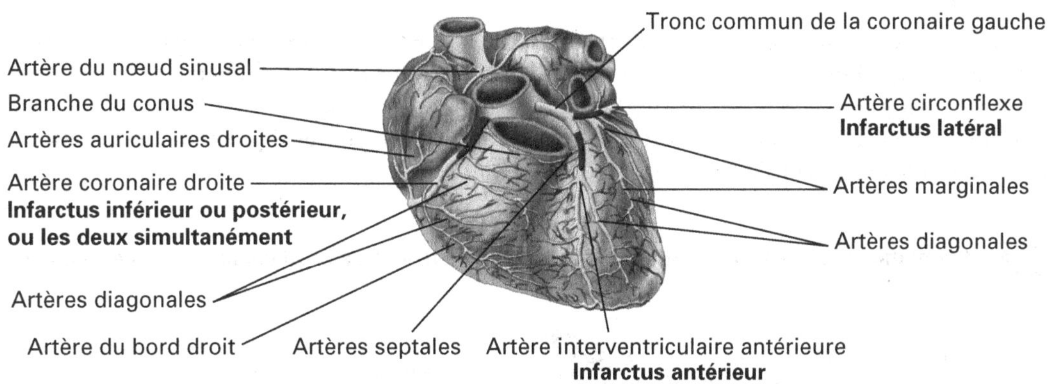

Tableau 1.11 Corrélation entre l'obstruction coronarienne et les arythmies sous-jacentes

Obstruction de la coronaire droite	Obstruction de la coronaire gauche
Anomalies sinusales	Anomalies auriculaires
Anomalies auriculaires	Anomalies ventriculaires
Bloc AV du premier degré	Bloc AV du deuxième degré de type II
Bloc AV du deuxième degré de type I	Bloc AV du troisième degré
Bloc AV du troisième degré	Blocs des branches du faisceau de His

Les artères auriculaires gauches, les artères marginales gauches et les artères septales découlant de la coronaire gauche, l'occlusion de cette dernière favorisera les arythmies prenant naissance dans l'oreillette gauche, le faisceau de His et ses branches, et le réseau de Purkinje (*voir la figure 1.15*). Le BAV du deuxième degré de type II, le BAV complet, les blocs des branches (*voir le chapitre 6*) ainsi que les anomalies ventriculaires (*voir le chapitre 9*) expliquent en partie la survenue de ces arythmies durant un infarctus antérieur.

1.9 Influence du système neurovégétatif sur le cœur

Bien que le cœur possède un système nerveux intrinsèque, son rythme est soumis à l'action du système nerveux central par l'intermédiaire du système neurovégétatif. Celui-ci comprend le système sympathique (cardioaccélérateur), qui émerge de la portion dorsolombaire (de T1 à L2) de la moelle épinière, et le système parasympathique, issu du tronc cérébral et de la portion sacrée de la moelle épinière. Les actions de ces deux derniers systèmes sont antagonistes à l'égard des organes qui comportent une double innervation et, en principe, elles échappent au contrôle de la volonté.

Le système neurovégétatif agit par l'intermédiaire de substances qu'il libère à ses terminaisons : les médiateurs chimiques, ou neurotransmetteurs. Sous l'influence du système nerveux autonome, le système sympathique, ou adrénergique, sécrète principalement de la noradrénaline (ou norépinéphrine) et, par l'intermédiaire de la glande surrénale, de l'épinéphrine (ou adrénaline). Pour cette raison, les neurotransmetteurs du système sympathique sont appelés substances adrénergiques, ou catécholamines. La liaison entre ces neurotransmetteurs et les récepteurs spécifiques de la cellule entraîne certains effets physiologiques. Les principaux récepteurs adrénergiques sont présentés au tableau 1.12.

Les fibres sympathiques du système adrénergique sont réparties, au niveau cardiaque, autant à l'étage auriculaire qu'à l'étage ventriculaire (*voir la figure 1.16*) ; leur action a pour effet d'accélérer la F.C., d'augmenter la vitesse de conduction électrique et de renforcer la contraction. Conséquemment, la pression artérielle augmentera.

Le nerf parasympathique est aussi connu sous le nom de nerf vague. Une stimulation de celui-ci a pour effet de ralentir la F.C., de diminuer la conduction auriculoventriculaire et, donc, d'abaisser la pression artérielle. Les fibres cardiomodératrices du système parasympathique ont des terminaisons principalement dans l'oreillette. Puisque le système parasympathique (ou système vagal) agit par l'intermédiaire d'un médiateur chimique appelé acétylcholine, il est aussi appelé système cholinergique.

Les effets des systèmes sympathique et parasympathique sont reproduits par de nombreux médicaments (*voir le tableau 1.13*) ou certaines manœuvres des tonus sympathique et parasympathique (*voir le chapitre 10*).

 Corrélation entre le système artériel coronarien et le réseau de conduction électrique du cœur

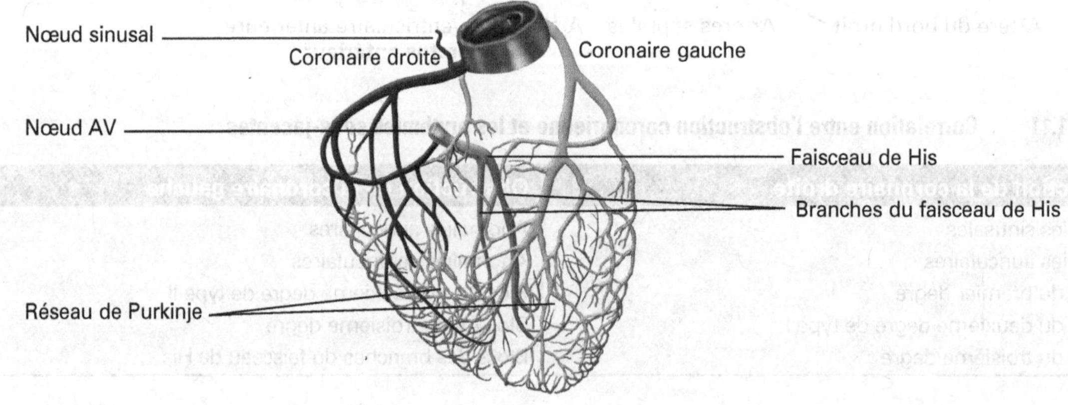

Récepteur	Localisation	Principaux effets physiologiques
α-adrénergique		
α_1	• Muscles vasculaires lisses (artérioles et veinules)	• Vasoconstriction
α_2	• Branches terminales nerveuses • Membrane plasmatique des thrombocytes (plaquettes sanguines)	• Inhibition de la libération additionnelle de norépinéphrine
β-adrénergique		

β_1	• Principalement localisé dans la région cardiaque
	  – Myocarde
	  – Nœud sino-auriculaire
	  – Nœud auriculoventriculaire
	  – Faisceau de His et réseau de Purkinje
	• Reins
		
		• ↑ contractilité
		• ↑ automaticité
		• ↑ conduction
		• ↑ automaticité
		• Stimulent la sécrétion de rénine

β_2	• Lit vasculaire périphérique (artérioles et veinules) • Muscles lisses des bronches	• Dilatation (vasodilatation) • Dilatation • Relaxation

Source: Adapté de McKinley, M.P., O'Loughlin, V.D. et Bidle, T.S. (2014). *Anatomie et physiologie: une approche intégrée*. Montréal, Québec: Chenelière Éducation, p. 698-699.

Figure 1.16   Système neurovégétatif

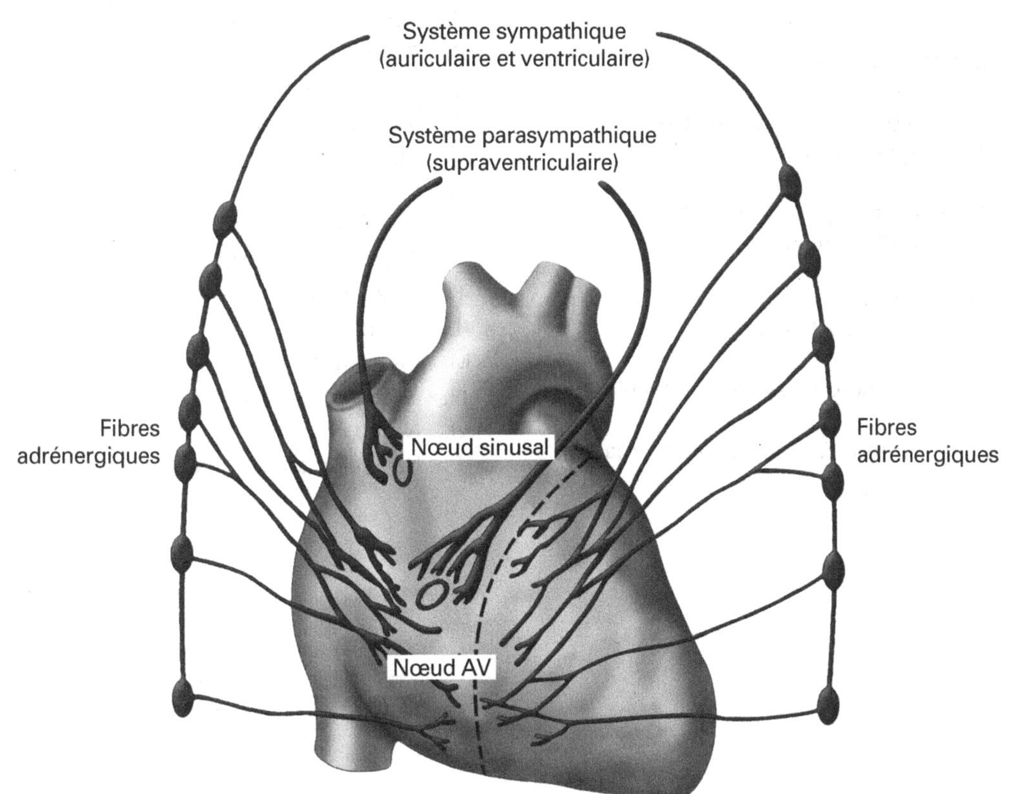

Classe	Mécanisme d'action	Exemples
Sympathomimétiques	Action analogue à l'action sympathique	Adrénaline, dobutamine, dopamine, épinéphrine, isoprotérénol
Sympatholytiques	Inhibition de l'action sympathique	β-bloquants • Propranolol (Indéral[MD], *Avlocardyl*[MDa])
Parasympathomimétiques	Action analogue à l'action parasympathique	Adénosine (Adénocard[MD], *Krenosin*[MDa], *Striadyne*[MD]), vérapamil (Isoptin[MD])
Parasympatholytiques	Inhibition de l'action parasympathique	Atropine

[a] Appellation européenne du médicament.

Autoévaluation

Associer aux énoncés ci-dessous (1 à 10) la terminologie correspondante qui suit (A à P).

1. Je résiste à l'éjection ventriculaire.

2. J'agis principalement sur le système intrinsèque du cœur.

3. Je reflète la loi de Starling.

4. Je suis l'artère coronaire responsable de l'infarctus du ventricule droit.

5. Je suis constitué d'une voie à conduction lente et d'une voie à conduction rapide.

6. Je corresponds au résultat de la F.C. multipliée par le volume d'éjection systolique.

7. Nous sommes fermées en systole ventriculaire.

8. J'ai un tronc commun à ma portion proximale.

9. J'agis strictement à l'étage auriculaire.

10. Je suis le résultat d'une occlusion de l'artère interventriculaire antérieure.

A. Interventriculaire antérieure
B. Infarctus antérieur
C. Système sympathique
D. Postcharge
E. Coronaire droite
F. Valvules sigmoïdes
G. Contractilité
H. Infarctus inférieur
I. Coronaire gauche
J. Système parasympathique
K. Valvules auriculoventriculaires
L. Précharge
M. Débit cardiaque
N. Récepteur adrénergique β_1
O. Nœud AV
P. Récepteur adrénergique α_1

Désigner les artères coronaires de la face antérieure.

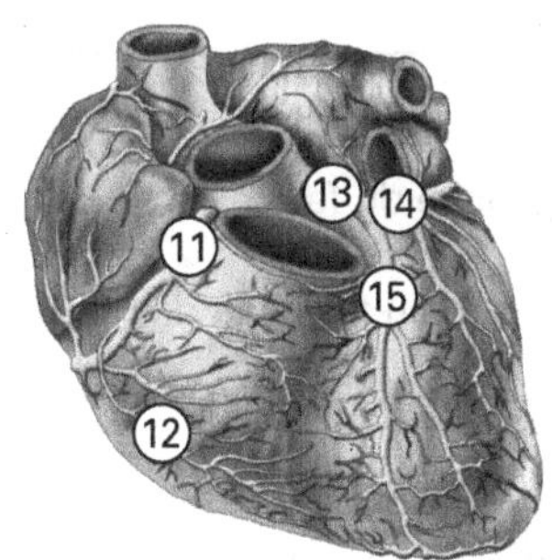

11. _________________________________

12. _________________________________

13, _________________________________

14. _________________________________

15. _________________________________

Désigner les éléments du système de conduction.

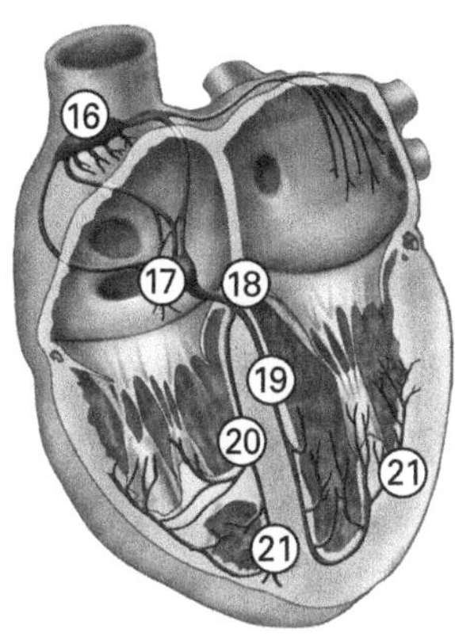

16. _________________________________

17. _________________________________

18. _________________________________

19. _________________________________

20. _________________________________

21. _________________________________

22. Compléter le diagramme suivant.

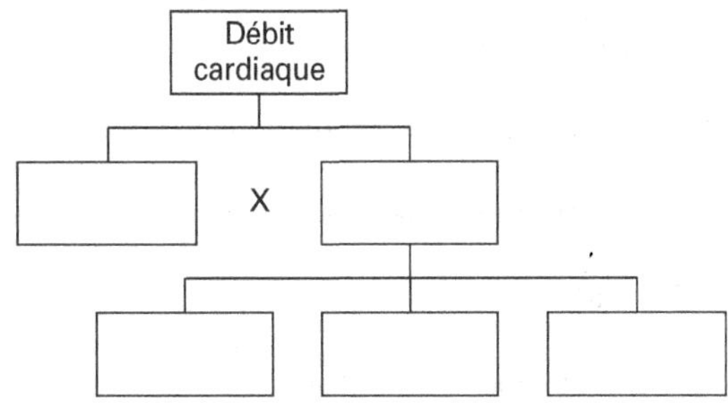

Répondre par vrai ou faux aux énoncés suivants.

23. Le système sympathique est aussi appelé système adrénergique. ______

24. Une action vagolytique entraîne une augmentation de la F.C. ______

25. La perfusion coronarienne se produit en phase diastolique. ______

1. D   5. O   8. I
2. N   6. M   9. J
3. L   7. K   10. B
4. E

11. Coronaire droite

12. Artère du bord droit, ou marginale droite

13. Tronc commun de la coronaire gauche

14. Circonflexe

15. Interventriculaire antérieure

16. Nœud sinusal

17. Nœud auriculoventriculaire

18. Faisceau de His

19. Branche gauche du faisceau de His

20. Branche droite du faisceau de His

21. Réseau de Purkinje

22.

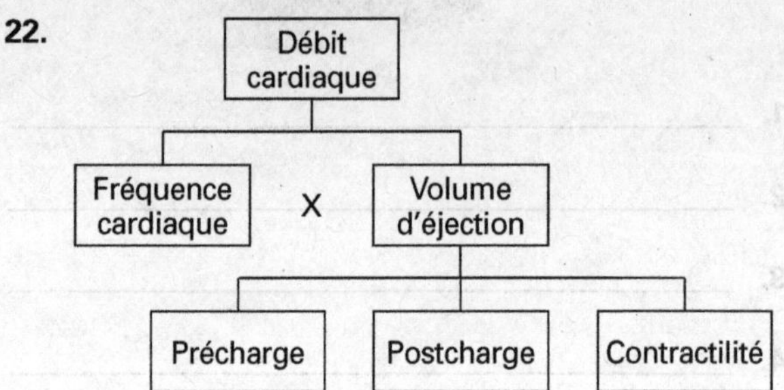

23. Vrai

24. Vrai

25. Vrai

CHAPITRE 2

Le langage de l'électrocardiogramme

PLAN

2.1 Définition de l'électrocardiogramme

2.2 Papier à électrocardiogramme

2.3 Terminologie de l'électrocardiographie

2.4 Méthodes de calcul de la fréquence cardiaque sur un tracé

2.5 Analyse et interprétation d'un tracé

Autoévaluation

OBJECTIFS

- Préciser les caractéristiques du papier à électrocardiogramme.

- Nommer les éléments du cycle électrocardiographique.

- Préciser les particularités des éléments du cycle électrocardiographique.

- Savoir calculer la fréquence cardiaque selon la « méthode des 300 ».

- Définir les étapes essentielles à l'analyse d'un tracé.

- Analyser, à l'aide d'une bande de rythme, les étapes essentielles à l'interprétation d'un tracé.

2.1 Définition de l'électrocardiogramme

L'électrocardiogramme (ECG) est la représentation graphique des forces électromotrices générées par l'activité cardiaque et enregistrées par des électrodes placées à la surface du corps. C'est l'ensemble des potentiels d'action générés par les myocytes cardiaques.

2.2 Papier à électrocardiogramme

Le papier utilisé pour l'enregistrement des tracés électrocardiographiques est millimétré et quadrillé. Les lignes verticales représentent le temps exprimé en centièmes de seconde, et les lignes horizontales, le voltage noté en millimètres. Ces unités de base permettent d'apprécier l'importance de l'activité électrique du cœur. La vitesse de déroulement du papier est généralement de 25 mm/s.

2.2.1 Lignes horizontales

Les lignes horizontales servent à mesurer l'amplitude des ondes enregistrées, représentatives des potentiels d'action de la fibre myocardique. L'amplitude d'une onde est donnée en millimètres et constitue une mesure de voltage. L'intervalle entre deux traits fins horizontaux équivaut à 0,1 millivolt (mV) ; 10 mm équivalent donc à 1 mV (*voir le tracé 2.1*). Aux cinq lignes, le trait horizontal est plus épais.

Une onde s'écrit en majuscules si son amplitude est égale ou supérieure à 5 mm, et en minuscules si son amplitude est inférieure à 5 mm.

2.2.2 Lignes verticales

Les lignes verticales expriment le temps en secondes (*voir l'encadré 2.1*). Pour une vitesse de déroulement du papier de 25 mm/s, l'intervalle entre deux traits fins est de 0,04 s ; celui qui sépare deux traits renforcés est de 0,20 s (0,04 × 5) (*voir le tracé 2.2*).

Tracé 2.1

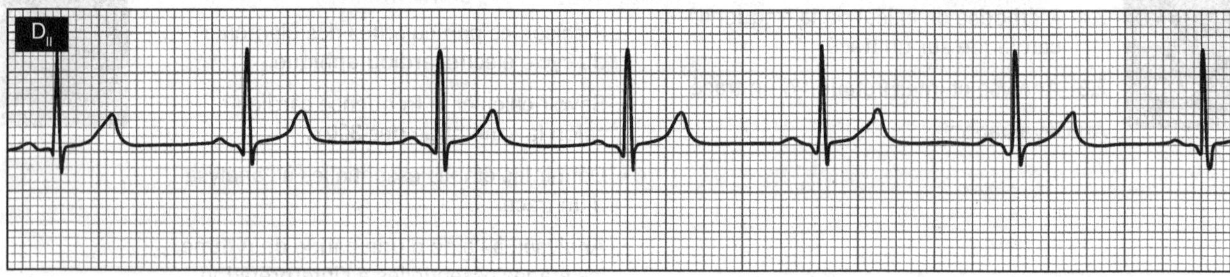

Lignes horizontales : amplitude
Lignes verticales : temps

Tracé 2.2

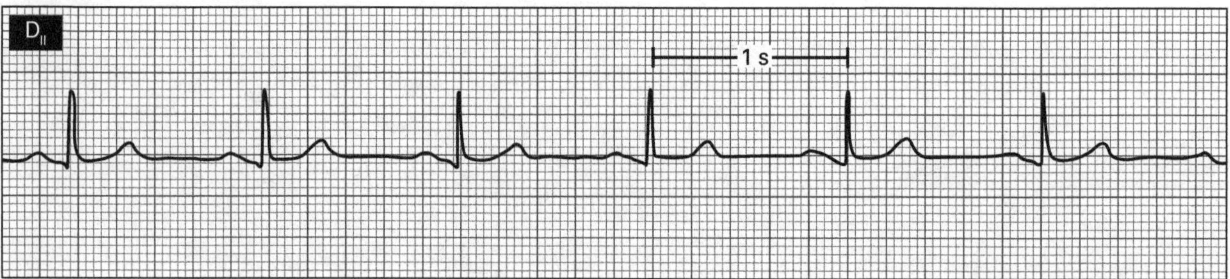

2.3 Terminologie de l'électrocardiographie

L'électrocardiographie fait usage d'un vocabulaire qui lui est propre. Les ondes illustrées sur le tracé électrocardiographique sont désignées par des lettres (*voir la figure 2.1*).

2.3.1 Ligne isoélectrique

La ligne isoélectrique, ou ligne de référence, correspond à l'absence de phénomène électrique. Elle indique qu'aucune différence de potentiel n'a été enregistrée. Sur le tracé, elle se traduit par une ligne horizontale. Une onde au-dessus de la ligne isoélectrique est considérée comme étant positive, alors qu'une onde au-dessous de cette ligne est tenue pour négative. Quand une partie de l'onde est au-dessus de la ligne de référence et l'autre partie au-dessous, l'onde est dite isodiphasique. Une onde se mesure du début de sa phase initiale à la ligne isoélectrique jusqu'au retour à celle-ci.

2.3.2 Onde P

L'onde P, de forme arrondie et le plus souvent positive, correspond à l'envahissement des oreillettes par l'onde d'activation sinusale. Elle indique une dépolarisation (ou activation) auriculaire (*voir le chapitre 4*). Puisque le muscle auriculaire est mince, l'onde P est de faible amplitude, c'est-à-dire de 1 à 3 mm. Sa durée est de moins de 0,12 s dans la dérivation D_{II} (*voir le chapitre 3*).

Figure 2.1 Terminologie de l'électrocardiographie

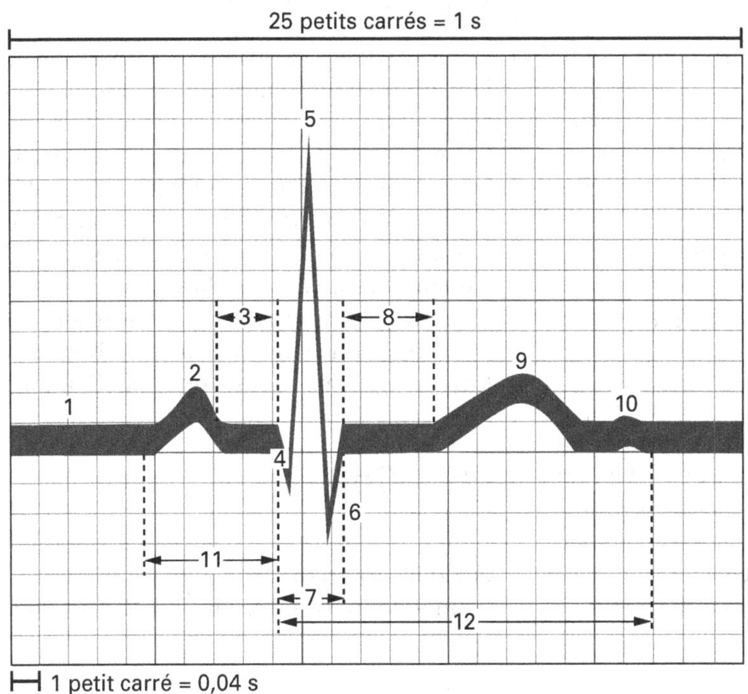

1. Ligne isoélectrique
2. Onde P
3. Segment PR
4. Onde Q
5. Onde R
6. Onde S
7. Complexe QRS
8. Segment ST
9. Onde T
10. Onde U
11. Intervalle PR
12. Intervalle QTU

2.3.3 Segment PR

Le segment PR correspond à la pause de 0,1 s entre l'activation des oreillettes et l'envahissement des ventricules par l'onde d'activation auriculaire. Il consiste dans le passage de l'influx au nœud auriculoventriculaire (AV) et au faisceau de His. Cet intervalle se mesure en partant de la fin de l'onde P et en allant jusqu'au début du complexe QRS. L'activation du nœud AV apparaît seulement 0,03 ou 0,04 s après le début de l'onde P.

2.3.4 Intervalle PR

L'intervalle PR représente le temps de conduction auriculoventriculaire, c'est-à-dire le temps que met l'influx d'origine sinusale à dépolariser les oreillettes puis à franchir le nœud AV et le tronc du faisceau de His. Il se calcule à partir du début de l'onde P en allant jusqu'au début de la première onde du complexe QRS. Sa durée est intimement liée à la fréquence cardiaque (F.C.) ; elle varie entre 0,12 et 0,20 s pour un rythme sinusal avec conduction normale.

2.3.5 Complexe QRS

Ce complexe d'ondes représente la dépolarisation, ou activation complète des ventricules. L'activation se fait de l'endocarde vers l'épicarde. Ce complexe inclut trois ondes :

- onde Q : première onde négative du complexe QRS, qui correspond à l'activation septale ;
- onde R : onde positive du complexe QRS, qui traduit l'activation pariétale du ventricule gauche ;
- onde S : onde négative qui suit l'onde R et reflète l'activation basale du ventricule gauche.

La morphologie du complexe QRS varie selon la dérivation de l'électrocardiogramme, ou selon les modifications pathologiques de la dépolarisation ventriculaire. Les aspects suivants du complexe QRS sont les morphologies les plus fréquentes : QS, QR, RS, QRS, RSR' (se prononce RSR prime) et R crochetée ou rabotée (forme d'oreilles de lapin).

La durée du complexe QRS varie de 0,06 à 0,10 s. Elle se calcule en partant du début du complexe QRS jusqu'au retour à la ligne isoélectrique de l'onde S, de l'onde R ou de l'onde R', selon le cas. L'amplitude se mesure en millimètres et se rapporte aux lignes horizontales.

2.3.6 Segment ST

Le segment ST correspond à la période pendant laquelle les ventricules sont excités de façon uniforme, c'est-à-dire la période qui s'étend de l'activation complète au début de la phase de récupération des ventricules. Il s'agit donc de la phase initiale de repolarisation des deux ventricules. La mesure de ce segment s'effectue à partir de la fin de l'onde S, ou de l'onde R, jusqu'au début de l'onde T.

Le segment ST se présente normalement sous la forme d'une ligne horizontale ou légèrement oblique. Sur le plan de l'amplitude, un sus-décalage (élévation au-dessus de la ligne isoélectrique) ou un sous-décalage (dépression au-dessous de la ligne isoélectrique) peuvent atteindre 3 mm chez une personne d'âge juvénile.

2.3.7 Onde T

L'onde T reflète la période de récupération ou de repolarisation ventriculaire. Elle indique l'inhibition de l'excitation ventriculaire, de l'épicarde à l'endocarde. Étant positive et de forme asymétrique, elle se compose d'une branche ascendante initiale légèrement oblique et d'une branche descendante terminale plus abrupte. Son amplitude est au-dessus de 2 mm de hauteur. La surélévation du segment ST et de l'onde T négative peut normalement être observée chez une jeune personne dans certaines dérivations de l'ECG. L'hypervagotonie favorise une onde T ample.

2.3.8 Onde U

L'onde U témoigne d'une repolarisation tardive de quelques zones du myocarde ventriculaire, plus particulièrement des muscles papillaires ou des fibres de Purkinje. Son amplitude s'inscrit entre l'onde T et l'onde P. Habituellement, l'amplitude de l'onde U n'excède pas 25 % de la hauteur de l'onde T précédente. À l'état normal, l'onde U est plus visible dans les dérivations V_3 et V_4, et elle s'oriente de la même façon que l'onde T. L'alcalose métabolique, la bradycardie, l'ischémie, l'hypokaliémie et l'hypomagnésémie sont des anomalies qui favorisent l'apparition de l'onde U anormale.

2.3.9 Intervalle QT ou QTU

L'intervalle QTU indique la dépolarisation ventriculaire (QRS), l'excitation des deux ventricules (ST) et la repolarisation (ondes T et U). Il se mesure à partir du début du complexe QRS et jusqu'à la fin de l'onde T, ou de l'onde U, si celle-ci est présente. Sa durée varie de 0,30 à 0,46 s pour une F.C. de 45 à 115 batt./min.

2.3.10 Intervalle QT corrigé (QTc)

La formule de Bazett, précisée par certains appareils à ECG, est la plus utilisée pour calculer la durée normale de l'intervalle QT, exprimée en secondes. Il s'agit de diviser l'intervalle QT par la racine carrée d'un intervalle RR, c'est-à-dire par la distance entre deux complexes QRS. La durée normale peut varier selon la F.C., l'âge et le sexe. La durée normale de l'intervalle QTc est approximativement de 0,44 s pour les hommes et de 0,46 s pour les femmes.

$$QTc = \frac{\text{Intervalle QT}}{\sqrt{RR}}$$

2.4 Méthodes de calcul de la fréquence cardiaque sur un tracé

La F.C. sur un tracé se calcule selon différentes méthodes : la règle électrocardiographique, la « méthode des 300 » et la « méthode des 6 secondes ».

2.4.1 Règle électrocardiographique

Toutes les réglettes pour le calcul de la fréquence cardiaque sont formatées en fonction du papier à ECG dont la vitesse de déroulement est de 25 mm/s. Il s'agit d'un standard en électrocardiographie.

À l'aide de la règle électrocardiographique, la F.C. se calcule en mesurant deux cycles à partir de la flèche indiquée sur la règle. Un cycle représente une révolution cardiaque qui se traduit à l'électrocardiogramme par l'auriculogramme (onde P et intervalle PR) et le ventriculogramme (complexe QRS, et ondes T et U) (*voir le tracé 2.3*).

Tracé 2.3   **Fréquence à 60 batt./min**

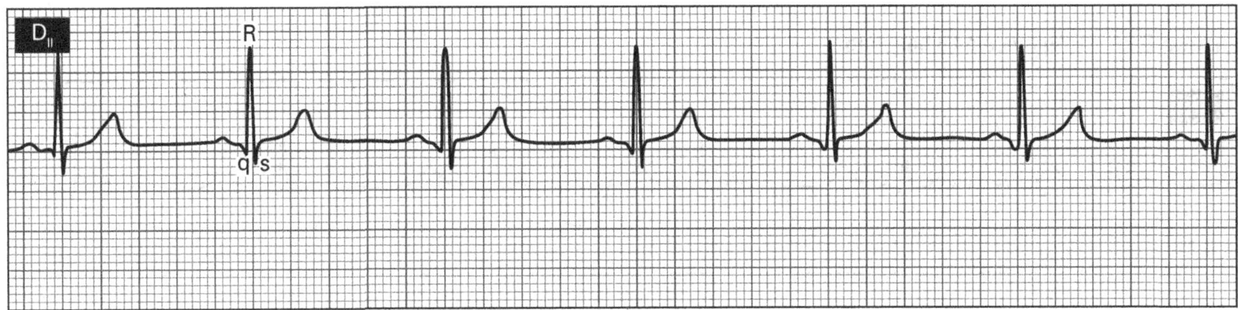

 « Méthode des 300 » avec un compas à pointes sèches
==

En tenant compte du fait que la majorité des tracés présentés dans l'ouvrage ont été réduits afin de faciliter la mise en page, il n'est pas possible d'y utiliser une règle électrocardiographique pour le calcul de la F.C. Cette dernière doit être calculée à l'aide d'un compas à pointes sèches selon la « méthode des 300 », et ce, pour tous les tracés.

Cette méthode, la plus rapide et la plus pratique, s'appuie sur le fait que la F.C. correspond au nombre de battements cardiaques à la minute. Sur le papier à ECG, un petit carré entre deux lignes verticales correspond à 0,04 s ; 60 s (1 min) équivalent donc à 1500 petits carrés. Chaque bloc de cinq petits carrés est marqué d'un trait gras. Il faut d'abord repérer une onde R coïncidant avec un trait gras. Ce trait devient un multiple des autres traits gras suivants.

En suivant les étapes de cette méthode, il est possible de calculer la F.C. dans un tracé :

- Visualiser une onde R qui coïncide avec un trait gras (le cycle 2, dans le tracé 2.4).
- Faire de cette onde R le point de départ 1500.
- Au prochain trait gras, compter 300 (1500 ÷ 5), ensuite 150 (1500 ÷ 10), puis 100 (1500 ÷ 15), puis 75 (1500 ÷ 20), puis 60 (1500 ÷ 25) et, finalement, 50 (1500 ÷ 30).

$$300 - 150 - 100 - 75 - 60 - 50 - 43 - 38 - 33 - 30$$

Cette approche est précise si deux ondes R consécutives coïncident avec deux traits gras. Ainsi, la F.C. est de 60 batt./min sur l'ensemble du tracé 2.3. Sur le tracé 2.4, la troisième onde R s'intercale plutôt entre deux fréquences comprises entre 50 et 60 batt./min. Une mesure plus précise de la F.C. peut néanmoins être obtenue. La différence entre ces deux fréquences (60 – 50) divisée par cinq (10 ÷ 5) précise le nombre et la valeur pour chaque petit carré entre les traits gras. Par la suite, il est possible de transposer la F.C. au petit carré coïncidant avec l'onde R. Sur le tracé 2.4, la fréquence est donc de 56 batt./min. En appliquant cette méthode au tracé 2.5, la fréquence calculée est de 69 batt./min.

Tracé 2.4 Fréquence à 56 batt./min

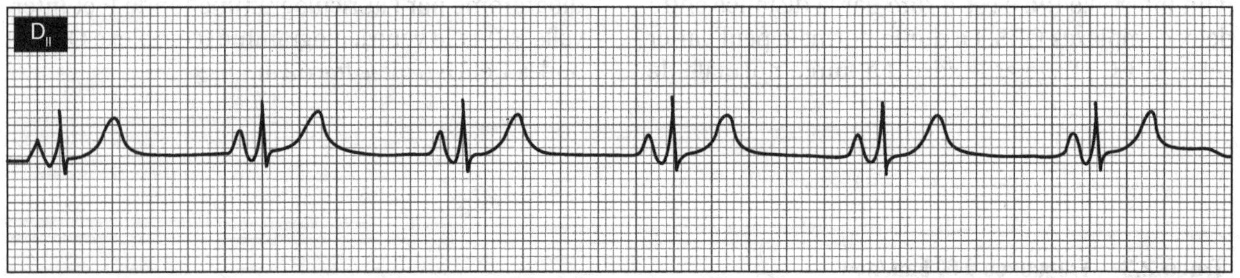

Tracé 2.5 Fréquence à 69 batt./min

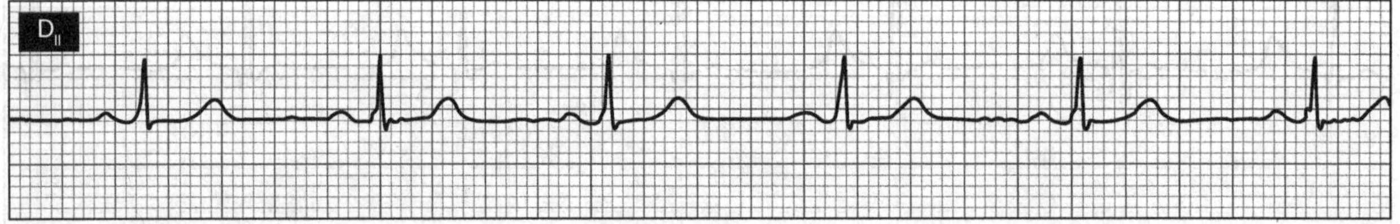

 Pour chacun des tracés suivants (*voir les tracés 1 à 3*), calculer la fréquence cardiaque au compas à partir de la «méthode des 300». Comparer les résultats avec les réponses fournies à la dernière page du chapitre.

Tracé 1

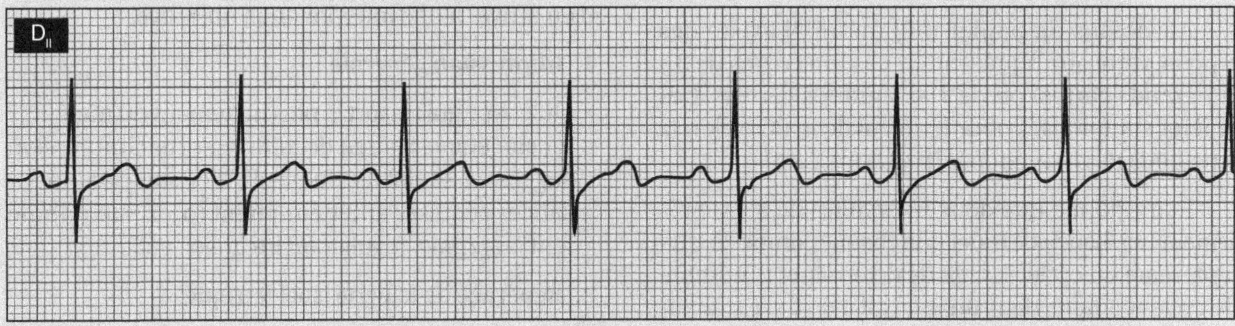

Fréquence précise _______________

Tracé 2

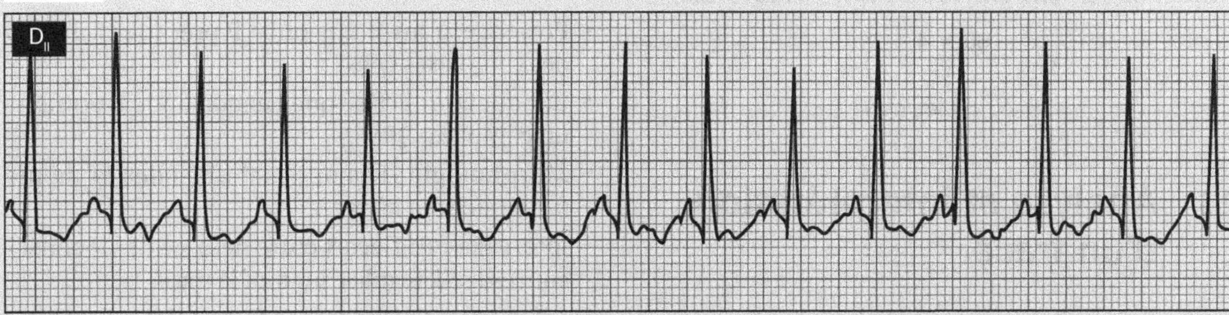

Fréquence précise _______________

Tracé 3

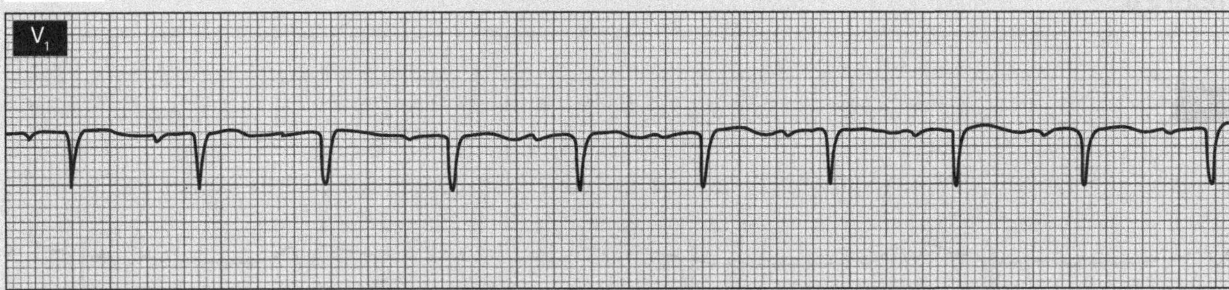

Fréquence précise _______________

2.4.3 « Méthode des 6 secondes »

Cette méthode, rapide et approximative, est particulièrement utile dans les situations d'urgence. Elle est toutefois peu utilisée.

Au-dessus du papier millimétré, il existe des repères verticaux représentant des intervalles de 3 s (15 grands carrés) ou de 1 s (5 grands carrés). Ces repères sont utilisés pour le calcul de la F.C. selon la «méthode des 6 secondes» (*voir le tracé 2.6*).

Étant donné que deux intervalles de 3 s représentent une bande de 6 s, et que chaque complexe QRS représente un cycle, il s'agit de déterminer le nombre de cycles compris dans un intervalle de 6 s. En appliquant la règle de trois, il est possible d'obtenir la F.C. pour une minute. Le tracé 2.6 présente quatre cycles en l'espace de 6 s, donc 40 cycles en 60 secondes (1 min).

$$x = \frac{60 \times 4}{6}$$
$$= 40 \text{ cycles/min}$$

2.5 Analyse et interprétation d'un tracé

Un tracé devrait d'abord faire l'objet d'une analyse avant d'être interprété. La démarche d'analyse et d'interprétation d'un tracé peut être subdivisée en huit étapes. Cette présentation n'est pas unique et indispensable. Cependant, elle est présentée comme un outil de référence susceptible de faire surgir les éléments clés, selon un ordre prédéterminé, avant d'en arriver à une interprétation objective.

1. Impression générale

- Qu'est-ce qui ressort le plus nettement du tracé 2.7 ? À cette étape, il s'agit de faire ressortir l'impression suggestive et globale du tracé basée sur les connaissances acquises antérieurement (p. ex., un rythme lent ou rapide, régulier ou irrégulier, etc.).

2. Repérage de la ligne isoélectrique

- La ligne isoélectrique est-elle facile à repérer ?

3. Examen de l'onde P en cinq points

- Présence : Y a-t-il une onde P précédant chacun des complexes QRS ?
- Conduction : Est-ce que chaque onde P entraîne un complexe QRS ?
- Morphologie : Les ondes P ont-elles la même forme sur tout le tracé ?
- Intervalle PP : L'écart entre deux ondes P consécutives est-il régulier sur tout le tracé ?
- Fréquence : Quelle est la F.C. calculée à l'aide des ondes P ?

Tracé 2.6

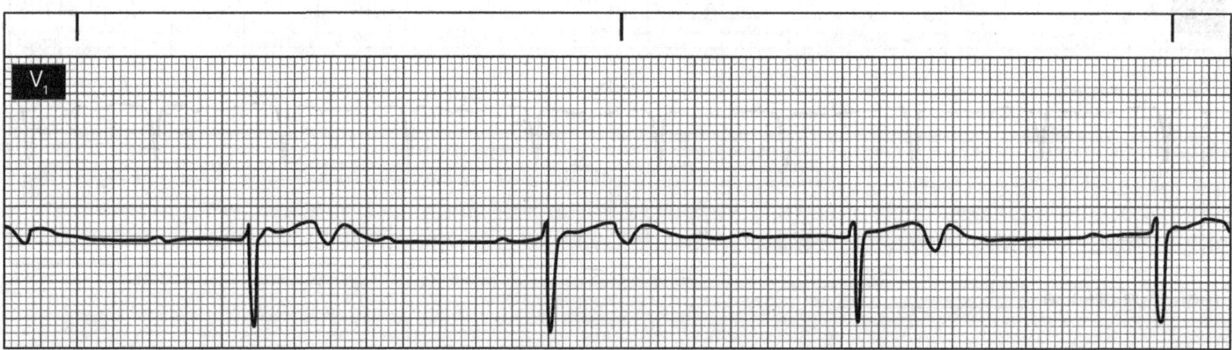

Tracé 2.7

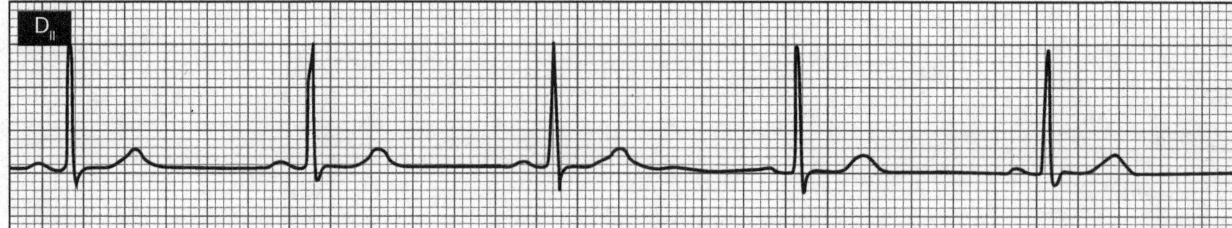

4. Examen de l'intervalle PR

- Quelle est sa durée ?
- Cet intervalle est-il constant dans tous les cycles du tracé ?

5. Observation du complexe QRS en cinq points

- Présence : Y a-t-il un complexe QRS pour chacun des cycles ?
- Morphologie : Les complexes QRS ont-ils tous la même forme ?
- Intervalle : L'écart entre deux complexes QRS (intervalle RR) est-il régulier sur tout le tracé ?
- Durée : Quelle est la durée du complexe QRS ?
- Fréquence : La fréquence des complexes QRS est-elle différente de la fréquence des ondes P ?

6. Observation de la morphologie de l'onde T sur toute sa longueur

- De façon globale, les ondes T se ressemblent-elles ?

7. Vérification de la présence d'autres anomalies

- À cette étape, il faut vérifier, par exemple, la présence d'une extrasystole auriculaire (ESA), d'une extrasystole ventriculaire (ESV), d'échappements et de pauses (*voir la partie 2*).

8. Interprétation du tracé

- Le tracé est interprété en fonction du rythme, de la fréquence et des anomalies, s'il y a lieu. Par exemple, un rythme sinusal à 52 batt./min est communément appelé bradycardie sinusale (*voir le chapitre 4*).
- Cette note peut être transmise verbalement ou par écrit. Par exemple :
  - *Bradycardie sinusale 50 batt./min avec ESV bigéminées*
  - *Fibrillation auriculaire avec réponse ventriculaire de 60 à 120 batt./min*
  - *Rythme sinusal 75 batt./min avec bloc auriculo-ventriculaire du premier degré*

Précision : Les sus-décalages et les sous-décalages du segment ST, bien que visibles sur de nombreux tracés, ne seront pas justifiés ni argumentés dans les corrigés de l'ouvrage, car ils sont le propre de pathologies, et non d'arythmies.

Exercice d'interprétation de tracés Pour chacun des tracés proposés (*voir les tracés 1 à 5*), compléter les espaces prévus.

Tracé 1

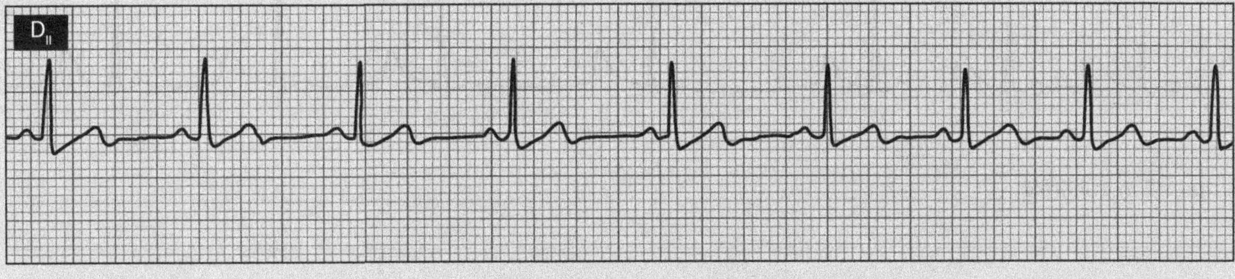

Impression générale ____

____

Ligne isoélectrique

Facile à repérer   Oui □   Non □

Onde P

Présente à chacun des cycles   Oui □   Non □

Entraîne toujours un complexe QRS   Oui □   Non □

Morphologie identique   Oui ☐   Non ☐

Intervalle PP régulier   Oui ☐   Non ☐

Fréquence cardiaque à partir des ondes P   _______ batt./min

Intervalle PR

Durée   _______ seconde

Constant dans tous les cycles   Oui ☐   Non ☐

Complexe QRS

Présent à chacun des cycles   Oui ☐   Non ☐

Morphologie identique   Oui ☐   Non ☐

Régularité   Oui ☐   Non ☐

Durée   _______ seconde

Fréquence différente de celle des ondes P   Oui ☐   Non ☐

Onde T

Morphologie identique   Oui ☐   Non ☐

Interprétation

Aucune anomalie détectée.

Tracé 2

Impression générale ____

____

Ligne isoélectrique

Facile à repérer   Oui ☐   Non ☐

Onde P

Présente à chacun des cycles   Oui ☐   Non ☐

Entraîne toujours un complexe QRS   Oui ☐   Non ☐

Morphologie identique   Oui ☐   Non ☐

Intervalle PP régulier   Oui ☐   Non ☐

Fréquence cardiaque à partir des ondes P   _______ batt./min

Intervalle PR

Durée ______ seconde

Constant dans tous les cycles   Oui ☐   Non ☐

Complexe QRS

Présent à chacun des cycles   Oui ☐   Non ☐

Morphologie identique   Oui ☐   Non ☐

Régularité   Oui ☐   Non ☐

Durée ______ seconde

Fréquence différente de celle des ondes P   Oui ☐   Non ☐

Onde T

Morphologie identique   Oui ☐   Non ☐

Interprétation

Anomalie : Irrégularité des intervalles PP et des complexes QRS.

Tracé 3

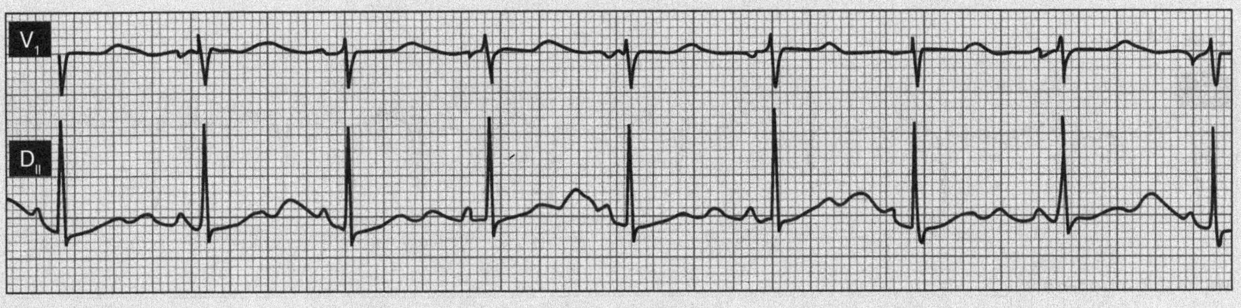

Impression générale ____

____

Ligne isoélectrique

Facile à repérer   Oui ☐   Non ☐

Onde P

Présente à chacun des cycles   Oui ☐   Non ☐

Entraîne toujours un complexe QRS   Oui ☐   Non ☐

Morphologie identique   Oui ☐   Non ☐

Intervalle PP régulier   Oui ☐   Non ☐

Fréquence cardiaque à partir des ondes P ______ batt./min

Intervalle PR

Durée   _______ seconde

Constant dans tous les cycles   Oui ☐   Non ☐

Complexe QRS

Présent à chacun des cycles   Oui ☐   Non ☐

Morphologie identique   Oui ☐   Non ☐

Régularité   Oui ☐   Non ☐

Durée   _______ seconde

Fréquence différente de celle des ondes P   Oui ☐   Non ☐

Onde T

Morphologie identique   Oui ☐   Non ☐

Interprétation

Aucune anomalie détectée. Cependant, la présence d'une onde U dans la dérivation D_{II} peut être interprétée comme une variante de la normalité ou compatible avec une hypokaliémie avérée par le dosage sanguin du potassium.

Tracé 4

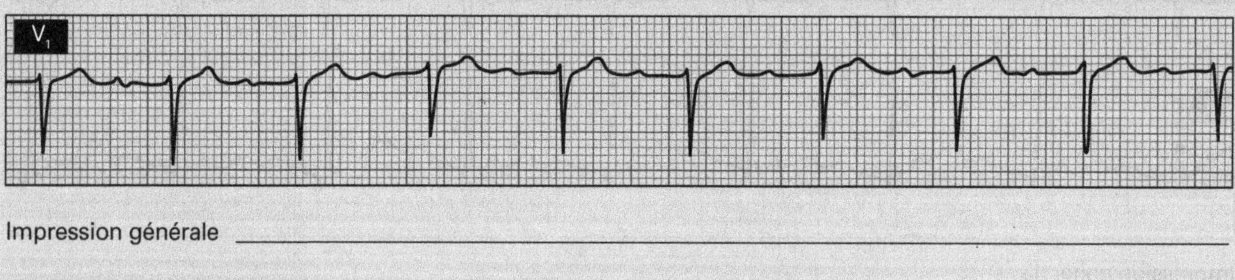

Impression générale ____

____

Ligne isoélectrique

Facile à repérer   Oui ☐   Non ☐

Onde P

Présente à chacun des cycles   Oui ☐   Non ☐

Entraîne toujours un complexe QRS   Oui ☐   Non ☐

Morphologie identique   Oui ☐   Non ☐

Intervalle PP régulier   Oui ☐   Non ☐

Fréquence cardiaque à partir des ondes P   _______ batt./min

Intervalle PR

Durée	_____ seconde
Constant dans tous les cycles	Oui ☐ Non ☐

Complexe QRS

Présent à chacun des cycles	Oui ☐ Non ☐
Morphologie identique	Oui ☐ Non ☐
Régularité	Oui ☐ Non ☐
Durée	_____ seconde
Fréquence différente de celle des ondes P	Oui ☐ Non ☐

Onde T

Morphologie identique	Oui ☐ Non ☐

Interprétation

Anomalie : Intervalle PR à 0,28 s.

Tracé 5

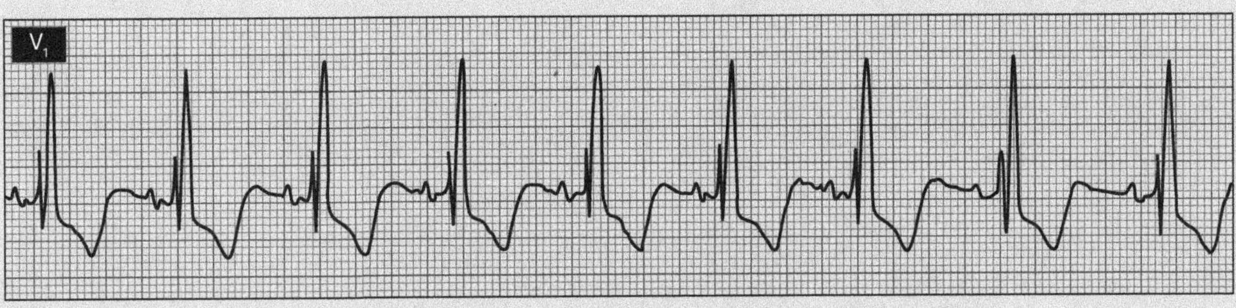

Impression générale ____

____

Ligne isoélectrique

Facile à repérer	Oui ☐ Non ☐

Onde P

Présente à chacun des cycles	Oui ☐ Non ☐
Entraîne toujours un complexe QRS	Oui ☐ Non ☐
Morphologie identique	Oui ☐ Non ☐
Intervalle PP régulier	Oui ☐ Non ☐
Fréquence cardiaque à partir des ondes P	_____ batt./min

Intervalle PR

Durée   ______ seconde

Constant dans tous les cycles   Oui ☐   Non ☐

Complexe QRS

Présent à chacun des cycles   Oui ☐   Non ☐

Morphologie identique   Oui ☐   Non ☐

Régularité   Oui ☐   Non ☐

Durée   ______ seconde

Fréquence différente de celle des ondes P   Oui ☐   Non ☐

Onde T

Morphologie identique   Oui ☐   Non ☐

Interprétation

Anomalie: Durée du complexe QRS de 0,12 s (morphologie RsR').

Autoévaluation

Préciser la terminologie correspondant à chacun des chiffres.

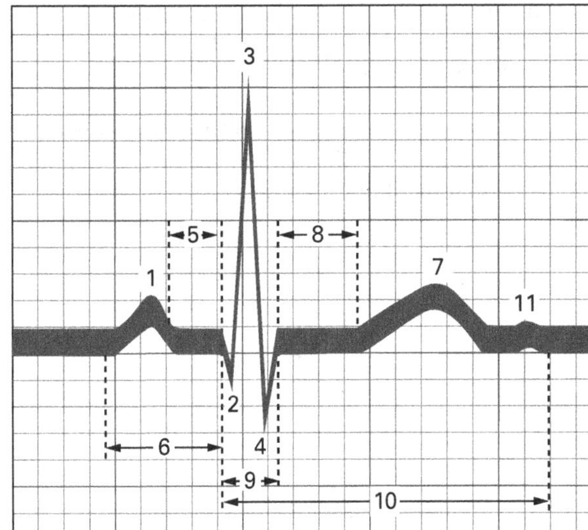

1. ___________________________________

2. ___________________________________

3. ___________________________________

4. ___________________________________

5. ___________________________________

6. ___________________________________

7. ___________________________________

8. ___________________________________

9. ___________________________________

10. ___________________________________

11. ___________________________________

Associer aux énoncés suivants (12 à 16) la terminologie correspondante (A à H).

12. Je corresponds à l'envahissement des oreillettes par l'onde d'activation provenant du nœud sinusal.

13. Je suis l'onde positive du complexe QRS.

14. Ma durée est proportionnelle au temps de conduction auriculoventriculaire.

15. Je corresponds à la phase de récupération des ventricules.

16. Je peux être utile pour calculer une fréquence lente en situation d'urgence.

A. «Méthode des 6 secondes»
B. Onde S
C. Onde P
D. Onde R
E. Intervalle PR
F. Onde T
G. Segment ST
H. «Méthode des 300»

Nommer chacune des ondes du complexe QRS. Ces différentes morphologies, ou ondes constituantes du complexe QRS, sont courantes en électrocardiographie.

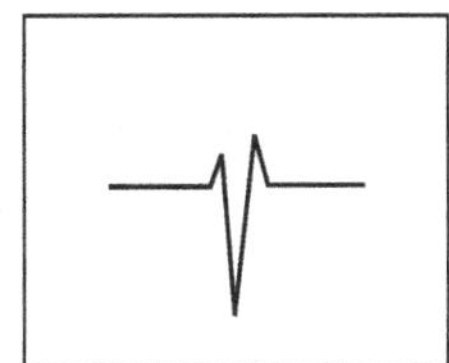

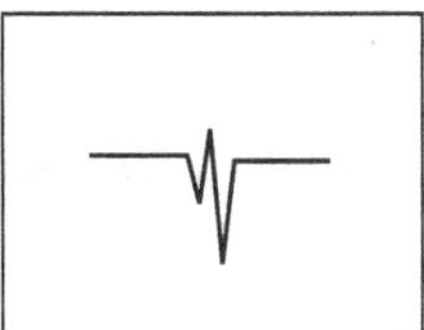

17. ________________   20. ________________

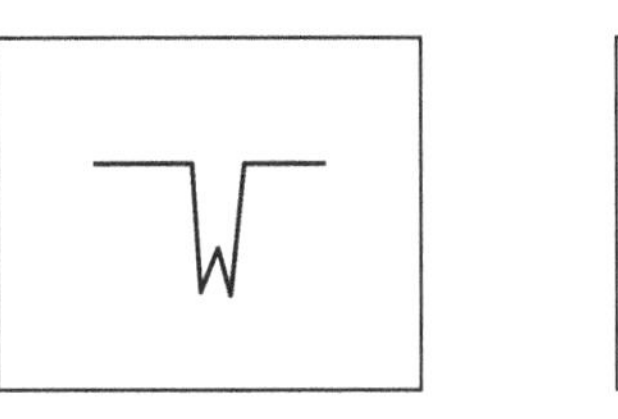

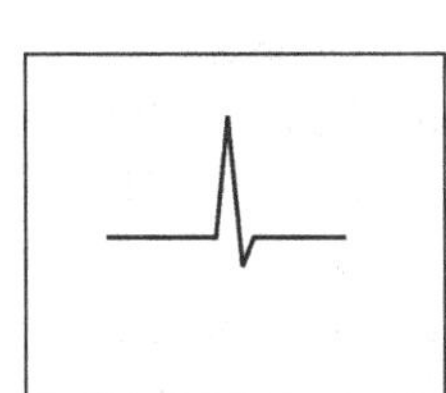

18. ________________   21. ________________

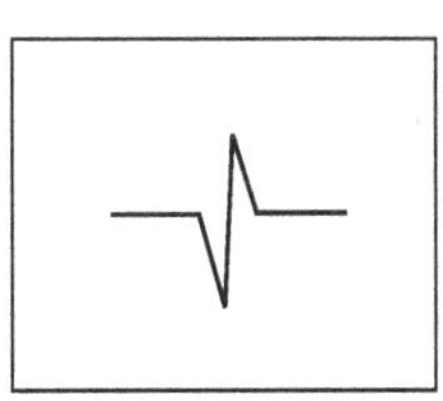

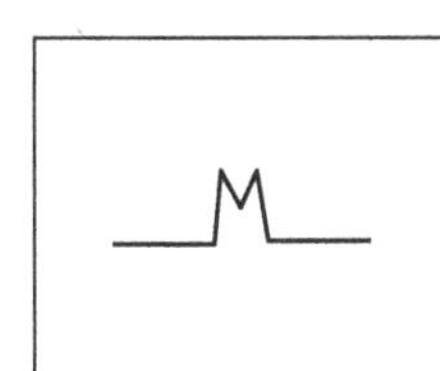

19. ________________   22. ________________

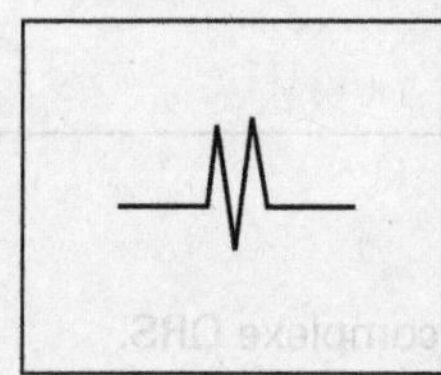 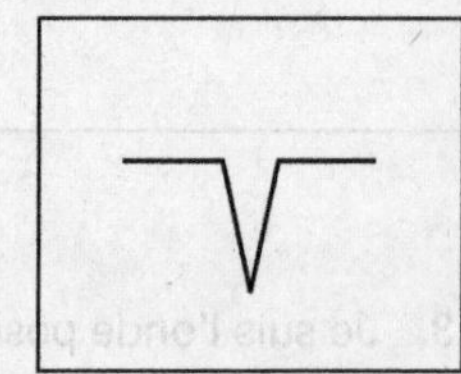

23. _______________ **24.** _______________

Compléter les phrases suivantes.

25. En pratique courante, l'intervalle PR normal est inférieur à _______________.

26. La durée du complexe QRS est considérée comme normale lorsqu'elle est égale ou inférieure à _______________.

27. La mnémotechnique utilisée pour le calcul de la fréquence cardiaque selon la « méthode des 300 » est la suivante: _______________.

Répondre par vrai ou faux aux énoncés suivants.

28. Une conduction auriculoventriculaire normale implique que le même influx dépolarise successivement les oreillettes et les ventricules. _______

29. Un intervalle PR supérieur à 0,24 s, mais constant, signifie que la conduction auriculoventriculaire est nécessairement altérée. _______

Corrigé de l'exercice de compréhension

Tracé 1: F.C. 69 batt./min (1re onde R)

Tracé 2: F.C. 140 batt./min (6e onde R)

Tracé 3: F.C. 90 batt./min (1re onde R)

Corrigé de l'autoévaluation

1. Onde P

2. Onde Q

3. Onde R

4. Onde S

5. Segment PR

6. Intervalle PR

7. Onde T

8. Segment ST

9. Complexe QRS

10. Intervalle QTU

11. Onde U

12. C

13. D

14. E

15. F

16. A

17. rSr'[1]

18. QS (onde Q crochetée ou rabotée)

19. QR

20. qrS

21. Rs

22. R (crochetée ou rabotée)

23. RsR'[1]

24. QS (onde Q)

25. 0,24 s

26. 0,10 s

27. 300 – 150 – 100 – 75 – 60 – 50

28. Vrai

29. Vrai

---

1. La morphologie RSR' est une variante courante de la normalité dans la dérivation V_1 si la durée du complexe QRS est inférieure à 0,12 seconde.

CHAPITRE 3

Les dérivations électrocardiographiques

PLAN

3.1 Définition et classification des dérivations

3.2 Plan frontal : dérivations périphériques

3.3 Plan horizontal : dérivations précordiales

3.4 Axe électrique du cœur

3.5 Morphologie du complexe QRS sur un électrocardiogramme standard

3.6 Dérivation de Lian

3.7 Électrocardiogramme à 15 dérivations

Autoévaluation

OBJECTIFS

- Définir le terme « dérivation ».

- Classifier les 12 dérivations selon leur plan d'exploration.

- Définir les termes « dérivations périphériques », « dérivations unipolaires » et « dérivations bipolaires ».

- Désigner les régions du cœur captées par les dérivations périphériques.

- Définir le terme « dérivations précordiales ».

- Désigner les régions du cœur captées par les dérivations précordiales.

- Définir l'expression « axe moyen de QRS ».

- Comprendre les différentes morphologies du complexe QRS sur un électrocardiogramme.

- Expliquer la progression de l'onde R dans les dérivations précordiales.

- Justifier l'électrocardiogramme à 15 dérivations.

3.1 Définition et classification des dérivations

Comme mentionné au chapitre 2, l'électrocardiogramme (ECG) standard est une projection graphique de l'activité électrique du cœur. Cette activité électrique, captée par des électrodes placées à des endroits précis du corps, est reproduite sur un papier millimétré. Les électrodes captent les ondes d'activation cardiaque selon le plan du cœur qu'elles explorent.

Une dérivation est un circuit électrique comprenant deux électrodes de contact reliées par un fil conducteur à un galvanomètre, un instrument qui mesure l'intensité des courants électriques.

L'ECG standard se compose de 12 dérivations (ou circuits) réparties sur deux plans, comme le montre la figure 3.1. Ces dérivations sont décrites dans les sections qui suivent.

3.2 Plan frontal : dérivations périphériques

Le plan frontal comprend les dérivations des membres, nommées dérivations périphériques. Elles sont au nombre de six : D_I, D_{II}, D_{III}, aVR, aVL et aVF.

Elles s'obtiennent en plaçant les électrodes sur les bras droit et gauche, et sur la jambe gauche. Ces dérivations sont de deux types :

- les dérivations bipolaires, qui traduisent la différence de potentiel, c'est-à-dire l'état électrique d'un conducteur par rapport à un autre, entre deux membres (*voir la figure 3.2*) ;
- les dérivations unipolaires des membres, qui traduisent les variations de potentiel de chaque membre séparément.

3.2.1 Dérivations bipolaires

Sur le plan électrocardiographique, le corps humain peut être considéré comme un milieu conducteur homogène de grande dimension (par rapport au cœur) ayant la forme d'un triangle équilatéral et prolongé à ses trois sommets par des conducteurs linéaires, à savoir les membres.

Les dérivations bipolaires correspondent aux projections graphiques illustrées dans la figure 3.2. Ainsi, les membres ne font que prolonger les câbles de l'électrocardiographe en transmettant les potentiels qui existent à la jonction entre le tronc et les membres. Les électrodes sont placées sur le poignet gauche, le poignet droit et la jambe gauche (*voir le tableau 3.1 et la figure 3.3*).

Figure 3.1   **Répartition des dérivations sur deux plans**

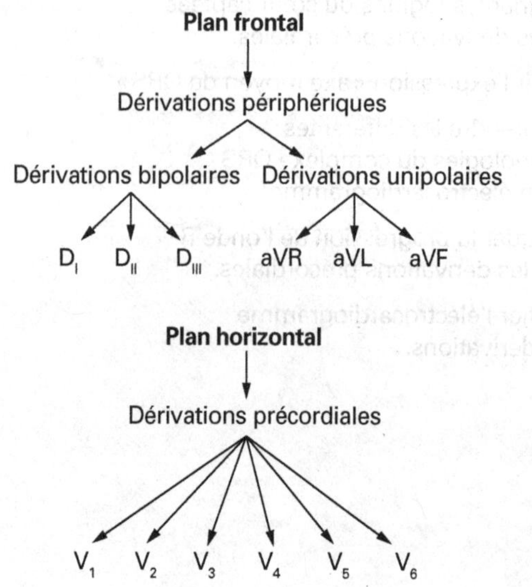

Figure 3.2   **Projection graphique des dérivations bipolaires sur le thorax**

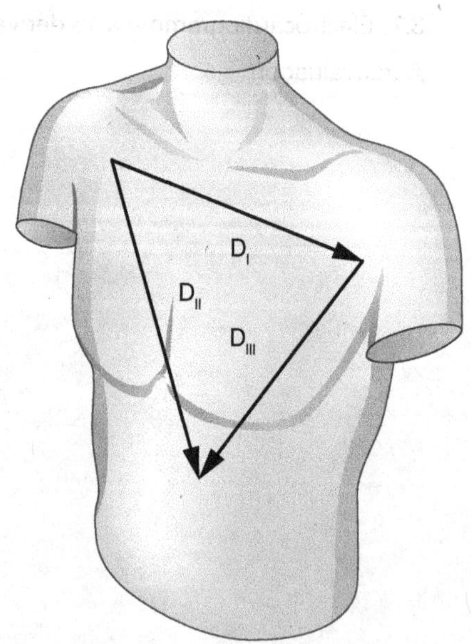

Tableau 3.1	**Fonctions des dérivations bipolaires**

Dérivation	Fonction
D_I	Enregistre les projections du phénomène électrique entre le bras droit (pôle négatif) et le bras gauche (pôle positif).
D_{II}	Enregistre les projections entre le bras droit (pôle négatif) et la jambe gauche (pôle positif).
D_{III}	Enregistre les projections entre le bras gauche (pôle négatif) et la jambe gauche (pôle positif).

Figure 3.3 Dérivations bipolaires

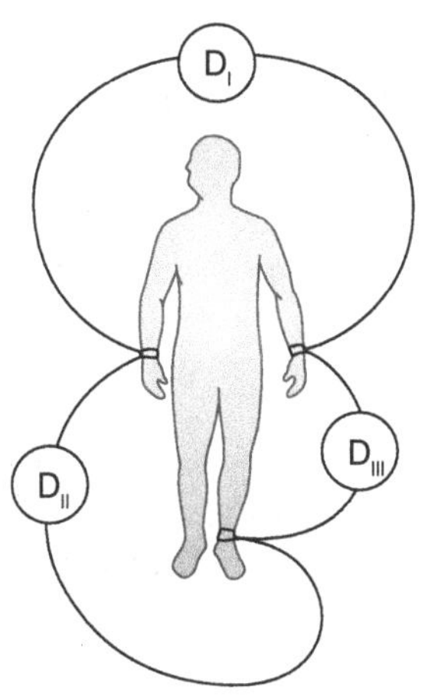

3.2.2 Dérivations unipolaires des membres

L'électrode exploratrice appliquée isolément au bras droit, au bras gauche et à la jambe gauche (*voir la figure 3.4*) permet d'obtenir les dérivations unipolaires aVR, aVL et aVF. L'amplification (a) du voltage à chacun des membres permet ensuite d'obtenir un tracé de même amplitude que les dérivations bipolaires D_I, D_{II} et D_{III}.

Les lignes d'exploration des trois dérivations unipolaires des membres, soit aVR, aVL et aVF, passent par les sommets et par le centre d'un triangle illustré dans la figure 3.5. Elles correspondent par conséquent aux trois bissectrices. La positivité (électrode exploratrice) se trouve toujours aux sommets du triangle.

Figure 3.5 Projection graphique des dérivations périphériques

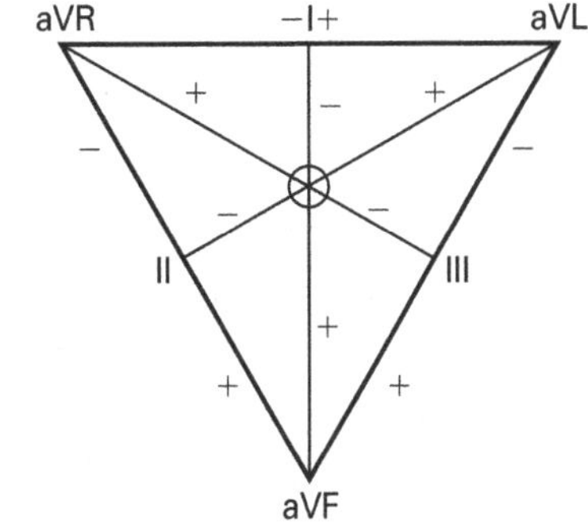

Figure 3.4 Dérivations unipolaires des membres

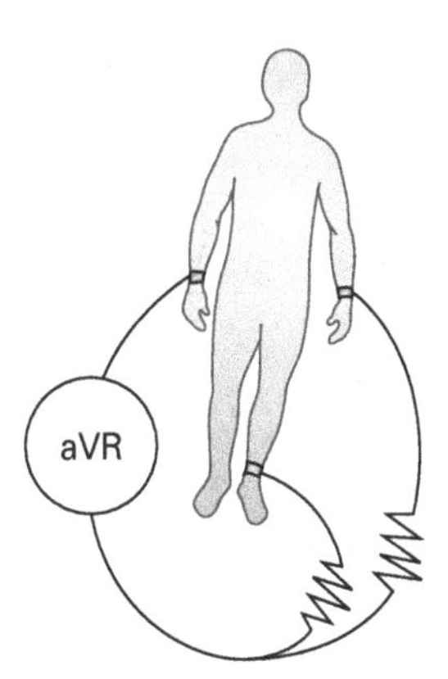

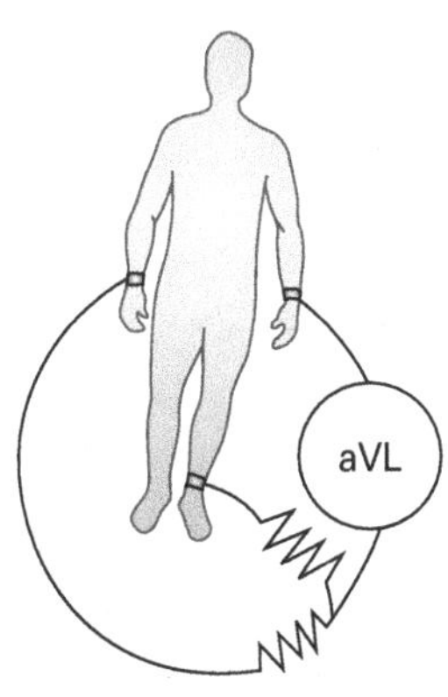

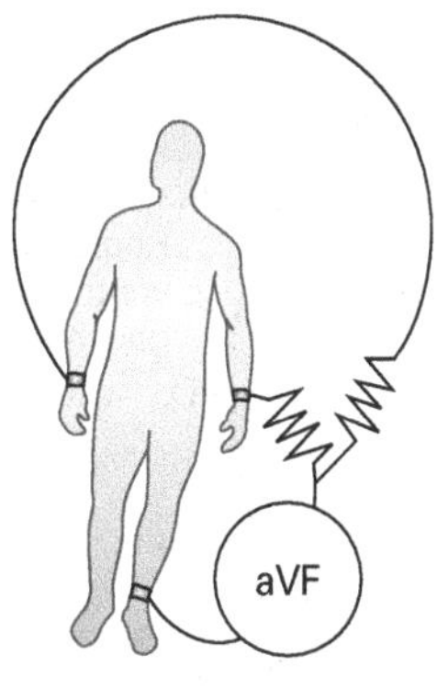

a: amplification
V: voltage
L: bras gauche (*left*)
R: bras droit (*right*)
F: pied (*foot*)

3.2.3 Double triaxe

La projection géométrique (angle de 30°) des dérivations bipolaires et unipolaires des membres sur une circonférence dont le centre représente schématiquement le cœur (*voir les figures 3.6 et 3.7*) se nomme double triaxe. Cette projection s'obtient par translation, c'est-à-dire en faisant se rejoindre les six lignes des dérivations périphériques par leur centre sans changer leur orientation respective. Le double triaxe permet de déterminer l'axe électrique du cœur.

L'utilité de cet axe réside dans le fait que, selon leur position respective par rapport au cœur, chacune des dérivations enregistre une morphologie électrocardiographique distincte (*voir le tracé 3.1*). Le tracé rendu par une dérivation est particulier à l'électrode qui explore la région cardiaque. Les régions du cœur captées par les dérivations périphériques sont les suivantes : la paroi latérale du ventricule gauche (D$_I$ et aVL), la paroi inférieure (D$_{II}$, D$_{III}$ et aVF) et l'intérieur des cavités du cœur (aVR).

3.3 Plan horizontal : dérivations précordiales

Les électrodes fixées en des points définis sur la paroi thoracique (*voir la figure 3.8*) correspondent aux dérivations précordiales ; ces dérivations explorent des régions spécifiques du myocarde antérieur. L'électrode est placée dans l'aire précordiale en six points différents, numérotés de 1 à 6, d'après la nomenclature de l'American Heart Association (2010) (*voir la figure 3.9*).

Figure 3.6   **Double triaxe**

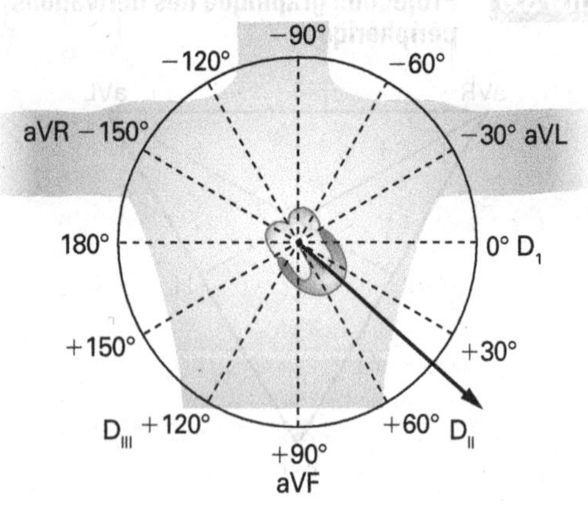

Figure 3.7   **Projection géométrique du double triaxe**

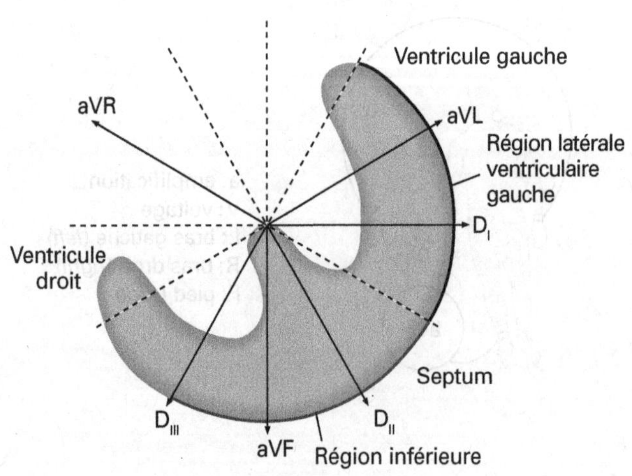

Figure 3.8   **Dérivations précordiales**

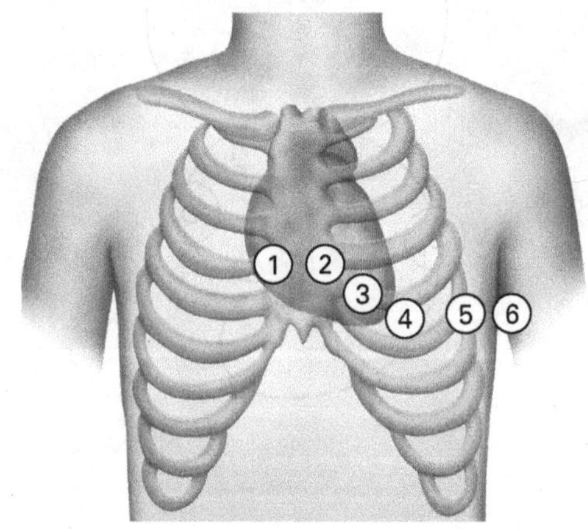

Figure 3.9   **Parois du cœur visualisées par les dérivations précordiales**

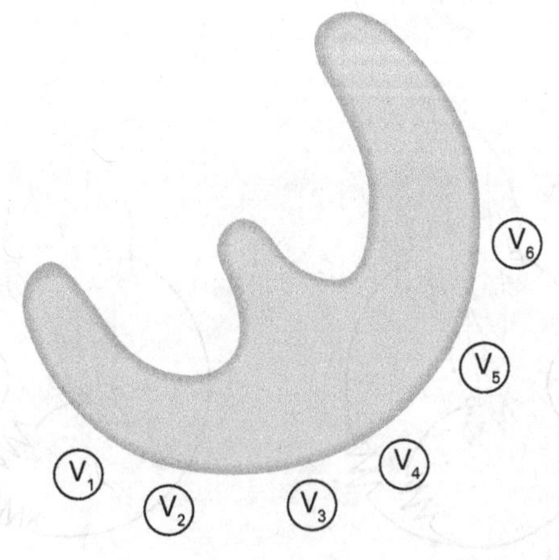

Les dérivations précordiales enregistrées sont désignées par les symboles V_1, V_2, V_3, V_4, V_5 et V_6. La lettre V indique le voltage; les chiffres en indice correspondent aux dérivations décrites dans le tableau 3.2. Le tableau 3.3, pour sa part, présente les zones du cœur visualisées approximativement par les dérivations précordiales.

3.4 Axe électrique du cœur

Les cellules cardiaques se déchargent spontanément selon une force et une direction. L'activité électrique est schématiquement représentée par une ligne droite dont la longueur témoigne de la force de déplacement de l'influx (force électromotrice). La flèche en précise la direction. Ces éléments, à savoir la force et la direction, constituent le vecteur (*voir la figure 3.10*).

Tableau 3.2	**Emplacements des électrodes pour les dérivations précordiales[a]**
Dérivation précordiale	**Emplacement sur la cage thoracique**
V_1	Quatrième espace intercostal droit, le plus près du sternum
V_2	Quatrième espace intercostal gauche, le plus près du sternum
V_3	À mi-chemin entre V_2 et V_4
V_4	Intersection de la ligne médioclaviculaire et du cinquième espace intercostal gauche
V_5	Intersection de la ligne axillaire antérieure et d'une horizontale passant par V_4
V_6	Intersection de la ligne axillaire moyenne et d'une horizontale passant par V_4 et V_5

[a] Points de repère des dérivations précordiales: localiser d'abord le deuxième espace intercostal droit près de l'angle sternal.

Tableau 3.3	**Zones du cœur visualisées approximativement par les dérivations précordiales**
Dérivations précordiales	**Zones du cœur visualisées**
V_1 et V_2	Paroi ventriculaire droite et septum interventriculaire dans sa partie haute et moyenne
V_3 et V_4	Partie antérieure du septum et pointe du ventricule gauche
V_5 et V_6	Partie antérieure et moyenne de la paroi libre du ventricule gauche

Ce vecteur est également en relation avec la position du cœur dans la cage thoracique.

Le septum et les ventricules ont un grand nombre de vecteurs représentant l'activation septale et ventriculaire de leurs cellules respectives. Les vecteurs de la paroi ventriculaire gauche sont dominants, compte tenu de la masse musculaire à stimuler à cet endroit. L'activation septale moyenne se fait de gauche à droite (*voir la figure 3.11*). Pour sa part, l'activation ventriculaire moyenne pointe vers le ventricule gauche (*voir la figure 3.12*).

L'addition de tous les vecteurs, d'une part pour le septum et, d'autre part, pour les deux ventricules, en tenant compte de la force et de la grandeur de chacun d'eux, permet de schématiser la direction générale ou l'orientation de l'activité électrique globale du cœur communément appelée axe électrique, ou axe moyen du complexe QRS (*voir la figure 3.13*).

L'axe électrique se calcule en degrés selon certaines méthodes. Celles-ci nécessitent la compréhension de la disposition des dérivations sur un ECG. Cela dit, le sujet ne sera pas abordé dans cet ouvrage.

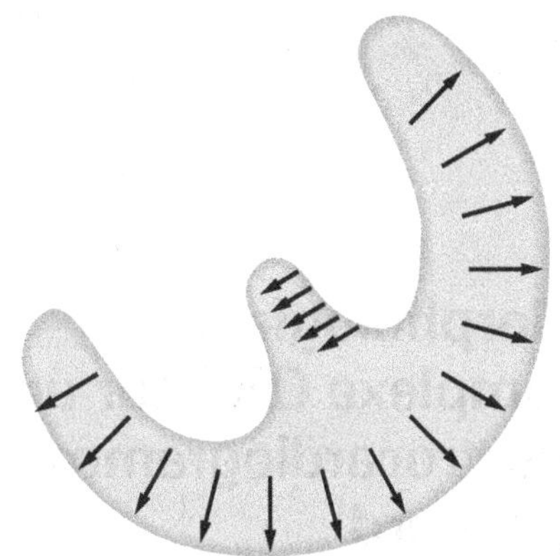

Figure 3.10   Vecteurs d'activation cardiaque

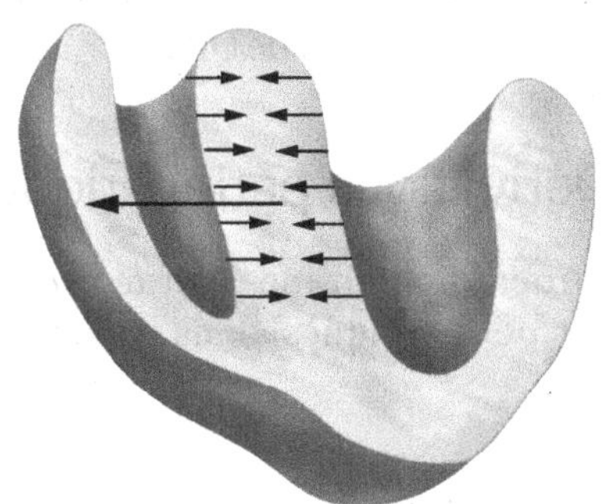

Figure 3.11   Activation septale

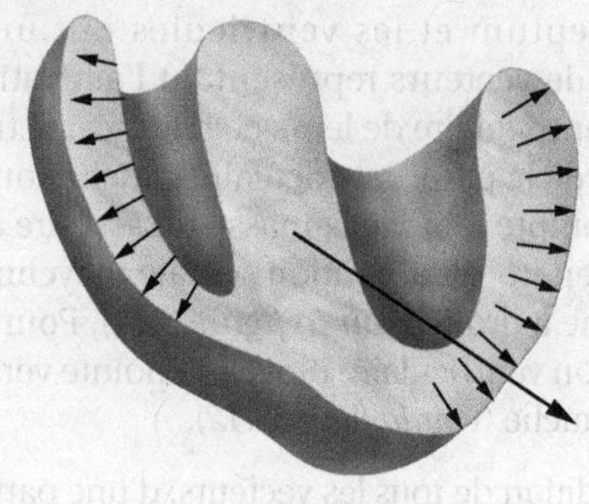

Figure 3.12 Activation ventriculaire

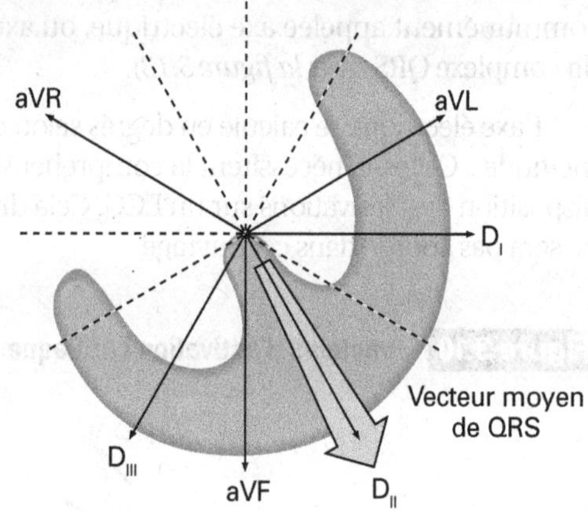

Figure 3.13 Axe moyen du complexe QRS

3.5 Morphologie du complexe QRS sur un électrocardiogramme standard

La morphologie du complexe QRS sur un ECG standard est en relation avec l'orientation de l'axe électrique, soit l'axe moyen de QRS.

3.5.1 Dérivations périphériques

Sur l'électrocardiogramme (*voir le tracé 3.1*), les dérivations périphériques, dans la partie gauche,

présentent un complexe QRS positif en D_{II}, et négatif en D_{III} et en aVF. Dans la dérivation aVR, le complexe QRS de même que les ondes P et T sont négatifs. Les complexes QRS en D_I et en aVL sont positifs.

Étant situées près du vecteur moyen de QRS, les dérivations D_{II}, D_{III} et aVF (*voir la figure 3.13*) enregistrent le plus souvent, sur l'électrocardiogramme, des déflexions positives. Les dérivations D_I et aVL, s'éloignant du vecteur, enregistrent des déflexions à la fois positives et négatives (isodiphasiques), ou majoritairement négatives. Enfin, la dérivation aVR enregistre un complexe QRS toujours négatif sur un ECG standard, puisque le vecteur s'éloigne entièrement de la dérivation.

Sur le plan frontal, $D_I + D_{III} = D_{II}$, et aVR + aVL + aVF = 0. Il s'agit là d'un phénomène électrique toujours valable dans la zone délimitée par chaque déflexion.

3.5.2 Dérivations précordiales

Les dérivations précordiales (*voir la partie droite du tracé 3.1*) présentent, de V_1 à V_4, une morphologie de plus en plus positive du complexe QRS. Plus précisément, l'onde R progresse de V_1 vers V_4, puis l'amplitude du complexe QRS s'amenuise par la suite dans les dérivations V_5 à V_6 (*voir la figure 3.14 et l'encadré 3.1*).

Figure 3.14 Dérivations précordiales et vecteur moyen de QRS

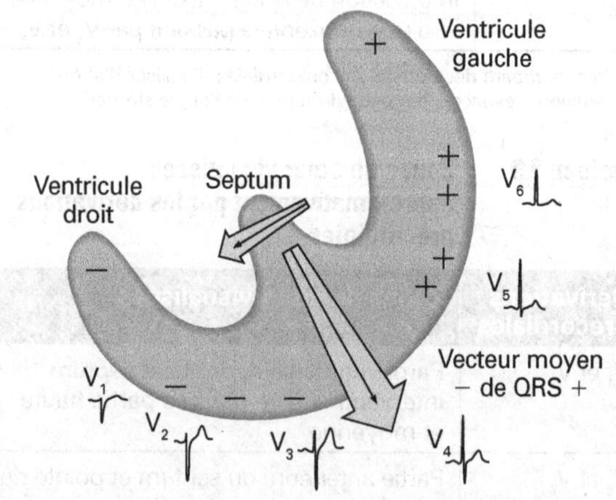

Tracé 3.1   Électrocardiogramme standard à 12 dérivations

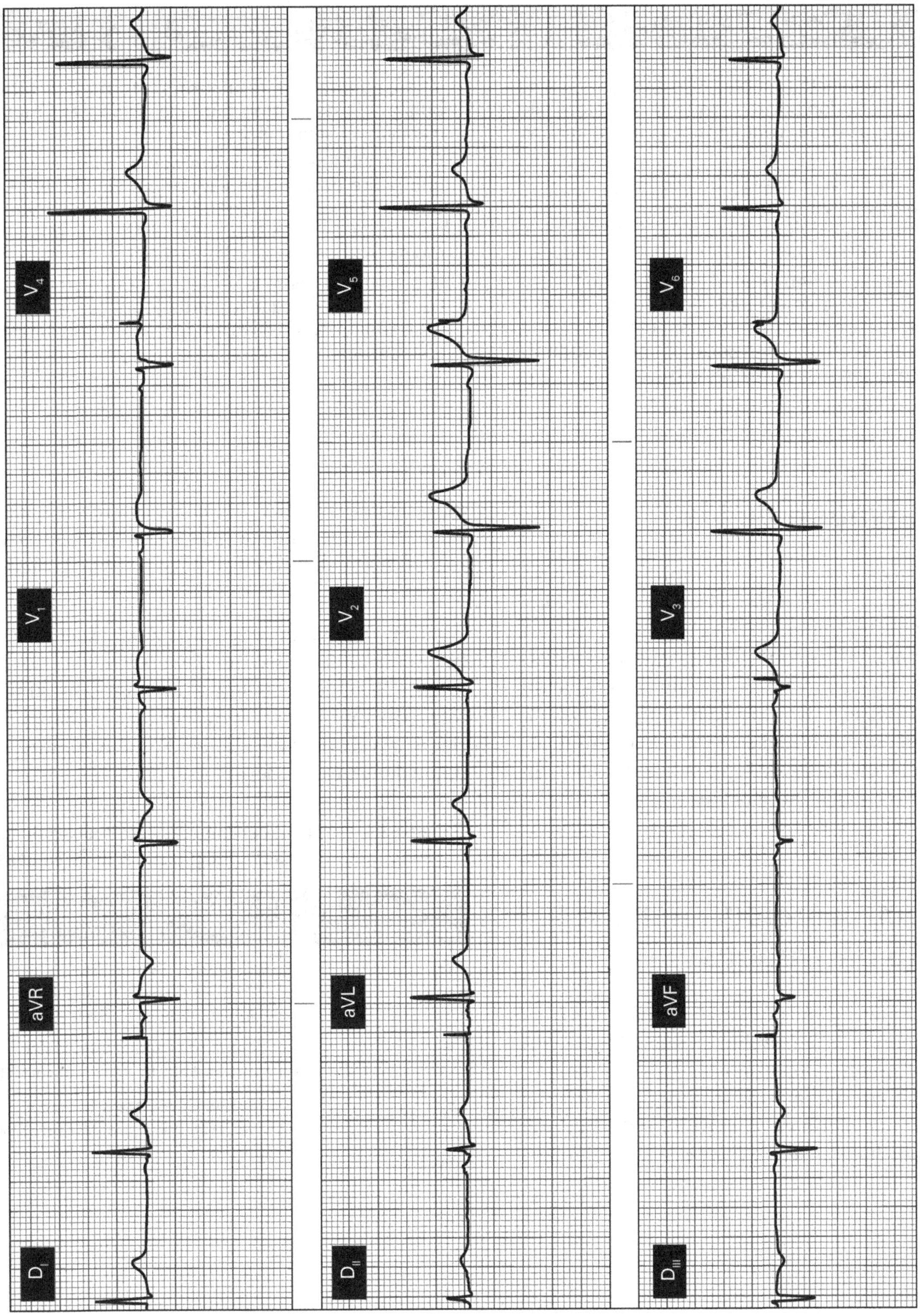

D$_I$
aVR
V$_1$
V$_4$
D$_{II}$
aVL
V$_2$
V$_5$
D$_{III}$
aVF
V$_3$
V$_6$

3.6 Dérivation de Lian

Il peut parfois être justifié d'amplifier l'activité auriculaire afin de mieux visualiser les ondes P dissimulées dans les ondes T. Pour ce faire, on recourt à la dérivation de Lian, qui consiste en une position particulière des électrodes. En plaçant l'électrode du membre supérieur droit au niveau du troisième espace intercostal droit, et l'électrode du membre inférieur gauche au niveau de l'appendice xiphoïde, on détecte mieux l'activité auriculaire.

3.7 Électrocardiogramme à 15 dérivations

L'enregistrement d'un ECG à 15 dérivations permet d'augmenter la sensibilité du sus-décalage du segment ST aux régions inférieure et ventriculaire droite et, par conséquent, de stratifier les infarctus associés à l'occlusion de la coronaire droite. Aux 12 dérivations habituelles (*voir le tracé 3.1*) s'ajoutent ainsi les dérivations V_{4R}, V_8 et V_9 (*voir le tracé 3.2 et le tableau 3.4*), lesquelles permettent de visualiser la région ventriculaire droite (V_{4R}) et la région postérieure (V_8 et V_9).

Dans leur étude respective, Zalenski et ses collaborateurs (1993) ainsi que Zehender et ses collaborateurs (1993) ont démontré qu'au moins 30 % des infarctus inférieurs s'étendent aux régions postérieure et ventriculaire droite, d'où l'importance clinique de l'ECG à 15 dérivations.

Tableau 3.4   **Emplacements des électrodes pour un électrocardiogramme à 15 dérivations**

Dérivation complémentaire	Emplacement des électrodes
V_{4R}	Intersection de la ligne médioclaviculaire et du cinquième espace intercostal droit
V_8	Cinquième espace intercostal gauche, sous la ligne mi-scapulaire
V_9	Cinquième espace intercostal gauche, sur la ligne paravertébrale gauche

Tracé 3.2 Électrocardiogramme à 15 dérivations

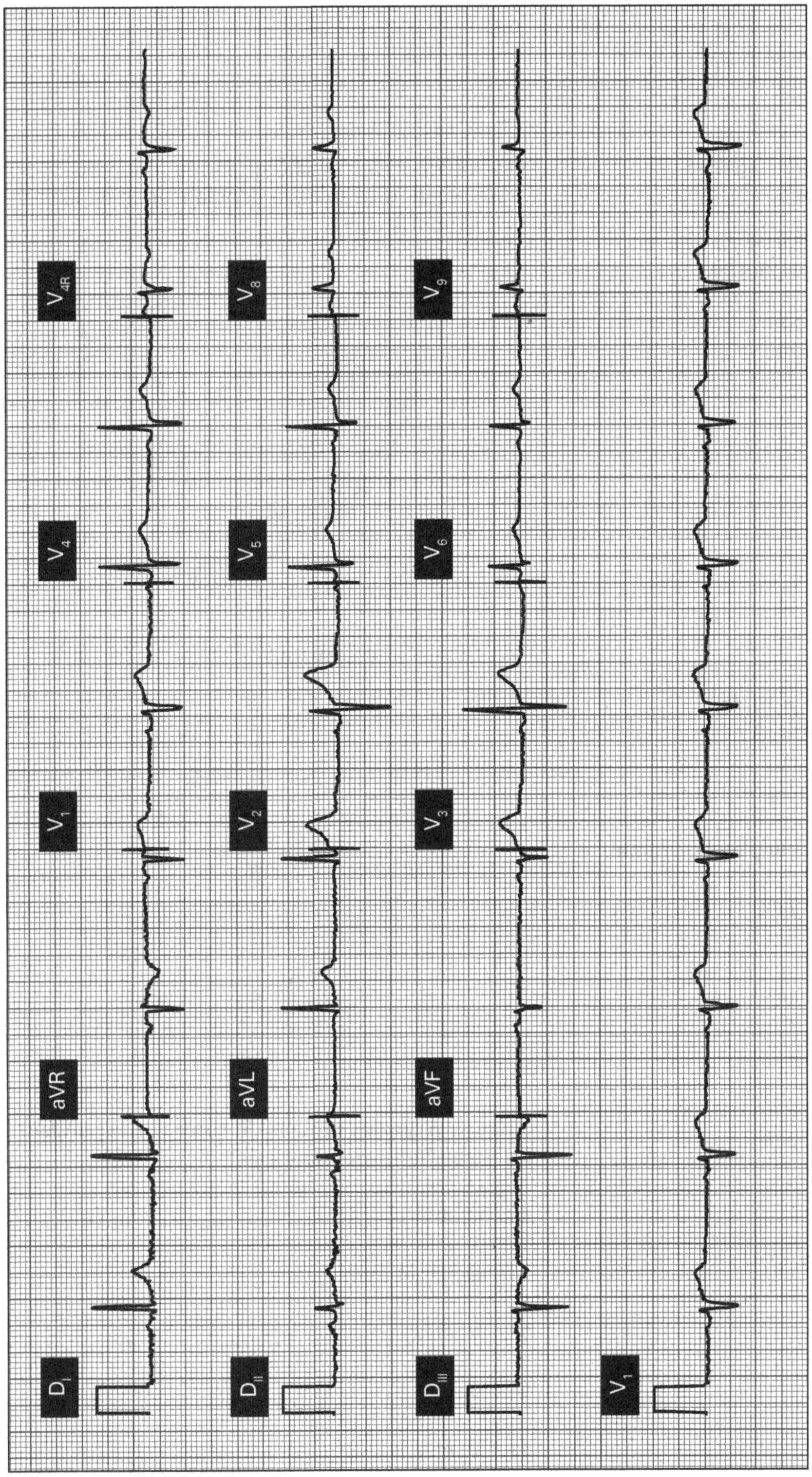

Associer les membres aux électrodes négative et positive des dérivations frontales.

A. Bras droit   C. Jambe droite
B. Bras gauche   D. Jambe gauche

	Électrode négative	Électrode positive
1. D_I:	_____	_____
2. D_{II}:	_____	_____
3. aVR:	_____	_____
4. aVL:	_____	_____
5. aVF:	_____	_____

Associer aux énoncés ci-dessous (6 à 10) la terminologie correspondante qui suit (A à H).

6. Nous sommes des dérivations bipolaires.

7. Nous sommes des dérivations du plan horizontal.

8. Nous sommes particulières à l'ECG à 15 dérivations.

9. Dans ma dérivation, le complexe QRS est toujours négatif sur un électrocardiogramme standard.

10. Ma grandeur reflète la force électromotrice de l'activité septale et ventriculaire.

A. Vecteur
B. V_{4R}, V_8 et V_9
C. Axe moyen du complexe QRS
D. Dérivations périphériques
E. aVR
F. D_I, D_{II} et D_{III}
G. Dérivations précordiales
H. V_1

11. Indiquer, sur le schéma, l'orientation du vecteur moyen de la dépolarisation septale et ventriculaire.

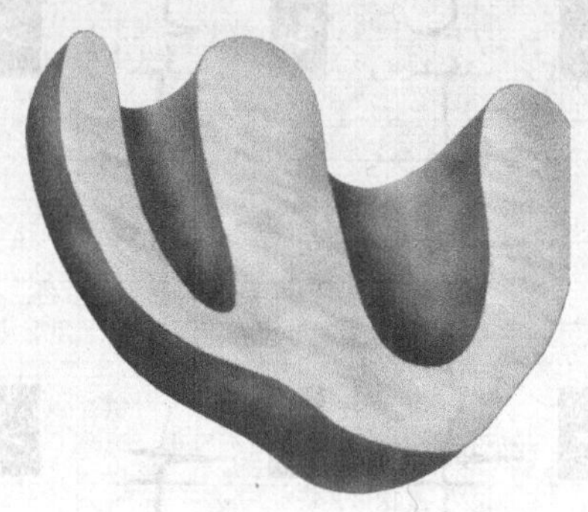

12. Reproduire l'axe moyen du complexe QRS.

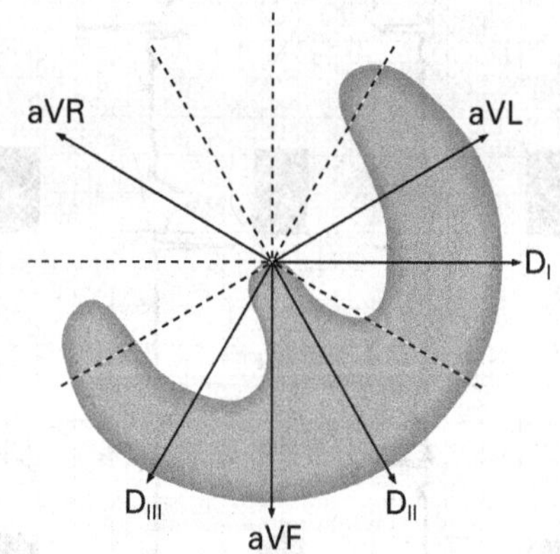

Indiquer à quelles régions du cœur correspondent les dérivations mentionnées.

13. D_I et aVL: _______________________

14. D_{II}, D_{III} et aVF: _______________

15. V_1 et V_2: _______________________

16. V_3 et V_4: _______________________

17. V_5 et V_6: _______________________

18. V_{4R}: _______________________

19. Encercler la lettre de l'énoncé qui semble le plus vraisemblable.

   A. La dérivation V_1 est située au quatrième espace intercostal gauche, près du sternum.
   B. L'onde R progresse normalement de droite à gauche dans les dérivations précordiales.
   C. L'axe moyen du complexe QRS est le même pour tous les individus normaux.

Répondre par vrai ou faux aux énoncés suivants.

20. L'infarctus inférieur s'étend à la paroi postérieure dans 30 % des cas. _______

21. Les dérivations périphériques correspondent aux électrodes positionnées sur les membres. _______

22. L'axe moyen du complexe QRS est la résultante de la dépolarisation ventriculaire. _______

Corrigé de l'autoévaluation

		Électrode négative	Électrode positive
1.	D_I:	A	B
2.	D_{II}:	A	D
3.	aVR:		A
4.	aVL:		B
5.	aVF:		D
6.	F		
7.	G		
8.	B		
9.	E		
10.	A		
11.	Voir les figures 3.11 et 3.12		
12.	Voir la figure 3.13		

13. Paroi latérale ventriculaire gauche du plan frontal

14. Paroi inférieure

15. Paroi ventriculaire droite et septum

16. Paroi antérieure du ventricule gauche et du septum

17. Paroi latérale ventriculaire gauche du plan horizontal

18. Région ventriculaire droite

19. B

20. Vrai

21. Vrai

22. Vrai

Les anomalies sinusales

PLAN

OBJECTIFS

- Décrire le cheminement normal de l'impulsion d'origine sinusale.

- Mémoriser les critères électrocardiographiques de chacune des arythmies.

- Nommer les signes et les symptômes du syndrome de bas débit.

- Défiler l'algorithme thérapeutique de la bradycardie symptomatique.

- Différencier la pause sinusale du bloc sinoauriculaire.

4.1 Rythme sinusal

Le rythme est dit sinusal lorsque l'impulsion prend naissance dans le nœud sinusal et qu'elle dépolarise successivement les oreillettes et les ventricules à une fréquence cardiaque (F.C.) de 60 à 100 batt./min.

Dans les sous-sections suivantes, le fonctionnement normal du cœur en lien avec le rythme sinusal sera présenté. Dans les autres sections du chapitre, un parallèle sera fait entre ces critères normaux et d'autres critères liés à des anomalies sinusales.

4.1.1 Mécanisme électrophysiologique normal

L'automaticité est influencée en partie par les systèmes sympathique et parasympathique, la saturation d'oxygène (SaO_2), les effets de la température, les modifications ioniques, les substances pharmacologiques et certains facteurs pathologiques (*voir la figure 4.1*).

4.1.2 Cheminement normal de la conduction

Les figures 4.2 et 4.3 sont une représentation graphique du cheminement de l'influx par les voies de conduction normales auriculoventriculaires. Elles servent de préambule à la compréhension de certaines arythmies présentées dans les chapitres suivants.

Figure 4.1 Correspondance électromécanique – rythme sinusal

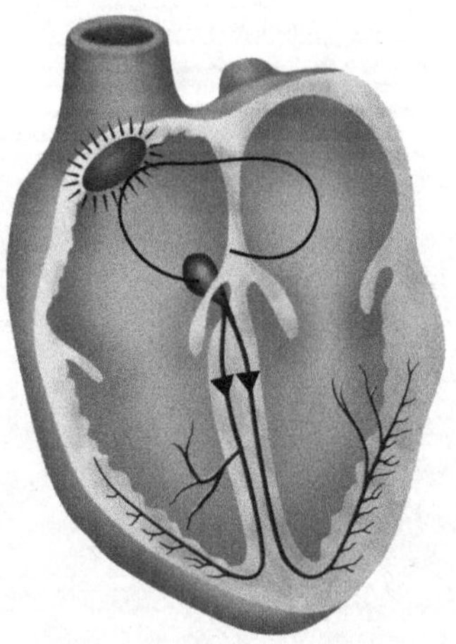

Figure 4.2 Étages de la conduction

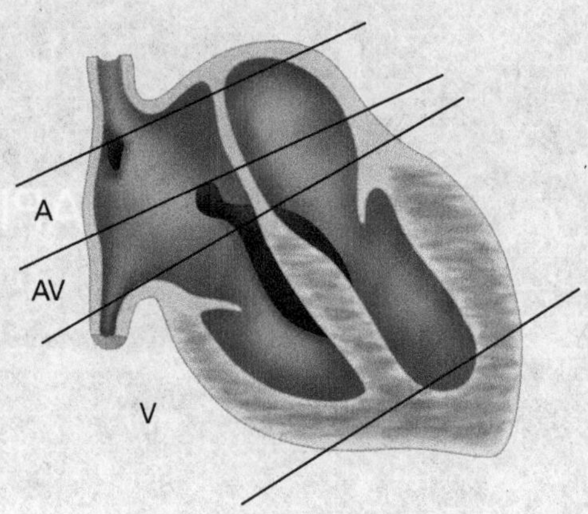

L'étage auriculaire (A), qui s'étend du nœud sinusal au nœud auriculoventriculaire (AV), est limité par les deux premières lignes de la figure 4.2.

L'étage de la conduction auriculoventriculaire (AV), qui s'échelonne du nœud AV jusqu'à la fin des branches du faisceau de His, est délimité par les deuxième et troisième lignes de cette figure.

L'étage ventriculaire (V), depuis le réseau de Purkinje jusqu'à l'épicarde ventriculaire, est délimité par les troisième et quatrième lignes de la même figure.

La représentation graphique de la conduction, donnée à la figure 4.3, comprend les étapes suivantes:

1. Origine de l'impulsion: activation du cœur sous la dépendance du nœud sinusal.
2. Dépolarisation auriculaire: activation rapide des oreillettes droite et gauche reflétée par une ligne verticale (correspond à l'onde P).
3. Conduction AV: ralentissement de l'impulsion à l'étage auriculoventriculaire représenté par une ligne oblique (correspond à l'intervalle PR).
4. Dépolarisation ventriculaire: activation rapide des deux ventricules reflétée par une ligne verticale (correspond au complexe QRS).

4.1.3 Critères électrocardiographiques

Les dérivations D_{II} et V_1 sont les plus préconisées dans l'étude des rythmes cardiaques. Les constatations suivantes peuvent être faites à partir des tracés 4.1a et 4.1b :

- Onde P : origine et morphologie sinusale. En D_{II}, elle est positive, alors qu'en V_1, l'onde P peut être positive, aplatie, isodiphasique ou négative.
- Intervalle PR : il est constant pour tous les cycles et d'une durée de 0,12 à 0,20 s.

- Complexe QRS : sa durée est égale ou inférieure à 0,10 s. En D_{II}, le QRS présente une morphologie positive (aspects qR, qRs ou Rs). En V_1, la morphologie normale du QRS est négative (aspect QS ou rS).
- Conduction AV : elle est de type 1:1, c'est-à-dire un P pour un QRS à chacun des cycles. Le même influx dépolarise successivement les oreillettes et les ventricules.

 Diagramme de la conduction normale (corrélation entre le diagramme et le cycle électrocardiographique)

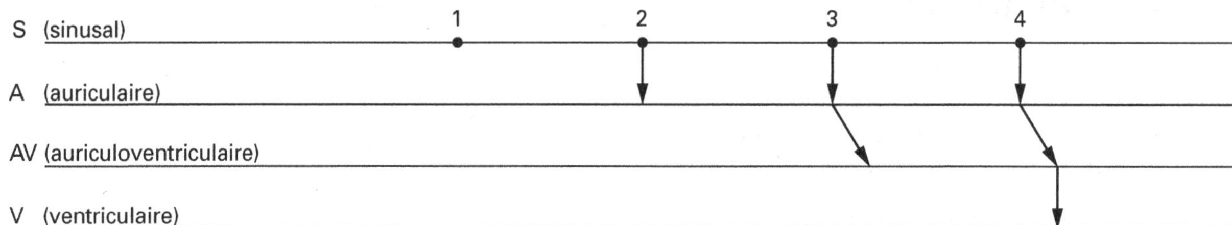

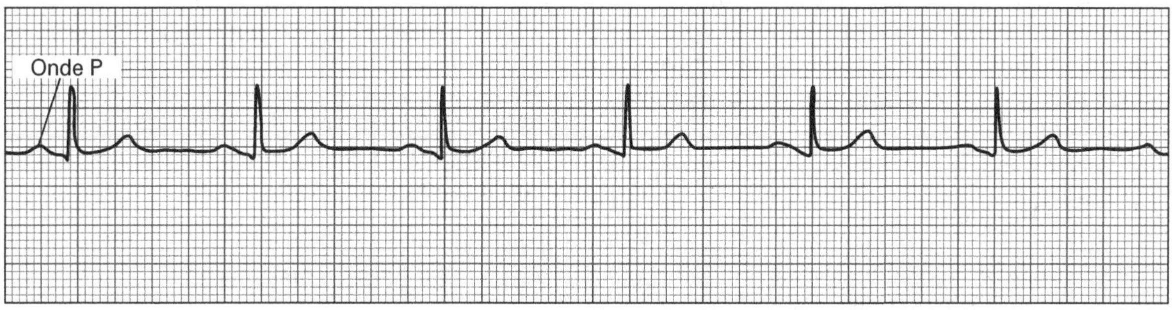

 Morphologie positive des complexes QRS (aspect Rs)

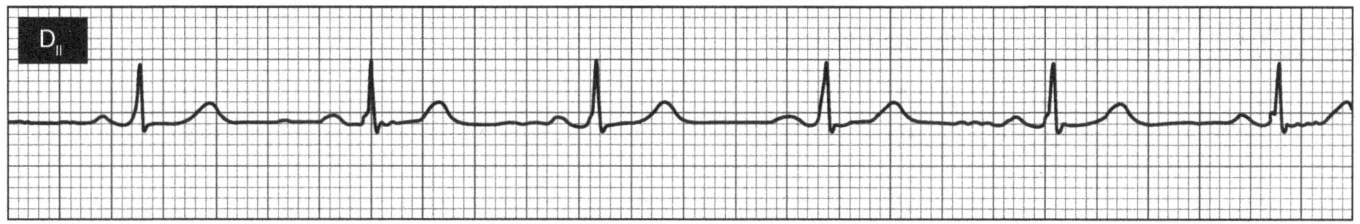

 Morphologie négative des complexes QRS (aspect rS)

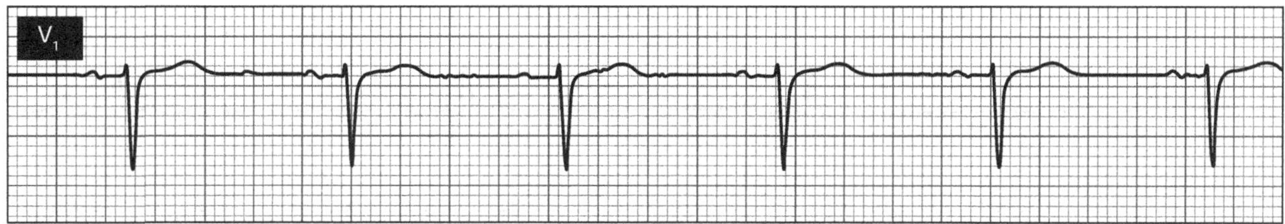

4.2 Bradycardie sinusale

La bradycardie sinusale correspond à un rythme prenant naissance dans le nœud sinusal, dont l'influx se propage successivement dans les oreillettes et les ventricules à une fréquence régulière inférieure à 60 batt./min. Chez les personnes âgées de plus de 40 ans, la F.C. est inférieure à 50 batt./min pour 4 % de cette clientèle (De Roy, 2005).

4.2.1 Mécanisme électrophysiologique

L'influence humorale et surtout nerveuse module l'automatisme cardiaque. Les fibres parasympathiques ont des terminaisons essentiellement dans l'oreillette (*voir les figures 1.16 [à la page 23] et 4.4*).

L'hyperactivité du parasympathique (hypertonie vagale) en réponse à l'occlusion de la coronaire droite ainsi qu'un trouble dans la formation des impulsions ou une défaillance dans la propagation à travers le système de conduction expliquent certaines bradycardies (*voir la figure 4.5*).

4.2.2 Étiologie

L'étiologie de la bradycardie sinusale est présentée dans l'encadré 4.1. L'hypertonie vagale et l'effet pharmacologique de certaines substances en sont les causes les plus fréquentes.

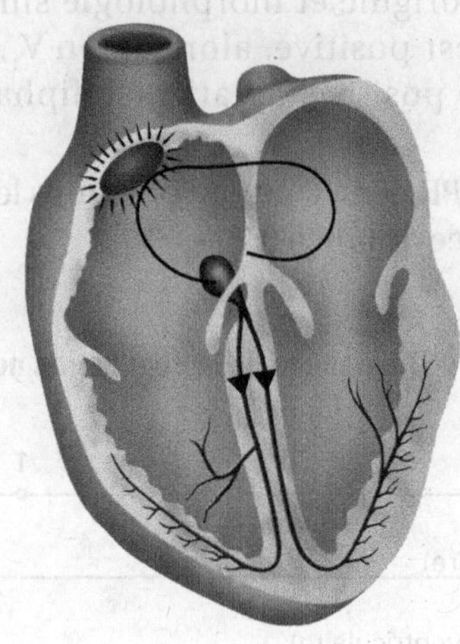

Figure 4.4 Correspondance électromécanique – bradycardie sinusale

4.2.3 Critères électrocardiographiques

Un rythme sinusal et une fréquence des ondes P inférieure à 60 batt./min en repérant les intervalles PP sont les critères électrocardiographiques de la bradycardie sinusale (*voir le tracé 4.2*).

4.2.4 Signes cliniques

Les signes cliniques de la bradycardie sinusale sont présentés dans l'encadré 4.2.

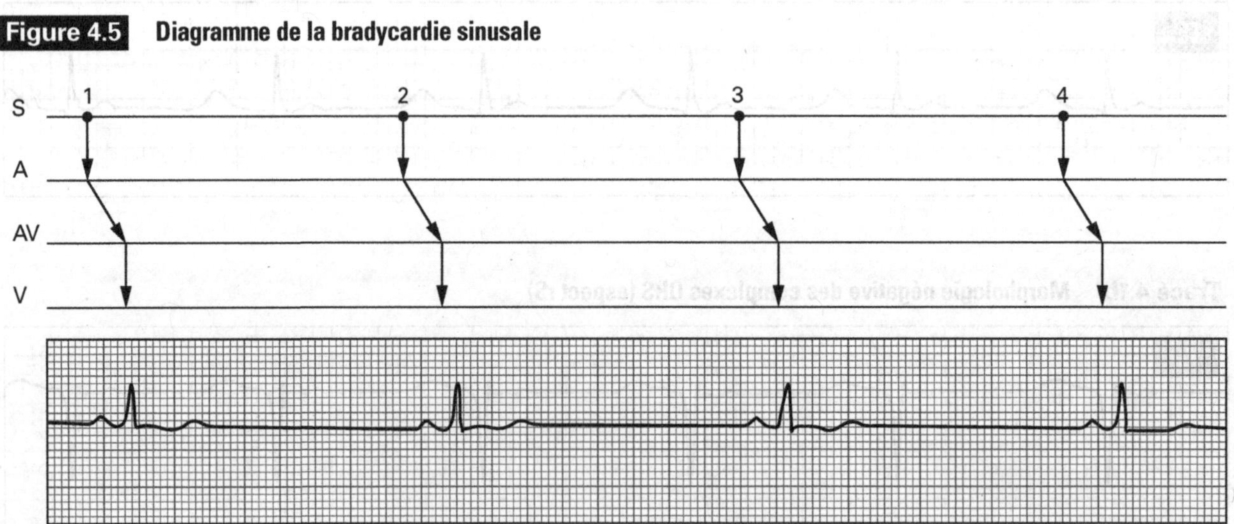

Figure 4.5 Diagramme de la bradycardie sinusale

- Anorexie
- Apnée associée à une respiration de Cheyne-Stokes
- Bradycardie du sportif
- Cachexie
- Dysfonction sinusale
- Fibrodégénérescence du tissu nodal
- Hyperkaliémie
- Hypertension intracrânienne
- Hypertonie vagale (sommeil, manœuvre de Valsalva, massage du sinus carotidien, vomissement)
- Hypothermie
- Hypothyroïdie
- Infarctus du myocarde (prévalence de 11 à 14 %)
- Insuffisance de sécrétion hormonale (myxœdème)
- Intubation
- Lésions chirurgicales
- Mutation du gène HCN4 (protéine du canal potassique localisée au niveau du nœud sinoauriculaire): bradycardie sinusale familiale d'origine génétique
- Réaction médicamenteuse (adénosine, β-bloquants, bloquants calciques, bloquants potassiques, digitale)
- Sommeil (réponse normale à une diminution de la demande de retour veineux)
- Syndrome de la maladie du sinus
- Ventilation mécanique

Tracé 4.2   **Bradycardie sinusale de 54 batt./min**

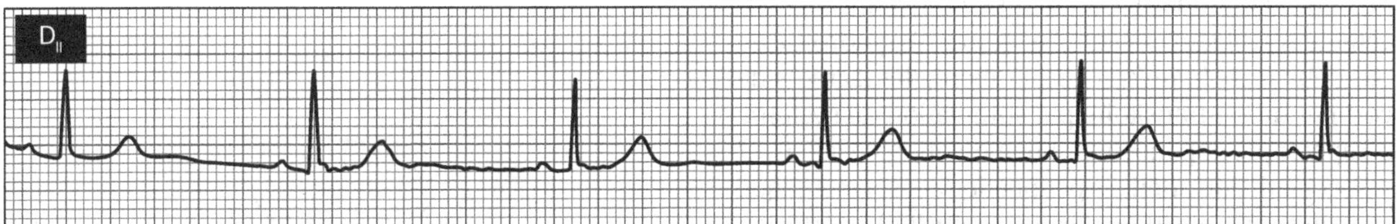

- Arythmies: échappements, extrasystoles ventriculaires (ESV), pauses
- Baisse de la pression artérielle
- Confusion
- Douleur thoracique
- Dyspnée
- F.C. inférieure à 60 batt./min
- Nausée
- Pâleur et sueurs suivies ou non d'une perte de conscience totale, le plus souvent liée à de l'hypertonie vagale

4.2.5   Traitement

Les objectifs du traitement de la bradycardie sinusale sont d'augmenter le niveau d'oxygénation myocardique, de prévenir l'hypoperfusion cérébrale et coronarienne, le bas débit et l'hypoxie, et de contrôler les arythmies et les taux sériques des électrolytes.

Aucun traitement n'est requis pour traiter les formes asymptomatiques de la bradycardie sinusale. Le traitement de la forme symptomatique est illustré à la figure 4.6. Dans une étude récente, il est mentionné que l'O$_2$ est un vasoconstricteur pouvant aggraver les dommages myocardiques. L'oxygène est un oxydant producteur de radicaux libres éventuellement toxiques. Or, il n'est pas recommandé d'augmenter la saturation (SaO$_2$) au-delà de 90 %, ce qui correspond à une pression partielle artérielle normale en oxygène de 80 à 100 mm Hg (American Heart Association et Heart and Stroke Foundation of Canada, 2016). Dans les formes secondaires aux blocs auriculoventriculaires, l'algorithme thérapeutique de la bradycardie présenté à la figure 6.13, à la page 122, peut servir de référence au traitement.

Tableau 4.1   Sémiologie du syndrome de bas débit

Hypoperfusion cérébrale	Répercussions systémiques
• Agitation motrice • Altération de la conscience • Coma • Nausée • Révulsion oculaire • Sensation ébrieuse • Somnolence • Syncope • Vertige	• Arythmies cardiaques sévères • Bradypnée • Diaphorèse • Extrémités pâles, moites, froides et cyanosées • Hypotension: généralement < 80 mm Hg • Oligurie: débit urinaire < 20 ml/h • Remplissage capillaire > 3 s • Tachycardie • Tachypnée

4.2.6   Surveillance clinique

La surveillance clinique repose sur la reconnaissance des signes et des symptômes (sémiologie) liés à la baisse du débit cardiaque et à la réponse au traitement. Pour cette raison, il faut être familiarisé avec le syndrome de bas débit (*voir le tableau 4.1*). D'abord, des facteurs de compensation transitoire par stimulation du système sympathique apparaissent: augmentation de la F.C. et vasoconstriction artérielle périphérique et splanchnique avec augmentation de la pression artérielle. La perfusion cérébrale et coronarienne est ainsi protégée. Puis, des répercussions systémiques (choc) aggravent le pronostic.

4.3   Tachycardie sinusale

La tachycardie sinusale correspond à un rythme qui prend naissance dans le nœud sinusal et qui entraîne successivement les oreillettes et les ventricules à une F.C. régulière supérieure à 100 batt./min. Lorsque la tachycardie se manifeste au repos et s'accélère exagérément pendant un stress physiologique, elle est désignée comme étant une tachycardie sinusale inappropriée, ou tachycardie sinusale non paroxystique.

4.3.1   Mécanisme électrophysiologique

L'influence humorale et surtout nerveuse module l'automatisme cardiaque. C'est une réponse normale de l'organisme à une demande en oxygène. Les fibres sympathiques comportent des terminaisons dans le nœud sinusal, le nœud AV et les ventricules (*voir les figures 1.16 [à la page 23], 4.7 et 4.8*).

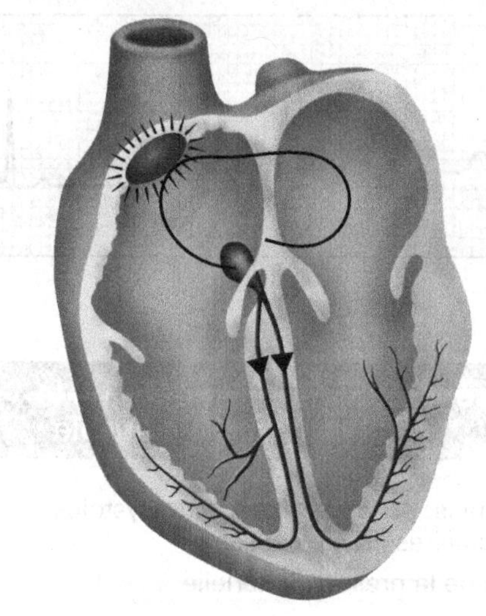

Figure 4.7   Correspondance électromécanique – tachycardie sinusale

4.3.2   Étiologie

L'étiologie de la tachycardie sinusale est présentée dans l'encadré 4.3.

4.3.3   Critères électrocardiographiques

Un rythme sinusal, des complexes QRS fins et une fréquence des intervalles PP supérieure à 100 batt./min sont les critères électrocardiographiques de la tachycardie sinusale (*voir la figure 4.8 et le tracé 4.3*).

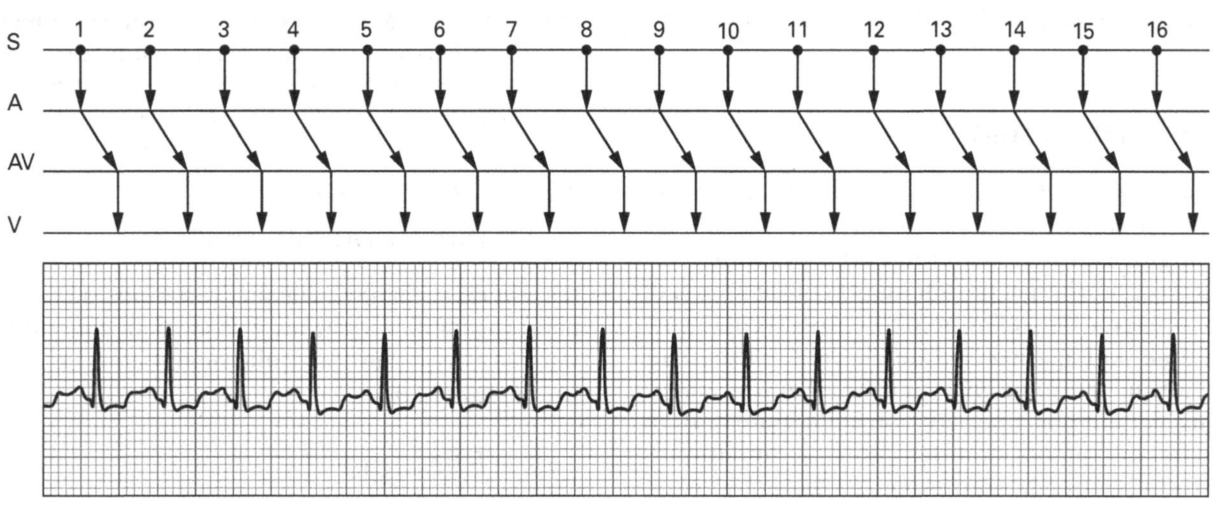

Encadré 4.3 Étiologie de la tachycardie sinusale

- Anémie
- Anomalie intrinsèque du nœud sinusal
- Antidépresseurs
- Bronchodilatateur
- Choc
- Clientèle pédiatrique (réponse à un stress: maladie systémique, fièvre, anémie, agent inotrope ou bêtabloquant agoniste)
- Embolie pulmonaire
- Émotions
- Exercice (pulsation jusqu'à 200 batt./min chez le jeune athlète)
- Réponses cardiaques normales à l'augmentation des besoins en oxygène (fièvre, anxiété, douleur, agitation, déshydratation)
- Hémorragie
- Hormones thyroïdiennes
- Hyperthyroïdie
- Hypoxie
- Infection
- Insuffisance cardiaque
- Médicaments sympathomimétiques
- Syndrome coronarien aigu (environ 30 % [American Heart Association, 2010])
- Stimulants exogènes (alcool, boissons énergisantes, caféine, cocaïne et nicotine)
- Tachycardie sinusale inappropriée
- Pharmacothérapie adrénergique et anticholinergique

Tracé 4.3   Tachycardie sinusale de 110 batt./min

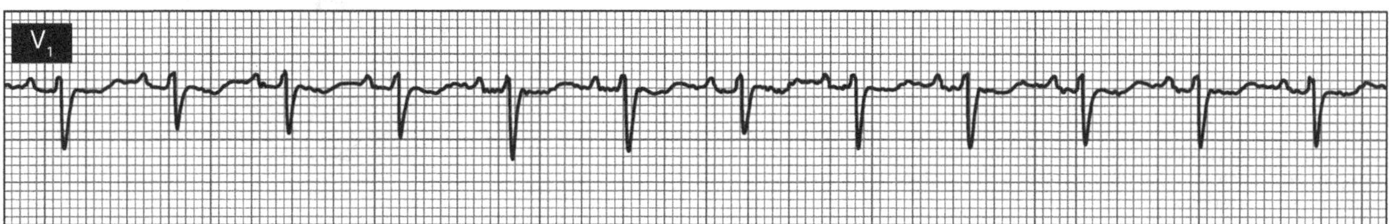

4.3.4 Signes cliniques

Les signes cliniques de la tachycardie sinusale sont présentés dans l'encadré 4.4.

4.3.5 Traitement

Les objectifs du traitement de la tachycardie sinusale sont de contrôler les facteurs susceptibles d'augmenter la consommation d'oxygène (fréquence, précharge, postcharge et contractilité), et de prévenir l'installation d'une insuffisance cardiaque ou l'aggravation de l'ischémie lors d'un syndrome coronarien aigu (SCA). Un traitement causal, du repos, une sédation et l'administration de bêtabloquants sont des choix thérapeutiques indiqués pour le traitement de la tachycardie sinusale.

4.3.6 Surveillance clinique

La surveillance clinique repose sur la reconnaissance des signes et des symptômes liés à l'insuffisance cardiaque gauche : dyspnée *de novo* ou en exacerbation, recherche du B3 à l'auscultation cardiaque et de crépitants à l'auscultation pulmonaire. Elle inclut également la mesure des signes vitaux et l'évaluation de la réponse au traitement pharmacologique, s'il y a lieu.

<table>
<tr><td>Encadré 4.4 Signes cliniques de la tachycardie sinusale</td></tr>
</table>

- Agitation
- Anxiété
- Douleur
- Auscultation
  - Intensité du B1 augmentée à l'apex
- Fièvre : augmentation d'environ huit battements par degré Celsius de fièvre
- F.C. supérieure à 100 batt./min[a]
- Palpitations

[a] Une augmentation importante de la F.C. diminue le temps de remplissage diastolique, le débit cardiaque, la perfusion coronarienne et la pression artérielle.

4.4 Arythmie sinusale

L'arythmie sinusale correspond à un rythme qui prend naissance dans le nœud sinusal et qui entraîne successivement les oreillettes et les ventricules à une fréquence irrégulière.

4.4.1 Mécanisme électrophysiologique

Il s'agit du mécanisme lié aux variations du tonus neurovégétatif. Le cycle respiratoire peut conditionner cette arythmie, particulièrement chez l'enfant (*voir la figure 4.9*).

4.4.2 Étiologie

L'étiologie de l'arythmie sinusale est présentée dans l'encadré 4.5.

4.4.3 Critères électrocardiographiques

Les critères électrocardiographiques de l'arythmie sinusale sont une irrégularité visible à l'œil et un rythme sinusal dont les intervalles PP varient d'au moins 0,16 s sur le tracé. La F.C. est calculée entre l'intervalle PP le plus court et l'intervalle PP le plus long (*voir le tracé 4.4*). Lorsque l'arythmie est conjuguée à une bradycardie, il s'agit d'une bradyarythmie (arythmie dont les deux fréquences calculées sont inférieures à 60 batt./min).

<table>
<tr><td>Figure 4.9 Correspondance électromécanique – arythmie sinusale</td></tr>
</table>

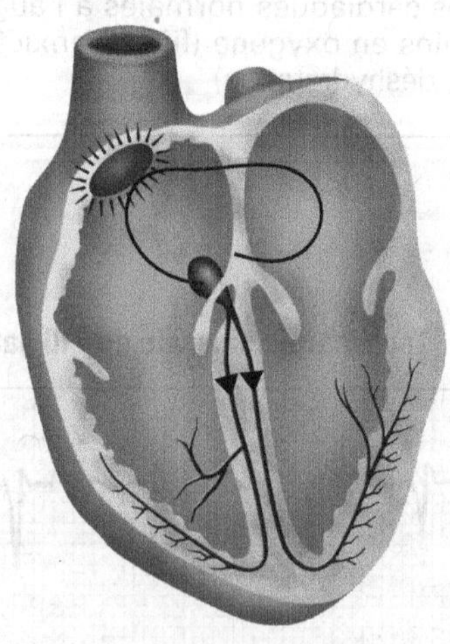

- Arythmie sinusale ventriculophasique dans les blocs AV des 2e et 3e degrés (30 à 40 %) (Surawicz et Knilans, 2008). Elle serait due à des modifications de la pression intrathoracique et du volume d'éjection responsable du changement du cycle sinusal. La perfusion du nœud sinusal peut influencer ce phénomène.
- Cycle respiratoire
  - Inspiration : augmentation du retour veineux associée à une diminution du tonus vagal ; augmention de la F.C.
  - Expiration : diminution du retour veineux associée à une augmentation du tonus vagal ; ralentissement de la F.C.

- Bloc sinoauriculaire
- Clientèle âgée avec maladie cardiaque
- Hypertension intracrânienne
- Infarctus inférieur (surtout)
- Manœuvre vagolytique
- Massage du sinus carotidien
- Médicaments parasympathomimétiques

Tracé 4.4 **Arythmie sinusale de 56 à 80 batt./min**

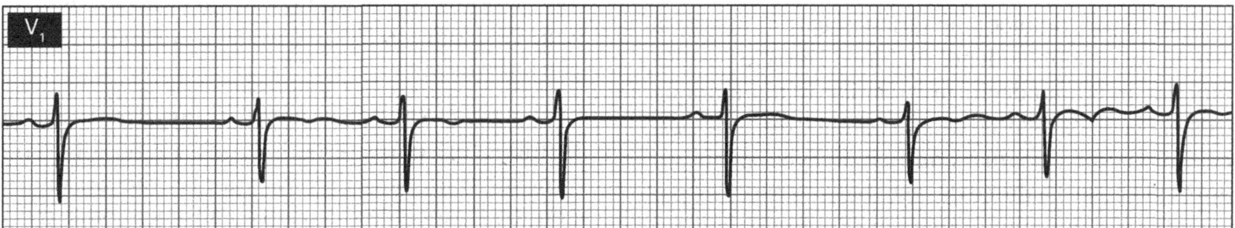

4.4.4 Traitement

L'arythmie est bénigne et nécessite rarement une intervention sauf si elle est associée à une bradyarythmie symptomatique ou à des arythmies secondaires susceptibles de compromettre le pronostic.

4.5 Bloc sinoauriculaire

Le bloc sinoauriculaire (SA) est une anomalie de la conduction. Les impulsions produites dans le nœud sinusal sont bloquées à leur sortie (bloc de sortie), ce qui empêche les influx d'atteindre les oreillettes.

4.5.1 Mécanisme électrophysiologique

L'impulsion est bloquée entre le nœud sinusal et les oreillettes ; les oreillettes et les ventricules ne sont pas dépolarisés (*voir les figures 4.10 et 4.11*). Le bloc sinoauriculaire est souvent considéré comme un phénomène intermittent.

4.5.2 Étiologie

L'étiologie du bloc sinoauriculaire est présentée dans l'encadré 4.6.

Figure 4.10 **Correspondance électromécanique – bloc sinoauriculaire**

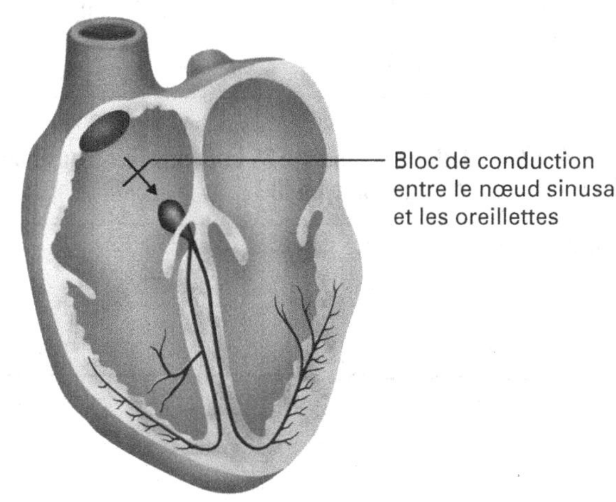

4.5.3 Critères électrocardiographiques

Des intervalles PP réguliers sur le tracé et une absence complète d'au moins un cycle (PQRST) sur le tracé, c'est-à-dire une pause, sont les critères électrocardiographiques du bloc sinoauriculaire. La durée de la pause varie selon le degré du bloc. Dans le cas des blocs de plus haut degré, une relation mathématique existe. Elle se calcule à partir de l'onde P du cycle précédant la pause jusqu'à l'onde P du cycle débutant après la pause. La durée de cette pause s'exprime par un ratio; les plus couramment cités sont de type 2:1, 3:1 et 4:1.

Il existe trois types de blocs sinoauriculaires : le bloc SA du 1er degré, le bloc SA du 2e degré (classification de Blumberger) et le bloc SA du 3e degré. Cette nomenclature n'est pas d'usage courant en clinique et doit être distinguée de la classification des blocs auriculoventriculaires.

Le bloc SA du 1er degré, invisible à l'ECG, est caractérisé par un prolongement du temps de conduction entre le nœud sinusal et les oreillettes. Seule l'exploration électrophysiologique permet d'en faire le diagnostic.

Le bloc SA du 2e degré (classification de Blumberger) compte trois types. Le type I (type Wenckebach) est caractérisé par un raccourcissement de l'intervalle PP jusqu'à l'absence totale d'un cycle complet. La pause est moindre que le double de l'intervalle PP le plus court (17 % des cas de bloc SA [De Roy, 2005]) (*voir le tracé 4.5*). Le type II est caractérisé par une interruption intermittente de la conduction sinoauriculaire (*voir le tracé 4.6*). La durée de la pause est le double d'un intervalle PP normal (*voir la figure 4.11*).

Tracé 4.5 Bradycardie sinusale de 54 batt./min, bloc sinoauriculaire du 2e degré de type I

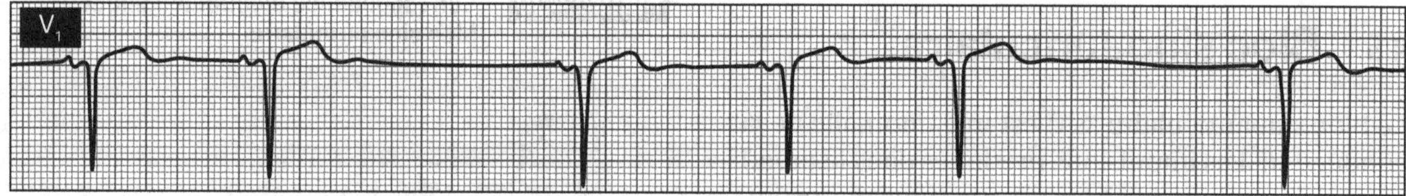

Tracé 4.6 Rythme sinusal de 66 batt./min, bloc auriculoventriculaire du 1er degré, bloc sinoauriculaire 2:1 (2e degré de type II)

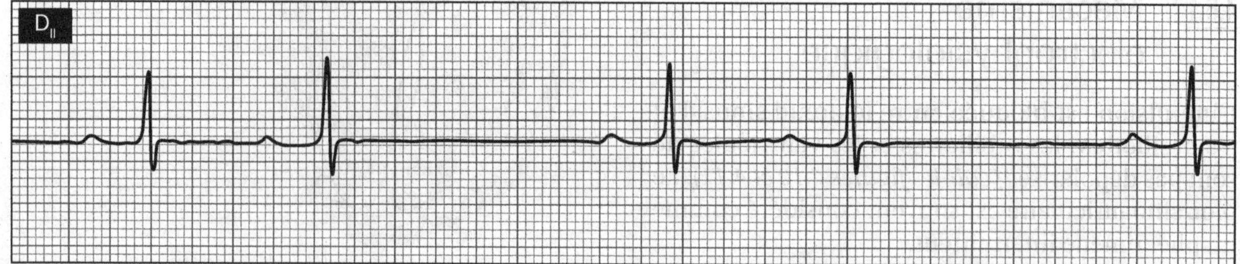

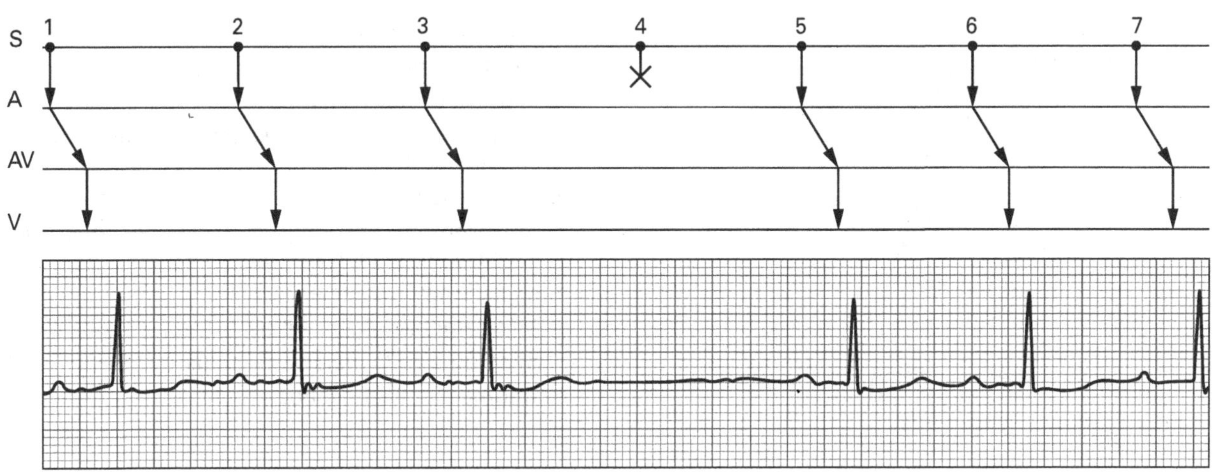

Enfin, le type haut degré (ou avancé) est caractérisé par la disparition d'au moins deux cycles successifs. La pause constitue un multiple de l'intervalle PP.

Le bloc SA du 3e degré est caractérisé par un blocage complet de la conduction sinoauriculaire. L'ECG démontre une ligne isoélectrique jusqu'à ce qu'un rythme d'échappement jonctionnel ou ventriculaire se manifeste.

4.5.4 Signes cliniques

Les signes cliniques du bloc sinoauriculaire sont présentés dans l'encadré 4.7.

4.5.5 Traitement

Le traitement du bloc sinoauriculaire peut être symptomatique et causal, et il nécessite, dans certains cas, l'implantation d'un cardiostimulateur.

Encadré 4.7 Signes cliniques du bloc sinoauriculaire

- Pauses de 2 à 5 s: vertiges
- Pauses de 5 à 8 s: lipothymie avec récupération rapide
- Pauses de 8 à 12 s: lipothymie, puis perte de conscience brutale et complète
- Pauses de 12 à 15 s: convulsions de type épileptique
- Pauses > 15 s: dyspnée, apnée, cyanose, lipothymie

4.5.6 Surveillance clinique

La surveillance clinique inclut la recherche du contexte clinique inducteur de pauses, la détection des signes et des symptômes propres à l'hypovolémie ou à l'hypoperfusion cérébrale (*voir le tableau 4.1*), et l'évaluation clinique à la suite du traitement.

4.6 Pause ou arrêt sinusal

La pause, ou arrêt sinusal, est une anomalie de formation impliquant les cellules automatiques du nœud sinusal, qui ne produisent pas d'impulsion.

4.6.1 Mécanisme électrophysiologique

L'automaticité est altérée entre autres par un désordre de type ischémique ou une dégénérescence chronique (*voir les figures 4.12 et 4.13*).

4.6.2 Étiologie

L'étiologie de la pause, ou arrêt sinusal, est présentée dans l'encadré 4.8.

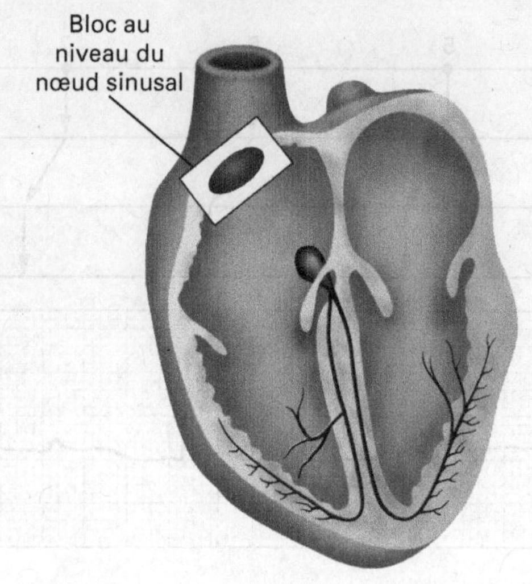

Figure 4.12 Correspondance électromécanique – pause, ou arrêt sinusal

Figure 4.13 Diagramme et tracé de l'arrêt sinusal : rythme sinusal de 66 batt./min, BAV du premier degré, pause sinusale de 1,56 s

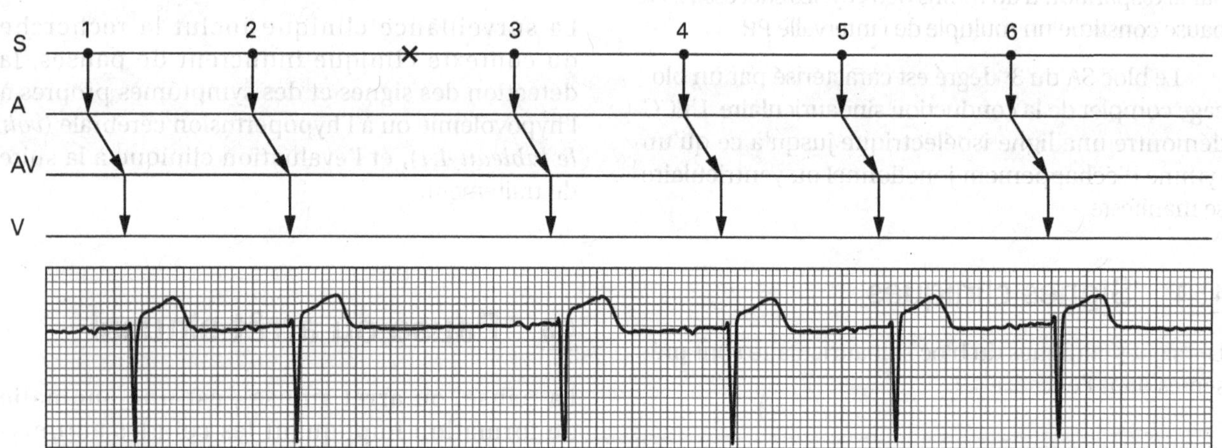

4.6.3 Critère électrocardiographique

Le critère électrocardiographique de la pause est l'absence complète d'un cycle ou plus sur le tracé. La durée de la pause n'est pas un multiple de la durée d'un cycle normal (aucune relation mathématique). La pause dépend de la durée de l'inactivité sinusale. Elle peut être interrompue par un complexe sinusal ou un échappement. La pause se calcule à partir de l'onde P du cycle précédant la pause jusqu'à l'onde P du cycle apparaissant après la pause. Le calcul s'exprime en seconde (nombre de carrés × 0,04 s). À titre d'exemple, le tracé 4.7 illustre un rythme sinusal de 69 batt./min entrecoupé d'une pause sinusale de 1,68 s.

4.6.4 Signes cliniques

Les signes cliniques de l'arrêt sinusal sont présentés dans l'encadré 4.9.

4.6.5 Traitement et surveillance clinique

L'encadrement thérapeutique de l'arrêt sinusal est identique à celui du bloc sinoauriculaire.

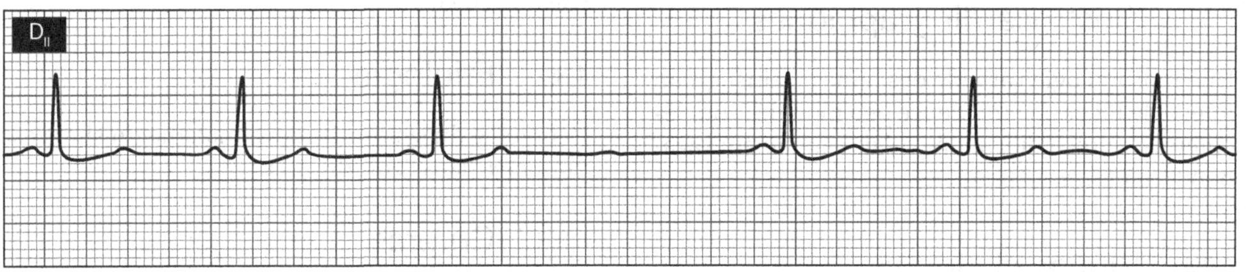

Tracé 4.7 Rythme sinusal de 69 batt./min, pause sinusale de 1,68 s

---

Encadré 4.9 Signes cliniques de l'arrêt sinusal[a]

- Pauses de 2 à 5 s: vertiges
- Pauses de 5 à 8 s: lipothymie avec récupération rapide
- Pauses de 8 à 12 s: lipothymie, puis perte de conscience brutale et complète
- Pauses de 12 à 15 s: convulsions de type épileptique
- Pauses au-delà de 15 s: dyspnée, apnée, cyanose, lipothymie

[a] Des pauses supérieures à 2 s sont occasionnellement observées chez 11 % des sujets normaux et près de 30 % des athlètes (De Roy, 2005).

4.7 Entraîneur vagabond (*wandering pacemaker*)

Il s'agit d'un type de trouble du rythme supraventriculaire caractérisé par un déplacement du centre d'excitation vers d'autres foyers ectopiques en périphérie du nœud sinusal.

4.7.1 Mécanisme électrophysiologique

Le centre d'automatisme se déplace entre le nœud sinusal et le nœud auriculoventriculaire en raison d'un déséquilibre des tonus sympatique et parasympatique. Quand le tonus parasympatique est augmenté, l'automaticité du nœud sinusal diminue, permettant ainsi à d'autres foyers ectopiques dans le tissu auriculaire de devenir déclencheurs de l'impulsion (Tabloulet, 2010) (*voir la figure 4.14*).

Figure 4.14 Correspondance électromécanique – entraîneur vagabond

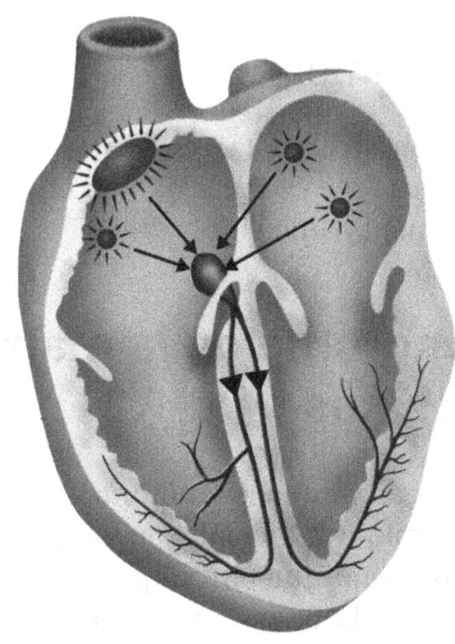

4.7.2 Étiologie

L'étiologie de l'entraîneur vagabond est présentée dans l'encadré 4.10.

Encadré 4.10 Étiologie de l'entraîneur vagabond

- Augmentation du système parasympathique du jeune adulte
- Bradyarythmie par défaillance du nœud sinusal
- Hypertonie vagale de la personne âgée
- Pneumopathie avec hypoxémie
- Tissu auriculaire altéré par une cardite rhumatismale ou une maladie organique cardiaque
- Toxicité à la digitale
- Variation du cycle respiratoire

4.7.3 Critères électrocardiographiques

Une morphologie variable des ondes P ainsi qu'un intervalle PR et une fréquence peu modifiés sont les critères électrocardiographiques de l'entraîneur vagabond (*voir le tracé 4.8*).

4.7.4 Signes cliniques

L'entraîneur vagabond, considéré comme bénin, est fréquemment observé chez l'athlète et l'enfant. L'hypertonie vagale occasionne ce type d'arythmie, qui s'apparente à l'arythmie sinusale.

4.7.5 Traitement

Si l'intoxication à la digitale n'est pas en cause, l'arythmie est considérée comme banale et ne requiert aucun traitement particulier.

4.8 Syndrome de la maladie du sinus

Ce syndrome, aussi appelé syndrome de brady-tachy, maladie rythmique auriculaire ou maladie de l'oreillette, est une condition chronique caractérisée par une variété d'arythmies non spécifiques avec des épisodes de lipothymies et parfois de syncopes.

4.8.1 Mécanisme électrophysiologique

Ce syndrome est caractérisé par une dégénérescence et une fibrose de cause inconnue du nœud sinusal et du système de conduction auriculoventriculaire. Entre 40 et 50 % des personnes atteintes

de ce syndrome n'ont pas d'affection cardiaque (De Roy, 2005).

4.8.2 Étiologie

L'étiologie du syndrome de la maladie du sinus est présentée dans l'encadré 4.11.

4.8.3 Critères électrocardiographiques

Les critères électrocardiographiques sont une bradycardie sinusale à moins de 40 batt./min, une bradycardie avec épisodes de tachycardie

---

Encadré 4.11 Étiologie du syndrome de la maladie du sinus

- Antécédents de cardiopathie
- Dysfonction du nœud sinusal en relation avec plusieurs conditions
- Chez de nombreuses personnes, corrélation entre ce syndrome et une maladie des artères coronaires
- Environ 5 % des infarctus inférieurs
- Antiarythmiques de classes II et IV, ainsi que quinidine et digitale
- Cardiomyopathie
- Chirurgie de certaines cardiopathies congénitales
- Déséquilibres électrolytiques
- Désordres endocriniens
- Formes familiales
- Hyperkaliémie
- Hypotension orthostatique
- Idiopathie (dégénérescence de la paroi auriculaire)
- Myocardite aiguë
- Péricardite
- Polypharmacie

Tracé 4.8 Exemple de rythme supraventriculaire (entraîneur vagabond) de 75 batt./min avec trois morphologies différentes d'ondes P

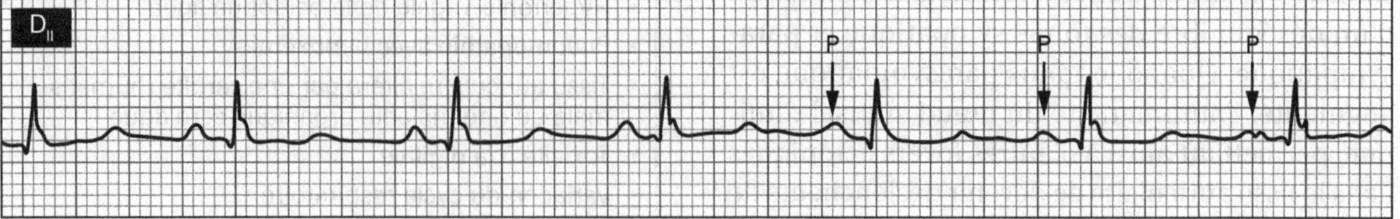

supraventriculaire paroxystique (flutter auriculaire, maladie de Bouveret, tachycardies jonctionnelles), une pause sinusale ou un bloc sinoauriculaire avec présence d'échappements ainsi qu'une fibrillation auriculaire (incidence de 8 à 16 % [De Roy, 2005]) (*voir le tracé 4.9*).

Les manifestations électrocardiographiques de la maladie du sinus peuvent provenir successivement du nœud sinusal, des oreillettes ou de la jonction AV. Les arythmies qui en découlent se manifestent sous forme de rythmes lents ou de rythmes rapides (*voir la figure 4.15*).

4.8.4　Traitement

Le cardiostimulateur, préférentiellement auriculaire, est indiqué lorsque la maladie du sinus est récurrente et qu'elle diminue la qualité de vie. La mortalité annuelle des personnes traitées par stimulateur est de 6 % (De Roy, 2005). L'ablation des arythmies auriculaires constitue aussi une alternative.

4.9　Dysfonction sinusale

Ce type de dysfonction regroupe, à des degrés divers, les anomalies de l'automatisme sinusal et les anomalies de la conduction intra-auriculaire (Le Marec, 2012). Au cours du vieillissement, il se produit une diminution importante du nombre de cellules *pacemakers* cardionectrices, qui sont remplacées par de la fibrose. Le syndrome de la maladie du sinus constitue en quelque sorte l'expression de cette entité. Associé à une fibrillation auriculaire ou à une tachycardie auriculaire paroxystique (TAP), le traitement vise trois objectifs: prévenir les

Tracé 4.9　Exemple de tracé du syndrome de la maladie du sinus: épisode de brady-tachy

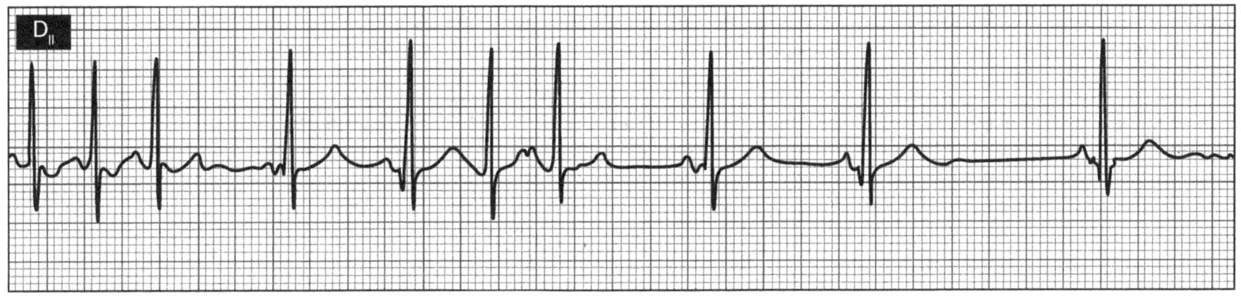

Figure 4.15　Triade du syndrome de la maladie du sinus

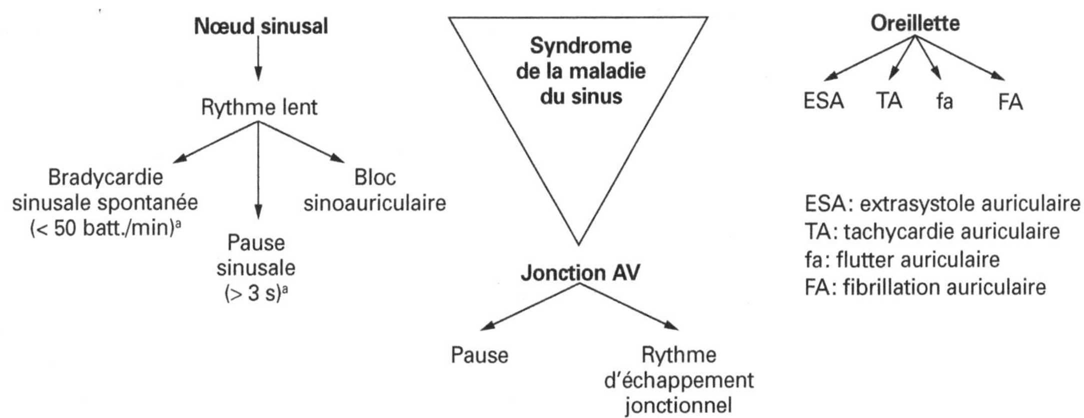

[a] Ces anomalies sont observées dans 3 % des ECG d'une population admise pour syncope (Brembilla-Perrot, 2011).

arythmies auriculaires, prévenir les syncopes avec une stimulation permanente en simple chambre auriculaire ou en double chambre, et prévenir les accidents thromboemboliques grâce à un traitement anticoagulant.

4.10 Encadrement thérapeutique

Le tableau 4.2 présente un résumé des choix thérapeutiques possibles pour les différents types d'arythmies sinusales.

Tableau 4.2 **Encadrement thérapeutique des anomalies sinusales**

Arythmies	Choix thérapeutiques	Alertes cliniques
• Bradycardie sinusale	• Aucun traitement si asymptomatique • Traitement causal • Traitement symptomatique (*voir la figure 4.6*) • Cardiostimulateur temporaire ou permanent	• Syndrome de bas débit
• Tachycardie sinusale	• Repos • Sédation • Traitement symptomatique (douleur, fièvre, etc.) • β-bloquants • Traitement causal	• Diminution du débit cardiaque • Insuffisance cardiaque
• Tachycardie sinusale inappropriée	• Ablation sélective	
• Arythmie sinusale	• Aucun traitement • Traitement causal	• Bradycardie associée
• Bloc sinoauriculaire et pause sinusale	• Traitement symptomatique • Traitement causal • Atropine • Antiarythmiques • Cardiostimulateur auriculaire	• Durée des pauses
• Entraîneur vagabond	• Aucun traitement • Traitement causal	
• Syndrome de la maladie du sinus	• Antiarythmiques • Cardiostimulateur permanent • Ablation des arythmies supraventriculaires	• Sémiologie

Rythme sinusal normal

- Conduction 1:1
- Fréquence: 60 à 100 batt./min

Bradycardie sinusale

- Rythme sinusal
- Fréquence: < 60 batt./min

Tachycardie sinusale

- Rythme sinusal
- Fréquence: > 100 batt./min

Arythmie sinusale

- Rythme sinusal
- Intervalle PP irrégulier ≥ 4 petits carrés ou ≥ 0,16 s

Bloc sinoauriculaire

- Pause dans le tracé (absence d'au moins un cycle PQRST)
- Relation mathématique

Pause, ou arrêt sinusal

- Pause dans le tracé (absence d'au moins un cycle PQRST)
- Pas de relation mathématique
- S'exprime en secondes

Entraîneur vagabond

- Morphologie variable de l'onde P
- Intervalle PR et fréquence peu modifiés

Autoévaluation

Pour chacun des tracés 1 à 12, préciser les critères électrocardiographiques, l'interprétation, les signes cliniques, les choix thérapeutiques, s'il y a lieu, ainsi que les éléments de surveillance clinique. Il est à noter que les fréquences cardiaques sont calculées au compas selon la «méthode des 300».

Tracé 1

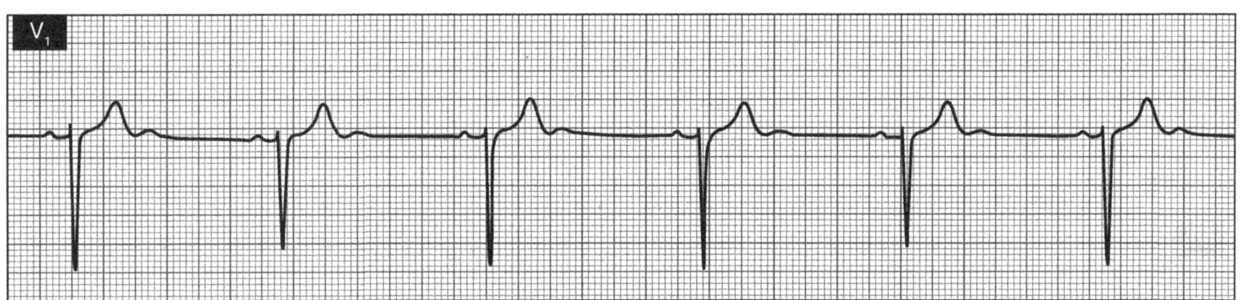

Critères électrocardiographiques ____

____

Interprétation ____

____

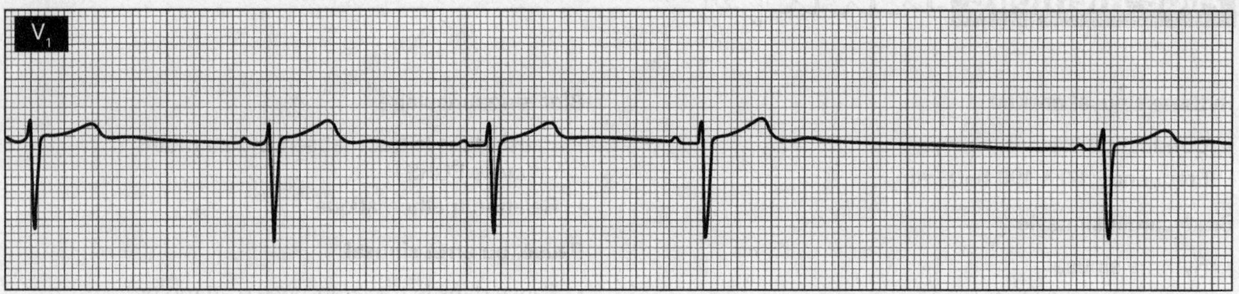

Critères électrocardiographiques _______________________

____

Interprétation ____

____

Tracé 3

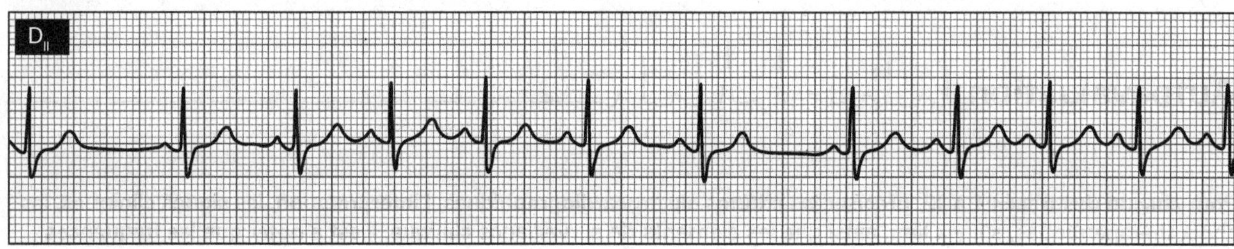

Critères électrocardiographiques _______________________

____

Interprétation ____

____

Tracé 4

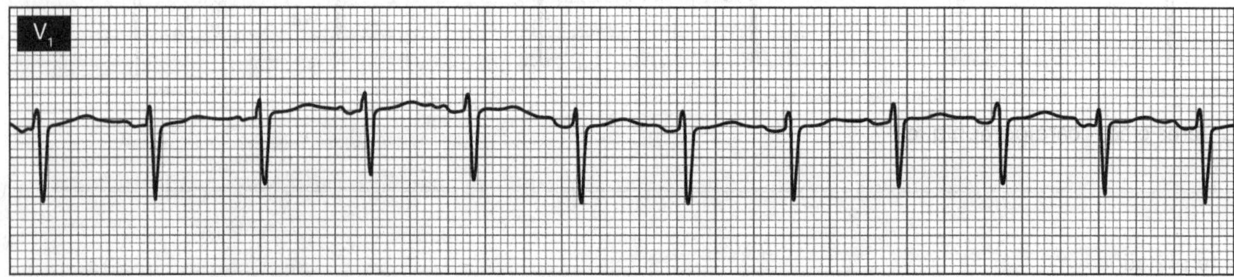

Critères électrocardiographiques _______________________

____

Interprétation ____

____

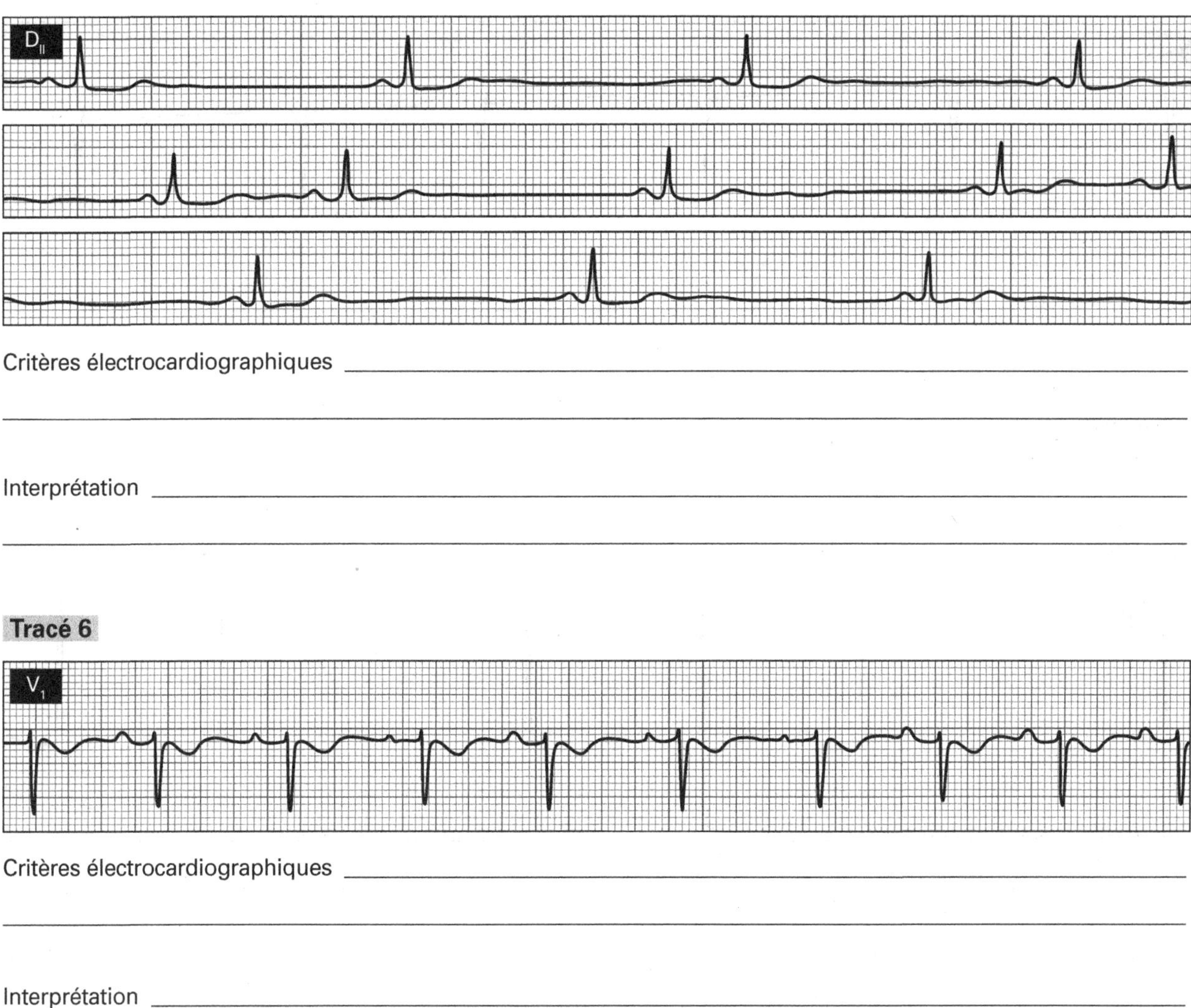

Critères électrocardiographiques ____

____

Interprétation ____

____

Tracé 6

Critères électrocardiographiques ____

____

Interprétation ____

____

Tracé 7

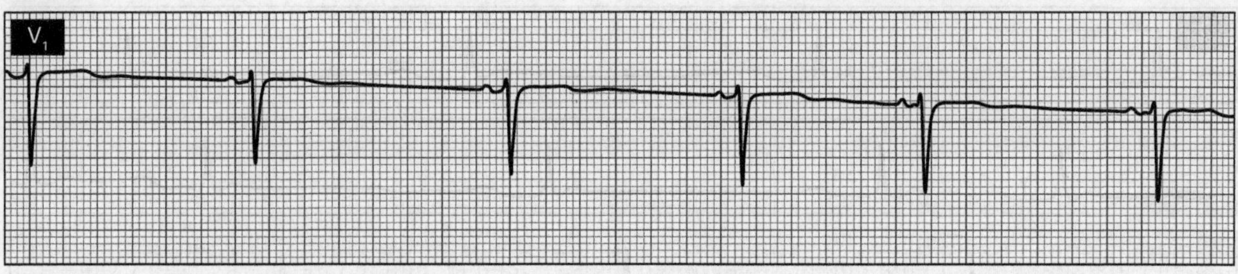

Critères électrocardiographiques ______________________________

____

Interprétation ______________________________

____

Tracé 8

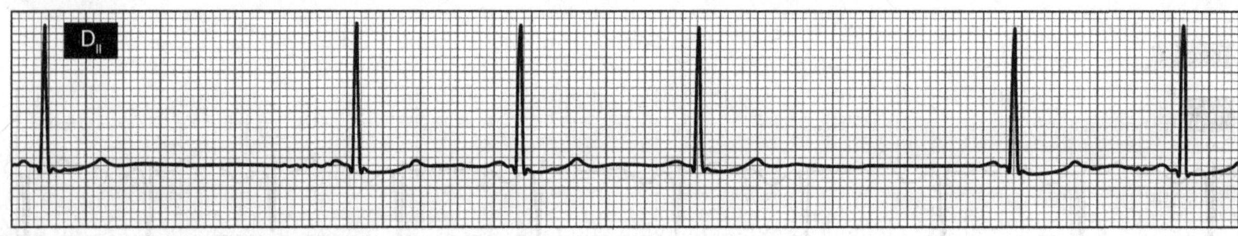

Critères électrocardiographiques ______________________________

____

Interprétation ______________________________

____

Tracé 9

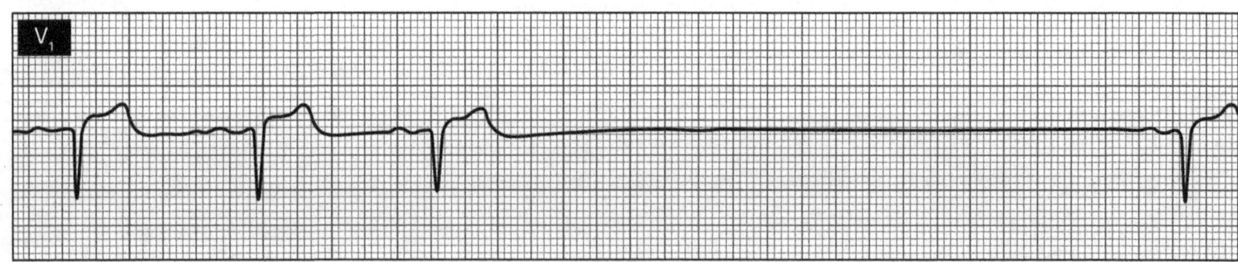

Critères électrocardiographiques ______________________________

____

Interprétation ______________________________

____

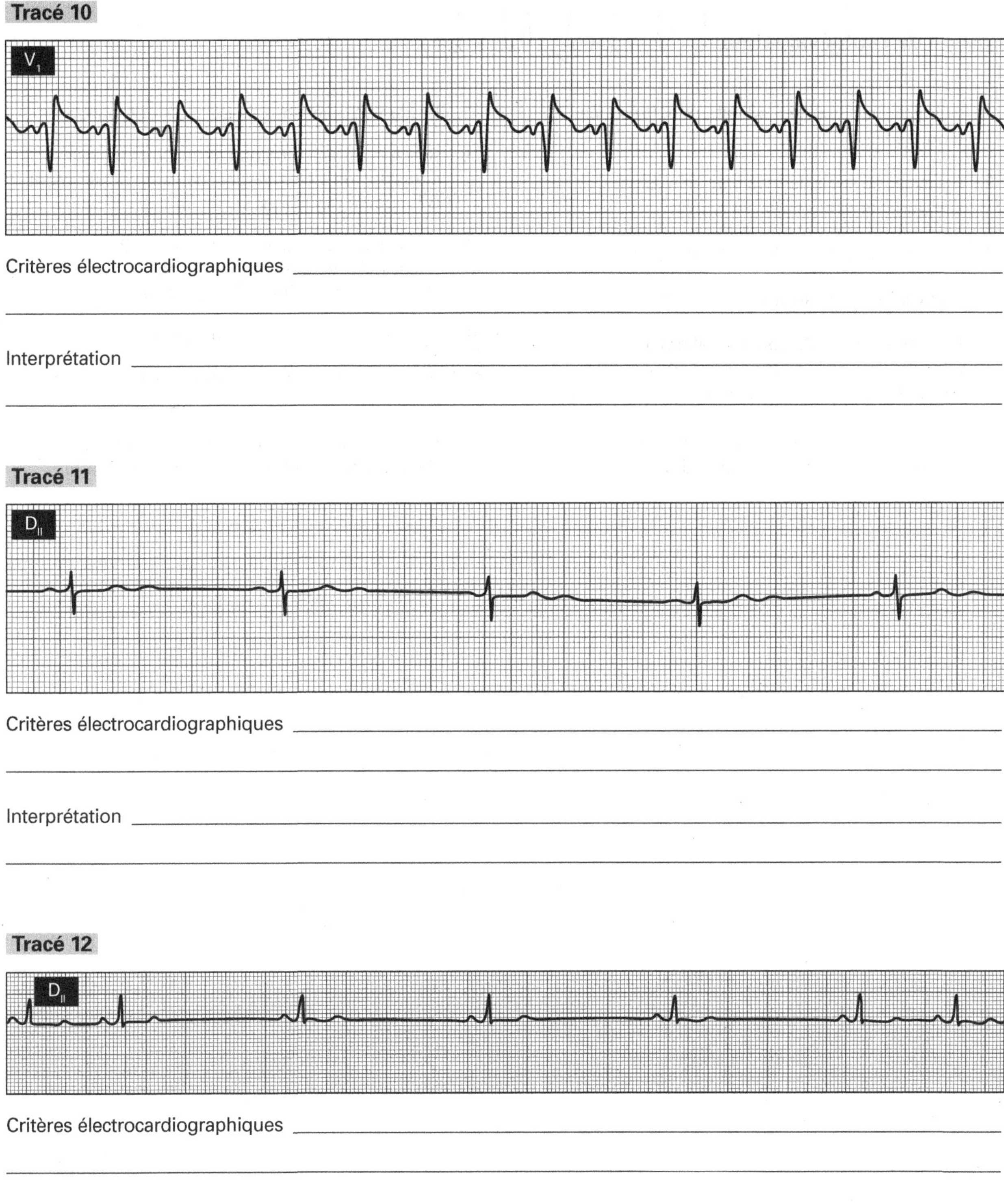

Critères électrocardiographiques ____

____

Interprétation ____

____

Tracé 11

Critères électrocardiographiques ____

____

Interprétation ____

____

Tracé 12

Critères électrocardiographiques ____

____

Interprétation ____

____

1. Bradycardie sinusale > 43 batt./min. Présence d'ondes U.

2. Bradycardie sinusale > 43 batt./min. Bloc sinoauriculaire (2ᵉ degré de type I).

3. Arythmie sinusale de 63 à 110 batt./min.

4. Tachycardie sinusale à 110 batt./min.

5. Rythme sinusal à 66 batt./min alternant avec des épisodes de bloc sinoauriculaire 2:1 intermittent (2ᵉ degré de type II).

6. Rythme sinusal à 80 batt./min alternant avec un rythme «entraîneur vagabond».

7. Bradyarythmie sinusale de ± 38 à 56 batt./min.

8. Rythme sinusal à 66 batt./min. Deux pauses sinusales de 1,68 s. Aspect concave du segment ST (cupule digitalique).

9. Bradycardie sinusale à 56 batt./min. Bloc bifasciculaire : bloc AV du 1ᵉʳ degré. Bloc sinoauriculaire 4:1 (haut degré).

10. Tachycardie sinusale à 140 batt./min.

11. Bradycardie sinusale > 38 batt./min. Présence d'ondes U.

12. Rythme sinusal à 66 batt./min entrecoupé d'épisodes de bloc sinoauriculaire 2:1 (2ᵉ degré de type II).

CHAPITRE **5**

Les anomalies auriculaires

PLAN

OBJECTIFS

- Énumérer et définir les principales anomalies auriculaires.

- Préciser l'étiologie de l'arythmie.

- Mémoriser les critères électrocardiographiques de chacune des arythmies.

- Nommer les conséquences hémodynamiques des arythmies auriculaires.

- Différencier les types d'extrasystoles auriculaires.

- Classifier la fibrillation auriculaire selon le mode de présentation clinique.

- Résumer l'encadrement thérapeutique et la surveillance clinique des arythmies auriculaires.

- Énumérer les critères et le score du CHA_2DS_2-VASc et du HAS-BLED.

5.1 Extrasystole auriculaire

L'extrasystole auriculaire (ESA) est une dépolarisation auriculaire prématurée prenant naissance dans l'oreillette et se propageant à tout l'étage auriculaire. Par la suite, l'activation et la conduction se font généralement aux étages inférieurs en générant un complexe QRS précoce. L'incidence est de l'ordre de 50 % en ce qui a trait au syndrome coronarien aigu (Surawicz et Knilans, 2008). Les ESA sont bien documentées chez les jeunes sujets qui ne présentent pas de maladies cardiaques. Le stress émotionnel, la fatigue physique et mentale, l'alcool, la caféine et la nicotine en sont les principaux précurseurs.

5.1.1 Mécanisme électrophysiologique

Il s'agit d'une impulsion d'origine auriculaire qui dépolarise prématurément les oreillettes. Si la conduction auriculoventriculaire s'effectue normalement, l'impulsion initiale gagnera les ventricules. Ce mécanisme résulte soit d'une automaticité augmentée, soit d'une réentrée (*voir la figure 5.1*).

L'automaticité normale est augmentée si la systole se produit dans les tissus capables de générer une impulsion ; elle est anormale si elle se produit dans les tissus qui, habituellement, ne génèrent pas d'impulsion. L'ESA peut être un facteur précurseur d'un flutter auriculaire.

5.1.2 Étiologie

L'étiologie de l'extrasystole auriculaire est présentée dans l'encadré 5.1.

5.1.3 Critères électrocardiographiques

Onde P′

L'extrasystole auriculaire se caractérise par la présence d'une onde P′ sur le tracé. L'onde P est dite prime parce qu'elle diffère de l'onde P d'origine sinusale et qu'elle est de provenance auriculaire. Elle est prématurée par rapport au rythme de base. L'onde P′ est visible (*voir le tracé 5.1, 5e complexe*) ou déforme l'onde T du complexe précédent (*voir le tracé 5.1, 8e complexe*). La régularité de l'intervalle PP est aussi troublée par l'extrasystole.

Intervalle P′R

L'intervalle P′R peut être plus court ou plus long que l'intervalle PR, ou encore égal à celui-ci, selon l'origine de l'impulsion.

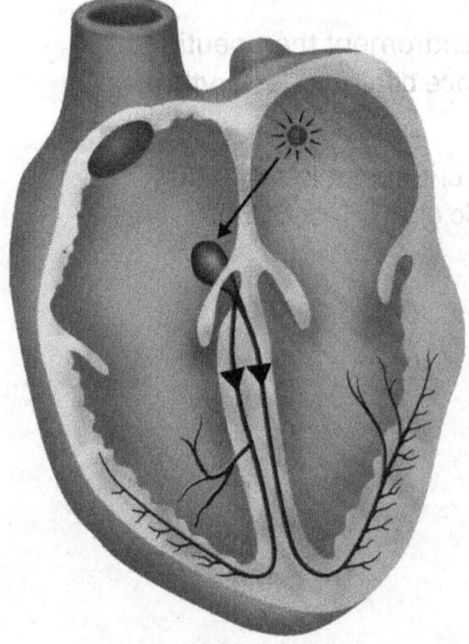

Figure 5.1 Correspondance électromécanique – origine de l'extrasystole

---

Encadré 5.1 Étiologie de l'extrasystole auriculaire

- Anxiété
- Dilatation auriculaire
- Dystonie neurovégétative sur cœur sain
- Émotions
- Fatigue
- Hyperthyroïdie
- Hypokaliémie
- Hypoxie
- Insuffisance cardiaque
- Insuffisance respiratoire aiguë
- Maladie cardiaque ischémique
- Maladie pulmonaire obstructive chronique (MPOC)
- Maladie valvulaire ou artérielle
- Médicaments prolongeant la période réfractaire absolue du nœud auriculoventriculaire (quinidine, procaïnamide et digitale)
- Stimulants exogènes (caféine, nicotine et alcool)
- Stimulation du système sympathique

Tracé 5.1   **Extrasystole auriculaire**

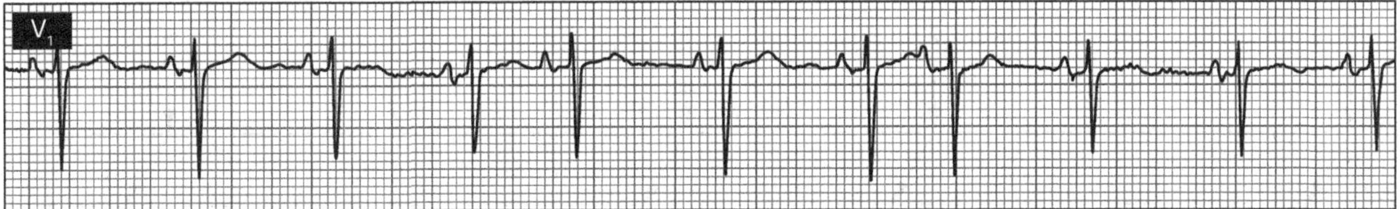

Complexe QRS

Le complexe QRS est généralement identique aux autres QRS du rythme de base, ce qui signifie que la conduction et l'activation sont normales à la jonction auriculoventriculaire et aux ventricules (*voir le tracé 5.2*).

Pause postextrasystolique

La pause postextrasystolique est non compensatrice. L'intervalle entre le cycle précédant l'ESA et le cycle qui la suit est plus court que l'intervalle séparant deux cycles sinusaux normaux consécutifs (*voir le tracé 5.3*).

Des critères électrocardiographiques, il convient de retenir la triade suivante:

- onde P′;
- complexe QRS prématuré;
- complexe QRS de morphologie identique aux autres QRS du tracé.

5.1.4   Nomenclature des extrasystoles auriculaires

Les extrasystoles auriculaires sont classifiées selon le mécanisme, la morphologie, le nombre et la structure du regroupement.

Selon le mécanisme (types)

Dans l'extrasystole auriculaire avec conduction normale, la conduction se fait par les voies auriculoventriculaire et intraventriculaire. L'onde P′ est visible ou cachée dans l'onde T du complexe précédent. Le complexe QRS est identique aux autres QRS du rythme de base (*voir le tracé 5.1 et la figure 5.2*).

Dans l'extrasystole auriculaire bloquée, l'ESA, très précoce, rencontre des voies de conduction auriculoventriculaires ou des ventricules en période réfractaire absolue. L'onde P′ est visible ou cachée dans l'onde T du complexe précédent.

Tracé 5.2   **Rythme sinusal à 66 batt./min ; extrasystole auriculaire avec conduction normale aux ventricules (5ᵉ complexe)**

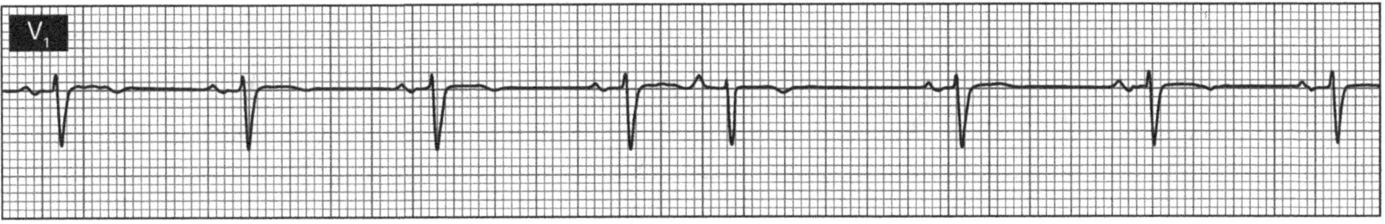

Tracé 5.3   **Rythme sinusal à 69 batt./min et deux ESA (pause postextrasystolique: PP′ + P′P < 2 PP)**

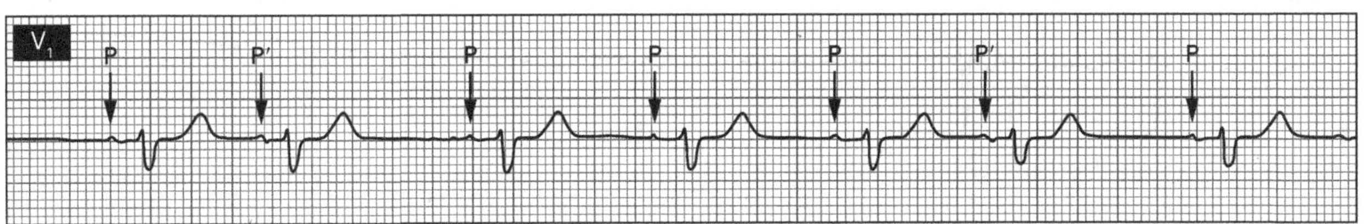

Figure 5.2 Origine de l'extrasystole auriculaire; extrasystole auriculaire (3e complexe)

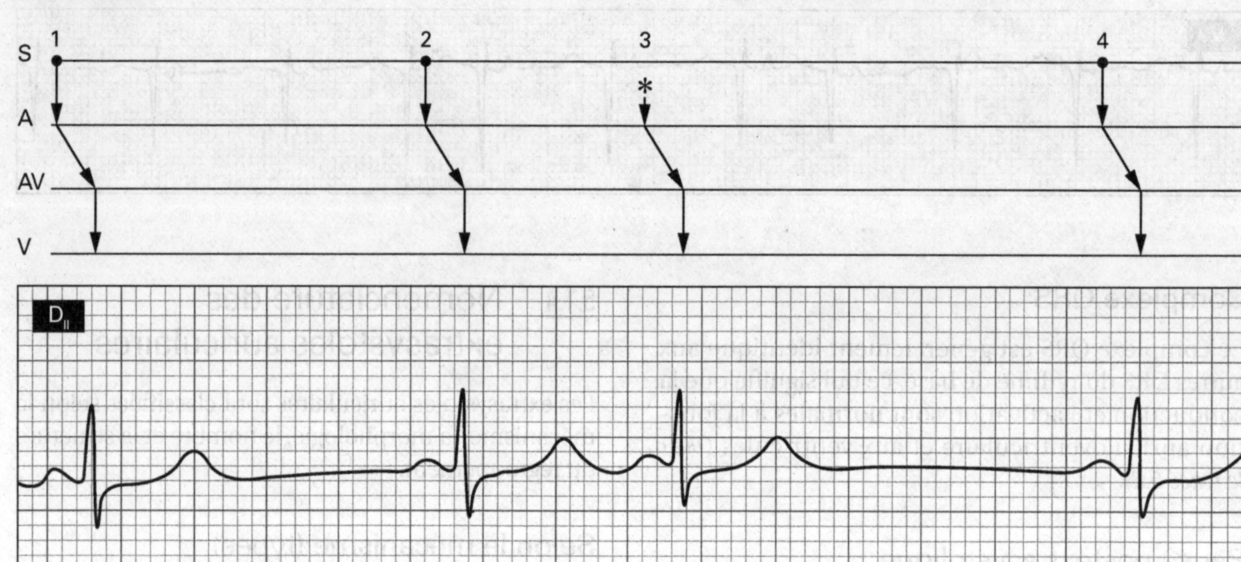

Le complexe QRS est absent (*voir la figure 5.3*). L'intoxication à la digitale, les pathologies pulmonaires, l'âge avancé et la tachycardie par réentrée nodale favorisent cette arythmie.

Dans l'extrasystole auriculaire avec conduction ventriculaire aberrante (CVA), l'impulsion active les oreillettes puis trouve la branche droite en période réfractaire relative tandis que la branche gauche conduit normalement (*voir la figure 5.4*). Il s'agit d'une aberration ventriculaire causée par le retard fonctionnel d'une branche par rapport à l'autre. Son apparition est plus fréquente lorsque l'ESA apparaît plus tôt (RP′ court) et que l'intervalle RR qui précède est long. Il s'agit du phénomène Ashman (Wang, 2013). L'onde P′ est visible ou cachée dans l'onde T du complexe précédent. Le complexe QRS est différent du complexe du rythme de base. Parfois, le complexe QRS présente une morphologie rsR′ (aspect bloc de la branche droite [BBD]).

Figure 5.3 Origine de l'extrasystole auriculaire bloquée; extrasystoles auriculaires bloquées bigéminées

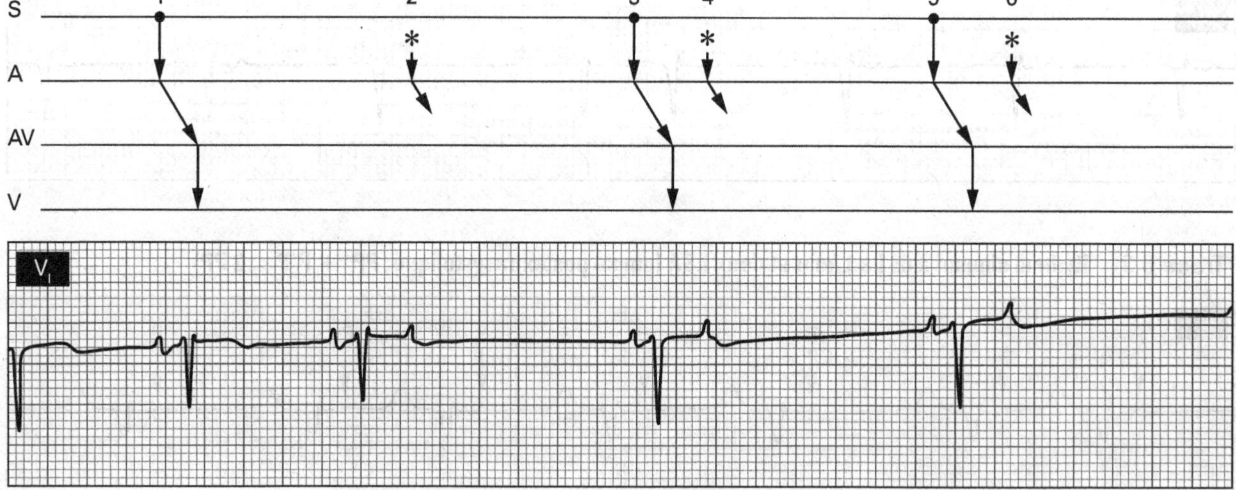

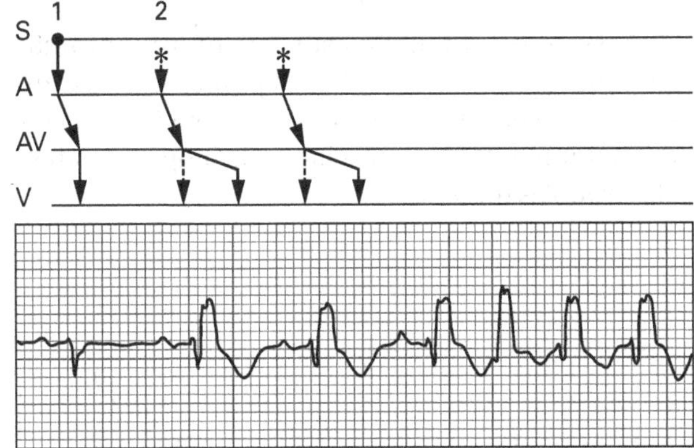

Figure 5.4 Activation des ventricules par l'extrasystole auriculaire; extrasystole auriculaire avec conduction ventriculaire aberrante (2e complexe et les suivants)

Dans l'extrasystole jonctionnelle (ESJ), l'impulsion provient de la jonction. Le complexe QRS est identique au QRS du rythme de base, mais il peut ne pas être précédé d'une onde P. Celle-ci peut précéder le complexe QRS, se confondre avec celui-ci ou le suivre. Le P'R est plus court que le PR du rythme sinusal. Dans les dérivations D_{II}, D_{III} et aVF, l'onde P est négative; elle est positive en V_1. Lorsque l'onde P' est négative (*voir le tracé 5.4*) avec un PR constant incluant un PR court, cela signifie que l'impulsion prend son origine dans la jonction et remonte à contre-courant pour dépolariser les oreillettes, d'où l'expression dépolarisation première des oreillettes, ou conduction rétrograde. Les ESJ sont rares (Taboulet, 2010).

Selon la morphologie

Les ESA peuvent être monomorphes, ce qui signifie que les ondes P' ont la même morphologie sur un tracé (*voir le tracé 5.5*). Elles peuvent aussi être polymorphes (*voir le tracé 5.6*), c'est-à-dire que, sur un tracé, les ondes P' sont de formes différentes et elles sont associées à des intervalles P'R variés.

Selon le nombre

Sur un tracé, les ESA sont considérées peu fréquentes si leur nombre est inférieur à 5 ou 6 par minute, ou moins de 30 par heure. Toutefois, lorsqu'elles sont fréquentes ou nombreuses, il est possible d'en compter plus de 5 à 6 par minute, ou plus de 30 par heure.

Selon la structure du regroupement

L'ESA peut être bigéminée, trigéminée ou quadrigéminée. Dans l'ESA bigéminée, le complexe sinusal alterne avec une extrasystole auriculaire sur au moins deux séquences consécutives (*voir le tracé 5.7*).

Tracé 5.6 Tachycardie auriculaire polymorphe

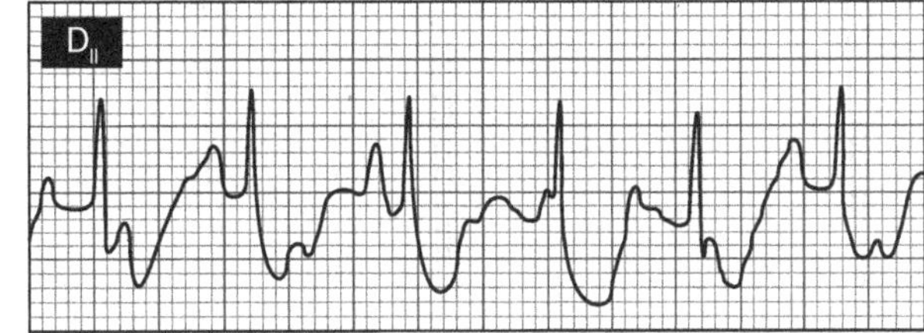

Tracé 5.4 Rythme sinusal à 69 batt./min; BAV du 1er degré et 6 ESJ avec dépolarisation première des oreillettes (conduction rétrograde)

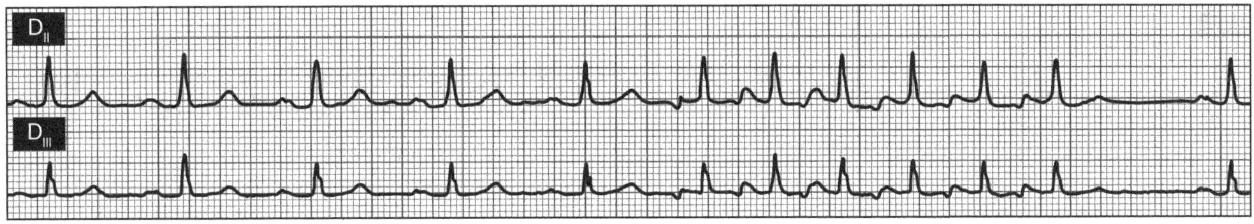

Tracé 5.5 Rythme sinusal de 63 à 66 batt./min; extrasystoles auriculaires monomorphes (3e et 5e complexes)

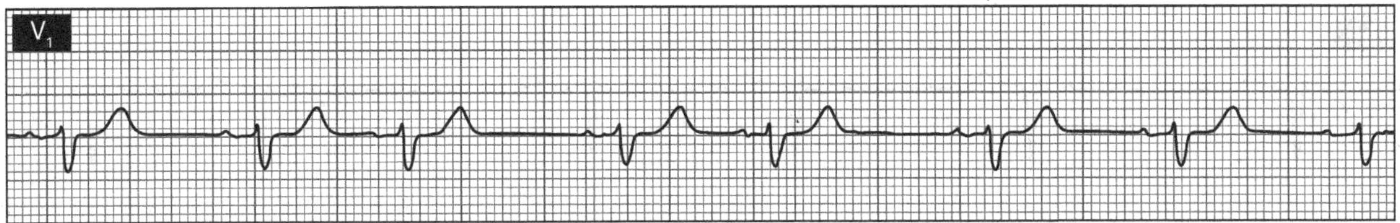

L'ESA trigéminée survient après deux cycles sinusaux, et ce, sur au moins deux séquences successives (*voir le tracé 5.8*). Enfin, l'ESA quadrigéminée présente une extrasystole auriculaire survenant après trois cycles sinusaux, et ce, sur au moins deux séquences successives (*voir le tracé 5.9*).

Les ESA peuvent se présenter de façon consécutive, c'est-à-dire en couplet (ou en doublet, ou pairées) (*voir le tracé 5.10*) ou en salve (ou triplet) (*voir le tracé 5.11*). Il est à noter que le couplet et la salve peuvent être bigéminés, trigéminés et quadrigéminés.

5.1.5 Signes cliniques

L'extrasystole auriculaire est souvent asymptomatique. Le signe clinique le plus perceptible est un pouls irrégulier. Les extrasystoles peuvent être exacerbées notamment par les excitants, la fatigue, le stress et les troubles digestifs.

Tracé 5.7   **Rythme sinusal et ESA bigéminées**

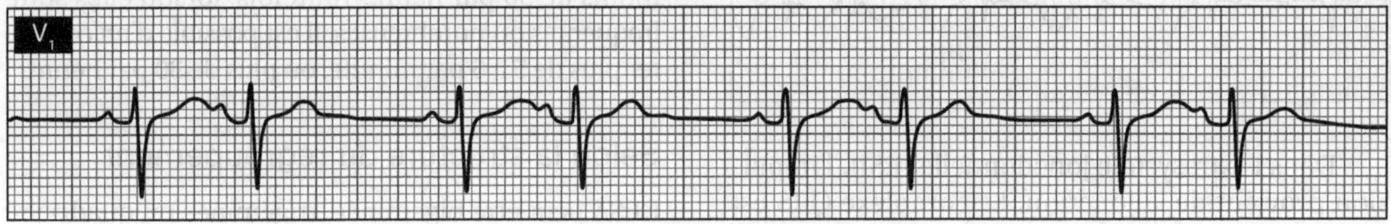

Tracé 5.8   **Bradycardie sinusale de 52 à 54 batt./min et ESA trigéminées**

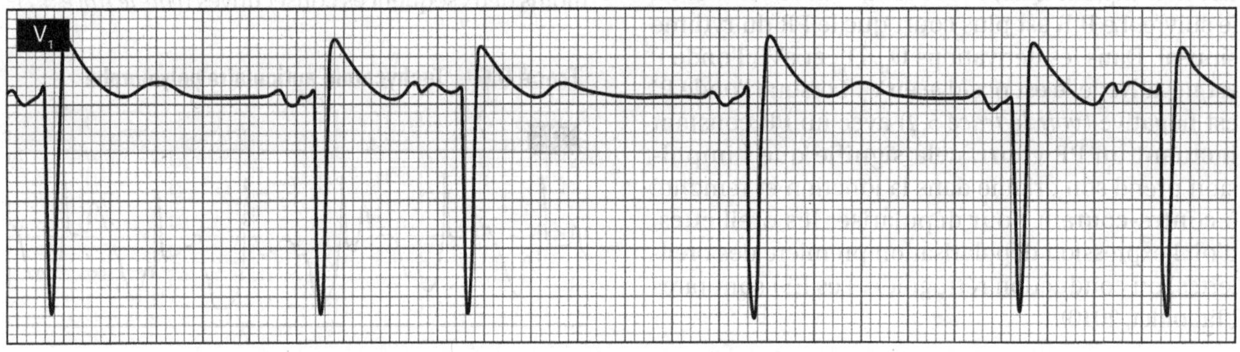

Tracé 5.9   **Rythme sinusal de 58 à 60 batt./min et ESA quadrigéminées**

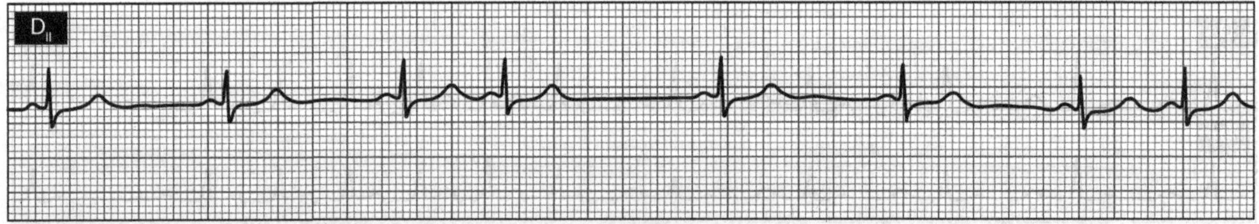

Tracé 5.10   **Bradycardie sinusale à 54 batt./min et ESA, dont un couplet**

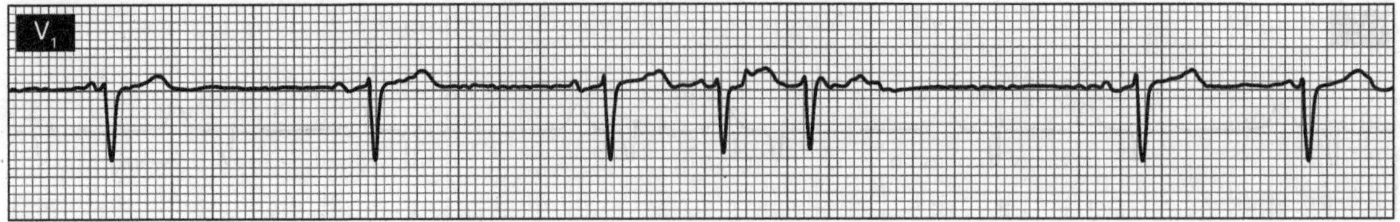

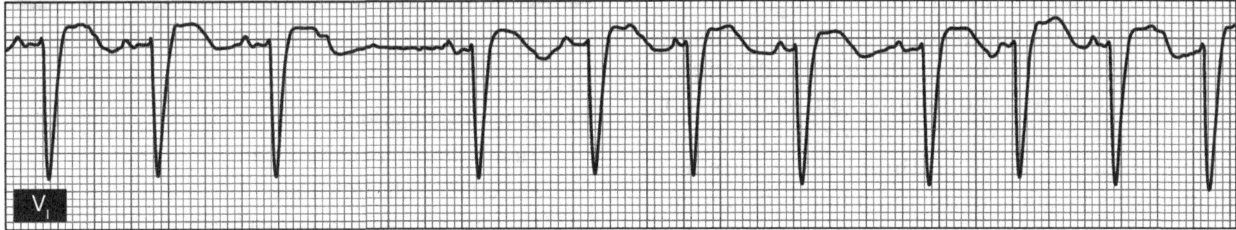

La majorité des individus présentant des extrasystoles auriculaires n'ont pas de maladie cardiaque organique. L'incidence est plus élevée chez une population de jeunes adultes. Chez les personnes ayant un cœur ischémique, la présence des ESA peut entraîner une fibrillation auriculaire.

5.1.6 Traitement

Les extrasystoles sont bénignes et ne nécessitent pas de traitement. Si un traitement est indiqué, l'objectif est de prévenir la tachycardie supraventriculaire, le flutter auriculaire ou la fibrillation auriculaire.

5.1.7 Surveillance clinique

Il convient de surveiller toute nouvelle arythmie ou les symptômes susceptibles d'incommoder le patient.

5.2 Tachycardie supraventriculaire

La tachycardie auriculaire ou atriale[1] fait partie du groupe des tachycardies supraventriculaires qui englobe tous les rythmes à complexes QRS fins dont la fréquence, habituellement rapide, masque ou déforme la morphologie des ondes P, la provenance de l'arythmie, ou ces deux éléments. Les tachycardies supraventriculaires incluent les arythmies suivantes:

- la fibrillation auriculaire;
- le flutter auriculaire;
- la tachycardie auriculaire;
- la tachycardie jonctionnelle automatique;
- la tachycardie par réentrée nodale;
- la tachycardie réciproque orthodromique;
- la tachycardie sinusale.

---

1. Le terme «auriculaire» est synonyme de l'appellation européenne «atrial».

Dans cette section, il sera question de la tachycardie auriculaire. Celle-ci se définit par la présence de plus de trois extrasystoles auriculaires consécutives qui imprègnent un rythme cardiaque à une fréquence cardiaque (F.C.) supérieure à 100 batt./min. La tachycardie auriculaire peut être monomorphe ou polymorphe. Ce type d'arythmie représente 15 % des ECG ambulatoires des patients âgés de plus de 60 ans (Surawicz et Knilans, 2008).

5.2.1 Mécanisme électrophysiologique

Un foyer d'automatisme anormal provenant de l'oreillette droite ou gauche active l'oreillette (*voir la figure 5.5*). Il s'agit d'une activité autodéclenchée, c'est-à-dire une automaticité anormalement altérée dont le point d'origine est auriculaire (Taboulet, 2010). Les mécanismes électrophysiologiques diffèrent selon le type de tachycardie. Dans la tachycardie auriculaire soutenue (non

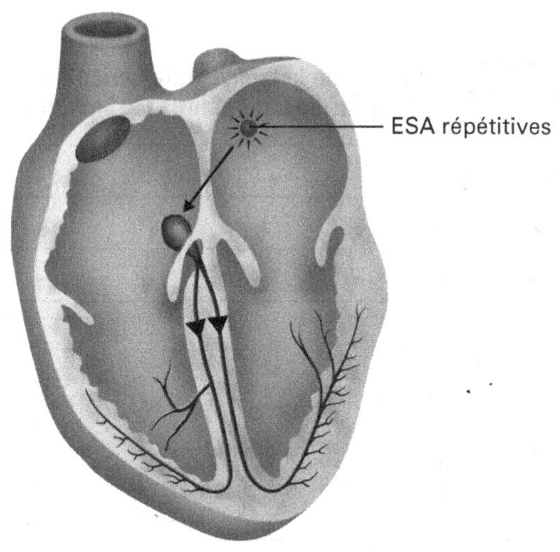

Figure 5.5   Correspondance électromécanique – tachycardie auriculaire

paroxystique), les cellules automatiques de l'oreillette deviennent dominantes à une fréquence supérieure à celle du nœud sinusal. L'augmentation du tonus sympathique précise ce mécanisme (*voir la figure 5.6*). Chez la clientèle pédiatrique, le tissu auriculaire automatique, qui se trouve en plus grande quantité près des orifices pulmonaires, explique cette arythmie réfractaire aux manœuvres vagales, mais non à l'effet thérapeutique de l'adénosine.

5.2.2 Étiologie

L'étiologie de la tachycardie auriculaire est présentée dans l'encadré 5.2.

5.2.3 Critères électrocardiographiques

Tachycardie auriculaire soutenue (non paroxystique)

Les ondes P′ pointues et successives sont différentes des ondes P sinusales. Tout comme l'ESA, le P′R peut être plus court ou plus long que le PR du rythme sinusal, ou égal à celui-ci. Il y a également activation céphalocaudale: P′ est positive en D_I, D_{II}, D_{III} et aVF. La F.C. régulière se situe autour de 120 batt./min. Le complexe QRS est normal et la dépression ST-T est fréquente. Si l'origine auriculaire est basse, l'onde P′ sera négative en D_{II}, D_{III} et aVF, et elle précédera le complexe QRS. La durée de la tachycardie auriculaire soutenue est supérieure à 30 s.

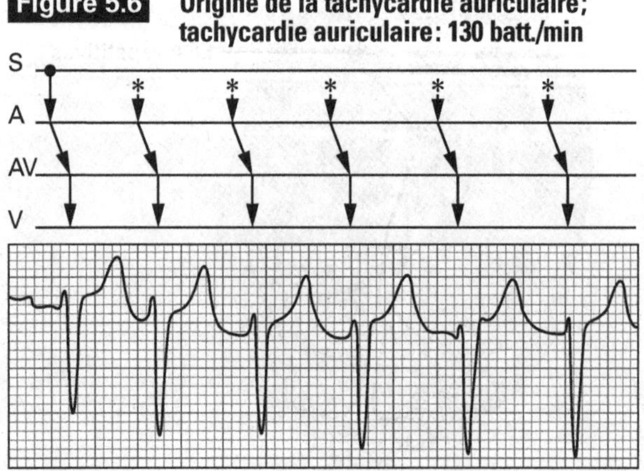

Figure 5.6 Origine de la tachycardie auriculaire; tachycardie auriculaire: 130 batt./min

- Antiarythmiques
- Choc
- Clientèle pédiatrique
- Cœur pulmonaire chronique
- Déséquilibre électrolytique
- Désordre cardiaque primaire (cardiopathie congénitale, infarctus, insuffisance cardiaque, péricardite, syndrome de Wolff-Parkinson-White, valvulopathie)
- Hypertension systémique
- Hyperthyroïdie
- Hypokaliémie
- Hypomagnésémie
- Hypoxie
- Intoxication digitalique
- Maladie coronarienne
- Maladie pulmonaire obstructive chronique (MPOC)
- Pneumopathie aiguë
- Stimulants exogènes (alcool, caféine, marijuana, nicotine)
- Surdosage aux antidépresseurs tricycliques

Tachycardie auriculaire paroxystique, ou non soutenue

La tachycardie auriculaire paroxystique (TAP) est une tachycardie automatique non soutenue caractérisée par des épisodes de 4 à 20 complexes par minute et dont la durée est inférieure à 30 s (*voir le tracé 5.12*). La fréquence auriculaire est généralement de 150 à 250 batt./min. Les épisodes de TAP peuvent être entrecoupés de complexes sinusaux. Chez l'adulte, la TAP peut, dans plusieurs cas, être associée à un syndrome de préexcitation. Environ 10 % des tachycardies supraventriculaires sont de ce type.

Tachycardie auriculaire avec bloc

La tachycardie auriculaire avec bloc est caractérisée par une conduction AV intermittente et des intervalles P′R variables (*voir le tracé 5.13*). Les modes de conduction les plus souvent cités sont 2:1, 3:1 et 4:1. Le phénomène de Wenckebach est aussi une entité documentée. La fréquence auriculaire régulière

Tracé 5.12   Rythme sinusal de 80 batt./min et tachycardie auriculaire paroxystique à 130 batt./min

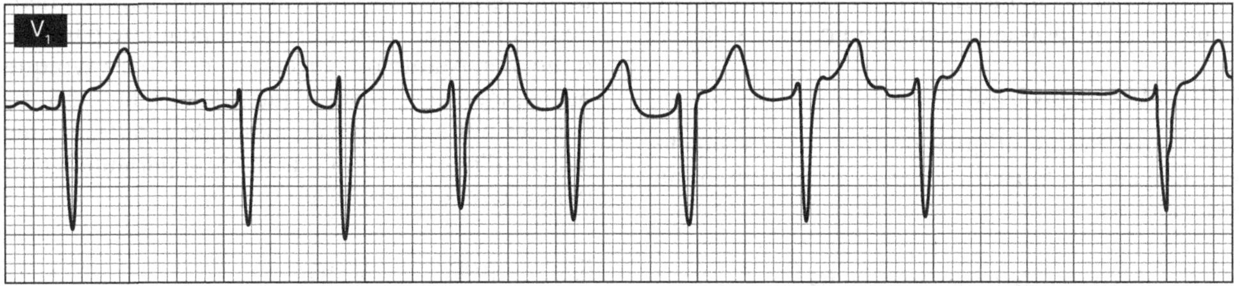

Tracé 5.13   Tachycardie auriculaire à 150 batt./min avec conduction 3:1 et 4:1

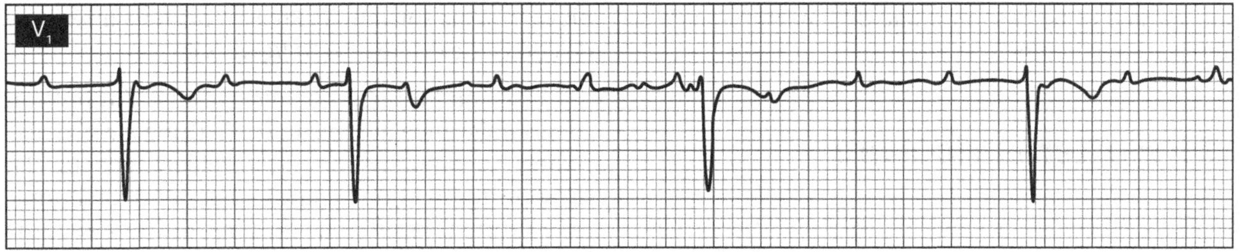

varie de 150 à 250 batt./min. L'intoxication à la digitale, la maladie cardiaque avancée et la déplétion en potassium causée par les diurétiques sont aussi des causes documentées, tout comme la cardiomyopathie. La résolution peut être spontanée ou nécessiter une approche thérapeuthique.

Tachycardie auriculaire polymorphe

À l'ECG, l'anomalie se caractérise par des ondes P′ qui présentent au moins trois morphologies différentes de l'onde P sinusale et par des intervalles P′R multiples. Des ondes P′ intermittentes non conduites sont parfois observées. Le segment ST est déformé, et l'onde T est modifiée. Dans 50 % des cas, ce type de tachycardie est associé à la fibrillation auriculaire ou au flutter auriculaire (Surawicz et Knilans, 2008).

La tachycardie auriculaire polymorphe est également associée à la maladie pulmonaire obstructive chronique, au cœur pulmonaire, au diabète ou à un traitement avec bronchodilatateur. Une proportion de 30 % de décès est enregistrée pendant l'hospitalisation en raison d'une pneumopathie sous-jacente (Surawicz et Knilans, 2008). L'insuffisance cardiaque, l'hypokaliémie et l'hypomagnésémie favorisent aussi cette arythmie.

5.2.4   Signes cliniques

Les signes cliniques de la tachycardie auriculaire sont présentés dans l'encadré 5.3.

5.2.5   Traitement

Objectifs

Les objectifs du traitement de la tachycardie auriculaire sont d'éviter que certains excitants

---

Encadré 5.3 Signes cliniques de la tachycardie auriculaire

- Angoisse
- Douleur thoracique
- Dyspnée
- Fréquence régulière ou irrégulière d'environ 100 à 200 batt./min
- Lipothymie
- Onde A jugulaire
- Palpitations, précordialgie
- Polyurie
- Syncope

induisent cette arythmie, de corriger l'agent causal et de couper le circuit de réentrée ou de diminuer l'automaticité, puis de restaurer un rythme sinusal.

Choix thérapeutiques

Les choix thérapeutiques pour le traitement de la tachycardie auriculaire sont présentés dans l'encadré 5.4.

5.2.6 Surveillance clinique

La surveillance clinique de la tachycardie auriculaire comprend l'évaluation de la fréquence ventriculaire sur le tracé ECG, la sémiologie de l'arythmie et la réponse au traitement.

5.3 Flutter auriculaire

Le flutter auriculaire est une anomalie auriculaire qui se caractérise par une cadence auriculaire très rapide (F.C. moyenne de 300 batt./min) s'accompagnant d'une fréquence ventriculaire variant généralement de 75 à 150 batt./min. L'arythmie peut être paroxystique, persistante ou chronique, et elle est typique ou atypique. Il est à noter que 55 % des flutters auriculaires ont une durée de moins de 7 jours, et plus de 10 % d'entre eux ont une durée supérieure à 1 an (Surawicz et Knilans, 2008).

5.3.1 Mécanisme électrophysiologique

L'activité auriculaire est commandée par un foyer ectopique, le plus souvent à la région postéro-inférieure de l'oreillette droite (*voir la figure 5.7*).

Dans un flutter auriculaire typique, l'impulsion prend naissance au niveau de l'isthme cavotricuspidien. La dépolarisation de l'oreillette gauche (1), du septum (2) et de la paroi postérieure de l'oreillette droite (3) s'effectue en sens antihoraire, puis l'oreillette droite (4) est dépolarisée par voie antérograde. Si le nœud AV n'est pas dans une période réfractaire absolue, l'impulsion sera conduite normalement vers les ventricules, d'où l'expression d'un QRS. Si le nœud AV n'est pas apte à conduire l'impulsion, celle-ci gagnera à nouveau l'oreillette gauche, engendrant ainsi un circuit appelé réentrée.

Le flutter auriculaire droit avec ondes positives sur l'ECG de surface s'explique par un circuit de réentrée autour de la veine cave inférieure ou une boucle en huit impliquant la veine cave inférieure et l'anneau tricuspidien (isthme cavotricuspidien). L'ESA en est parfois l'élément déclencheur.

Encadré 5.4 Choix thérapeutiques pour le traitement de la tachycardie auriculaire

- Mesures prophylactiques générales
  - Éviter la consommation d'excitants (alcool, boissons énergisantes, caféine, tabac)
  - Adopter de nouvelles habitudes de vie
  - Éviter les médicaments adrénergiques (p. ex., un décongestif)
  - Viser le niveau thérapeutique (digitale)
- Traitement causal
- Manœuvre de stimulation vagale, s'il y a lieu, et test à l'adénosine et ses dérivés
- Pharmacothérapie
  - Adénosine
  - Antiarythmiques des classes I (flécaïnide, propafénone) et III (amiodarone, sotalol)
  - β-bloquants
  - Bloquants calciques
  - Digitaliques
  - Diltiazem
  - Vérapamil
- Cardioversion électrique, si hémodynamie instable
- Stimulation auriculaire programmée
- Ablation par thermoénergie ou cryoénergie

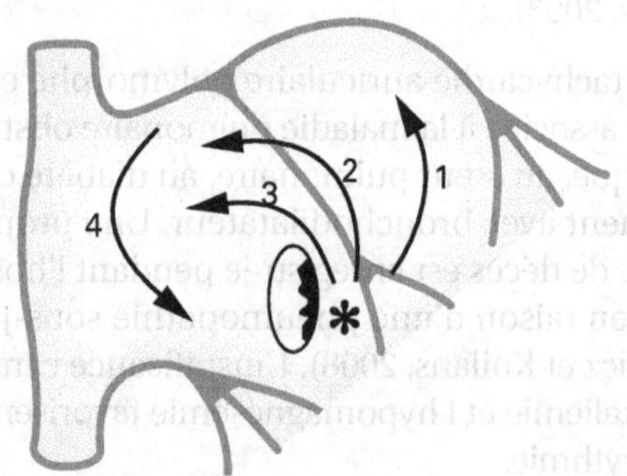

Figure 5.7 Correspondance électromécanique – flutter auriculaire

5.3.2 Étiologie

L'étiologie du flutter auriculaire est présentée dans l'encadré 5.5.

5.3.3 Classification

La classification du flutter auriculaire est présentée dans le tableau 5.1.

5.3.4 Critères électrocardiographiques

Onde F

Les ondes auriculaires du flutter sont nommées ondes F. Sur l'électrocardiogramme, la ligne isoélectrique est en dents de scie ou en toit d'usine (*voir le tracé 5.14*). L'activation est généralement caudo-céphalique, d'où l'aspect négatif des ondes F en D_{II}, D_{III} et aVF (*voir le tracé 5.15*).

Fréquence

La fréquence auriculaire varie de 240 à 400 batt./min. Les ondes F sont régulières et particulièrement

Tableau 5.1 **Classification du flutter auriculaire**

Type	Sens	Mécanisme
Type I (typique ou commun)	Antihoraire (caudo-céphalique)	L'oreillette droite est activée en premier. Le flutter se manifeste au-dessus du sinus coronaire. Les ondes F sont inversées en D_{II}, D_{III} et aVF.
	Horaire (céphalo-caudale)	L'oreillette gauche est activée en premier. Le flutter naît dans l'isthme cavotricuspidien. Les ondes F sont positives en D_{II} et aVF. Ce mécanisme est moins fréquent.
Type II (atypique)		Le flutter se manifeste principalement sur du tissu cicatriciel (p. ex., chirurgie, ablation) plutôt que par l'isthme cavotricuspidien. Ce mécanisme est rare.

visibles dans les dérivations D_{II} et V_1, à une fréquence habituelle de 300 batt./min. La fréquence ventriculaire est habituellement de 150 batt./min, d'où l'expression «avec conduction 2:1». La conduction 1:1 est plutôt rare et constitue un facteur aggravant qui risque d'entraîner la mort. La fréquence ventriculaire est fixe ou variable; elle est inférieure à la fréquence auriculaire créée par un bloc AV physiologique. Une conduction ventriculaire plus lente devrait évoquer un effet pharmacologique ou un bloc AV de haut degré, ou bloc AV complet.

Mode de conduction

Le rapport entre la fréquence auriculaire et la fréquence ventriculaire est désigné par l'expression «mode de conduction». La conduction peut être fixe ou variable. Elle est fixe lorsque les complexes QRS sont équidistants. La conduction peut être de type 2:1, 3:1, 4:1, 5:1, 6:1, etc. La conduction 2:1 est la plus fréquente, ce qui signifie qu'une onde F sur deux parvient aux ventricules. Sur le tracé 5.15, la conduction est de 4:1. Le mode de conduction s'obtient soit en comptant le nombre d'ondes F entre deux complexes QRS consécutifs, soit en divisant la fréquence auriculaire (qui est régulière) par la fréquence ventriculaire approximative sur deux cycles consécutifs. Lors du calcul de la fréquence

Encadré 5.5 Étiologie du flutter auriculaire

- Action tonotrope positive
- Alcoolisme
- Anomalie du septum auriculaire
- Cardiomyopathie (cause fréquente)
- Clientèle âgée avec maladie cardiaque structurelle
- Défaut septal auriculaire
- Embolie pulmonaire
- Hyperthyroïdie
- Hypoxie
- Insuffisance cardiaque gauche
- Intervention chirurgicale cardiaque
- Intoxication à la digitale et surtout à la quinidine
- Maladie coronarienne
- Maladie pulmonaire obstructive chronique (MPOC)
- Maladie valvulaire mitrale ou aortique
- Péricardite

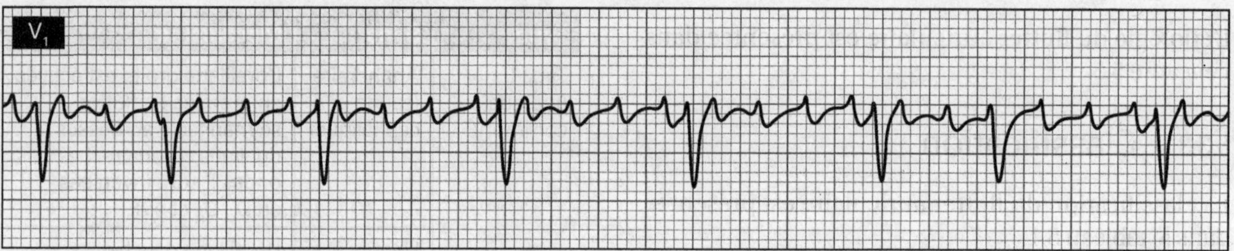

auriculaire, il faut aussi tenir compte des ondes F pouvant être cachées dans les complexes QRS.

La conduction est variable lorsque les complexes QRS sont «régulièrement irréguliers». Tout au long d'un tracé, ce sont les mêmes types de conduction qui alternent, par exemple 2:1 et 3:1, d'où l'aspect plus irrégulier de la fréquence ventriculaire (*voir le tracé 5.16*).

Dans certains cas, la règle de Bix permet de confirmer le flutter auriculaire et de poser un diagnostic différentiel parmi d'autres arythmies supraventriculaires. Cette règle s'applique de cette façon:

• repérer deux complexes QRS consécutifs sur le tracé (intervalle);

• calculer le nombre de carrés compris dans cet intervalle, puis diviser le résultat par deux;

• superposer le résultat obtenu aux ondes auriculaires.

Si l'intervalle coïncide précisément aux ondes de flutter, ceci confirme un flutter auriculaire.

5.3.5   Signes cliniques

Les signes cliniques du flutter auriculaire sont présentés dans l'encadré 5.6. Les complications possibles sont les suivantes: des accidents thromboemboliques liés à une activité auriculaire rapide et une décompensation cardiaque ou des douleurs angineuses si la fréquence ventriculaire est rapide.

Tracé 5.15   **Flutter auriculaire à 300 batt./min avec conduction 4:1**

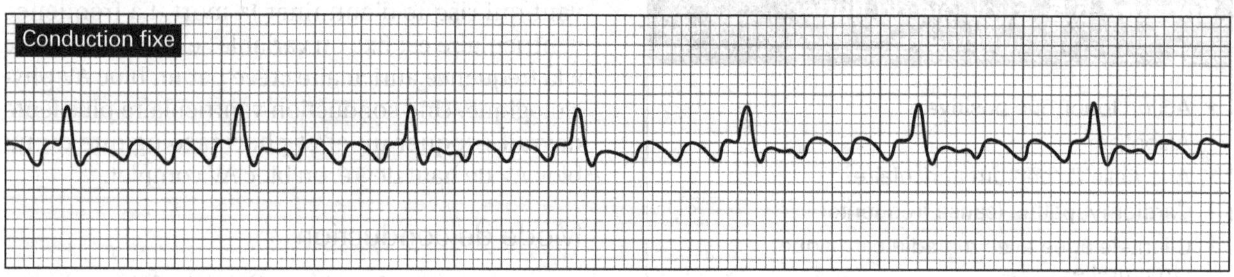

Tracé 5.16   **Flutter auriculaire à 270 batt./min avec conduction 2:1 et 3:1**

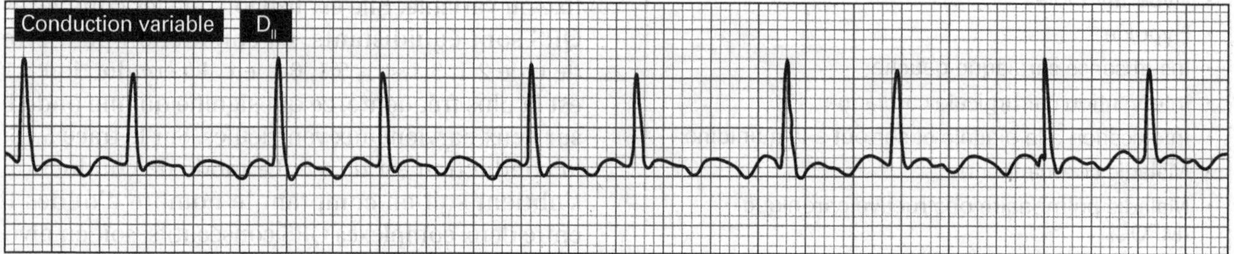

5.3.6 Traitement

La manœuvre vagotonique et le massage du sinus carotidien constituent des choix thérapeutiques. Des antiarythmiques sont aussi utilisés pour traiter un flutter auriculaire. Les objectifs thérapeutiques sont de contrôler la réponse ventriculaire ou de convertir le flutter auriculaire en rythme sinusal tout en prévenant le risque d'embolie d'origine cardiaque. Par la suite, il importe de corriger l'hypotension, l'insuffisance cardiaque ou le déséquilibre électrolytique.

Le traitement par cardioversion électrique atteint un résultat supérieur à 90 %. La difficulté est d'éviter la récidive, d'où la nécessité d'une médication préventive ou d'un traitement définitif avec l'ablation par radiofréquence. Le traitement électrique par stimulation endoauriculaire ou par voie œsophagienne est parfois utilisé dans certains services spécialisés.

La thermoablation par radiofréquence est une pratique courante pour traiter un flutter récidivant en ciblant l'isthme cavotricuspidien. Selon divers relevés, le taux de succès de cette approche est de l'ordre de 95 % et la récidive, de 50 % après un an (Taboulet, 2010). Enfin, selon l'évaluation clinique, il est d'usage d'avoir recours à l'anticoagulothérapie.

5.3.7 Surveillance clinique

La surveillance clinique du flutter auriculaire comprend le mode de conduction sur le tracé ECG, le syndrome de bas débit, la réponse au traitement pharmacologique ou électrique et la sémiologie de l'insuffisance cardiaque.

5.4 Fibrillation auriculaire

La fibrillation auriculaire (FA) affecte de 1 à 2 % de la population. Elle représente 1 % des consultations aux urgences, dont un tiers sont inaugurales ou récidivantes (Taboulet, 2010).

La FA est caractérisée par une activité électrique auriculaire désynchronisée et anarchique. Parfois silencieuse, c'est l'arythmie la plus fréquente. Le risque d'accident vasculaire cérébral est cinq fois plus grand en présence de fibrillation auriculaire que lorsque le rythme de base est sinusal. Les accidents vasculaires cérébraux (AVC) causés par la fibrillation auriculaire sont évalués à 15 %. Environ 6 % des gens âgés de plus de 65 ans présentent de la fibrillation auriculaire, comparativement à 10 à 15 % pour la clientèle de plus de 80 ans (Kirchhof et collab., 2016). La FA est peu fréquente chez la clientèle pédiatrique.

5.4.1 Mécanismes électrophysiologiques

Les mécanismes électrophysiologiques suivants peuvent expliquer l'arythmie : une augmentation de l'automaticité, une extrasystole auriculaire conduite, bloquée ou avec CVA (facteur déclenchant), ainsi que des anomalies de conduction siégeant dans l'oreillette qui provoquent de multiples réentrées (facteur d'entretien).

L'influx électrique initial décrit un circuit de réentrées complètement anarchique, rapide et sans fin au sein des oreillettes, avec de multiples fronts de dépolarisation secondaire, lesquels entraînent une désynchronisation fonctionnelle et une inefficacité mécanique (*voir les figures 5.8 et 5.9*). Les foyers déclencheurs sont localisés, dans 85 % des cas, dans les veines pulmonaires gauches connectées à l'oreillette gauche ou à un tissu auriculaire anormal capable de soutenir l'arythmie. L'hypertrophie des fibres auriculaires, l'inflammation, la nécrose et le système nerveux autonome constituent des facteurs d'entretien de l'arythmie. De plus, l'oreillette gauche en est un déclencheur potentiel sous-estimé (Faucher, 2015).

5.4.2 Étiologie

L'étiologie de la fibrillation auriculaire est présentée dans l'encadré 5.7.

5.4.3 Classification

La fibrillation auriculaire peut être classée selon quatre formes (Kirchhof et collab., 2016) : *de novo*, paroxystique, persistante et permanente.

La fibrillation auriculaire *de novo* est un premier épisode d'arythmie qui n'a pas été diagnostiquée antérieurement en dépit de sa présence, de la durée et de la sévérité des symptômes.

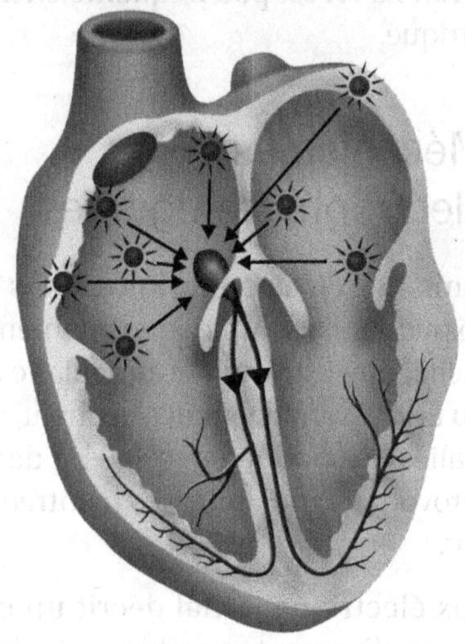

Figure 5.8 Correspondance électromécanique – fibrillation auriculaire

La forme paroxystique de la fibrillation auriculaire (FAP) est caractérisée par un début et une fin brusques entrecoupés d'épisodes de rythme sinusal. Généralement autorésolutive dans les premières 48 heures, sa durée n'excède habituellement pas 7 jours.

Dans sa forme persistante, la fibrillation auriculaire excède sept jours et nécessite une intervention thérapeutique, à la suite de laquelle elle se termine spontanément. Lorsqu'elle est prolongée (ou au long cours), la forme persistante est caractérisée par une FA dont la durée est supérieure à un an et pour laquelle une stratégie de contrôle du rythme est envisagée.

Enfin, dans sa forme permanente, la conversion ne peut être spontanée, et les interventions pour restaurer le rythme sinusal s'avèrent inefficaces. Il s'agit d'une FA dont le diagnostic a été validé par le médecin, et dont le patient est informé.

La fibrillation auriculaire dite isolée peut être soit paroxystique, persistante ou permanente chez un patient de moins de 60 ans sans évidence clinique (incluant l'hypertension artérielle) ou sans évidence de maladie cardiopulmonaire documentée par échocardiographie.

5.4.4 Critères électrocardiographiques

Les ondes auriculaires de fibrillation sont appelées ondes f; elles sont de faible ou de forte amplitude. Sur l'électrocardiogramme, la ligne isoélectrique est

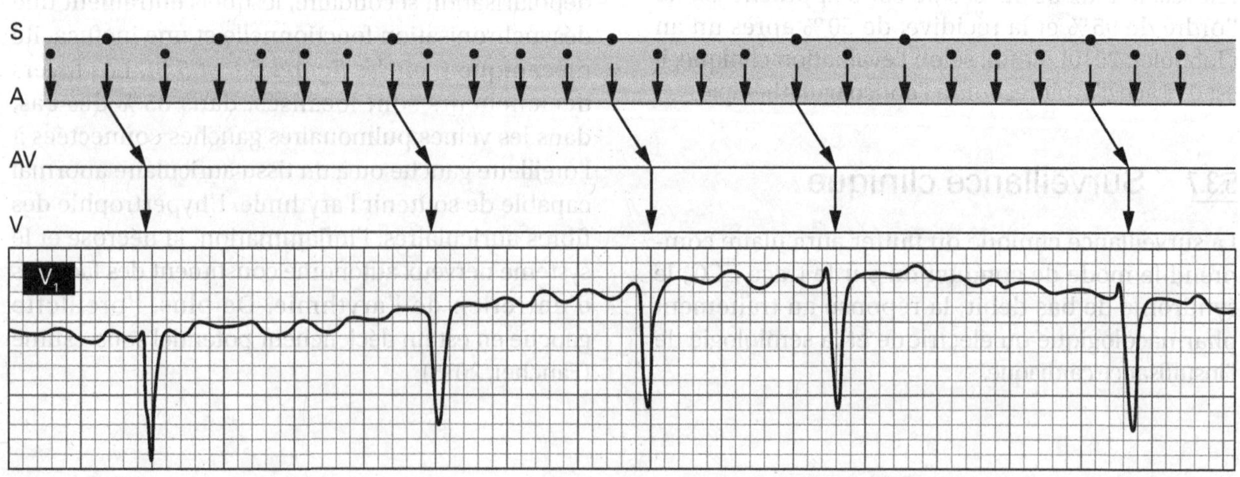

Figure 5.9 Diagramme de la fibrillation auriculaire

- Âge (facteur le plus important en l'absence de pathologie asymptomatique)
- Activité sympathomimétique augmentée (exercice)
- Adénosine (dans le traitement de la tachycardie supraventriculaire)
- Affection bronchopulmonaire
- Cardiomyopathie
- Cardiopathie congénitale
- Cardiopathie ischémique
- Cardite rhumatismale
- Chirurgie thoracique
- Contexte périopératoire
- Digitale
- Embolie pulmonaire
- Facteurs génétiques
- Facteurs toxiques (l'alcoolisation aiguë, ou *holyday heart syndrome,* est un générateur d'accès de FA dans la nuit qui suit l'abus d'alcool)
- Forme familiale autosomique dominante: gène KCNQ1
- Forme idiopathique ou primitive sans cardiopathie
- Hypertension artérielle[a]
- Hyperthyroïdie (10 à 20% des cas)
- Hypervagotonie sur un cœur sain chez des individus de moins de 50 ans (favorise la fibrillation auriculaire paroxystique)
- Insuffisance cardiaque (50% pour la classe IV)[a]
- Maladie rénale chronique
- Obésité
- Œdème aigu pulmonaire (OAP)
- Péricardite structurelle
- Période postopératoire des 72 premières heures pour les pontages aortocoronariens (plus de 30% des cas)
- Pneumonie
- Pneumothorax
- Rupture de l'œsophage
- Sports de haut niveau (athlètes)
- Syndrome coronarien aigu (SCA) (environ 14% des cas [Lamberts et collab., 2013])
- Syndromes de la maladie du sinus et de Wolff-Parkinson-White
- Valvulopathie mitrale[a] (incidence de 4 à 6% d'embolies par année)

[a] Étiologies les plus fréquentes.

ondulée ou hachurée, car les ondes de fibrillation sont souvent faibles, chaotiques et changeantes; leur amplitude n'excède pas 1 mm. Elles sont mieux visualisées dans les dérivations inférieures (D_{II}, D_{III} et aVF) et précordiales droites (V_1 et V_{3R}).

Fréquence

La fréquence auriculaire est de l'ordre de 400 à 700 batt./min, donc impossible à calculer sur l'ECG de surface. Les impulsions auriculaires étant inégales dans leur intensité, elles ne sont pas toutes aptes à exciter le tissu nodal; certaines s'épuisent sans atteindre les ventricules, puisque le tissu nodal est dans un état réfractaire passager.

La fréquence ventriculaire est rarement supérieure à 180 batt./min, car le nœud AV exerce un bloc physiologique lié aux périodes réfractaires absolue et relative qui limite la transmission des influx aux ventricules. Dans le cas contraire, le syndrome de Wolff-Parkinson-White (WPW) peut en être la cause.

La fréquence ventriculaire est «irrégulièrement irrégulière», c'est-à-dire que l'intervalle RR est constamment variable. Cette fréquence s'exprime sur un même tracé en calculant l'écart qui sépare l'intervalle RR le plus court de l'intervalle RR le plus long. C'est ce qui est appelé la «réponse ventriculaire».

Réponse ventriculaire

L'expression «avec réponse ventriculaire» associée à l'interprétation de la fibrillation auriculaire est particulière à cette arythmie, car c'est la conduction du nœud AV qui détermine la fréquence et le rythme ventriculaires (*voir le tracé 5.17*).

5.4.5 Sémiologie

La sémiologie de la fibrillation auriculaire est présentée dans l'encadré 5.8. La principale conséquence hémodynamique de la FA est une baisse du débit cardiaque.

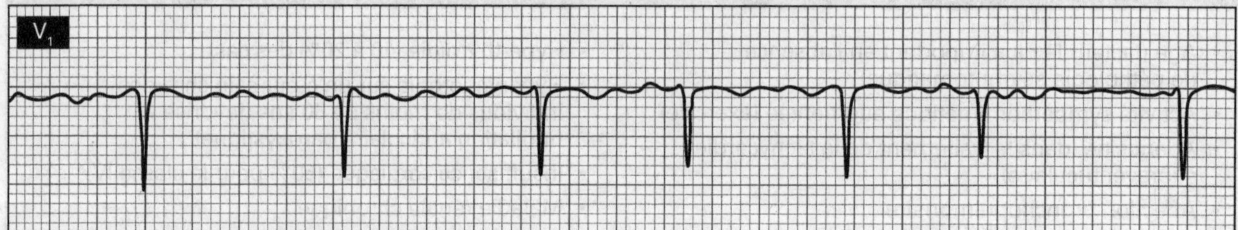

Encadré 5.8 Signes cliniques de la fibrillation auriculaire

- Absence d'onde A jugulaire
- Altération de l'état de conscience
- Douleur rétrosternale
- Diaphorèse
- Diminution de la tolérance à l'effort
- Dyspnée[a]
- Fréquence irrégulière avec pouls déficitaire (différence du nombre de battements entre le pouls apical et le pouls périphérique)
- Fréquence ventriculaire irrégulière
- Lipothymie
- Palpitations[a]
- Pression artérielle variable
- Sensation de fatigue
- Syncope

[a] Symptômes les plus fréquents.

La suppression de la contraction auriculaire entraîne une chute du débit cardiaque de l'ordre de 20 à 30 %. Lorsque les fréquences ventriculaires sont rapides (supérieures à 180 batt./min), la contractilité est diminuée ainsi que la diastole, ce qui gêne le remplissage ventriculaire et la perfusion coronarienne. L'embolie est favorisée par la non-contraction de l'oreillette, et la stase sanguine résulte de l'inefficacité auriculaire. Les conséquences hémodynamiques de la FA incluent aussi une insuffisance valvulaire concomitante, une dysfonction ventriculaire gauche si la réponse ventriculaire est non contrôlée et le remodelage auriculaire.

Dans une étude rétrospective, Li et ses collaborateurs (2013) ont évalué si la fréquence cardiaque lors d'une fibrillation auriculaire était un facteur déterminant ou non de la mortalité au cours de la première année chez les patients admis pour un infarctus du myocarde. Une fréquence cardiaque supérieure ou égale à 95 batt./min s'est révélée être un facteur déterminant de la mortalité, dont elle a multiplié le risque par plus de 4,5 bien que les patients aient reçu le traitement optimal.

5.4.6   Traitement

La résolution spontanée en moins de 24 heures peut atteindre 50 % pour la fibrillation auriculaire *de novo*. L'efficacité thérapeutique par les antiarythmiques est d'environ 50 %. La fréquence ventriculaire cible au repos est de 60 à 80 batt./min, et à l'exercice physique modéré, de 90 à 115 batt./min.

Les objectifs thérapeutiques du traitement de la fibrillation auriculaire sont de stabiliser l'hémodynamie, de maintenir un rythme sinusal, de contrôler la fréquence ou le rythme cardiaque, de prévenir la formation de thrombus ou les événements emboliques et de prévenir l'insuffisance cardiaque ou les crises angineuses liées à une baisse du débit cardiaque. De surcroît, il est important de détecter une fibrillation auriculaire lorsque le rythme auriculaire de base est rapide afin de prévenir le risque thromboembolique associé à cette arythmie (*voir la figure 5.10*). La figure 5.11 suggère un modèle de prise en charge d'une fibrillation auriculaire avec réponse ventriculaire rapide. Les facteurs et les solutions thérapeutiques sont présentés dans le tableau 5.2.

Fibrillation auriculaire avec hémodynamie stable

Dans le cas d'une fibrillation auriculaire de moins de 48 heures avec hémodynamie stable et faible risque thromboembolique, le modèle thérapeutique comprend:

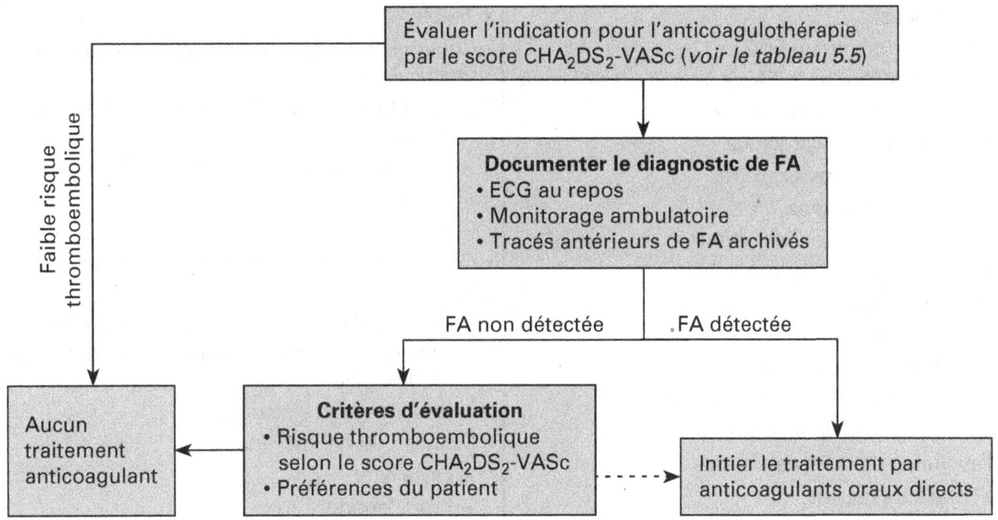

Figure 5.10 Détection d'une fibrillation auriculaire non diagnostiquée sur un rythme auriculaire rapide (durée > 5 à 6 min, fréquence > 180 batt./min)

Source: Adapté de Kirchhof, P. et collab. (2016). 2016 ESC Guidelines for the management of atrial fibrillation developed in collaboration with EACTS. *European Heart Journal, 37*(38), p. 2904. doi: 10.1093/eurheartj/ehw210

Figure 5.11 Modèle de prise en charge d'une fibrillation auriculaire avec réponse ventriculaire rapide

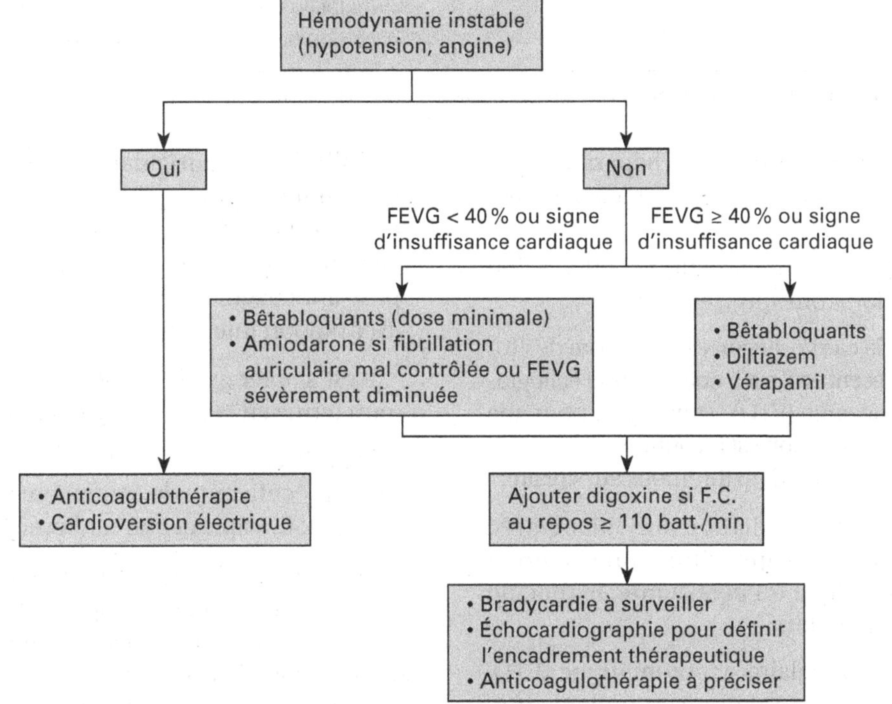

Source: Adapté de Kirchhof, P. et collab. (2016). 2016 ESC Guidelines for the management of atrial fibrillation developed in collaboration with EACTS. *European Heart Journal, 37*(38), p. 2930. doi: 10.1093/eurheartj/ehw210

Facteurs thérapeutiques	Solutions thérapeutiques
• Facteurs étiologiques[a] – Type de FA confirmé par un ECG – Heure et date du début de la FA *de novo* ou récidivante – Recherche d'un facteur déclenchant – Antécédents de maladie cardiaque – Facteurs de risque cardiovasculaires – Évaluation des signes vitaux – Évaluation de la tolérance respiratoire – Fréquence et sévérité des symptômes – Taille de l'oreillette gauche – Facteurs de comorbidité • Conséquences hémodynamiques • Cadre clinique de l'apparition de l'arythmie – Nature, fréquence et sévérité des symptômes – Durée d'évolution de la FA persistante – Taille de l'oreillette gauche – Facteurs de comorbidité – Réponse à la cardioversion – Âge et préférences du patient • Facteurs de risque liés à l'embolie périphérique • Spectre aigu, chronique ou récurrent de l'arythmie	• Traitement causal • Contrôle de la réponse ventriculaire (fréquence ventriculaire) – Bêtabloquants *per os*: Métoprolol, Propanolol (sauf Sotalol) – Bloquants calciques *per os*: Vérapamil, Diltiazem – Digoxine – Amiodarone • Contrôle du rythme: principalement pour la FAP et la FA persistante – Antiarythmiques de classe 1c: Flécaïnide, Propéfanone – Antiarythmiques de classe 3: Amiodarone, Dronédarone, Vernakalant – Cardioversion électrique • Maintien du rythme sinusal – Flécaïnide – Propafénone – Cibenzoline – Amiodarone • Autres solutions – Anticoagulothérapie: prévention des accidents thromboemboliques et du risque hémorragique (*voir le chapitre 10*) – Ablation primaire par déconnexion des veines pulmonaires (80 % de réussite pour la FAP et 60 % pour la FA persistante) ou ablation du nœud AV – Stimulation cardiaque (cardiostimulateur) – Occlusion de l'appendice auriculaire gauche

[a] Lecrubier, A. (2016). Fibrillation atriale: toute la conduite à tenir aux urgences. *Medscape.* Repéré à http://francais.medscape.com/voirarticle/3602441

• une cardioversion électrique sous héparine adaptée au contexte clinique, puis une anticoagulothérapie pour 4 semaines;

• une conversion pharmacologique, s'il y a lieu (p. ex., une amiodarone intraveineuse).

Le succès de la cardioversion est de l'ordre de 40 à 70 % pour les FA récentes. Il est à noter qu'une échographie transœsophagienne (ETO) est indiquée pour une FA dont la durée d'apparition est inconnue ou douteuse afin d'éliminer la présence d'un thrombus auriculaire.

Dans le cas d'une fibrillation auriculaire avec hémodynamie stable d'apparition supérieure à 48 heures, paroxystique ou persistante, le modèle thérapeutique comprend:

• une fibrillation auriculaire symptomatique: ETO, cardioversion médicamenteuse ou électrique et anticoagulothérapie;

• une fibrillation auriculaire peu symptomatique: pharmacologique pour le contrôle de la fréquence ventriculaire, anticoagulothérapie, cardioversion électrique ou médicamenteuse post-anticoagulothérapie d'au moins 4 semaines avec rapport international normalisé (RIN) de 2 à 3.

Il est à noter que la cardioversion est souhaitable à court terme en raison des symptômes importants.

Dans le cas d'une fibrillation auriculaire persistante ou récidivante, le traitement comprend une anticoagulothérapie et une cardioversion élective.

Dans le cas d'une fibrillation auriculaire permanente, le traitement comprend le contrôle de la fréquence ventriculaire (bêtabloquants, bloquants calciques, digitale si insuffisance cardiaque), le cardiostimulateur pour FA avec réponse ventriculaire lente et symptomatique ainsi que la thermoablation ciblée et, en cas d'échec ou de contre-indication, l'ablation du nœud AV et l'implantation d'un cardiostimulateur ventriculaire si la FA est rapide et non contrôlée en dépit du traitement.

Fibrillation auriculaire avec hémodynamie instable

Dans le cas d'une fibrillation auriculaire avec hémodynamie instable dans laquelle l'hypotension ou l'angine demeurent sans réponse immédiate au traitement, le modèle thérapeutique comprend:

- une cardioversion sous sédation avec anticoagulothérapie adaptée au contexte clinique;
- la recommandation d'une ETO, selon l'état clinique.

Lorsqu'il existe une fibrillation auriculaire permanente, le risque d'accident vasculaire cérébral est cinq fois plus élevé. De plus, 20 à 25 % des AVC ischémiques pourraient être causés par des embolies d'origine cardiogénique.

Le risque d'accident vasculaire cérébral ou d'ischémie cérébrale transitoire (AVC/ICT) associé à la fibrillation auriculaire doit être évalué afin de déterminer le traitement requis pour contrôler adéquatement ce risque.

Évaluation du risque thromboembolique associé à la fibrillation auriculaire

Le $CHADS_2$ est l'un des deux modèles de référence dans l'évaluation du risque thromboembolique sur une période d'un an. Il sert à déterminer l'indication ou non de l'anticoagulothérapie lors d'une fibrillation auriculaire non valvulaire. Pour chacun des facteurs de risque, un pointage est attribué, pour un total de six points (*voir le tableau 5.3*). Selon le résultat obtenu, des recommandations sont faites en vue d'une thérapie antithrombolytique (*voir le tableau 5.4*). Plus le pointage est élevé, plus le risque de thrombose est grand, et inversement.

L'autre modèle de référence, le CHA_2DS_2-VASc, plus récent, est un raffinement du $CHADS_2$ et assure une meilleure évaluation du risque thromboembolique non valvulaire (*voir le tableau 5.5*). Il inclut la maladie vasculaire, la tranche d'âge de 65 à 74 ans et le sexe féminin. On considère que c'est le score le plus performant dans l'évaluation du risque thromboembolique. Son résultat, qui peut atteindre un maximum de 9 points, donne une stratification plus juste du

Tableau 5.3 Évaluation du risque thromboembolique associé à la fibrillation auriculaire

	Facteur de risque de la fibrillation auriculaire	Pointage alloué
C	(*Congestive heart failure*) Insuffisance cardiaque	1 point
H	(*Hypertension*) Hypertension	1 point
A	(*Age*) Âge ≥ 75 ans	1 point
D	(*Diabetes mellitus*) Diabète	1 point
S_2	(*Stroke*) AVC/ICT	2 points

Source: Szymanski, F.M. et collab. (2015). Stroke risk factors beyond the CHA_2DS_2-VASc score: Can we improve our identification of «high stroke risk» patients with atrial fibrillation? *American Journal of Cardiology, 116*(11), p. 1781-1788. doi: 10.1016/j.amjcard.2015.08.049

Tableau 5.4 Recommandations d'un agent antithrombolytique pour les individus à risque d'un AVC/ICT attribuable à la fibrillation auriculaire non valvulaire

Score	Risque d'AVC	Traitement
0	Très faible (1,9 %/an)	Aucun
1	Faible (2,8 %/an)	Anticoagulothérapie orale recommandée
≥ 2	Risque d'AVC (4 %/an)	Anticoagulothérapie indiquée

Source: Adapté de Fuster, V., Walsh, R.A. et Harrington, R.A. (dir.). (2011). *Hurst's The Heart* (13e éd.). New York, NY: McGraw-Hill.

patient à faible risque de thromboembolie en présence d'une fibrillation auriculaire, et du type de traitement anticoagulant, tout en tenant compte du contexte clinique du patient. Par exemple, selon une étude (Szymanski et collab., 2015), 10 % des patients avec un pointage de 0 au $CHADS_2$ avaient un thrombus dans l'oreillette gauche documenté par échocardiographie transœsophagienne (ETO). Un pointage élevé au CHA_2DS_2-VASc correspond à un plus grand risque de thrombose, tandis qu'un faible pointage correspond à un faible risque de thrombose (*voir le tableau 5.6*). Ce score clinique prédit une incidence annuelle d'AVC de 0,8 % à 23,6 % (Olesen et collab., 2012). Malgré l'anticoagulothérapie, qui repose sur le résultat obtenu au CHA_2DS_2-VASc, le risque d'AVC est de l'ordre de 1,7 % par an pour les antivitamines K (AVK) et de 1,4 % avec les anticoagulants oraux directs (Ruff et collab., 2014).

Environ 40 % des patients américains en fibrillation auriculaire et présentant un risque substantiel d'AVC (CHADS$_2$ ≥ 2 ou CHA$_2$DS$_2$-VASc ≥ 2) ne reçoivent que de l'acide acétylsalicylique (aspirine) en prévention (Hsu, 2016). L'aspirine est associée à un risque de saignement équivalent à celui de certains anticoagulants oraux directs (AOD) (Deshpande et Wann, 2016). De plus, elle n'a qu'une efficacité faible, voire nulle, en prévention du thromboembolisme. On recommande un anticoagulant et non un antiplaquettaire pour une FA à risque, à moins d'une contre-indication.

Évaluation du risque de saignement et anticoagulothérapie

L'évaluation du risque embolique doit inclure l'évaluation du risque de saignement dans un contexte de fibrillation auriculaire afin qu'on puisse déterminer le type d'anticoagulant approprié. HAS-BLED est l'acronyme qui désigne les facteurs majeurs associés au risque hémorragique des patients en fibrillation auriculaire recevant une anticoagulation orale. Ce score comprend neuf critères répartis sur l'échelle d'évaluation du risque de saignement, pour un total de neuf points (*voir le tableau 5.7 et l'encadré 5.9*). Un pointage égal ou supérieur à 3 est considéré comme un risque élevé de saignement sous traitement anticoagulant par antivitamine K (*voir le tableau 5.8*), ce qui incite à la prudence et à des évaluations plus fréquentes à la suite de l'instauration d'un traitement anticoagulant ou antithrombotique.

Tableau 5.5   **Évaluation du risque thromboembolique sur un an associé à la fibrillation auriculaire non valvulaire**

	Facteur de risque de la fibrillation auriculaire	Pointage alloué
C	(*Congestive heart failure*) Insuffisance cardiaque	1 point
H	(*Hypertension*) Hypertension	1 point
A$_2$	(*Age*) Âge ≥ 75 ans	2 points
D	(*Diabetes mellitus*) Diabète	1 point
S$_2$	(*Stroke*) AVC/ICT	2 points
V	(*Vascular disease*) Maladie vasculaire (maladie artérielle périphérique, infarctus du myocarde)	1 point
A	(*Age*) Âge 65 à 74 ans	1 point
Sc	(*Sex category*) Sexe féminin	1 point

Source: Szymanski, F.M. et collab. (2015). Stroke risk factors beyond the CHA$_2$DS$_2$-VASc score: Can we improve our identification of « high stroke risk » patients with atrial fibrillation ? *American Journal of Cardiology, 116*(11), p. 1781-1788. doi: 10.1016/j.amjcard.2015.08.049

Tableau 5.6   **Interprétation du score du CHA$_2$DS$_2$-VASc**

Score	Interprétation
0	Aucun bénéfice de prévention du risque thromboembolique par antiagrégant plaquettaire ou anticoagulant
1	Avis d'un expert recommandé
≥ 2	Traitement anticoagulant recommandé par antivitamine K ou par anticoagulant oral direct, sauf si contre-indication

Source: Adapté de Camm, A.J. et collab. (2012). 2012 focused update of the ESC Guidelines for the management of atrial fibrillation: An update of the 2010 ESC Guidelines for the management of atrial fibrillation. Developed with the special contribution of the European Heart Rhythm Association. *European Heart Journal, 33*(21), p. 2719-2747. doi: 10.1093/eurheartj/ehs253

Tableau 5.7   **Score HAS-BLED et échelle d'évaluation du risque de saignement**

	Critère d'évaluation	Pointage alloué
H	(*Hypertension*) Hypertension	1 point
A	(*Abnormal renal and liver function*) Altération rénale	1 point
	Altération hépatique	1 point
S	(*Stroke*) Antécédents d'AVC ou d'ICT	1 point
B	(*Bleeding*) Saignement	1 point
L	(*Labile INRs*) RIN labile	1 point
E	(*Eldery*) Âge > 65 ans	1 point
D	(*Drugs and alcohol*) Médication	1 point
	Alcool	1 point

Source: Lip, G.Y.H., Frison, L., Halperin, J.L. et Lane, D.A. (2011). Comparative validation of a novel risk score for predicting bleeding risk in anticoagulated patients with atrial fibrillation : The HAS-BLED (hypertension, abnormal renal/liver function, stroke, bleeding history or predisposition, labile INR, elderly, drugs/alcohol concomitantly) score. *Journal of the American College of Cardiology, 57*(2), p. 173-180. doi: 10.1016/j.jacc.2010.09.024

Tableau 5.8 Score HAS-BLED et risque hémorragique (%/an)

Score HAS-BLED	Risque hémorragique (%/an)
0	1,1
1	1,0
2	1,9
3	3,7
4	8,7
5	12,5
6 à 9	>12,5

Source : Taillon, I. (2014). *Guide d'utilisation : les nouveaux anticoagulants oraux*. Repéré à http://iucpq.qc.ca/sites/default/files/guide_utilisation_naco_2014-11-27.pdf

Anticoagulants oraux directs

De nouveaux anticoagulants oraux directs (AOD) non antivitamine K ont été développés pour traiter la fibrillation auriculaire non valvulaire et la maladie veineuse thromboembolique. La découverte de l'injection de vitamine K par voie orale a ouvert la porte à l'anticoagulothérapie. Les AVK, comme la warfarine (Coumadin[MD]) et l'acénocoumarol (Sintrom[MD]), agissent par inhibition des facteurs de la coagulation qui dépendent de la vitamine K. Ces facteurs peuvent être impliqués dans la formation d'un thrombus (facteurs II, VII, IX et X), ou inhiber la formation du thrombus, de la protéine C et de la protéine S. Dépendante de la vitamine K, la protéine C est inhibitrice de la coagulation par inactivation du facteur Va et du facteur VIIIa. De son côté, la protéine S est une protéine plasmatique importante dans la fibrinolyse par son action cofacteur de la protéine C. Un déficit en protéine S provoque un état d'hypercoagulabilité.

La pharmacodynamique (qui définit les effets et l'action pharmacologique) et la pharmacocinétique (qui indique comment le médicament circule dans l'organisme, atteint le site d'action et combien de temps il passe dans l'organisme, et dont les déterminants sont l'absorption, la distribution, le métabolisme et l'excrétion) des AVK sont complexes et très variables d'un individu à un autre, car les polymorphismes génétiques, les médicaments concomitants, le tabagisme et l'alimentation peuvent affecter la dose nécessaire pour obtenir le niveau d'anticoagulation désiré. Conséquemment, la posologie de la warfarine est très variable et nécessite des tests réguliers et un suivi individualisé, car la fenêtre thérapeutique est relativement étroite. Hors de l'intervalle thérapeutique, les complications thrombotiques, liées à une anticoagulation insuffisante, et les complications hémorragiques, à la suite d'un excès d'anticoagulation, sont plus élevées.

La découverte de nouvelles molécules dont l'effet anticoagulant est prévisible, tels les AOD, sécurise davantage l'administration de médicaments qui offrent de meilleures caractéristiques pharmacodynamiques et pharmacocinétiques (De Raucourt, 2014). Un anticoagulant idéal doit être pris par voie orale, agir et être éliminé rapidement, et avoir peu d'effets secondaires, lesquels doivent être facilement réversibles. Sa posologie doit être efficace et fiable, et entraîner des interactions médicamenteuses minimes.

Mode d'action Les AOD visent directement le facteur Xa ou la thrombine, également appelée facteur IIa. Le facteur Xa sert de lien entre les systèmes de coagulation intrinsèque et extrinsèque. Le facteur Xa actif catalyse la conversion de la prothrombine en thrombine. Les inhibiteurs du facteur Xa, tels le rivaroxaban (Xarelto[MD]), l'apixaban (Eliquis[MD]) et l'edoxaban (Lixiana[MD])[1], empêchent la formation de thrombine, tandis que les inhibiteurs directs de la thrombine, tel le

---

1. À la parution de ce manuel, ce médicament est approuvé en Europe et est en attente d'approbation au Canada.

dabigatran (Pradaxa^{MD}), visent directement la cascade de coagulation. Ainsi, la thrombine inactive n'est plus en mesure de convertir le fibrinogène en fibrine, diminuant par le fait même la formation du thrombus.

Le risque hémorragique demeure une préoccupation majeure pour tous les anticoagulants. Les facteurs associés à des complications hémorragiques sont principalement le sexe féminin, l'âge, un faible poids corporel et l'insuffisance rénale. Ces facteurs diminuent le volume de distribution ou la clairance de la créatinine, ce qui est susceptible d'augmenter les niveaux plasmatiques pour une même dose administrée. Le risque de saignement augmente en présence de deux des trois facteurs suivants : âge ≥ 80 ans, poids ≤ 60 kg et créatinémie ≥ 133 μmol/L. Le tableau 5.9 différencie les AOD indiqués pour la FA non valvulaire, tandis que la figure 5.12 suggère un choix d'anticoagulants par voie orale. D'autres facteurs hémorragiques sont aussi à considérer (*voir l'encadré 5.10*).

Recommandations cliniques Le rapport international normalisé (RIN) n'est pas utile pour mesurer l'effet anticoagulant des AOD. Avant d'amorcer un traitement, il faut vérifier tous les médicaments concomitants et les interactions médicamenteuses potentielles qui pourraient affecter la concentration du médicament.

Lors de la prescription des AOD, on recommande une évaluation de la fonction rénale du patient (mesure du débit de filtration glomérulaire, ou DFG) par la formule de Cockroft et Gault (*voir le chapitre 10*), mais aussi lors de la mise sous traitement et lors du suivi, qui a lieu au minimum une fois par an et plus fréquemment en cas d'insuffisance rénale modérée.

Il est possible de prendre une dose oubliée jusqu'à 6 heures après l'heure habituelle. Passé ce délai, il faut s'abstenir de prendre la dose oubliée, mais prendre la dose suivante à l'heure prévue (Taillon, 2014).

Tableau 5.9 Anticoagulants oraux directs et fibrillation auriculaire non valvulaire

	Apixaban (Eliquis^{MD})	Dabigatran (Pradaxa^{MD})	Edoxaban (Lixiana^{MD})	Rivaroxaban (Xarelto^{MD})
Pic d'effet	3 à 4 h	1 à 3 h	1 à 2 h	2 à 4 h
Demi-vie	8 à 15 h	12 à 17 h	5 à 11 h	5 à 9 h
Élimination	• Fécale (50%) • Rénale (27%)	Rénale (85%)	Rénale (35%)	• Hépatique (67%) • Rénale (33%)
Métabolisme	Hépatique	Hépatique (très faible)	Hépatique	Hépatique
Contre-indication	Clairance de la créatinine (ClCr) <15 ml/min	Clairance de la créatinine (ClCr) < 30 ml/min	—	—
Absorption	Intestinale	P-glycoprotéine[b]	Intestinale	Intestinale (affectée par la nourriture : prendre avec le repas du soir)
Posologie	• 5 mg deux fois par jour • 2,5 mg deux fois par jour	• 150 mg deux fois par jour • 110 mg deux fois par jour	60 mg par jour	• 20 mg par jour • 15 mg si clairance de la créatinine (ClCr) de 30 à 49 ml/min
Site d'action	Facteur Xa	Facteur IIa (thrombine)	Facteur Xa	Facteur Xa
Antidote	Andexanet-alpha[a] (AmdexYa^{MD}, Portola^{MD})	Praxbind^{MD} (idarucizumab[c])	Andexanet-alpha[a] (AmdexYa^{MD}, Portola^{MD})	Andexanet-alpha[a] (AmdexYa^{MD}, Portola^{MD})
Mesure de l'effet anticoagulant	Taux de prothrombine (TP)	Temps de céphaline active (TCA)	Taux de prothrombine (TP)	Taux de prothrombine (TP)

[a] Connolly, S.J. et collab. (2016). Andexanet alfa for acute major bleeding associated with factor Xa inhibitors. *The New England Journal of Medicine, 375*(12), p. 1131-1141. doi: 10.1056/NEJMoa1607887

[b] La P-glycoprotéine (P-gp) est un transporteur qui se trouve dans de nombreux organes. Celle des systèmes entérique, rénal et hépatique est la plus adaptée pour la pharmacocinétique des AOD. Des inhibiteurs et des inducteurs de la P-gp peuvent diminuer l'efficacité des médicaments.

[c] Il s'agit d'un fragment d'anticorps humanisé qui se lie de manière spécifique aux seules molécules de Pradaxa, neutralisant leur effet anticoagulant sans interférer avec la cascade de coagulation. Ses indications sont une intervention chirurgicale d'urgence et une hémorragie non contrôlée ou menaçant le pronostic vital. Voir à ce sujet Bargoin, V. (2016a). Dabigatran antidoté en conditions réelles : efficacité confirmée dans REVERSE-AD. *Medscape*. Repéré à http://francais.medscape.com/voirarticle/3602834

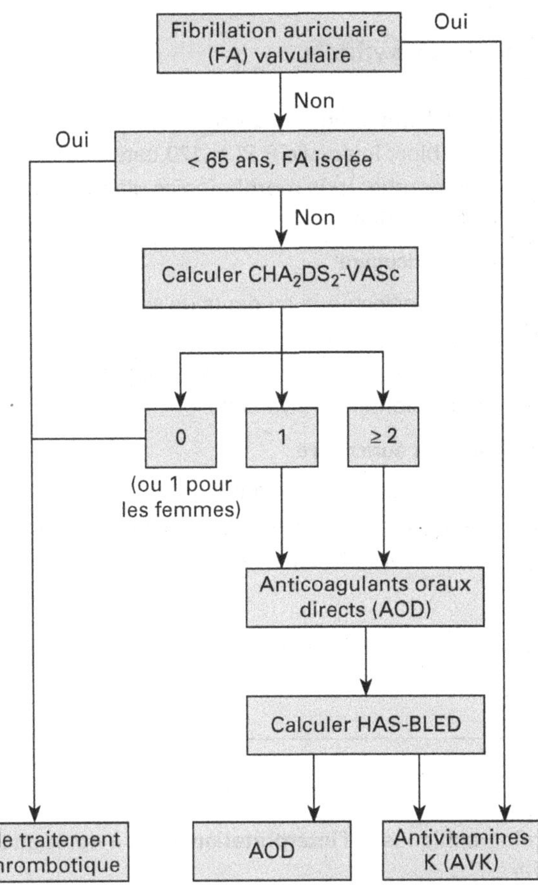

Figure 5.12 Fibrillation auriculaire et anticoagulothérapie

Source: Traduit et adapté de Camm, A.J. et collab. (2012). 2012 focused update of the ESC Guidelines for the management of atrial fibrillation: An update of the 2010 ESC Guidelines for the management of atrial fibrillation. Developed with the special contribution of the European Heart Rhythm Association. *European Heart Journal, 33*(21), p. 2729. doi: 10.1093/eurheartj/ehs253

5.4.7 Surveillance clinique

Toute fréquence ventriculaire irrégulière en l'absence de rythme sinusal devrait évoquer la fibrillation auriculaire. La surveillance clinique comprend la réponse ventriculaire sur le tracé ECG, la réponse au traitement et la tolérance hémodynamique. Cette dernière varie selon la fréquence ventriculaire et l'état fonctionnel du cœur. Une baisse du débit cardiaque, en relation avec une réponse ventriculaire trop rapide ou avec un bloc AV, peut être une cause de décompensation (*voir le chapitre 4*).

Dans un registre international incluant 10 000 individus atteints de fibrillation auriculaire en provenance de 26 nations, il est rapporté que 40 % présentaient une FA non contrôlée, c'est-à-dire que la fréquence cardiaque de repos était supérieure à 80 batt./min ou que le rythme n'était pas sinusal. Environ 77 % de cette clientèle avait au moins une comorbidité, une maladie coronarienne, une maladie cérébrovasculaire ou une maladie valvulaire. Enfin, 30 % d'entre eux avaient été hospitalisés pour un événement cardiovasculaire grave dans les 12 derniers mois, par exemple pour une insuffisance cardiaque décompensée, un syndrome coronarien aigu ou un accident vasculaire cérébral (Le Heuzey, 2011).

La grande majorité de la clientèle restait symptomatique malgré les traitements médicaux modernes, c'est-à-dire 56 % chez ceux qui avaient une fibrillation auriculaire considérée comme contrôlée, et 68 % chez ceux qui avaient une fibrillation auriculaire considérée comme non contrôlée (Le Heuzey, 2011).

Encadré 5.10 Surveillance des facteurs hémorragiques

Signes visibles associés au saignement

- Hématomes
- Hématurie
- Menstruations anormalement abondantes
- Présence de sang rouge dans les selles ou selles noires
- Saignement des gencives, du nez ou yeux rouges
- Saignement qui perdure
- Vomissements ou crachats sanglants

Signes invisibles évocateurs d'un saignement

- Céphalée non soulagée par un traitement
- Fatigue inhabituelle, dyspnée anormale
- Malaise inexpliqué
- Pâleur inhabituelle

Source: Agence nationale de sécurité du médicament et des produits de santé (ANSM), Comité d'éducation sanitaire et sociale de la pharmacie française (Cespharm) et Fédération Française de Cardiologie (FFC). (2013). *Vous et votre traitement anticoagulant par AVK (antivitamine K). Carnet d'information et de suivi du traitement.* Repéré à http://ansm.sante.fr/var/ansm_site/storage/original/application/08415377cc531f333b3791c50ac722c6.pdf

La fréquence est un indice précieux pour repérer l'origine d'une arythmie.

Extrasystole auriculaire

- Complexe prématuré
- Onde P'
  - visible
  - cache ou déforme l'onde T du complexe précédent
- QRS identique, absent ou CVA
- P'R différent du PR sinusal
- Pause non compensatrice

Tachycardie auriculaire

- Fréquence auriculaire régulière et rapide: de 120 à 250 batt./min
- Ondes P' différentes des ondes P sinusales
- P'R différent du PR sinusal
- TAP: début et fin brusques
- Avec bloc: intervalle P'P' > 120 batt./min
- Polymorphe: trois morphologies différentes de P' avec P'R multiples

Flutter auriculaire

- Ligne isoélectrique en dents de scie
- Ondes F régulières
- Fréquence auriculaire: ± 300 batt./min
- Conduction fixe ou variable

Fibrillation auriculaire

- Ligne isoélectrique ondulée
- Complexes QRS «irrégulièrement irréguliers»
- Réponse ventriculaire variable

Autoévaluation 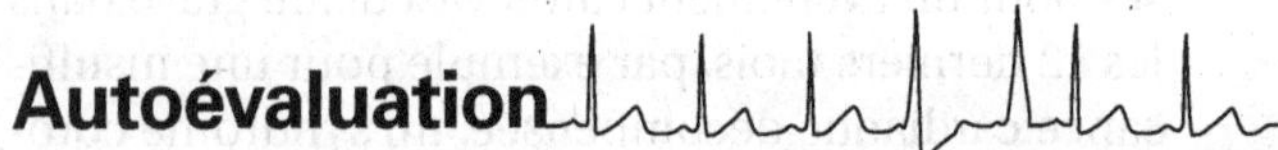

Pour chacun des tracés 1 à 15, préciser les critères électrocardiographiques et l'interprétation. Il est à noter que les F.C. sont calculées au compas selon la «méthode des 300».

Tracé 1 (enregistrement non simultané)

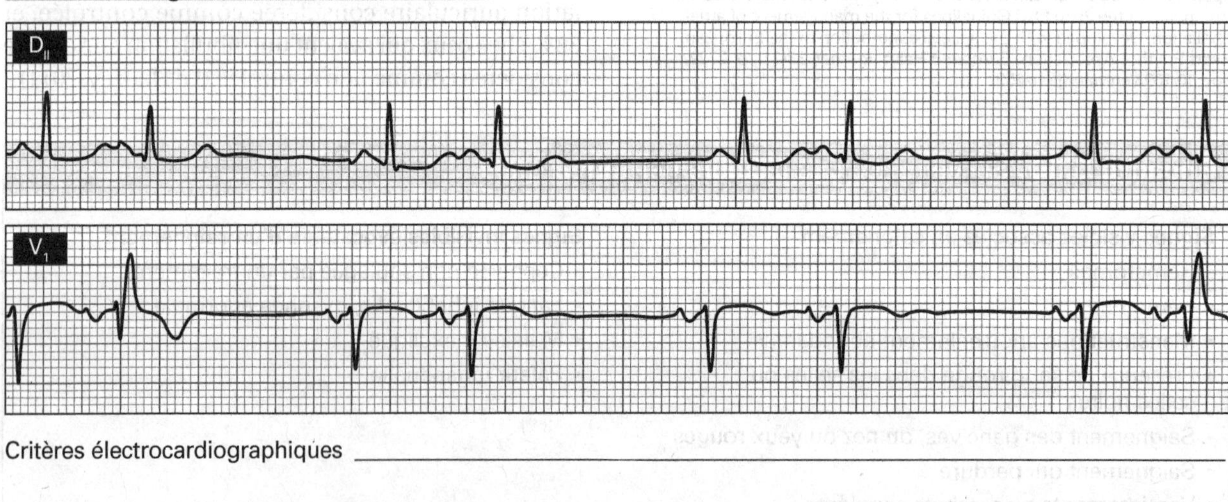

Critères électrocardiographiques _______________________________

____

Interprétation _______________________________

____

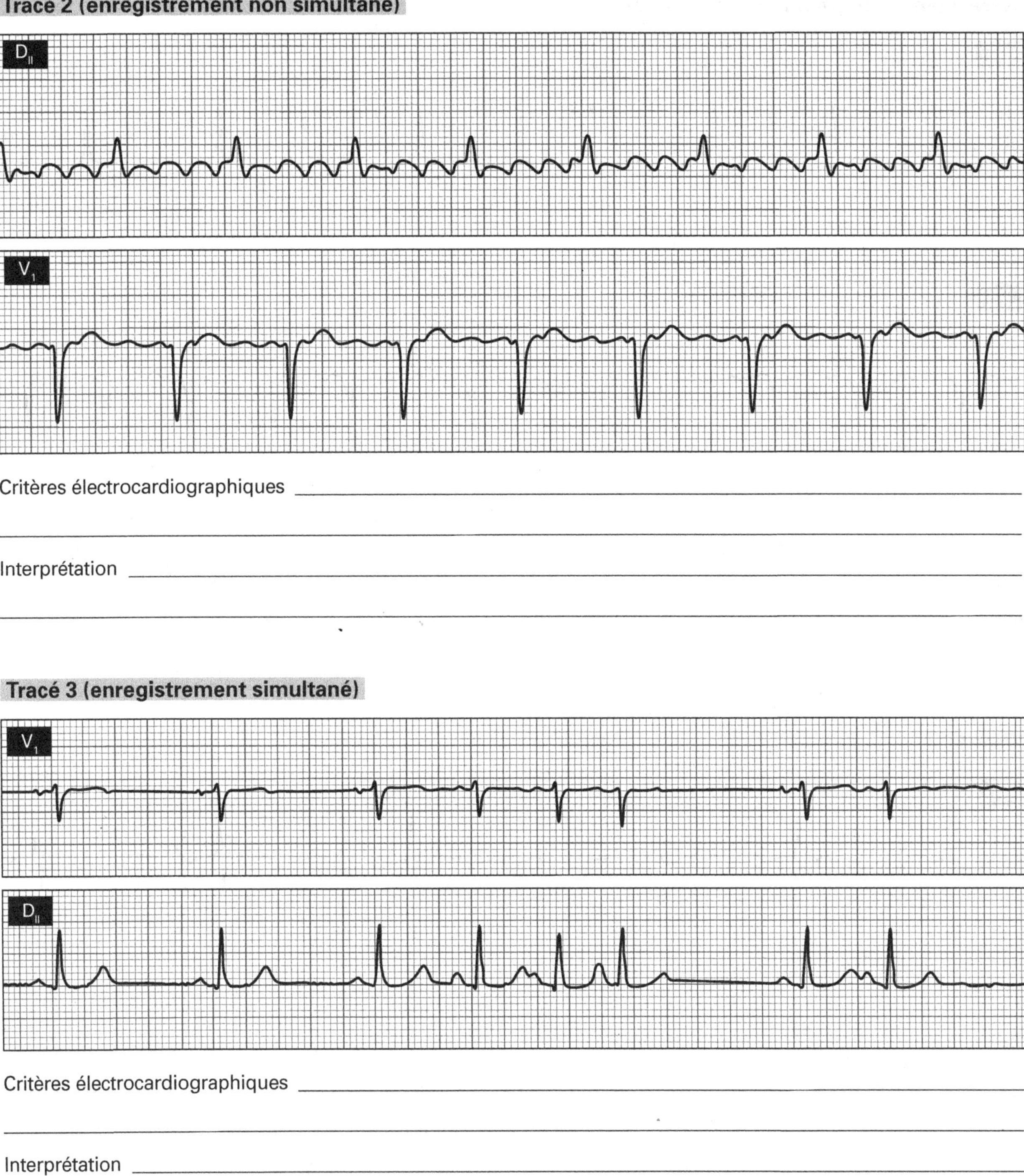

Critères électrocardiographiques ____

____

Interprétation ____

____

Tracé 3 (enregistrement simultané)

Critères électrocardiographiques ____

____

Interprétation ____

____

Tracé 4 (enregistrement non simultané)

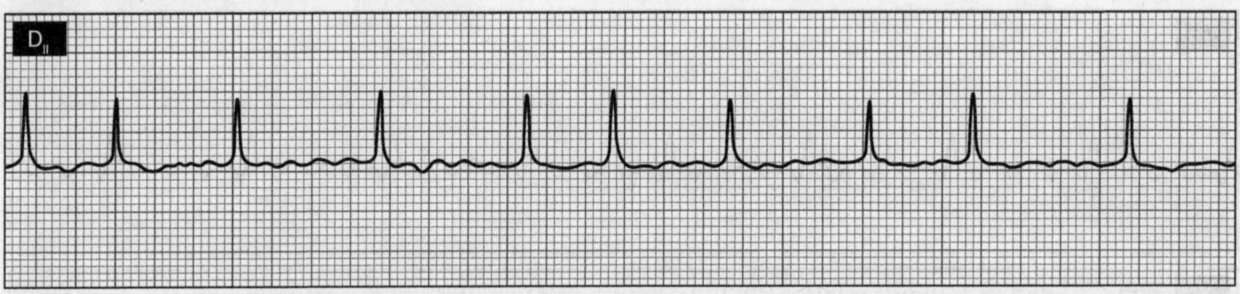

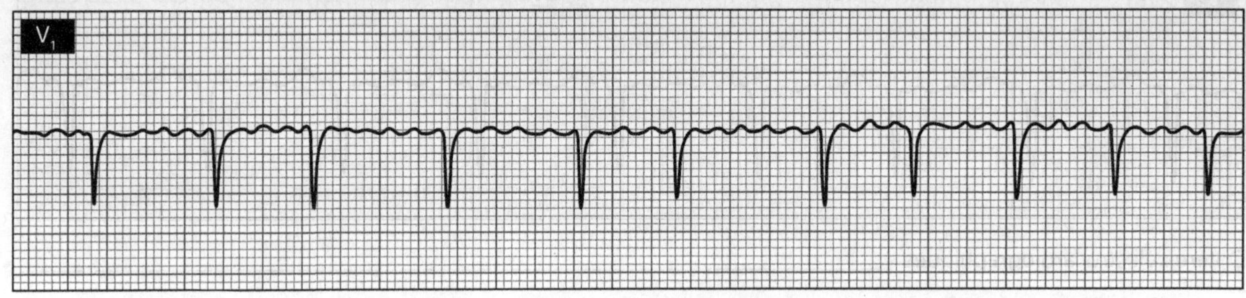

Critères électrocardiographiques ____

____

Interprétation ____

____

Tracé 5

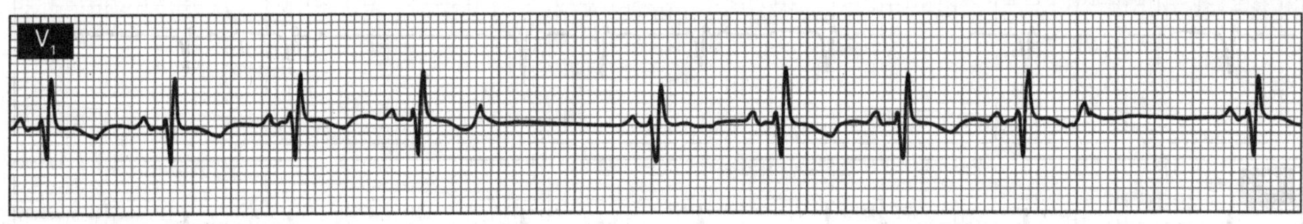

Critères électrocardiographiques ____

____

Interprétation ____

____

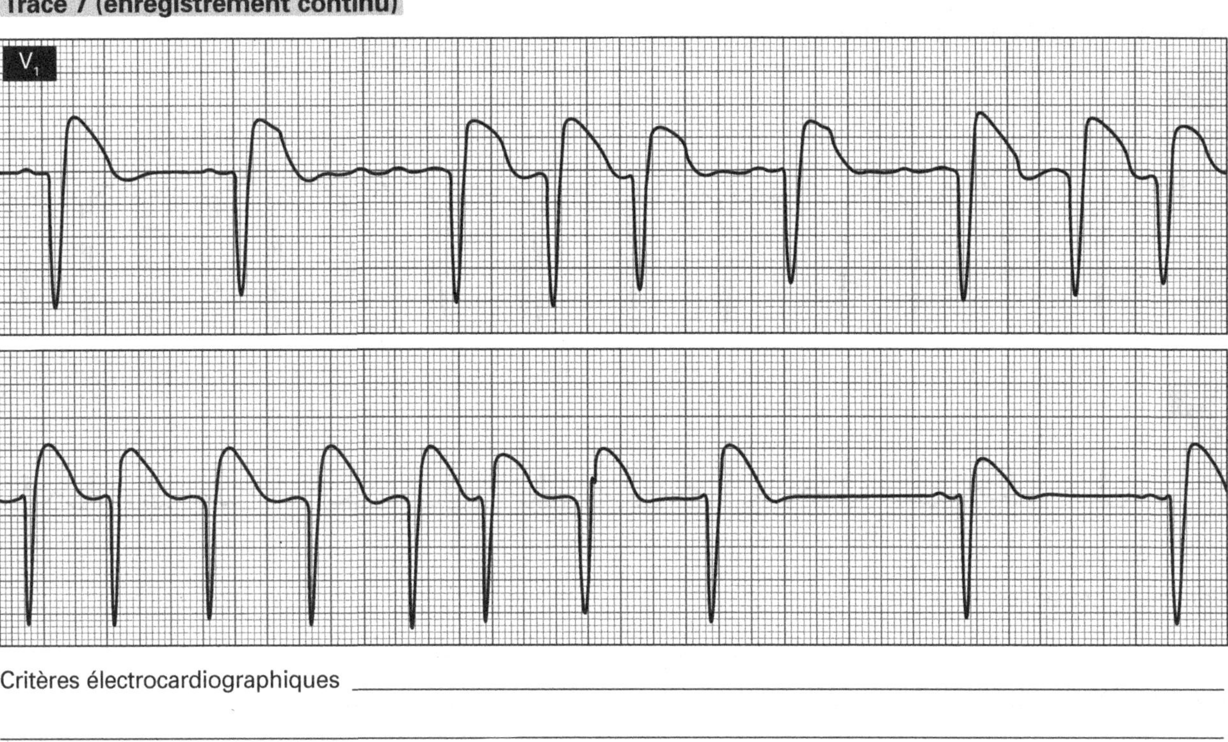

Critères électrocardiographiques ____

____

Interprétation ____

____

Tracé 7 (enregistrement continu)

Critères électrocardiographiques ____

____

Interprétation ____

____

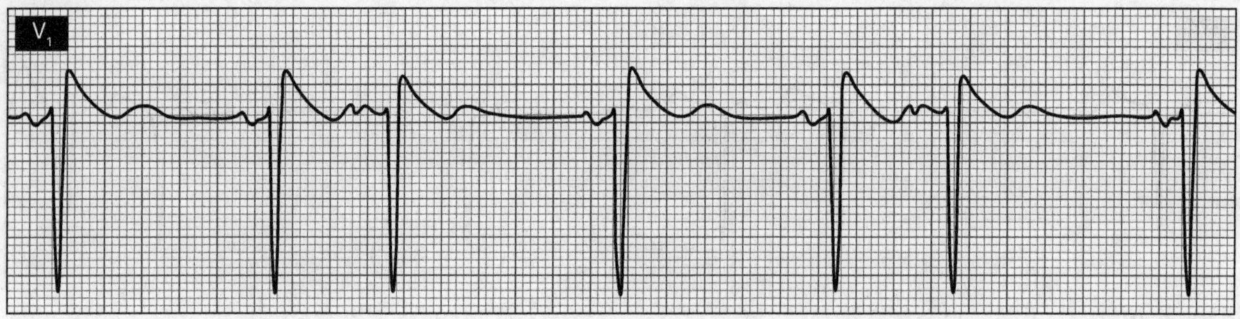

Critères électrocardiographiques _______________________________________

____

Interprétation ____

____

Tracé 9 (enregistrement simultané)

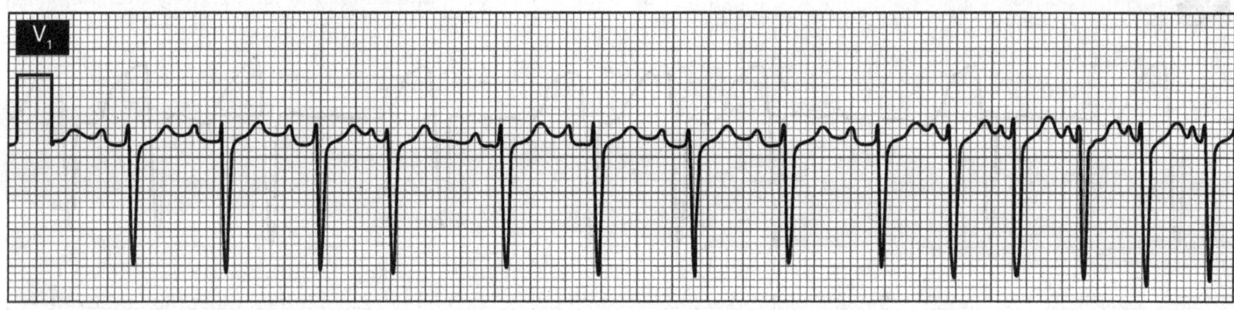

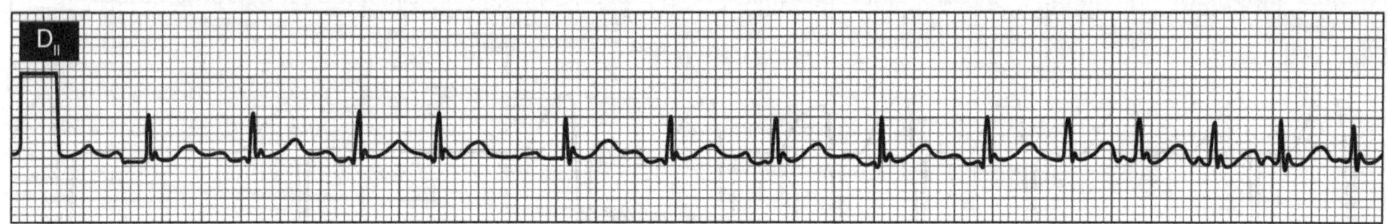

Critères électrocardiographiques _______________________________________

____

Interprétation ____

____

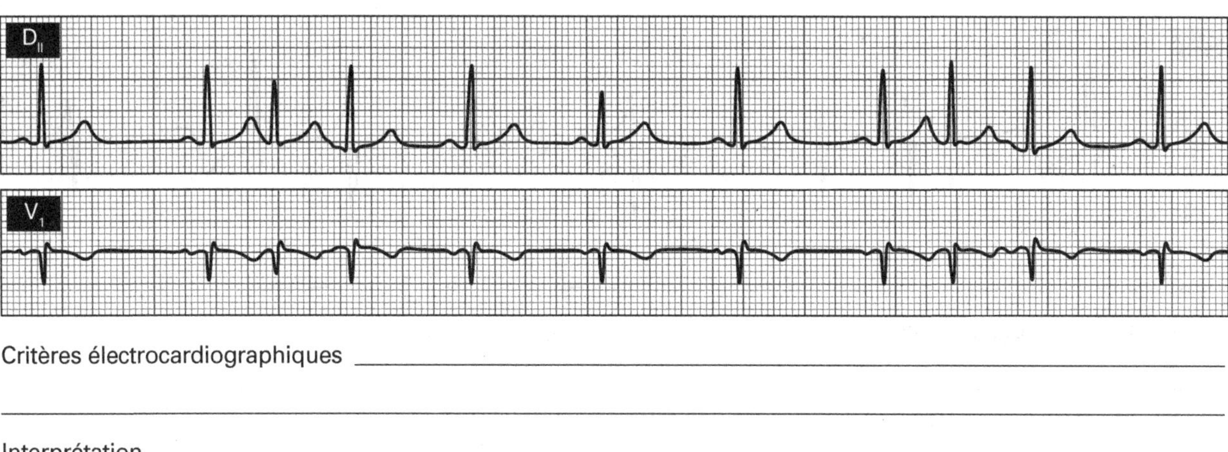

Critères électrocardiographiques ____

____

Interprétation ____

____

Tracé 11

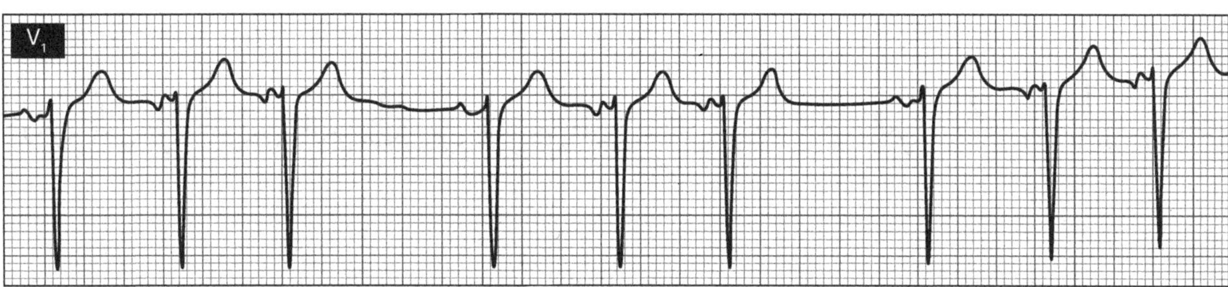

Critères électrocardiographiques ____

____

Interprétation ____

____

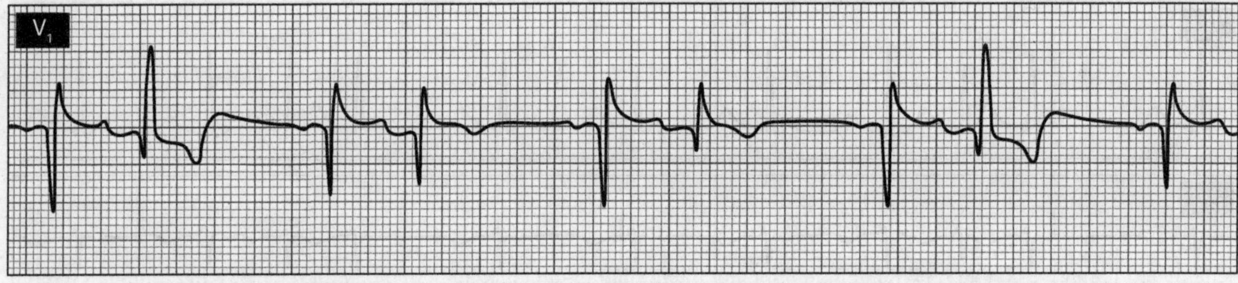

Critères électrocardiographiques ____

____

Interprétation ____

____

Tracé 13 (enregistrement non simultané)

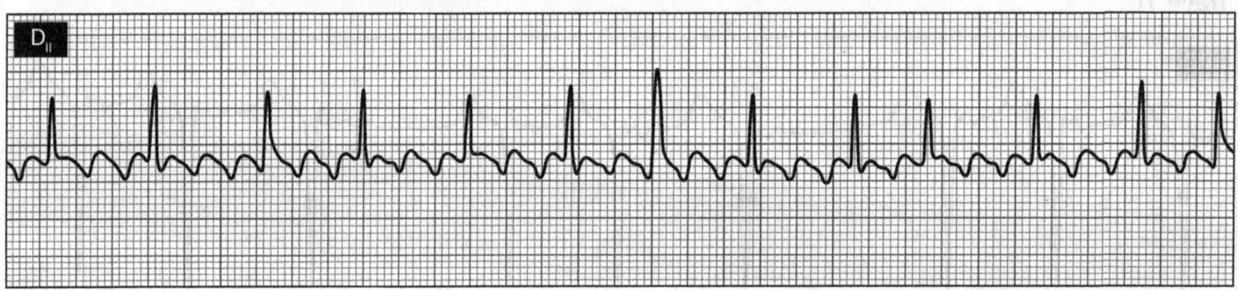

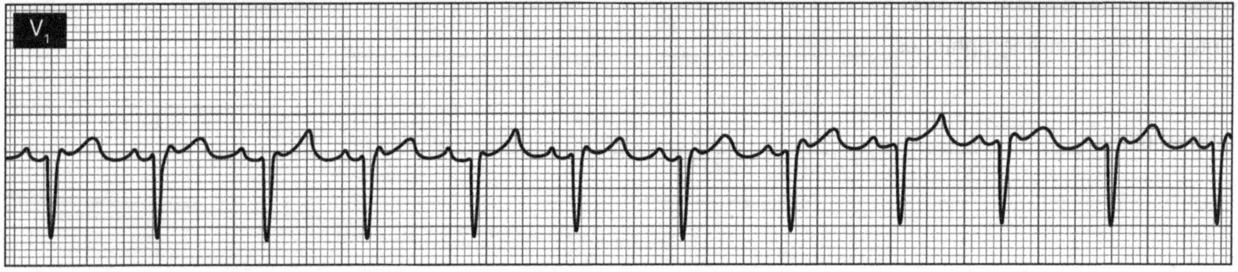

Critères électrocardiographiques ____

____

Interprétation ____

____

Tracé 14

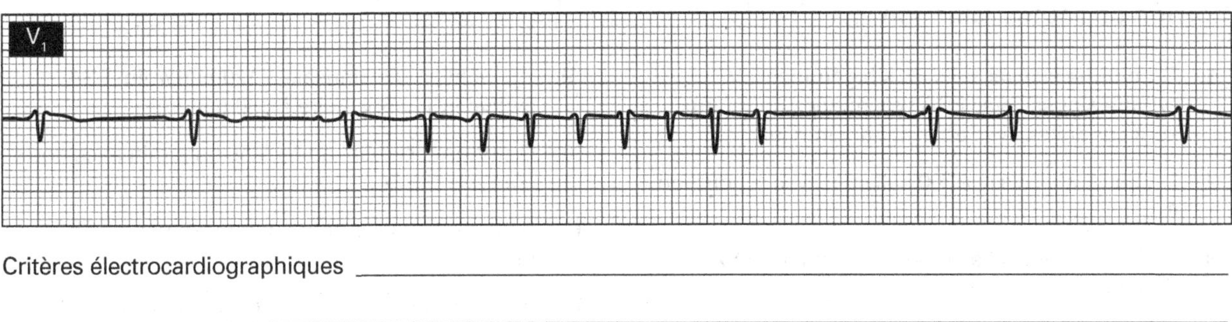

Critères électrocardiographiques ____

____

Interprétation ____

____

Tracé 15 (enregistrement simultané)

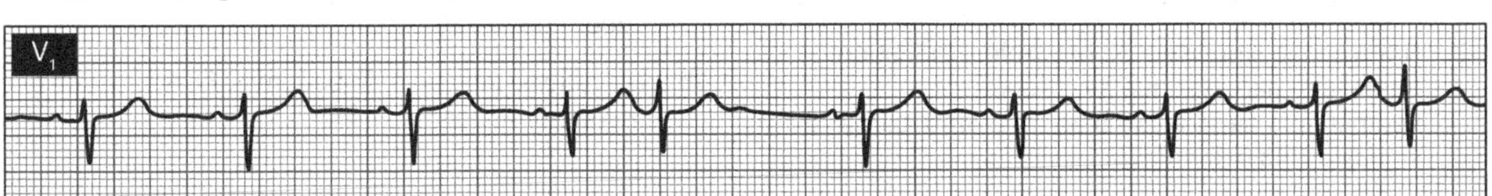

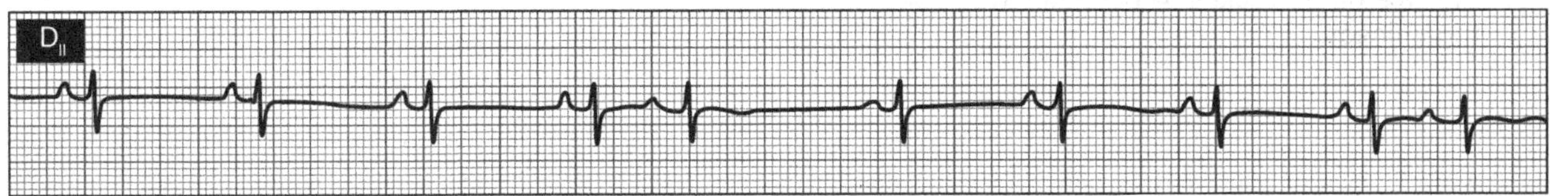

Critères électrocardiographiques ____

____

Interprétation ____

____

1. D_{II}: rythme sinusal avec ESA bigéminées. V_1: rythme sinusal avec ESA bigéminées dont deux sont conduites avec aberration ventriculaire.

2. D_{II}: flutter auriculaire à 300 batt./min avec conduction 4:1.

3. D_{II}: rythme sinusal à 60 batt./min, quatre ESA, dont une salve.

4. Fibrillation auriculaire avec réponse ventriculaire de 75 à 130 batt./min (D_{II}) ou de 80 à 130 batt./min (V_1).

5. Rythme sinusal à 95 batt./min. BBD complet. ESA bloquées quintagéminées.

6. Rythme sinusal avec ESA bigéminées, parfois bloquées ou avec conduction ventriculaire aberrante.

7. Bradycardie sinusale à 52 batt./min. Fibrillation auriculaire paroxystique avec réponse ventriculaire de 56 à 130 batt./min. Bradycardie sinusale > 43 batt./min.

8. Bradycardie sinusale à 54 batt./min avec ESA trigéminées.

9. V_1: tachycardie sinusale à 120 batt./min, ESA, tachycardie auriculaire à 180 batt./min.

10. D_{II}: rythme sinusal de 58 à 66 batt./min avec deux couplets d'ESA.

11. Rythme sinusal entrecoupé de couplets d'ESA bigéminées.

12. Rythme sinusal entrecoupé d'ESA bigéminées conduites ou avec conduction ventriculaire aberrante.

13. D_{II}: flutter auriculaire à 270 batt./min avec conduction 3:1 et 2:1. V_1: conduction 3:1.

14. Rythme sinusal à 69 batt./min, tachycardie supraventriculaire paroxystique ou non soutenue supérieure à 210 batt./min.

15. D_{II}: rythme sinusal à 66 batt./min, ESA quintagéminées.

CHAPITRE 6

Les anomalies de la jonction auriculoventriculaire

PLAN

OBJECTIFS

- Définir l'expression «jonction auriculoventriculaire».

- Établir la différence fondamentale entre les blocs auriculoventriculaires des 1er, 2e et 3e degrés.

- Mémoriser les critères électrocardiographiques pour chacun des blocs auriculoventriculaires.

- Expliquer le mécanisme de la dissociation auriculoventriculaire dans un bloc auriculoventriculaire du 3e degré.

- Appliquer la théorie des «P bloquées».

- Différencier, sur le plan électrique, l'asystolie ventriculaire, l'asystolie complète et l'activité électrique sans pouls.

- Différencier le bloc de la branche droite du bloc de la branche gauche du faisceau de His.

- Expliquer la gravité des blocs des branches droite et gauche du faisceau de His.

- Associer les symptômes et les signes cliniques aux arythmies.

- Résumer l'encadrement thérapeutique, incluant les algorithmes thérapeutiques et la surveillance clinique, pour chacune des anomalies de la jonction auriculoventriculaire.

- Mémoriser l'algorithme de la bradycardie.

6.1 Généralités

6.1.1 Conduction

La propagation des impulsions se fait de proche en proche. Cette activité purement électrique est une propriété fondamentale du myocarde. Elle dépend de la charge du potentiel intracellulaire, puisque cette charge régit la vitesse de conduction. Plus le potentiel de repos est optimal, et donc fortement négatif, plus la vitesse de conduction et la réponse à la stimulation électrique seront rapides. Il existe deux types de populations cellulaires. Les fibres à conduction lente, ou à courant calcique, sont situées dans le nœud sinusal et le nœud auriculoventriculaire, où le potentiel de repos est faiblement négatif (−50 à −60 mV) (*voir la figure 6.1*). Les fibres à conduction rapide, ou à courant sodique, se trouvent dans les oreillettes, le réseau de His-Purkinje et les ventricules (*voir la figure 6.2*). Elles conduisent rapidement, car le potentiel de repos est fortement négatif (−90 à −95 mV).

6.1.2 Jonction auriculoventriculaire

La jonction auriculoventriculaire est la région du cœur qui fait la connexion électrique entre les oreillettes et les ventricules. Cette voie de passage de l'influx est représentée par le nœud auriculoventriculaire, le tronc du faisceau de His et les branches de ce faisceau.

La jonction a pour fonctions de conduire les impulsions électriques, de contrôler la vitesse de conduction de ces impulsions et de déclencher une impulsion électrique, par l'intermédiaire du faisceau de His, lorsqu'une impulsion supraventriculaire n'est pas conduite.

6.2 Blocs de la jonction auriculoventriculaire

L'entrave à la conduction électrique intracardiaque, appelée bloc, découle principalement d'un désordre hormonal, d'une agression toxique, d'une lésion anatomique ou encore d'une affection cardiaque. Selon l'étage où la conduction est entravée, il faut distinguer les blocs sinoauriculaires (*voir le chapitre 4*), les blocs auriculoventriculaires (AV) et les blocs intraventriculaires.

6.2.1 Nomenclature

Les blocs AV sont classifiés selon la nature des lésions, le siège et l'étiologie, le mécanisme ainsi que le degré des blocs.

Selon la nature des lésions

La dégénérescence fibreuse des voies de conduction engendre les blocs chroniques et peut toucher toutes les voies nodohissiennes ainsi que les branches. Les lésions inflammatoires (d'origine rhumatismale ou virale) entraînent des blocs régressifs, surtout dans le nœud AV. Les lésions ischémiques (d'origine coronarienne) causent des blocs souvent aigus et régressifs qui touchent le tronc et les branches du faisceau

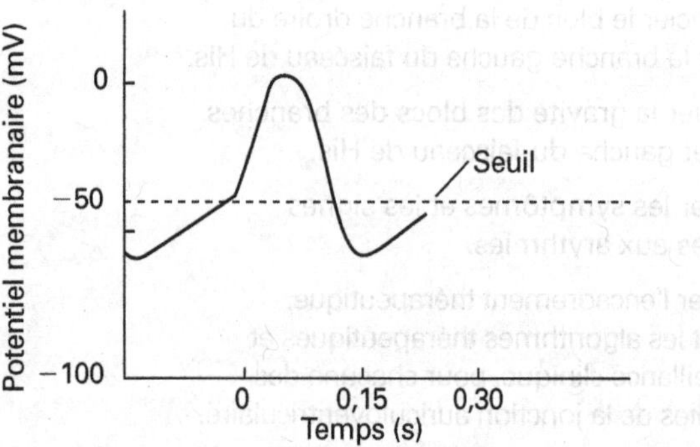

Figure 6.1   **Potentiel d'action d'une fibre à conduction lente**

Source: Vander, A.J., Sherman, J.H. et Luciano, D.S. (2004). *Physiologie humaine: les mécanismes du fonctionnement de l'organisme* (4ᵉ éd.). Montréal, Québec: Chenelière McGraw-Hill.

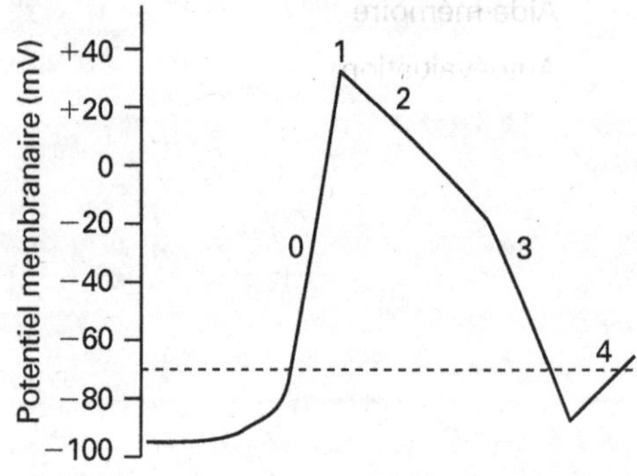

Figure 6.2   **Potentiel d'action d'une fibre à conduction rapide**

de His. Certains médicaments (p. ex., l'adénosine, l'amiodarone, les bêtabloquants, les bloquants calciques et les digitaliques) accentuent le «coup de frein» du nœud AV, ce qui explique le caractère passager du trouble de conduction.

Selon le siège et l'étiologie

La classification des blocs AV selon le siège et l'étiologie est résumée dans le tableau 6.1.

Le bloc du nœud AV est souvent induit par un agent pharmacologique ou produit par une augmentation de l'activité parasympathique ou vagotonique (dont les nœuds sinusal et AV sont richement innervés) ; il s'agit du système cardio-inhibiteur ralentissant la conduction. Le bloc progresse graduellement du 1er au 3e degré et, dans la majorité des cas, il est réversible.

Le bloc dans le faisceau de His ou dans ses branches est en général irréversible, car les centres d'automatisme sont lents et moins fiables dans les branches distales. Souvent, ce bloc progresse subitement d'une «conduction sans bloc» au bloc AV du 3e degré.

Selon le mécanisme

Un bloc AV est considéré comme étant fonctionnel (électrophysiologique) dans la mesure où le nœud AV protège les ventricules d'une fibrillation ventriculaire lorsque certaines arythmies d'origine auriculaire ont des fréquences cardiaques anormalement élevées. Le flutter auriculaire avec conduction 2:1 et la fibrillation auriculaire constituent des exemples de blocs AV électrophysiologiques.

Les blocs AV pathologiques sont classés selon le siège du trouble de la conduction. Les blocs des 1er, 2e et 3e degrés sont situés dans les voies auriculoventriculaires (nœud AV-His) ; les blocs droit et gauche sont localisés dans les branches du faisceau de His.

Le mécanisme capable d'induire un bloc est lié à la phase réfractaire. Il faut cependant ajouter que lorsqu'il y a accélération de la fréquence, la phase réfractaire se raccourcit ; cela prévient des phénomènes de bloc. L'extrasystole auriculaire bloquée et la conduction ventriculaire aberrante sont des exemples de blocs transitoires, car l'impulsion, dans ces cas, est prématurée et rencontre des voies de conduction encore réfractaires. Par ailleurs, les lésions anatomiques peuvent entraîner des lésions définitives ; c'est le cas lors d'une fibrose entraînant une dégénérescence cellulaire ou lors de la destruction directe d'une partie du tissu nodal au cours d'une chirurgie cardiaque.

Selon le degré des blocs

Sur le plan électrocardiographique, les blocs pathologiques de la jonction AV sont classifiés selon le degré de ralentissement ou d'arrêt de la propagation de l'influx électrique en blocs incomplets ou complets (*voir le tableau 6.2*). Il est à noter que l'intervalle PR reflète fidèlement la conduction AV ; c'est l'indice qui permet de différencier les blocs AV.

Tableau 6.2   **Degrés de ralentissement des blocs pathologiques de la jonction auriculoventriculaire**

Blocs	Degrés de ralentissement
Blocs AV incomplets	• Bloc AV du 1er degré • Bloc AV du 2e degré de type I et de type II • Bloc AV de haut degré
Blocs AV complets	• Bloc AV du 3e degré • Asystolie ventriculaire
Blocs intraventriculaires	• Bloc de la branche droite • Bloc de la branche gauche

Tableau 6.1   **Classification des blocs de la jonction auriculoventriculaire en fonction du siège et de l'étiologie**

Site du bloc	Site du rythme d'échappement	Étiologie				
		Vagal	DIG[a]	IMI[a]	IMA[a]	Fibrose
Nœud AV	Faisceau de His	Oui	Oui	Oui	Non	Oui
Faisceau de His	Réseau de Purkinje	Non	Non	Non	Non	Oui
Branches	Réseau de Purkinje	Non	Non	Non	Oui	Oui

[a] DIG: digitale ; IMI: infarctus myocardique inférieur ; IMA: infarctus myocardique antérieur.

6.2.2 Étiologie des blocs auriculoventriculaires

L'étiologie des blocs aigus et des blocs AV récurrents ou chroniques est présentée dans le tableau 6.3.

6.3 Bloc auriculoventriculaire du 1er degré

Le bloc AV du 1er degré est caractérisé par un simple retard de la conduction auriculoventriculaire. Son incidence est de 16 à 21 % à la phase aiguë d'un syndrome coronarien (Surawicz et Knilans, 2008).

6.3.1 Mécanisme électrophysiologique

La conduction est ralentie en raison d'une prolongation de la période réfractaire relative du nœud AV. Le bloc siège à la partie moyenne du nœud AV (*voir les figures 6.3 et 6.4*).

6.3.2 Critères électrocardiographiques

L'intervalle PR est constant et supérieur à 0,20 s, et il est rarement plus long que 0,60 s (il se situe fréquemment entre 0,20 et 0,40 s). Le rythme de base

Figure 6.3   **Correspondance électromécanique – bloc auriculoventriculaire du 1er degré**

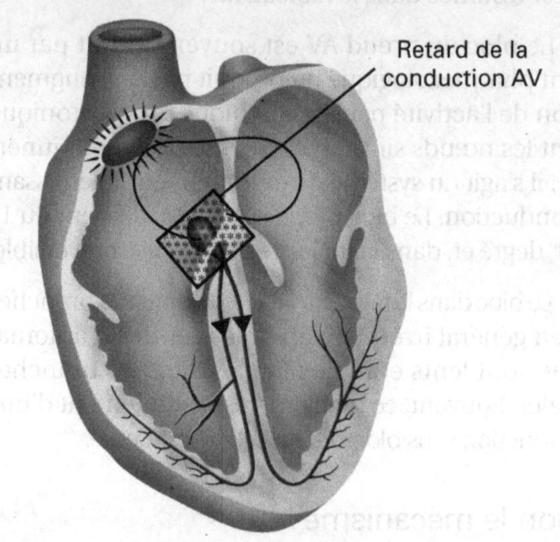

Tableau 6.3   **Étiologie des blocs auriculoventriculaires aigus et des blocs auriculoventriculaires récurrents ou chroniques**

Blocs AV aigus	Blocs AV récurrents ou chroniques

• Chirurgie cardiaque: bloc réversible pour les deux tiers des cas vers le neuvième jour postopératoire
• Hypertonie vagale (manœuvre de Valsalva, massage du sinus carotidien)
• Maladies cardiaques
  – Angine de Prinzmetal
  – Endocardite bactérienne
  – Myocardite (rhumatismale, virale, bactérienne)
  – Syndrome coronarien aigu
• Réactions médicamenteuses
  – Antiarythmiques (classes Ia, Ic, II, III et IV)
  – Antidépresseurs tricycliques
  – Digitale (cause fréquente)
  – Phénothiazines
• Déséquilibre électrolytique
  – Hyperkaliémie
• Traumatisme à la cage thoracique
	• Maladies cardiaques
	  – Bloc AV congénital intra-utérin (p. ex., une anomalie d'Ebstein, une transposition des gros vaisseaux)
	  – Bloc cardiaque chirurgical
	  – Cardiomyopathie[a]
	  – Destruction des branches droite et gauche[a]
	  – Maladie de Lenègre[a] (bloc de branche bilatéral idiopathique; cause la plus fréquente de bloc AV complet chronique)
	  – Maladie des artères coronaires
	  – Sténose aortique calcifiée
	• Déséquilibre hormonal
	  – Hypothyroïdie
	  – Myxœdème
	• Troubles du tissu de conduction
	  – Hémochromatose
	  – Sarcoïdose
	  – Sclérodermie

[a] Il s'agit des trois causes les plus fréquentes selon une étude de 100 autopsies (Surawicz et Knilans, 2008).

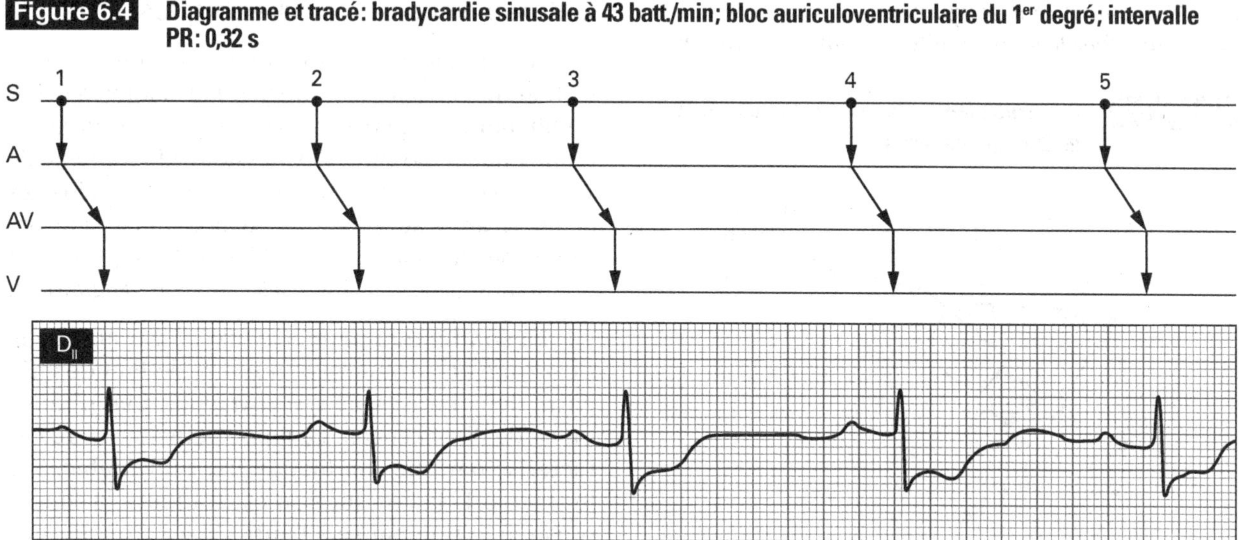

est sinusal, et le bloc siège au nœud AV dans sa partie moyenne : il s'agit d'un bloc incomplet avec peu de répercussions physiologiques.

Le retard de conduction varie en fonction de l'âge et de la fréquence. Le critère reconnu du BAV de 1er degré est un intervalle PR supérieur à 0,20 s. Il est cependant courant d'observer un intervalle PR compris entre 0,20 et 0,23 s non associé à une pathologie, par exemple dans le cas d'une condition athlétique particulière jumelée à une bradycardie sinusale sur cœur sain. Le PR oscille entre 0,20 et 0,30 s lors d'une maladie cardiaque et il peut atteindre 0,50 à 0,60 s. Deux intervalles PR différents sur un même tracé sont un indice que les voies de conduction lente et rapide du nœud AV peuvent être impliquées dans la conduction auriculoventriculaire. La tachycardie par réentrée nodale auriculoventriculaire est un exemple de ce type de conduction (*voir le chapitre 8*).

6.3.3 Signes cliniques et traitement

À l'auscultation, le bruit cardiaque B1 est plus faible. Le bloc AV du 1er degré est généralement asymptomatique et ne nécessite aucun traitement, sauf s'il est associé à une bradycardie sinusale symptomatique ; il devient alors chronodépendant. Dans un tel cas, la prise d'atropine peut être justifiée, ce qui accélère la fréquence cardiaque, normalise la conduction AV et rend le bloc AV réversible.

6.4 Bloc auriculoventriculaire du 2e degré

Le bloc AV du 2e degré est caractérisé par une interruption intermittente de la conduction AV. Son incidence est de 4 à 10 % lors d'un syndrome coronarien aigu (Surawicz et Knilans, 2008). Il en existe deux types. Le type I, ou type Mobitz I, représente 90 % des blocs du 2e degré. Il est habituellement transitoire, et sa durée n'excède pas 48 heures. L'infarctus inférieur, soit l'occlusion de la coronaire droite, est un facteur prédisposant. Le type II, ou type Mobitz II, représente 10 % des blocs du 2e degré. L'infarctus antérieur, soit l'occlusion de l'artère coronaire interventriculaire antérieure, peut entraîner ce type de bloc AV.

6.4.1 Type I

Mécanisme électrophysiologique

Le bloc est induit par un allongement de l'intervalle AH jusqu'à la survenue d'une impulsion bloquée au nœud AV (*voir la figure 6.5*). Il s'agit d'un bloc pathologique. Le bloc est partiel et proximal, c'est-à-dire au-dessus du faisceau de His, principalement dans les tissus dont la conduction est sous l'influence des canaux sodiques ou calciques. Dans la majorité des cas, le rythme de base est sinusal. Associé à un bloc de branche, ce bloc se situe près du nœud AV dans 70 % des cas, et dans la région infranodale pour les 30 % restants (*voir la figure 6.5*). Ce bloc peut aussi apparaître chez le jeune adulte au cours du sommeil.

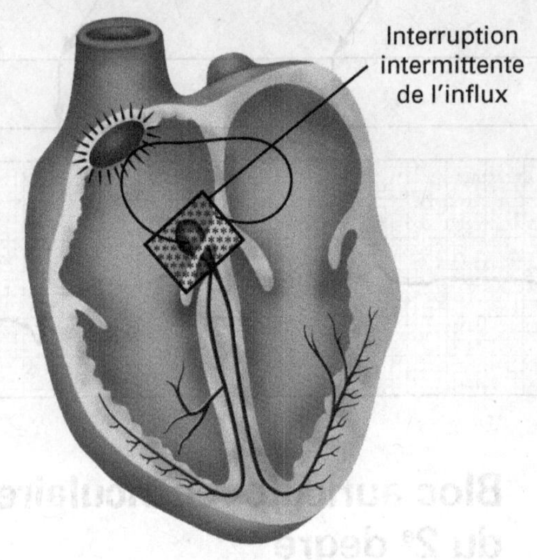

Figure 6.5 Correspondance électromécanique – BAV de 2ᵉ degré de type I

Critères électrocardiographiques

Les critères électrocardiographiques comprennent d'abord un allongement progressif de l'intervalle PR, ou phénomène de Wenckebach, jusqu'à la survenue d'une onde P bloquée. L'expression «phénomène de Wenckebach» est aussi utilisée dans certaines formes de tachycardie auriculaire et de bloc sinoauriculaire. L'intervalle RR, incluant les P bloquées, est plus court que la somme de deux intervalles RR (*voir la figure 6.6*).

La conduction peut être fixe ou variable : elle s'exprime en comptant le nombre de P et de QRS entre deux pauses, ce qui correspond au phénomène de Wenckebach. Le type I peut aussi être caractérisé par une conduction fixe ou variable. Sur le tracé 6.1, la conduction est toujours la même puisque, d'une pause à l'autre, il y a trois P pour deux QRS. Ce rapport de conduction s'écrit 3:2. Sur le tracé 6.2, les rapports de conduction sont de types 3:2, 2:1 et 4:3, et ils se calculent d'une pause à l'autre.

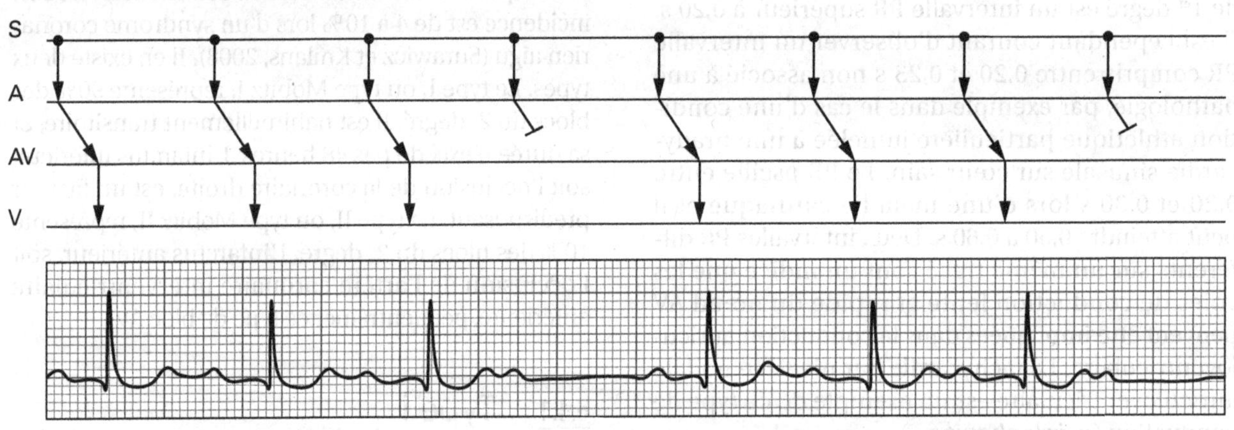

Figure 6.6 Diagramme et tracé : rythme sinusal à 80 batt./min ; bloc auriculoventriculaire du 2ᵉ degré de type I avec conduction 4:3

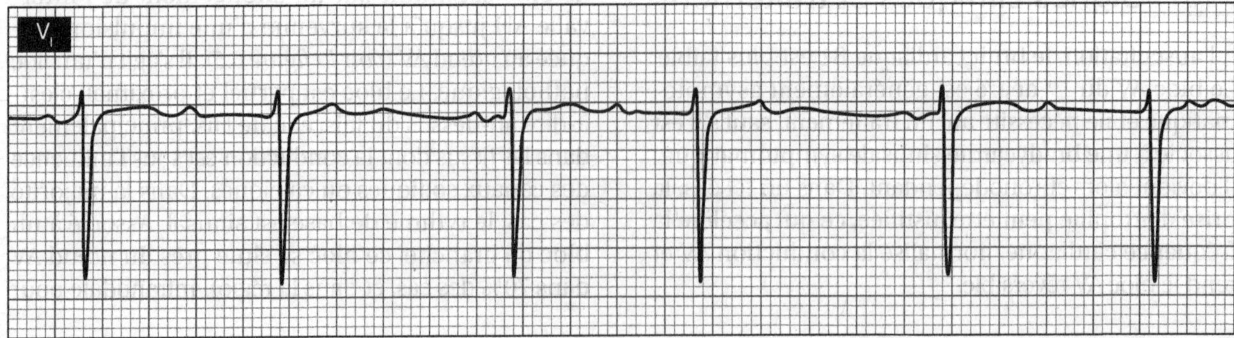

Tracé 6.1 Rythme sinusal à 100 batt./min ; bloc auriculoventriculaire du 2ᵉ degré de type I avec conduction 3:2

Tracé 6.2   **Tachycardie sinusale à 110 batt./min; bloc auriculoventriculaire du 2e degré de type I avec conduction 3:2, 2:1 et 4:3**

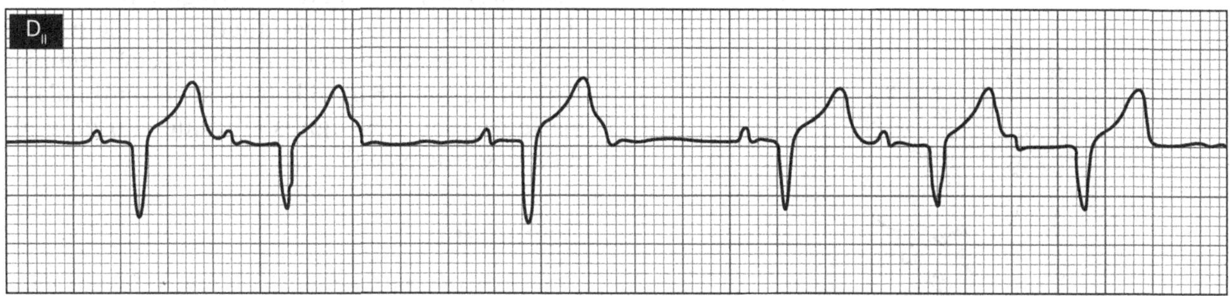

Il est à noter que sur les tracés, tous les premiers PR des séquences de Wenckebach sont identiques. De plus, en tenant compte de l'ensemble du tracé, les QRS ne sont pas équidistants ou réguliers entre eux.

Le bloc AV du 2e degré de type I est généralement associé à l'infarctus inférieur ou postéro-inférieur. Localisé au nœud AV, ce bloc est précoce, progressif, bien toléré, transitoire et récidivant (*voir le tableau 6.4*).

Signes cliniques

Des pulsations cardiaques légèrement irrégulières ainsi que des signes et des symptômes de la bradycardie, si le rythme sinusal est lent, sont les signes cliniques du bloc AV du 2e degré de type I.

Traitement

Généralement, le bloc AV de type I ne nécessite aucun traitement, sauf si le rythme sinusal de base est lent; dans ce cas, le traitement est celui de la bradycardie sinusale symptomatique (*voir le chapitre 4*). Une accélération de la fréquence cardiaque peut réduire l'intervalle PR et, dans certains cas, rétablir une conduction normale de type 1:1. Pour ce type de bloc, l'instauration du traitement de la bradycardie sinusale permet de confirmer une fréquence chronodépendante ou de poursuivre la recherche d'une étiologie différente. Dans certains cas, l'implantation d'un stimulateur cardiaque peut être une option thérapeutique.

Une étude (Coumbe et collab., 2013) avait pour but de faire le suivi pendant trois ans de 299 hommes ayant un bloc auriculoventriculaire (BAV) du 2e degré de type I. L'âge moyen des patients était de 75 ans, 59 % d'entre eux étaient affectés de maladie coronarienne, 44 % d'insuffisance cardiaque, 47 %

Tableau 6.4   **Caractéristiques électrocardiographiques selon le type de bloc du 2e degré**

Type de bloc	Siège du bloc	PR	QRS
Type I	Nœud AV	Long	Normal
Type II	Faisceau de His	Normal ou long	Normal
Type II	Branche	Normal ou long	Large

avaient besoin d'un cardiostimulateur et 17 personnes avaient l'indication de recevoir un défibrillateur implantable. Ces dispositifs ont été implantés aux patients selon les étiologies suivantes: une bradycardie symptomatique, un BAV de haut degré ou en prévention de la mort subite. À l'issue de cette étude, la mortalité a été réduite de 46 % chez les patients avec un cardiostimulateur ou un défibrillateur implantable comparativement à ceux qui n'en avaient pas.

Surveillance clinique

Il convient de noter toute transition vers un bloc plus important ou l'installation d'un rythme de base plus lent associé ou non à des symptômes ou à des arythmies dépendantes.

6.4.2   Type II

Mécanisme électrophysiologique

Le siège du bloc est distal au faisceau de His (environ 30 %) ou de ses branches. Ces structures obéissent à la loi du « tout ou rien » : elles laissent passer ou bloquent l'influx sinusal (*voir les figures 6.7 et 6.8*).

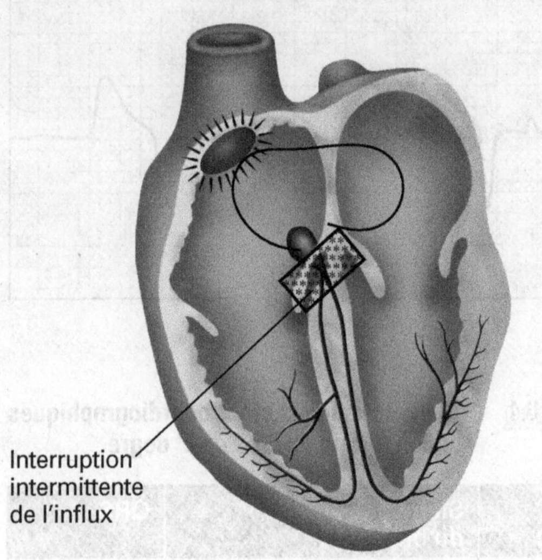

Critères électrocardiographiques

Les critères électrocardiographiques comprennent d'abord une onde P bloquée et un intervalle PR normal ou allongé, mais constant. La conduction AV est fixe ou variable. Elle correspond au calcul du nombre de P et de QRS entre deux pauses. La fréquence sinusale est plus élevée que la fréquence ventriculaire.

Signes cliniques

Des pulsations régulières ou irrégulières en relation avec le mode de conduction de même que des signes et des symptômes du bloc AV complet (*voir la section 6.6.3*), si la fréquence ventriculaire est lente, sont les signes cliniques du bloc AV du 2e degré de type II.

Traitement

L'observation, la médication et l'installation d'un cardiostimulateur transcutané ou endoveineux, temporaire ou permanent, sont les interventions thérapeutiques indiquées pour un bloc AV du 2e degré de type II. Toute fréquence ventriculaire lente et susceptible d'entraîner un syndrome de bas débit doit être considérée, et ce, indépendamment de son origine sinusale, auriculaire, auriculoventriculaire, jonctionnelle ou ventriculaire. À ce sujet, il convient de se référer à l'algorithme de la bradycardie présenté dans la figure 6.13

Surveillance clinique

La surveillance clinique comprend le rapport de toute transition vers un bloc AV de haut degré ou un bloc complet, l'observation des signes et des symptômes d'une baisse du débit cardiaque (*voir le tableau 4.1, à la page 60*) et la consignation de la réponse aux manœuvres thérapeutiques.

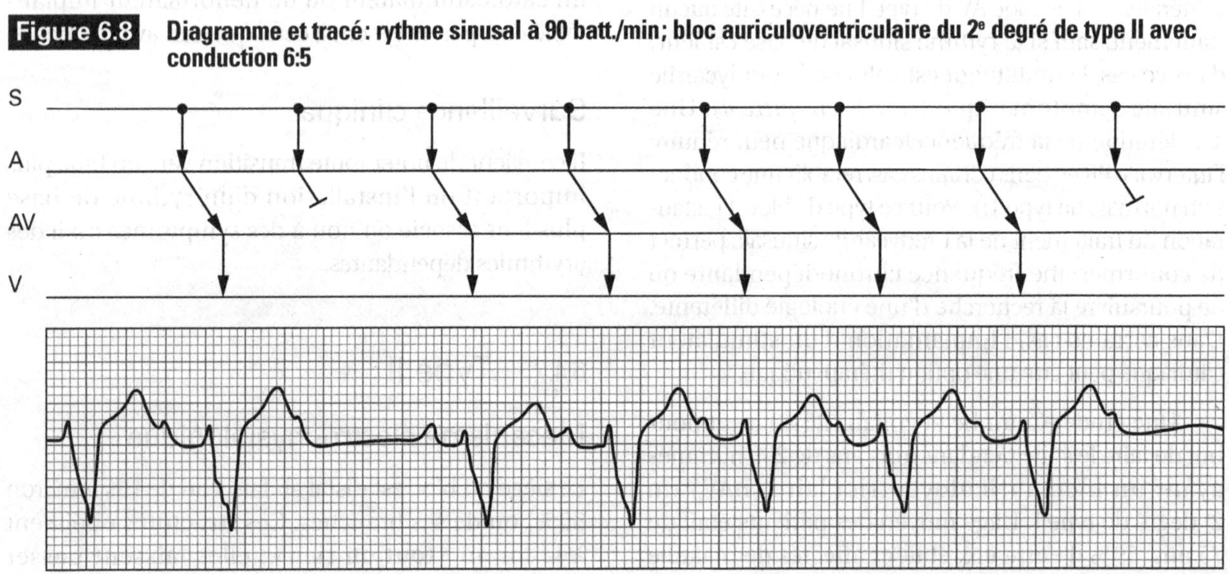

6.4.3 Bloc auriculoventriculaire avec conduction 2:1

Pour un bloc AV avec conduction 2:1, il est souvent impossible de différencier le type I du type II. Cependant, un PR long et un QRS fin favorisent un type I (nodal ou tronculaire), tandis qu'un PR normal et un QRS large militent en faveur d'un type II. L'étude endocavitaire du faisceau de His objective la localisation du bloc AV (*voir le tracé 6.3*).

6.4.4 Étude endocavitaire du faisceau de His

Dans certaines conditions cliniques, en raison des incertitudes de l'ECG de surface, l'enregistrement de l'activité du tronc du faisceau de His devient utile pour poser le diagnostic topographique des blocs AV (*voir la figure 6.9 et le tableau 6.5*).

Schématiquement, la propagation de la conduction depuis le nœud sinusal jusqu'à la dépolarisation septale ventriculaire est représentée par des intervalles dont les valeurs sont considérées comme électrophysiologiques. Les intervalles normaux sont:

- SA (sinoauriculaire): ± 25 à ± 45 ms;
- AH (auriculohissien): ± 60 à ± 120 ms;
- HV (His-ventriculaire): ± 35 à ± 55 ms.

L'intervalle SA témoigne de la conduction sinoauriculaire et s'étend du début de l'onde P de l'ECG de surface jusqu'à l'onde A de l'électrocardiogramme endocavitaire du faisceau de His.

La conduction auriculoventriculaire se situe entre l'onde P et le complexe QRS, particulièrement dans le tiers terminal du segment PR. En enregistrement endocavitaire, elle se place entre l'onde A, qui représente l'activité électrique de la partie basse de l'oreillette droite, et l'activité hissienne, qui précède l'activation ventriculaire.

L'activité du tronc hissien (H) délimite donc deux intervalles: l'un, appelé intervalle AH, qui précède l'activité du faisceau de His; l'autre, appelé HV, qui suit l'activité du faisceau de His et de ses branches (réseau de Purkinje).

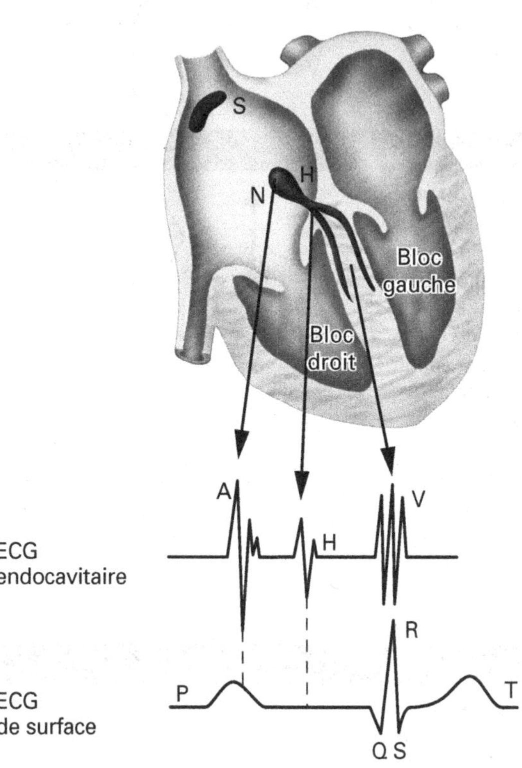

Figure 6.9 Électrocardiogramme endocavitaire du faisceau de His

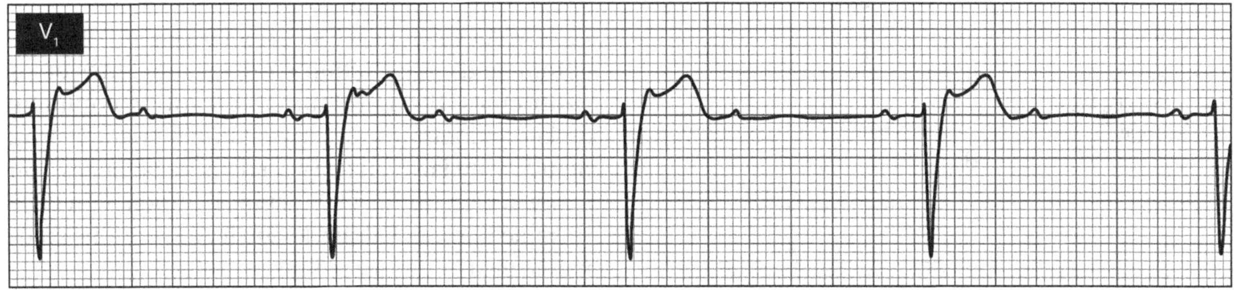

Tracé 6.3 Rythme sinusal à 85 batt./min; bloc de la branche gauche complet (QRS > 0,12 s); bloc auriculoventriculaire du 2e degré avec conduction 2:1

Tableau 6.5   **Site du bloc**

Bloc suprahissien

- Au nœud AV ou à la portion proximale du faisceau de His
  - Foyer de substitution hissien
  - Dépolarisation synchrone des deux ventricules
- ECG
  - QRS normal
- Endocavitaire
  - Intervalle AH prolongé

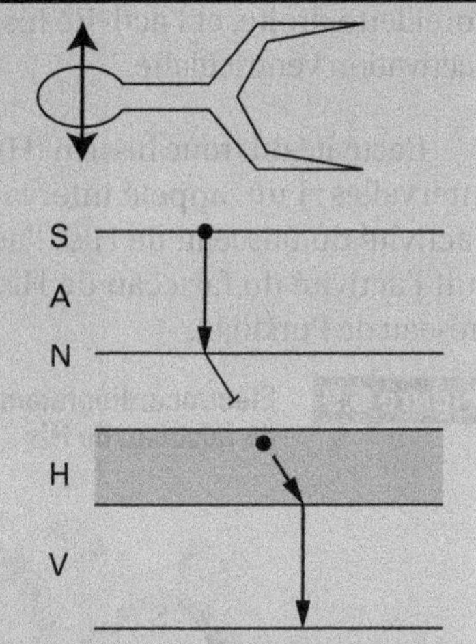

Bloc intrahissien

- Au tronc du faisceau de His
  - Foyer de substitution dans la partie distale du faisceau de His
  - Dépolarisation ventriculaire synchronisée
- ECG
  - QRS normal
- Endocavitaire
  - Intervalle HV peu modifié

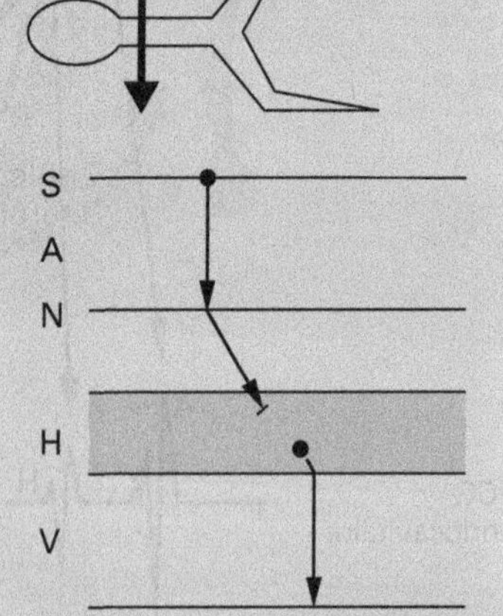

Bloc infrahissien

- À la partie distale du faisceau de His
  - Foyer de substitution dans une branche
  - Aspect de bloc de branche
- ECG
  - QRS élargi
- Endocavitaire
  - Intervalle HV allongé

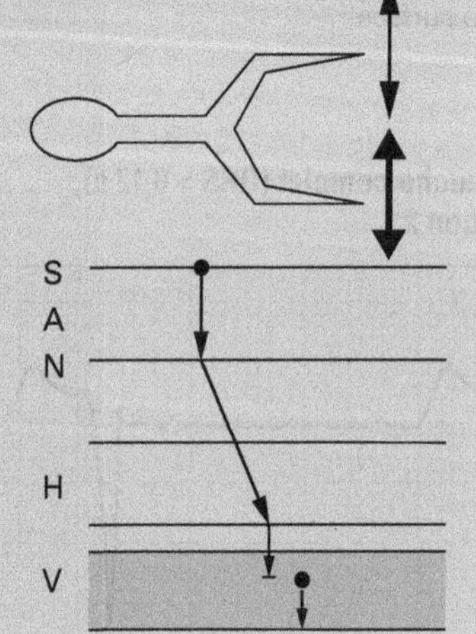

6.5 Bloc auriculoventriculaire de haut degré, ou avancé

6.5.1 Critères électrocardiographiques

Dans ce type de bloc, au moins deux des impulsions supraventriculaires consécutives ne parviennent pas à dépolariser les ventricules et plus de 50 % des impulsions sont bloquées sur l'ensemble du tracé. Une fibrillation auriculaire avec réponse ventriculaire lente ou un flutter auriculaire avec mode de conduction égal ou supérieur à 5:1 devraient évoquer un BAV de haut degré ou un BAV complet. Des captures ventriculaires sont occasionnelles. Le mode de conduction s'établit en additionnant le nombre d'ondes P bloquées entre deux cycles sinusaux consécutifs à l'onde P qui entraîne un complexe QRS (*voir la figure 6.10*). La conduction peut être fixe ou variable. Les modes de conduction possibles sont les suivants :

- 3:1, où 2 ondes P sinusales sur 3 sont bloquées ;
- 4:1, où 3 ondes P sinusales sur 4 sont bloquées ;
- 5:1, où 4 ondes P sinusales sur 5 sont bloquées.

6.5.2 Signes cliniques et traitement

Les signes cliniques, l'approche thérapeutique et le traitement sont identiques à ceux du bloc AV complet (*voir la figure 6.13*).

6.6 Bloc auriculoventriculaire du 3e degré, ou bloc auriculoventriculaire complet

Le bloc AV du 3e degré se caractérise par l'absence complète de conduction entre les oreillettes et les ventricules. Il s'agit d'une interruption complète de la conduction AV. Le siège du bloc peut être au nœud AV, au faisceau de His et dans les branches. Son incidence est de 2,5 à 8 % depuis l'introduction de la thérapie thrombolytique, lorsqu'il y a syndrome coronarien aigu (Surawicz et Knilans, 2008).

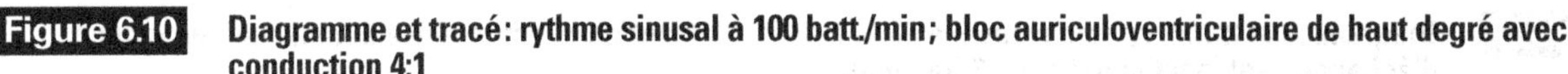

Figure 6.10 Diagramme et tracé : rythme sinusal à 100 batt./min ; bloc auriculoventriculaire de haut degré avec conduction 4:1

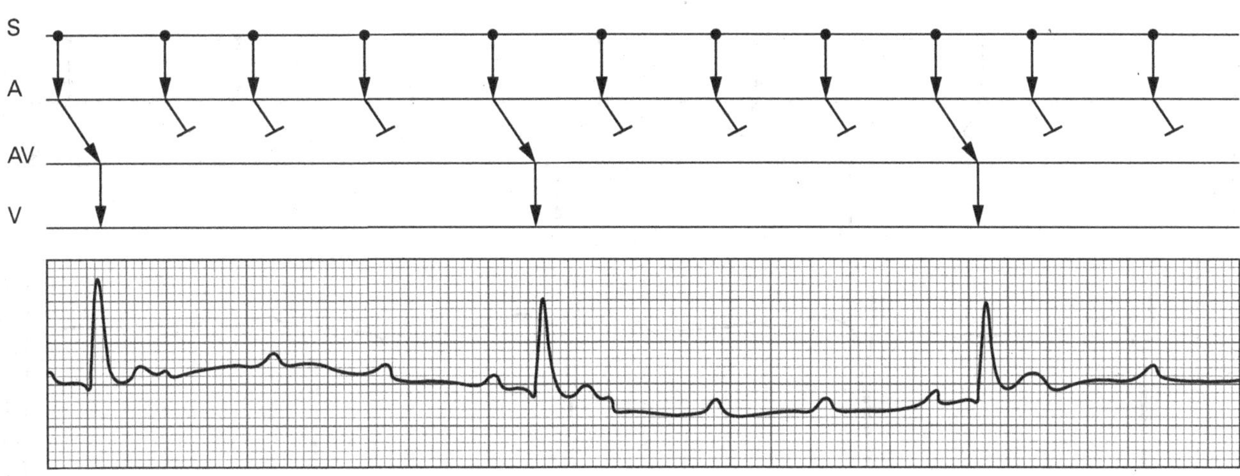

6.6.1 Mécanisme électrophysiologique

Le mécanisme en cause est une dissociation auriculoventriculaire (*voir les figures 6.11 et 6.12*) : les oreillettes et les ventricules sont dissociés dans leur conduction. Un influx sinusal active les oreillettes, mais le nœud AV bloque le passage à l'étage inférieur. Les ventricules sont alors dépolarisés par un autre centre d'automatisme situé au-dessous du nœud AV, soit la jonction du faisceau de His ou le réseau de Purkinje.

6.6.2 Critères électrocardiographiques

L'intervalle PR varie constamment à cause de la dissociation auriculoventriculaire. La fréquence sinusale ou auriculaire est plus rapide que la fréquence ventriculaire. L'intervalle PP est régulier ou légèrement irrégulier. Les QRS sont fins ou larges, réguliers et plus lents que ceux de la fréquence supraventriculaire. L'arythmie sinusale ventriculophasique (30 à 40 %) peut parfois constituer le rythme de base : l'intervalle PP avec QRS est alors plus court que l'intervalle PP sans QRS (*voir l'encadré 4.5, à la page 63, et le tracé 6.4*). Cela donne l'impression que le rythme de base est une arythmie sinusale.

Figure 6.11 Correspondance électromécanique – bloc auriculoventriculaire du 3e degré

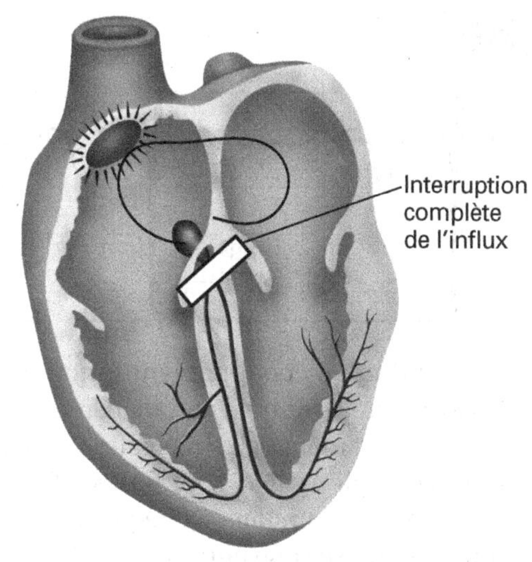

Morphologie du complexe QRS et fréquence ventriculaire

Lorsqu'il y a présence d'un bloc complet de la conduction auriculoventriculaire, il y a mise en activité de centres d'automatisme latents. Ces générateurs de relève, c'est-à-dire le rythme d'échappement jonctionnel ou le rythme d'échappement ventriculaire, « s'échappent » à leur fréquence électrophysiologique afin de prévenir l'arrêt cardiaque.

Diagramme et tracé : rythme sinusal à 66 batt./min ; bloc auriculoventriculaire complet sur un rythme d'échappement jonctionnel à ± 43 batt./min

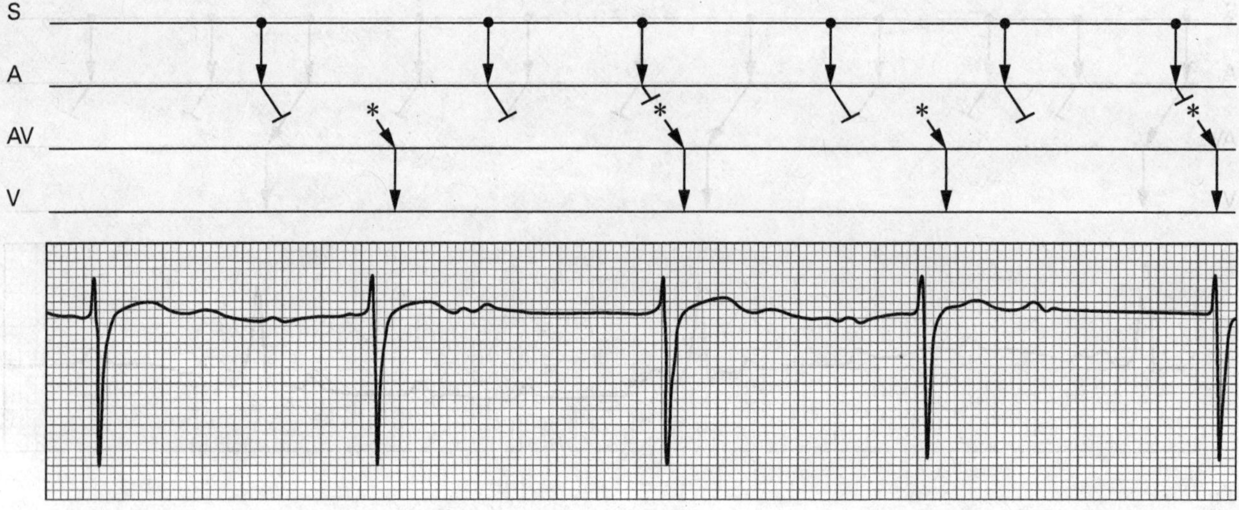

Arythmie sinusale ventriculophasique de 66 à 75 batt./min ; bloc auriculoventriculaire complet sur un rythme d'échappement jonctionnel > 43 batt./min

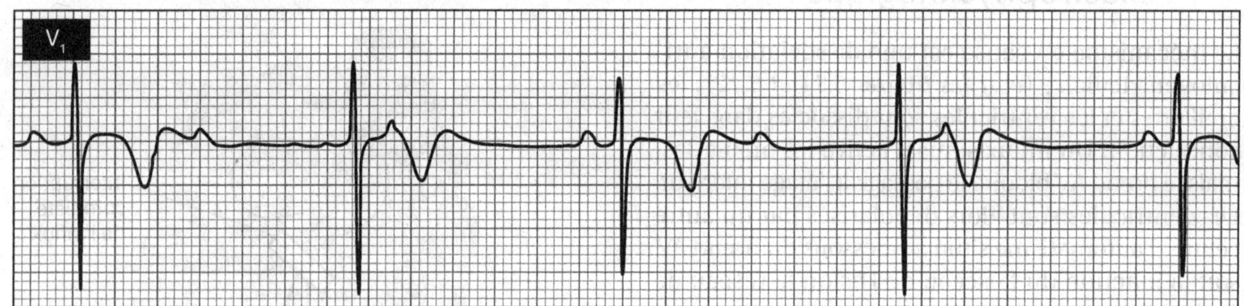

Le rythme d'échappement jonctionnel (REJ) est assuré par le centre d'automatisme jonctionnel ; le bloc est en amont de la bifurcation du faisceau de His. Les complexes QRS sont fins, sauf si le bloc de branche est concomitant. La fréquence ventriculaire approximative se situe entre 40 et 60 batt./min (*voir le tracé 6.5*).

Le rythme d'échappement ventriculaire (REV) est assuré par le centre d'automatisme ventriculaire (réseau de Purkinje) ; le bloc est distal. Les complexes QRS sont larges et la fréquence ventriculaire approximative se situe entre 20 et 40 batt./min (*voir le tracé 6.6*).

Interprétation

L'interprétation d'un tracé doit inclure le rythme et la fréquence supraventriculaires, le type de bloc AV ainsi que l'origine du rythme d'échappement et la fréquence ventriculaire (*voir les tracés 6.5, 6.6 et 6.7*).

6.6.3 Signes cliniques

Les signes cliniques du bloc AV du 3e degré sont présentés dans l'encadré 6.1. Au cours d'un bloc AV complet, les signes et les symptômes sont intimement liés à la fréquence ventriculaire.

6.6.4 Traitement

L'observation, la médication et l'installation d'un cardiostimulateur temporaire ou permanent sont les interventions thérapeutiques indiquées pour un bloc AV du 3e degré. Toute fréquence ventriculaire lente et susceptible d'entraîner un syndrome de bas débit doit être considérée, et ce, indépendamment de son origine sinusale, auriculaire, jonctionnelle ou ventriculaire. À ce sujet, il convient de se référer à l'algorithme thérapeutique de la bradycardie présenté dans la figure 6.13.

6.6.5 Surveillance clinique

La surveillance clinique comprend l'observation des signes et des symptômes du syndrome de bas débit (*voir le tableau 4.1, à la page 60*) ainsi que l'évaluation de la réponse aux manœuvres thérapeutiques. Il est à noter que la bradycardie sinusale et le bloc AV précoce, accompagnés d'une hypotension et d'une baisse du débit cardiaque, tendent à augmenter la masse myocardique nécrosée, à créer une instabilité électrique myocardique et à occasionner une fibrillation ventriculaire, notamment lors d'un syndrome coronarien aigu.

Tracé 6.5 Tachycardie sinusale à 110 batt./min; bloc auriculoventriculaire complet sur un rythme d'échappement jonctionnel à 58 batt./min

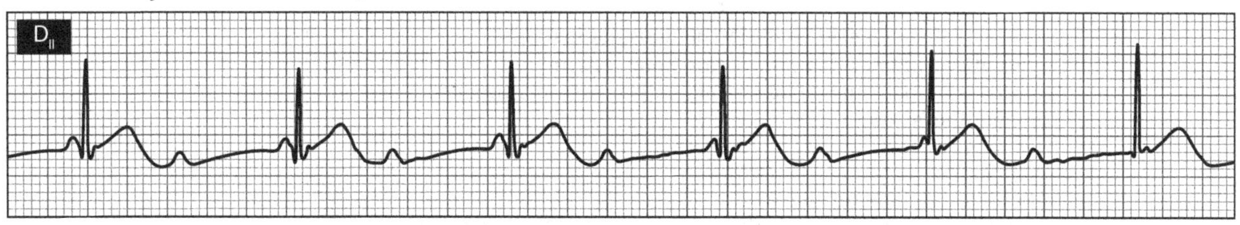

Tracé 6.6 Rythme sinusal de 63 à 69 batt./min; bloc auriculoventriculaire complet sur un rythme d'échappement ventriculaire > 38 batt./min

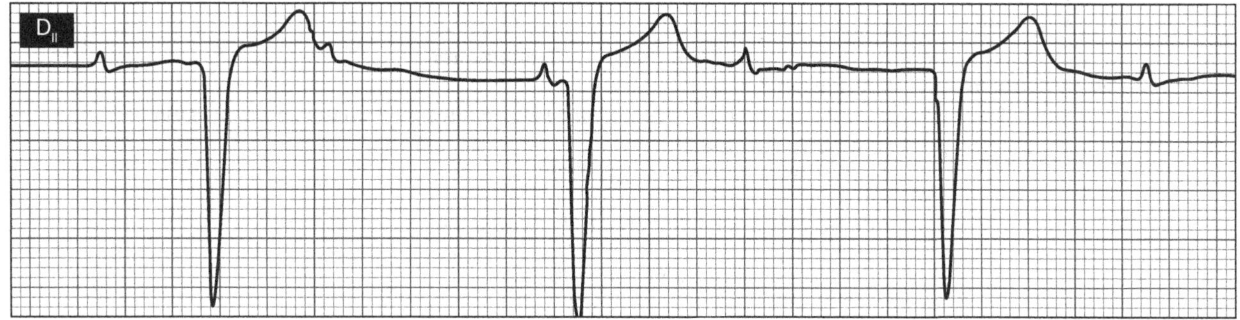

Tracé 6.7 Rythme sinusal à 95 batt./min; bloc auriculoventriculaire du 3ᵉ degré sur un rythme d'échappement jonctionnel < 43 batt./min

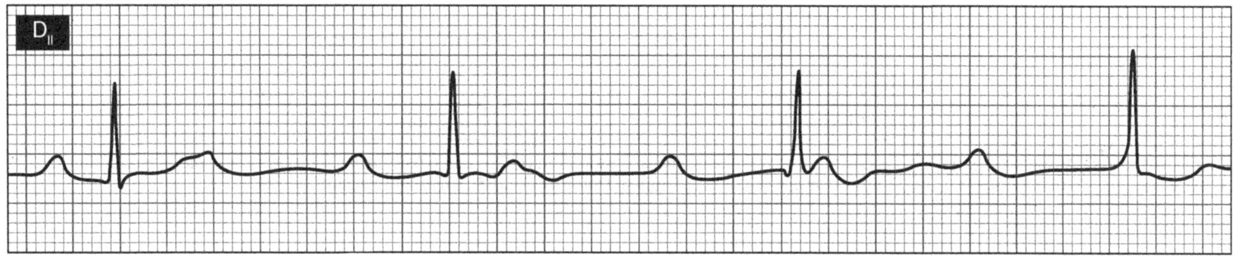

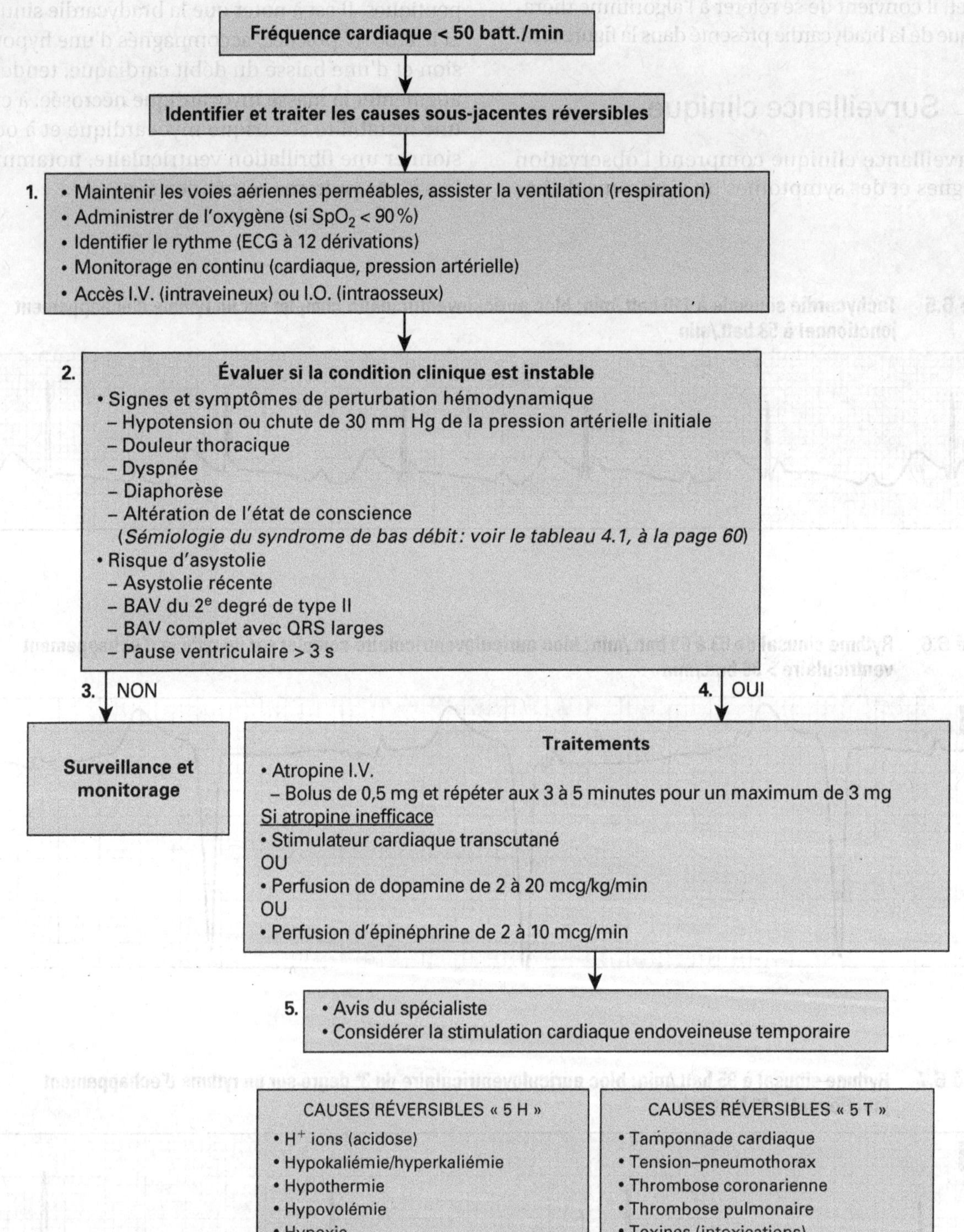

Figure 6.13 Algorithme de la bradycardie chez l'adulte

Source: Adapté de American Heart Association (AHA) et Heart and Stroke Foundation of Canada. (2016). *Advanced cardiovascular life support : provider manual. 2015 Canadian resuscitation & first aid guidelines*. Ottawa, Ontario : Heart & Stroke Foundation, p. 126.

6.7 Théorie des «P bloquées»

La théorie des «P bloquées» est une approche mnémotechnique qui a pour but de démystifier rapidement et efficacement les blocs AV des 2e et 3e degrés, de même que les extrasystoles auriculaires (ESA) bloquées (*voir la figure 6.14*).

6.8 Asystolie

L'asystolie consiste en l'absence totale d'activation ventriculaire associée ou non à une dépolarisation auriculaire. L'incidence est de 1 à 14 % lorsque l'asystolie est associée à un syndrome coronarien.

6.8.1 Mécanisme électrophysiologique

Les fibres ventriculaires ne sont pas activées par l'impulsion d'origine supraventriculaire. Les centres automatiques de relève sont supprimés (*voir la figure 6.15*).

L'asystolie peut également faire suite à une réaction vagale ou à un bloc siégeant au nœud AV. Elle peut être aussi liée à un phénomène de la phase 4 du potentiel d'action (*voir la section 7.4.3, à la page 148*). Dans ces cas, le pronostic est plus favorable.

Figure 6.14 Algorithme d'interprétation des ondes P bloquées

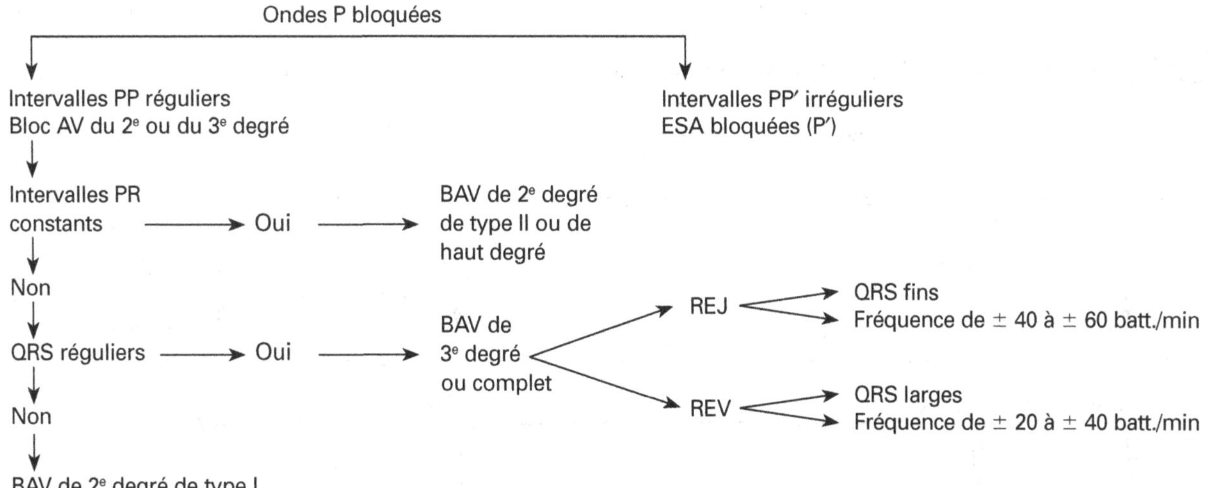

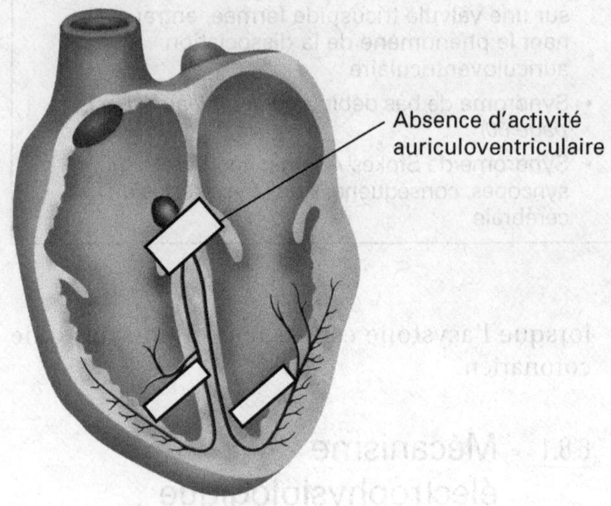

Figure 6.15 **Correspondance électromécanique – asystolie**

6.8.2 Critères électrocardiographiques

Les critères électrocardiographiques dépendent du type d'asystolie. Il y a deux types d'asystolie : l'asystolie complète et l'asystolie ventriculaire. L'asystolie complète est caractérisée par une absence totale d'activation auriculaire et ventriculaire dont la durée est supérieure à 3 s. Il y a absence du cycle PQRST (*voir la figure 6.16*). Pour sa part, l'asystolie ventriculaire est caractérisée par l'absence d'activation ventriculaire, malgré une dépolarisation auriculaire. Dans ce type d'asystolie, les intervalles PP sont plus ou moins réguliers pour le rythme sinusal, les intervalles FF sont réguliers s'il s'agit d'un flutter auriculaire et la ligne isoélectrique est hachurée pour la fibrillation auriculaire. Pour tous ces rythmes, les complexes QRS sont absents pour une durée supérieure à 3 s (*voir la figure 6.17*).

6.8.3 Étiologie

L'étiologie de l'asystolie est présentée dans l'encadré 6.2.

6.8.4 Signes cliniques

Les signes et les symptômes de l'asystolie sont les mêmes que ceux de l'arrêt cardiorespiratoire.

6.8.5 Traitement

Le traitement de l'asystolie fait partie intégrante des soins avancés en réanimation cardiorespiratoire, incluant la capnographie. Des cycles de deux minutes massages/ventilations suivis de l'administration d'épinéphrine constituent la base des interventions appropriées. L'épinéphrine devrait être introduite le plus rapidement possible, à raison de 1 mg par voie intraveineuse (I.V.) ou intraosseuse (I.O.) toutes les 3 à 5 min (*voir la figure 6.19*). La pharmacothérapie des anomalies de la jonction AV est présentée dans les tableaux 6.6 à 6.10.

Figure 6.16 **Diagramme et tracé d'une asystolie complète**

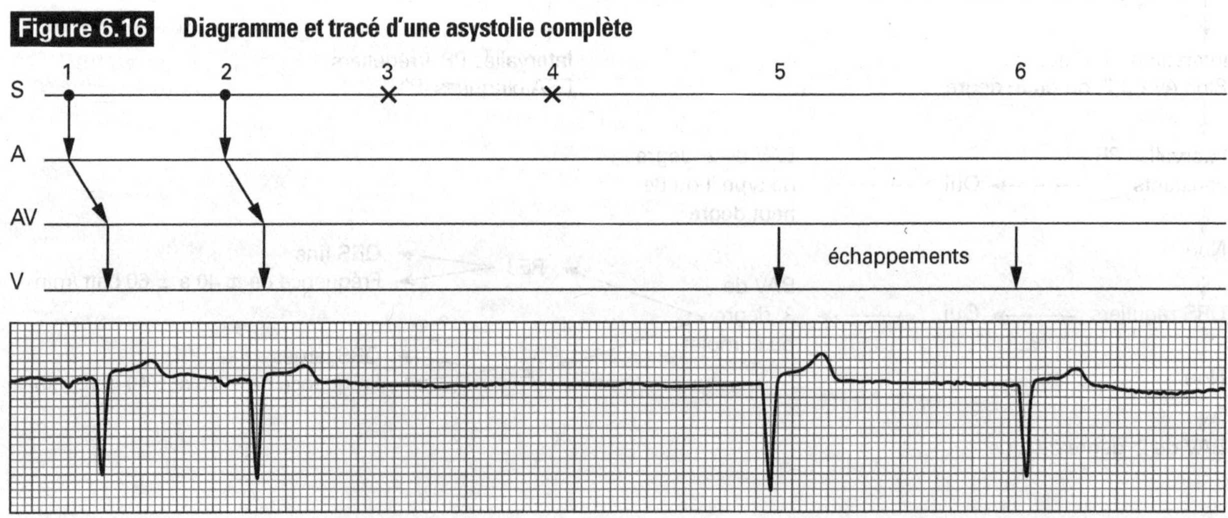

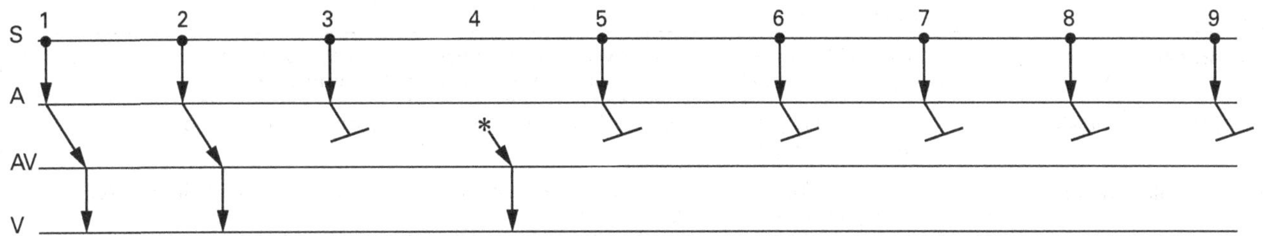

Figure 6.17 Diagramme et tracé d'une asystolie ventriculaire de 3,2 s, rythme sinusal de 75 batt./min, BAV du 2ᵉ degré de type I avec conduction 3:2 et 2:1

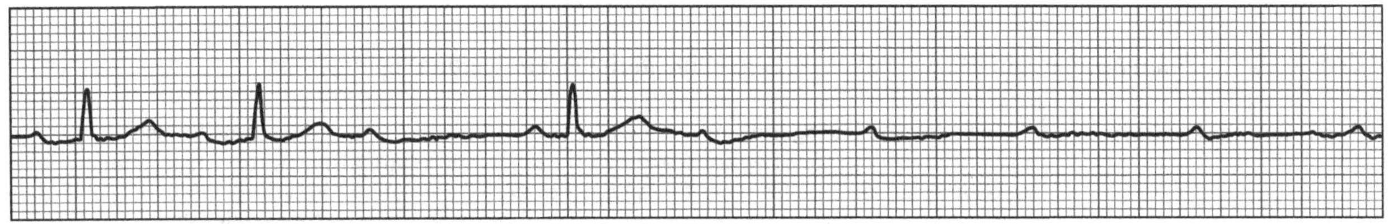

Encadré 6.2 Étiologie de l'asystolie

- Acidose métabolique sévère
- Arythmies (activité électrique sans pouls, arrêt sinusal, BAV complet, fibrillation ventriculaire)
- Déséquilibres électrolytiques (hypokaliémie, hyperkaliémie, hypocalcémie, hypomagnésémie)
- Embolie pulmonaire massive
- État de choc
- Hypertonie vagale intense
- Hypothermie
- Insuffisance cardiaque sévère
- Insuffisance respiratoire
- Intoxication
- Perfusion coronarienne inadéquate et prolongée
- Syndrome coronarien aigu
- Tamponnade cardiaque

Tableau 6.6 Pharmacothérapie des anomalies de la jonction auriculoventriculaire: Atropine

Mécanismes d'action	Parasympatholytique dont l'action vagolytique entraîne une accélération de la fréquence cardiaque et une augmentation de la conduction auriculoventriculaire
Pharmacologie	0,5 mg I.V. toutes les 3 à 5 min, pour une dose maximale de 3 mg ou 0,04 mg/kg dans le cas d'une bradycardie sinusale. Une dose inférieure à 0,5 mg peut entraîner une bradycardie paradoxale transitoire. Début d'action de 2 à 4 min et durée de 4 à 6 h.
Indications	Bradycardie sinusale symptomatique à QRS fins, bradycardie sinusale chronodépendante et bradyarythmie
Contre-indications	Asystolie et activité électrique sans pouls
Effets secondaires	Tachycardie, mydriase, rétention urinaire et modification du segment ST à l'ECG
Surveillance clinique	Réponse thérapeutique et signes vitaux

Tableau 6.7 Pharmacothérapie des anomalies de la jonction auriculoventriculaire: Isoprotérénol (Isuprel^MD)

Mécanismes d'action	Sympathomimétique stimulateur spécifique aux récepteurs β-adrénergiques. Ses effets sont chronotropes, dromotropes et inotropes positifs (*voir le tableau 10.1, à la page 323*). Le médicament entraîne une diminution de la résistance périphérique et un effet bronchodilatateur.

▼

Pharmacologie	Bolus I.V.: dilution de 0,2 mg I.V./1 ml dans 100 ml de dextrose 5 % ou de NaCl 0,9 %. Perfusion continue, débit à 2 mcg/min (60 ml/h), dilution de 10 ml (2 mg) dans 500 ml de dextrose 5 %.
Indications	Contrôle temporaire d'une bradycardie, avec ou sans bloc AV, qui est hémodynamiquement significative et réfractaire à l'atropine. Attente d'un cardiostimulateur.
Effets secondaires	Risque d'arythmies cardiaques, d'hypertension, d'hypotension, de palpitations, de douleur angineuse
Surveillance clinique	Survenue d'une douleur angineuse, monitorage continu, signes vitaux, débit urinaire, pression veineuse centrale et gazométrie

Tableau 6.8 **Pharmacothérapie des anomalies de la jonction auriculoventriculaire : Épinéphrine**

Mécanismes d'action	Catécholamine endogène sympathomimétique administrée par voie intraveineuse ou endotrachéale. L'épinéphrine exerce une action stimulatrice sur les récepteurs alpha et bêta. À faible dose, les récepteurs bêta-1 et bêta-2 sont stimulés (*voir le tableau 1.12, à la page 23*). À dose thérapeutique, les récepteurs alpha et bêta-1 sont stimulés.
Pharmacologie	1 mg I.V. ou I.O. en bolus toutes les 3 à 5 min lors d'un arrêt cardiaque **Sur le plan cardiaque:** effets bathmotropes, chronotropes et inotropes positifs; consommation d'oxygène augmentée **Sur le plan vasculaire:** pression artérielle et résistances vasculaires périphériques accrues
Perfusion	Dilution de 1 mg dans 250 ou 500 ml d'une solution pour perfusion I.V. compatible afin d'obtenir une concentration respective de 4 ou 2 mcg/ml, selon les protocoles
Indications	Asystolie, activité électrique sans pouls, choc cardiogénique et fibrillation ventriculaire avec des ondes de faible amplitude
Surveillance clinique	Réponse thérapeutique et signes vitaux. La F.C. et la pression artérielle augmentent la possibilité d'arythmies.

Tableau 6.9 **Pharmacothérapie des anomalies de la jonction auriculoventriculaire : Dopamine**

Mécanismes d'action	Sympathomimétique qui augmente le débit cardiaque par son action inotrope positive sur le myocarde. En plus de stimuler les récepteurs alpha et bêta, les récepteurs dopaminergiques sont touchés. Ces récepteurs dopaminergiques sont situés dans les muscles vasculaires lisses rénaux, mésentériques, coronariens et cérébraux. L'effet du médicament est proportionnel à la dose administrée.
Effets hémodynamiques	Augmente la perfusion rénale (dose dopaminergique), augmente le débit cardiaque (dose β-adrénergique) et accroît les résistances périphériques et la pression artérielle (dose α-adrénergique).
Pharmacologie	**À faible dose, de 2 à 5 mcg/kg/min (sous pompe):** vasodilatation des vaisseaux sanguins rénaux et mésentériques (récepteurs dopaminergiques), et augmentation du débit cardiaque sans accroissement de la fréquence cardiaque et de la pression artérielle. **À dose modérée, de 5 à 10 mcg/kg/min (sous pompe):** stimulation directe des récepteurs bêta-1, d'où l'effet inotrope positif; stimulation indirecte des récepteurs alpha, ce qui entraîne une vasoconstriction périphérique et une augmentation de la pression artérielle. **À dose supérieure à 10 mcg/kg/min (sous pompe):** vasoconstriction des vaisseaux sanguins rénaux et mésentériques (récepteurs alpha-1), augmentation des résistances périphériques et élévation de la pression artérielle diastolique. Cependant, la vasoconstriction systémique et l'augmentation du débit cardiaque maintiennent la pression artérielle à des niveaux acceptables. **Pharmacocinétique:** début d'action d'environ 5 min; durée d'action inférieure à 10 min; demi-vie de 2 min

Indications	Correction des déséquilibres hémodynamiques associés au choc, à un traumatisme, à une chirurgie cardiaque, à une insuffisance rénale et à une décompensation cardiaque chronique
Effets secondaires	Arythmies cardiaques, nausées, vomissements, douleurs angineuses, palpitations, céphalées et vasoconstriction
Surveillance clinique	Correction de l'hypovolémie, si possible avant le traitement, et vérification du site de perfusion, car l'extravasation peut entraîner de la nécrose tissulaire; signes vitaux, monitorage continu et débit urinaire.

Tableau 6.10 **Pharmacothérapie des anomalies de la jonction auriculoventriculaire: Dobutamine**

Mécanismes d'action	Inotrope positif, augmentation du débit cardiaque sans hausse marquée de la fréquence cardiaque par un effet sur les récepteurs bêta-1 du cœur, effets alpha et bêta-2 mineurs
Pharmacologie	**Perfusion I.V.:** 0,5 à 20,0 mcg/kg/min avec pompe volumétrique **Forme injectable:** dilution de 12,5 mg/ml dans au moins 50 ml de solution I.V. compatible
Indications	Décompensation cardiaque à la suite d'un effet inotrope négatif sur une cardiopathie organique ou après une intervention chirurgicale cardiaque
Effets secondaires	ESV, palpitations, dyspnée, tachycardie, hypotension, hypertension, nausées, vomissements, douleurs angineuses, palpitations, céphalées
Surveillance clinique	Signes d'hypovolémie, monitorage continu, arythmies, signes vitaux, signes d'insuffisance cardiaque droite et gauche, débit urinaire; vérification du site de perfusion, car l'extravasation peut entraîner de la nécrose tissulaire.

6.9 Activité électrique sans pouls

L'activité électrique sans pouls (AESP) est le phénomène par lequel l'impulsion électrique du cœur n'entraîne pas la contraction du myocarde. Il s'agit en fait d'un rythme résiduel.

6.9.1 Mécanisme électrophysiologique

Le couplage électrique et mécanique est rompu. La pompe cardiaque est défaillante, malgré la présence d'une activité électrique. Bien que le mécanisme ne soit pas bien compris, il est probable que la perfusion inadéquate du myocarde en soit la résultante (*voir la figure 6.18*).

Figure 6.18 **Activité électrique sans pouls**

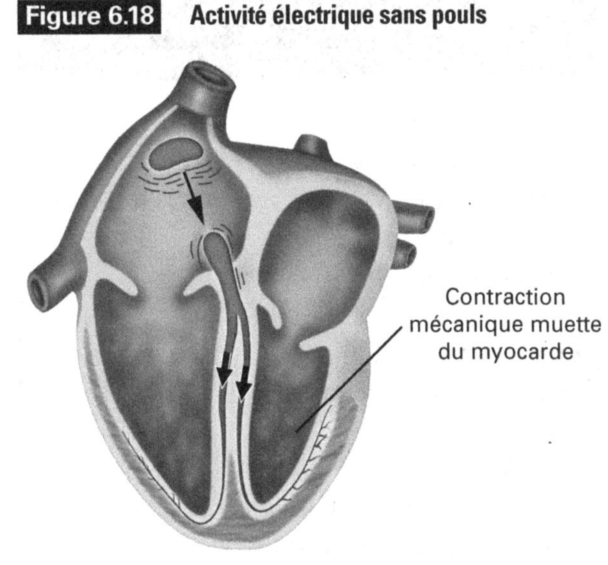

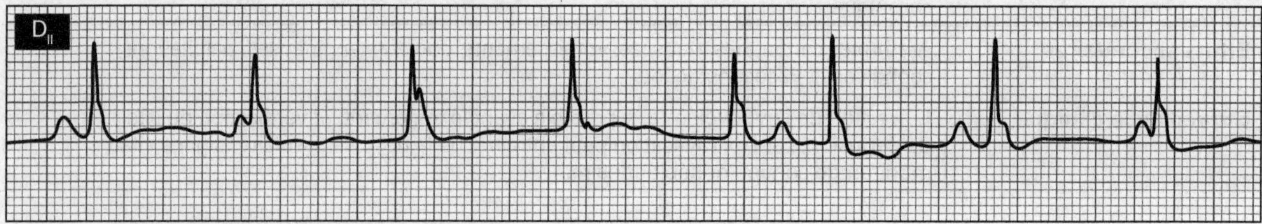

6.9.2 Critères électrocardiographiques

Le cycle PQRST peut se présenter à l'ECG sous la forme d'un rythme actif ou passif, ou d'un rythme supraventriculaire ou ventriculaire (*voir le tracé 6.8*).

6.9.3 Étiologie

L'étiologie de l'activité électrique sans pouls est présentée dans l'encadré 6.3.

6.9.4 Signes cliniques

Les signes cliniques de l'AESP sont les suivants: un arrêt respiratoire, un arrêt circulatoire et l'absence d'une pulsation malgré une activité électrique visible sur le tracé.

Encadré 6.3 Étiologie de l'activité électrique sans pouls

- Acidose sévère
- Embolie pulmonaire
- Hyperglycémie
- Hyperkaliémie
- Hypoglycémie
- Hypokaliémie
- Hypothermie
- Hypovolémie (hémorragie)
- Hypoxémie
- Intoxication
- Ischémie étendue et prolongée
- Pneumothorax sous tension
- Septicémie
- Syndrome coronarien aigu
- Tamponnade cardiaque
- Vagotonie

6.9.5 Traitement

Le traitement de l'AESP fait partie intégrante des soins avancés en réanimation cardiorespiratoire, incluant la capnographie. Il est identique au traitement de l'asystolie. L'algorithme de l'asystolie et de l'activité électrique sans pouls résume l'encadrement thérapeutique de cette arythmie (*voir la figure 6.19*). Le chlorure de calcium est administré si le patient présente des signes d'hyperkaliémie, d'hypocalcémie ou d'un surdosage aux bloquants calciques.

6.10 Considérations cliniques des blocs auriculoventriculaires dans l'infarctus

Les arythmies cardiaques associées à l'infarctus inférieur ou antérieur (*voir le tableau 6.11*) ont des répercussions électrophysiologiques et hémodynamiques sur le pronostic.

6.11 Blocs intraventriculaires

Les troubles de la conduction intraventriculaire sont, avec le syndrome coronarien et l'hypertrophie ventriculaire, les anomalies les plus importantes qui contribuent à modifier la forme du complexe ventriculaire. L'incidence est de l'ordre de 1 à 5% à la phase aiguë d'un syndrome coronarien (*voir le tableau 6.12*). Lorsqu'un bloc de branche apparaît au même moment qu'une accélération de la fréquence cardiaque et qu'il disparaît au cours du ralentissement, les expressions «fréquence critique» ou «fréquence dépendante» sont utilisées (*voir le tracé 6.9*). Sur un cœur sain, les blocs intraventriculaires traduisent une fibrodégénérescence du tissu de conduction. L'apparition d'un bloc de branche dans un contexte d'infarctus aigu du myocarde constitue un facteur de comorbidité, toutes causes de mortalité confondues (Melgarejo-Moreno et collab., 2015).

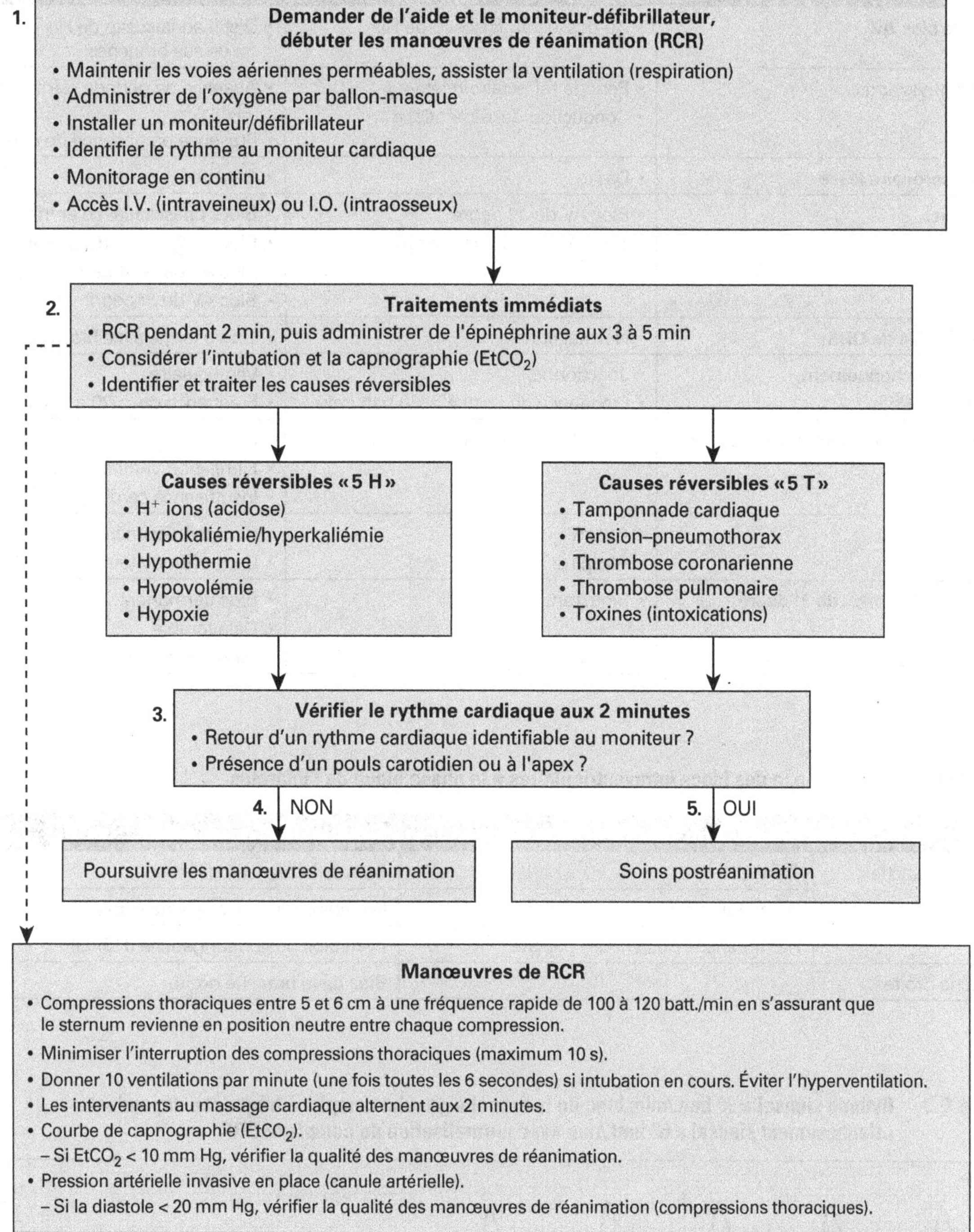

Source : Adapté de American Heart Association (AHA). (2015b). Part 7 : Adult advanced cardiovascular life support – 2015 American Heart Association guidelines update for cardiopulmonary resuscitation and emergency cardiovascular care. *Circulation, 132*(18 – suppl. 2), p. S452.

	Infarctus inférieur	Infarctus antérieur
Type de bloc AV	• Au-dessus du faisceau de His	• Distal au faisceau de His ou de ses branches
Électrophysiologie	• Période réfractaire relative • Conduction décrémentielle	• Absence de période réfractaire relative • Présence ou absence de conduction
Artère coronaire lésée	• Droite	• Gauche
Arythmies	• Bloc AV du 1er degré • Bloc AV du 2e degré de type I	• Blocs bifasciculaires et trifasciculaires • Bloc du 2e degré de type II • Bloc AV de haut degré • Bloc AV du 3e degré
Morphologie de QRS	• Normal et fin	• Fin ou large, avec bloc de branche
Rythme d'échappement, si BAV complet	• Jonctionnel • Fréquence de ± 40 à ± 60 batt./min	• Ventriculaire • Fréquence de ± 20 à ± 40 batt./min
Répercussions hémodynamiques	• Bradycardie modérée	• Asystolie • Fibrillation ventriculaire • Insuffisance cardiaque
Traitement	• Aucun • Atropine	• Sympathomimétiques • Cardiostimulateur
Pronostic d'un bloc du 3e degré	• Bloc transitoire	• Bloc permanent • Défavorable • Mortalité élevée

Tableau 6.12   Incidence des blocs intraventriculaires à la phase aiguë de l'infarctus

Anatomie	Subdivision	Trouble de la conduction
Branche gauche	Tronc	Bloc de la branche gauche
	Hémibranche antérieure gauche	Hémibloc antérieur gauche (HBAG)
	Hémibranche postérieure gauche	Hémibloc postérieur gauche (HBPG)
Branche droite		Bloc de la branche droite

Tracé 6.9   Rythme sinusal à 90 batt./min; bloc de la branche gauche complet à fréquence dépendante; ralentissement sinusal à 69 batt./min avec normalisation du complexe QRS

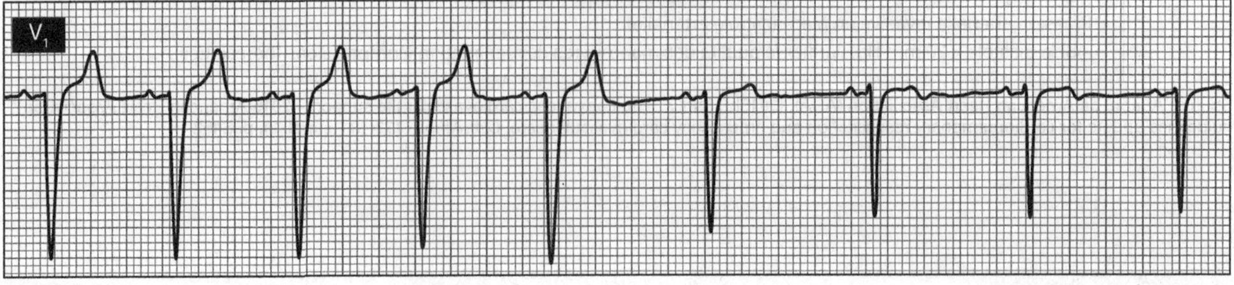

Il existe deux conditions préalables au bloc de branche. Premièrement, le rythme doit être supraventriculaire : le même influx dépolarise alors successivement les oreillettes et les ventricules. Le rythme est soit sinusal, soit auriculaire ; il peut aussi prendre la forme d'un flutter auriculaire, d'une fibrillation auriculaire ou d'une tachycardie auriculaire. Deuxièmement, le complexe QRS doit avoir une durée supérieure à 0,10 s dans la dérivation V_1. Le bloc est soit incomplet, soit complet. Si le bloc est incomplet, la durée du complexe QRS est de 0,10 s et 0,11 s. Si le bloc est complet, sa durée sera supérieure ou égale à 0,12 s.

6.11.1 Bloc de la branche droite

Mécanisme électrophysiologique

Dans la figure 6.20, le vecteur 1 est le reflet d'une impulsion supraventriculaire qui chemine normalement par la voie auriculoventriculaire. Le vecteur 2 illustre une impulsion qui chemine normalement du ventricule gauche au ventricule droit. Dans le vecteur 3, la branche droite étant bloquée, les impulsions se propagent de proche en proche, par voie transseptale et avec un certain retard, du ventricule gauche au ventricule droit, d'où l'expression d'une onde R′ qui justifie un QRS dont la durée est augmentée (> 0,10 s) (*voir le tracé 6.10*). Dans le bloc incomplet, la branche droite n'est pas totalement bloquée, et la conduction est seulement ralentie.

Prévalence

La prévalence du bloc de la branche droite (BBD) est de 1,8 sur 1000. Elle atteint 17 % pour les gens dont l'âge est égal ou supérieur à 80 ans. La prévalence du bloc de la branche droite incomplet à complet

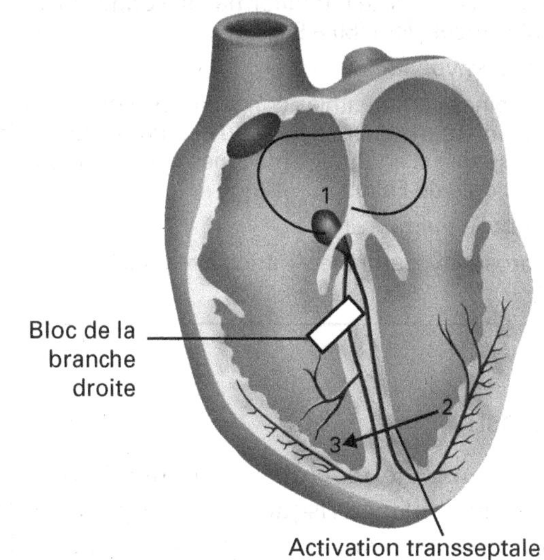

Figure 6.20 Progression de l'influx lors d'un bloc de la branche droite

est de 5 % (Surawicz et Knilans, 2008). Dans la phase aiguë d'un infarctus du myocarde, la prévalence est de 10,6 % (Melgarejo-Moreno et collab., 2015).

Étiologie

L'étiologie du bloc de la branche droite est présentée dans l'encadré 6.4.

Critères électrocardiographiques

Le plus souvent, le rythme de base est sinusal ou auriculaire (tachycardie auriculaire, fibrillation auriculaire ou flutter auriculaire). Le complexe QRS est d'une durée supérieure à 0,10 s. Le tracé est positif en V_1 ou d'aspect RSR′ avec QRS positif ou négatif en V_1 (*voir le tracé 6.10*). Il y a également un retard marqué de l'onde s ou S en V_5, V_6 ou D_I. Enfin, l'onde T est contraire à l'onde terminale du complexe QRS.

Tracé 6.10 Aspect RSR′ du complexe QRS lors d'un bloc de la branche droite

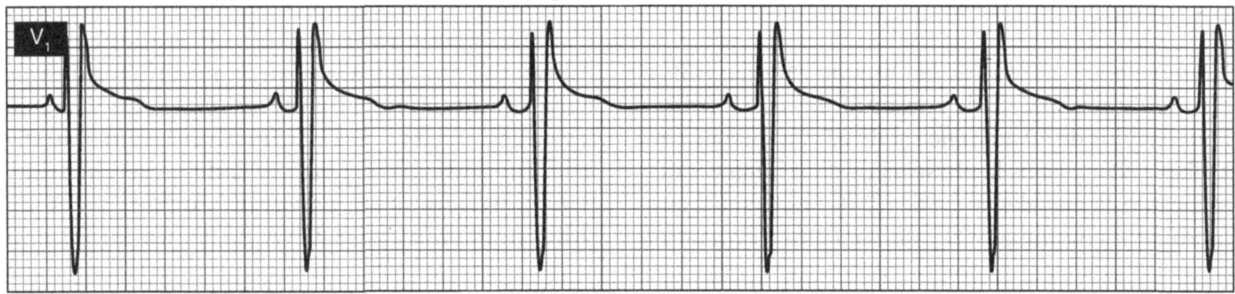

- Anomalie d'Ebstein (malformation congénitale de la valve tricuspide) (80 à 95 %)
- Cardiomyopathie
- Certaines cardiopathies congénitales (communication interauriculaire, défaut du septum ventriculaire précurseur d'arythmies malignes et de mort subite, tétralogie de Fallot)
- Embolie pulmonaire
- Fibrose myocardique ventriculaire gauche
- Hypertension artérielle
- Infarctus du myocarde (3 à 29 %)
- Maladie cardiaque organique
- Pontage aortocoronarien (anomalie de conduction la plus fréquente [14 à 60 %] selon diverses études [Surawicz et Knilans, 2008])
- Sténoses valvulaires aortique et tricuspidienne
- Syndrome de Brugada
- Ventriculotomie

Pronostic

En l'absence de maladie cardiaque, le pronostic est favorable. Le risque de développer un BAV de haut degré est non négligeable (Taboulet, 2010). Les décès sont de l'ordre de 20 %, dont 50 % sont liés à une mort subite s'il y a présence d'une coronaropathie avérée (Surawicz et Knilans, 2008). Lors d'un syndrome coronarien aigu, la morbidité et la mortalité sont augmentées, malgré l'angioplastie, d'autant plus si l'IVA est en cause et si le BBD est récent.

6.11.2 Bloc de la branche gauche

Mécanisme électrophysiologique

Dans la figure 6.21, le vecteur 1 est le reflet d'une impulsion supraventriculaire qui chemine normalement par la voie auriculoventriculaire vers la branche droite et le ventricule droit (vecteur 2). La branche gauche étant bloquée (vecteur 3), les impulsions se propagent de proche en proche par voie transseptale et avec un certain retard du ventricule droit vers le ventricule gauche, ce qui implique un QRS dont la durée est augmentée (> 0,10 s).

Prévalence

La prévalence du bloc de la branche gauche (BBG) chez les hommes âgés de plus de 50 ans est de 0,4 %. Pour les plus de 80 ans, elle est de 6,7 % (Surawicz et Knilans, 2008). Dans la phase aiguë d'un infarctus du myocarde, la prévalence est de 6,7 %. Les facteurs comorbidité et mortalité à 30 jours sont plus élevés pour

Figure 6.21 Progression de l'influx lors d'un bloc de la branche gauche

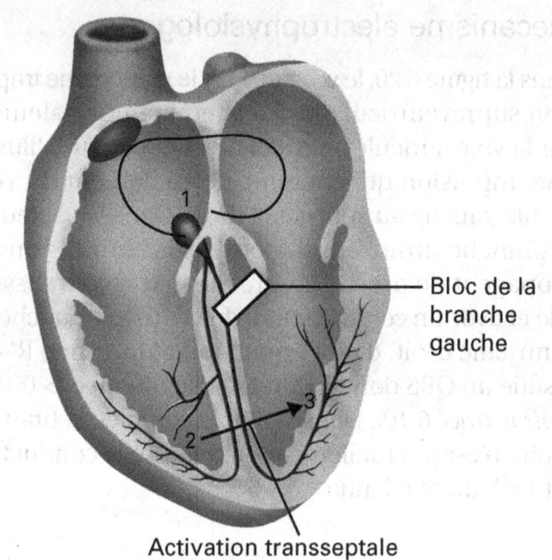

le bloc de la branche gauche (52,5 %) comparativement au bloc de la branche droite (31,6 %) (Melgarejo-Moreno et collab., 2015). Il est bien documenté qu'un tiers des patients avec prévalence du BBG n'en ont pas en réalité, mais présentent plutôt une combinaison d'hypertrophie ventriculaire gauche (HVG) et d'hémibloc antérieur gauche (HBAG).

Une étude rapporte que l'incidence d'un BBG suivant l'implantation transcathéter de valvule aortique (ITVA) est élevée (Boerlage-Van Dijk et collab., 2014). Un cardiostimulateur constitue une indication pour 20 % de cette clientèle. Une autre étude rapporte un taux de 37,7 % de BBG persistant post-ITVA passé un an (Urena

et collab., 2012). De plus, dans 16 % de cette co-
horte étudiée, le BBG avait évolué vers un BAV de
haut degré.

Étiologie

L'étiologie du BBG inclut principalement une cardiomyopathie, une insuffisance cardiaque chez le tiers
des personnes, une maladie cardiaque hypertensive, une maladie coronarienne et une valvulopathie
aortique.

Critères électrocardiographiques

Le plus souvent, le rythme de base est sinusal ou
auriculaire (tachycardie auriculaire, fibrillation auriculaire ou flutter auriculaire). Le complexe QRS est
d'une durée supérieure à 0,10 s. La morphologie du
QRS présente un aspect QS ou rS en V_1. L'onde R peut
être crochetée ou rabotée en V_5, V_6 ou D_1. L'onde T est
contraire à l'onde terminale du complexe QRS (*voir le
tracé 6.11*).

6.11.3 Signification clinique

L'apparition d'un bloc de branche au cours d'un syndrome coronarien aigu augmente le risque de mortalité au cours de la période d'hospitalisation (*voir le
tableau 6.13*). Les risques sont encore plus élevés
si le bloc est bifasciculaire:

- bloc de la branche droite avec un hémibloc antérieur gauche (HBAG);
- bloc de la branche droite avec un hémibloc postérieur gauche (HBPG).

La présence d'un hémibloc isolé, avec ou sans
infarctus du myocarde, n'a apparemment aucune
conséquence clinique ou pronostique. Dans la majorité des cas, il s'agit d'un hémibloc antérieur, l'hémibloc
postérieur étant plus rare. L'hémibloc est fréquent dans
les infarctus (30%), et il les précède parfois. L'indice de
progression subite d'un hémibloc vers un bloc AV de
haut degré est de l'ordre de 10 à 15%. Parfois, l'implantation d'un cardiostimulateur permanent représente
une indication (*voir le tableau 10.28, à la page 347*).

Tracé 6.11   Tachycardie sinusale à 120 batt./min et bloc de la branche gauche complet

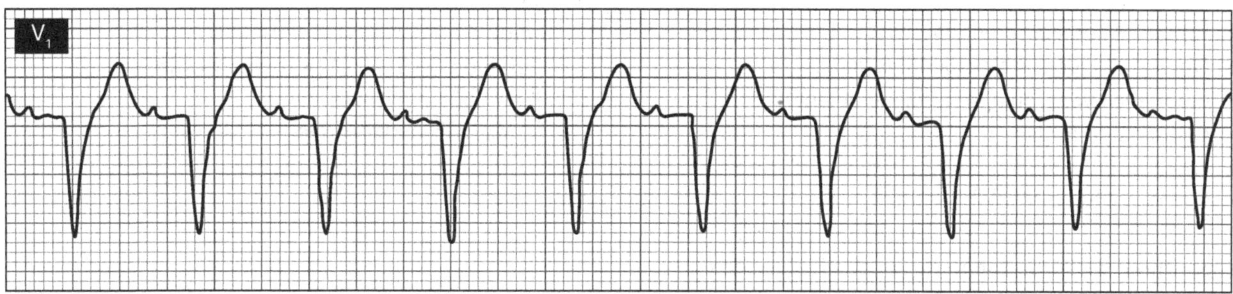

Tableau 6.13   Risque de bloc auriculoventriculaire de haut degré en cas de syndrome coronarien aigu

	Risque faible	Risque moyen	Risque élevé
• BBD et HBAG • BBD et HBPG • BBD alternant avec BBG			31 à 38%
• BAV du 1er degré et nouveau BBD ou BBG, ou ancien bloc de branche bilatéral		19 à 20%	
• Aucun ou un seul des trois blocs suivants: BAV du 1er degré, nouveau bloc de branche, ancien bloc de branche bilatéral	9 à 13%		

L'intervalle PR est l'indice qui permet de différencier les blocs AV.

Bloc AV du 1er degré

- Rythme sinusal
- PR > 0,20 s

Bloc AV du 2e degré

- Type I
  - PR s'allongeant progressivement jusqu'à une onde P bloquée
  - Conduction fixe ou variable (se calcule d'une pause à l'autre)
  - Rythme ventriculaire irrégulier
- Type II
  - Onde P bloquée
  - PR constant
  - Conduction fixe ou variable

Bloc AV de haut degré

- Plus de 50 % des impulsions supraventriculaires ne parviennent pas aux ventricules
- Conduction ≥ 3:1

Bloc AV du 3e degré

- PR ou FR constamment variables
- Onde P bloquée: intervalle PP régulier
- Fréquence ventriculaire régulière et lente
- QRS fins ou larges
- Toute fréquence lente et régulière lors d'une FA devrait évoquer un BAV complet

  - Fins: rythme d'échappement jonctionnel (REJ) à une fréquence approximative de 40 à 60 batt./min
  - Larges: rythme d'échappement ventriculaire (REV) à une fréquence approximative de 20 à 40 batt./min

Asystolie

- Complète
  - Ondes P absentes
  - Complexes QRS absents
- Ventriculaire
  - Ondes P à un rythme ± régulier
  - Absence de complexes QRS

Bloc de branche

- Droite
  - Influx d'origine supraventriculaire
  - Durée de QRS: si 0,11 s, bloc incomplet; si ≥ 0,12 s, bloc complet
  - En V_1, QRS positifs ou aspect RSR'
- Gauche
  - Influx d'origine supraventriculaire
  - Durée de QRS: si 0,11 s, bloc incomplet; si ≥ 0,12 s, bloc complet
  - En V_1, QRS négatifs d'aspect QS ou rS

Algorithme d'interprétation des ondes P bloquées

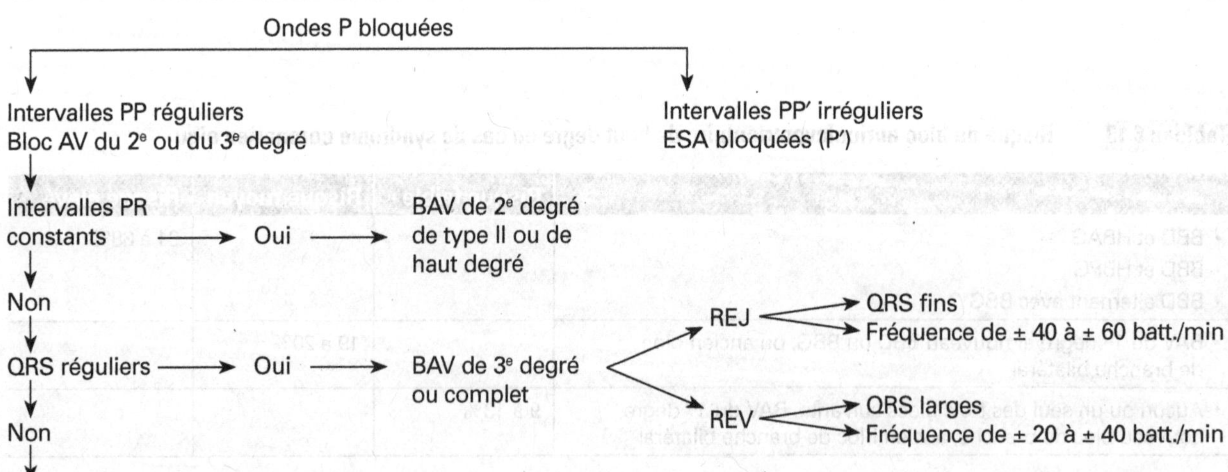

Autoévaluation

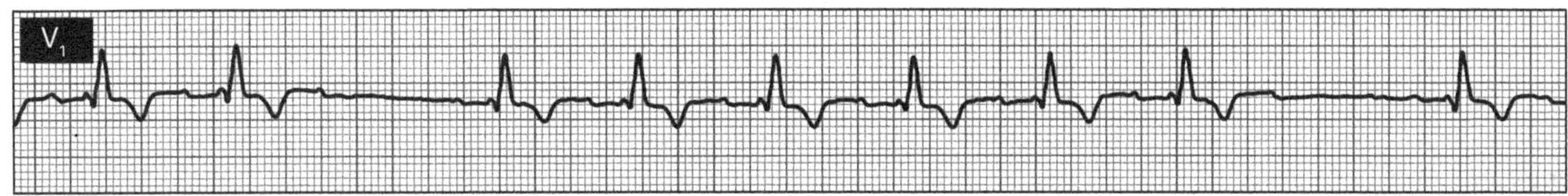

Pour chacun des tracés 1 à 15, préciser les critères électrocardiographiques et l'interprétation. Les fréquences cardiaques sont calculées au compas selon la «méthode des 300».

Tracé 1

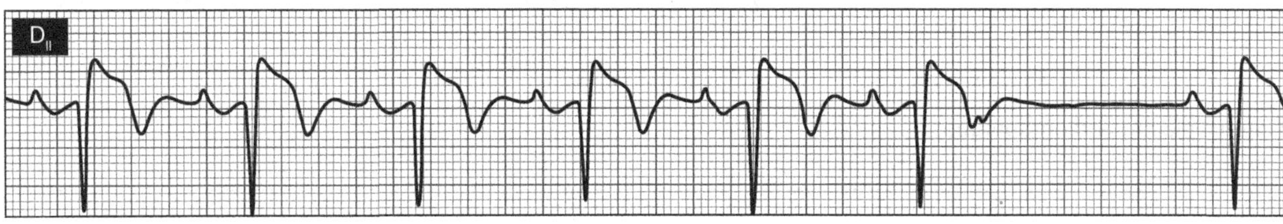

Critères électrocardiographiques ____

____

Interprétation ____

____

Tracé 2

Critères électrocardiographiques ____

____

Interprétation ____

____

Tracé 3

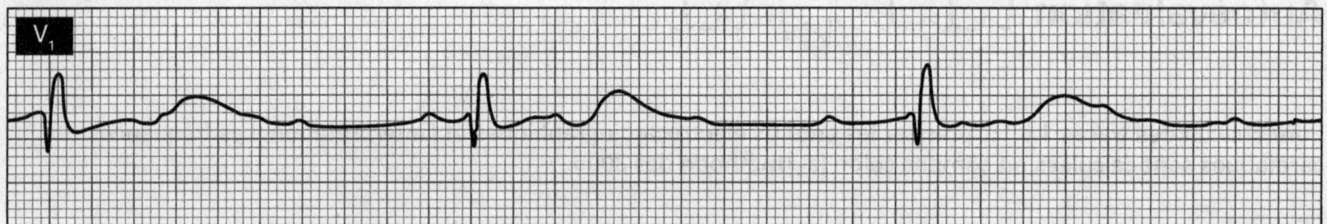

Critères électrocardiographiques __________________________________

____

Interprétation ____

____

Tracé 4

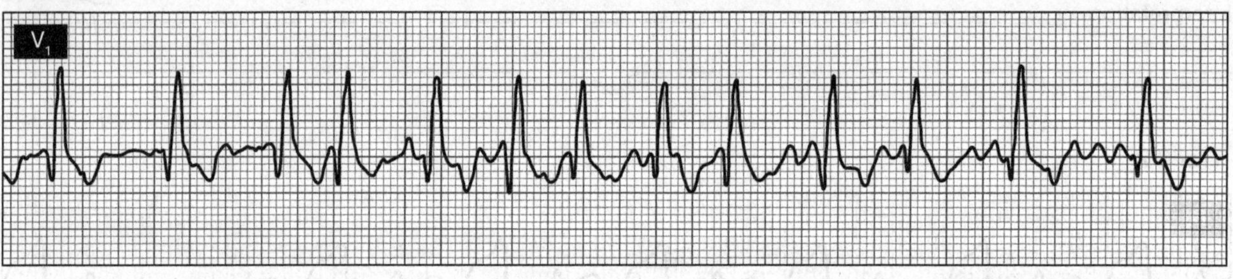

Critères électrocardiographiques __________________________________

____

Interprétation ____

____

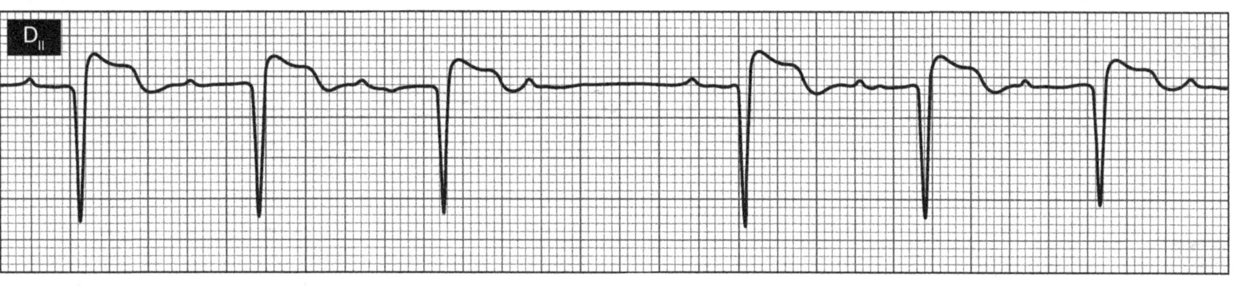

Critères électrocardiographiques _______________________________________

____

Interprétation ____

____

Tracé 6 (enregistrement simultané)

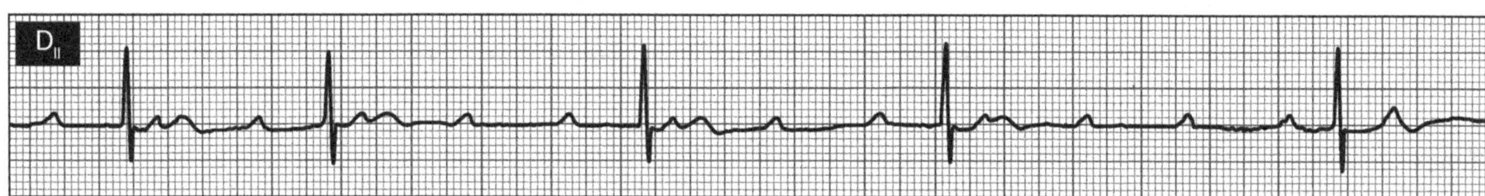

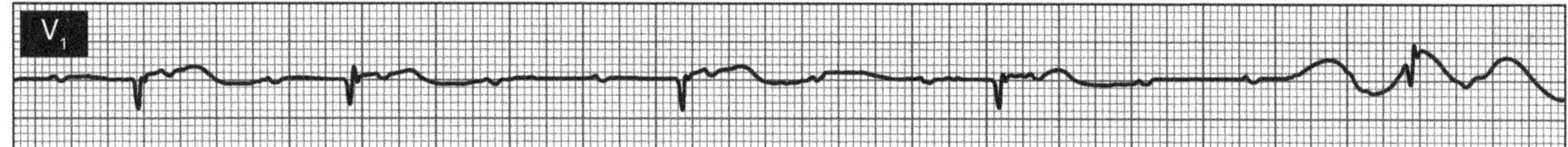

Critères électrocardiographiques _______________________________________

____

Interprétation ____

____

Tracé 7 (enregistrement simultané)

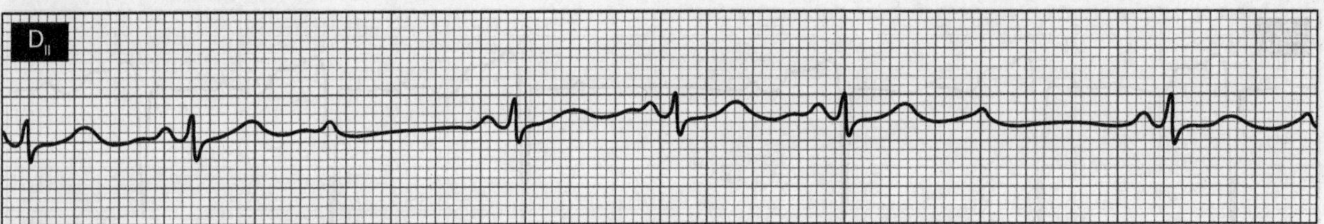
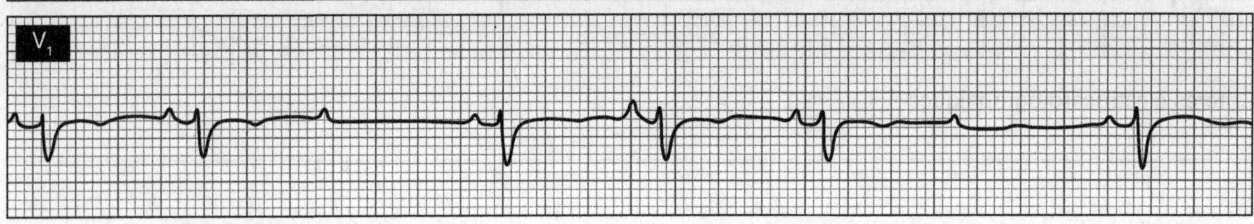

Critères électrocardiographiques _______________________________________

____

Interprétation ____

____

Tracé 8

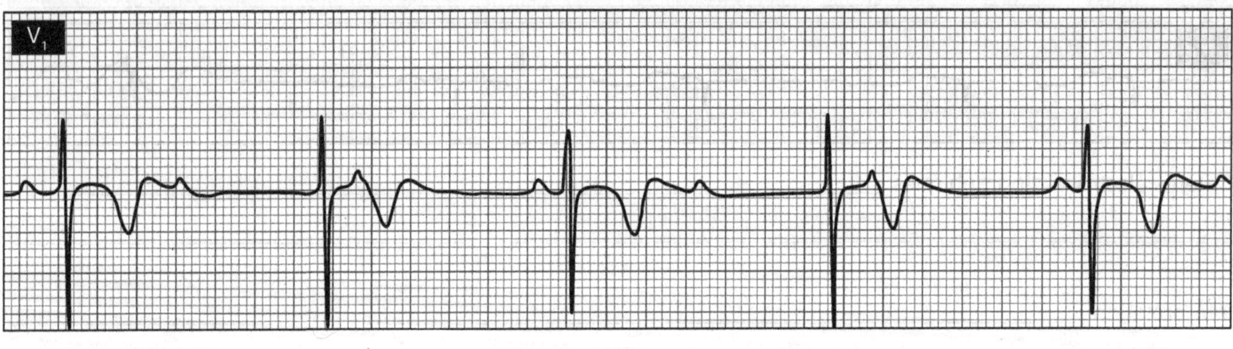

Critères électrocardiographiques _______________________________________

____

Interprétation ____

____

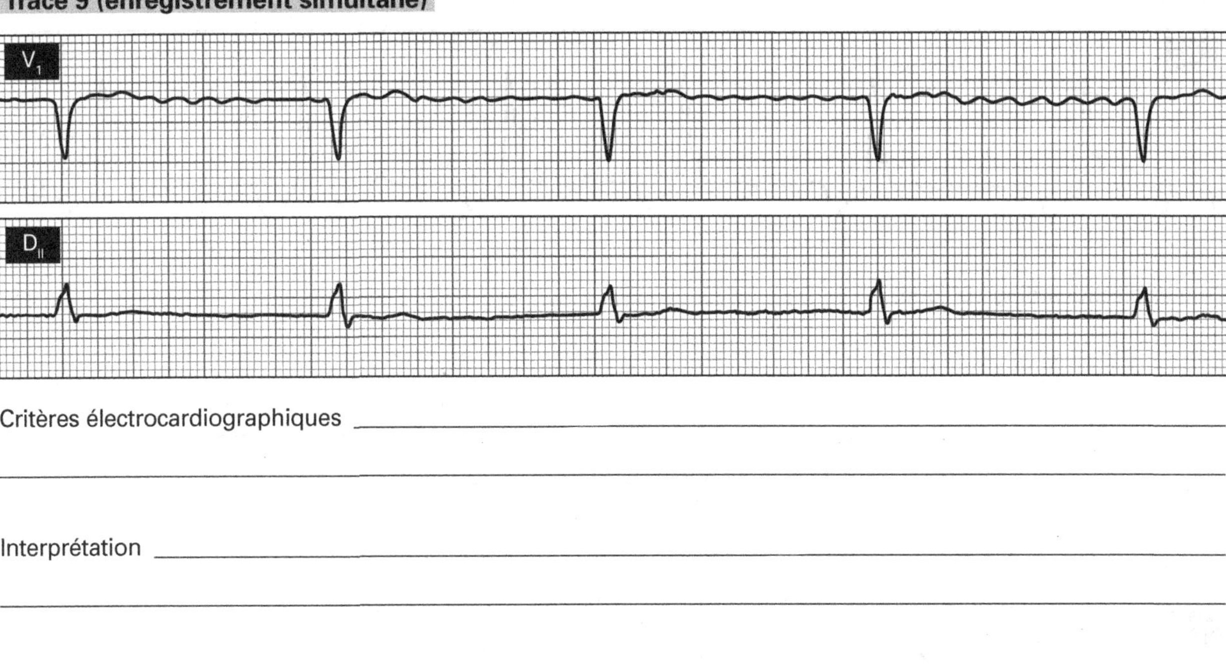

Critères électrocardiographiques ____

____

Interprétation ____

____

Tracé 10

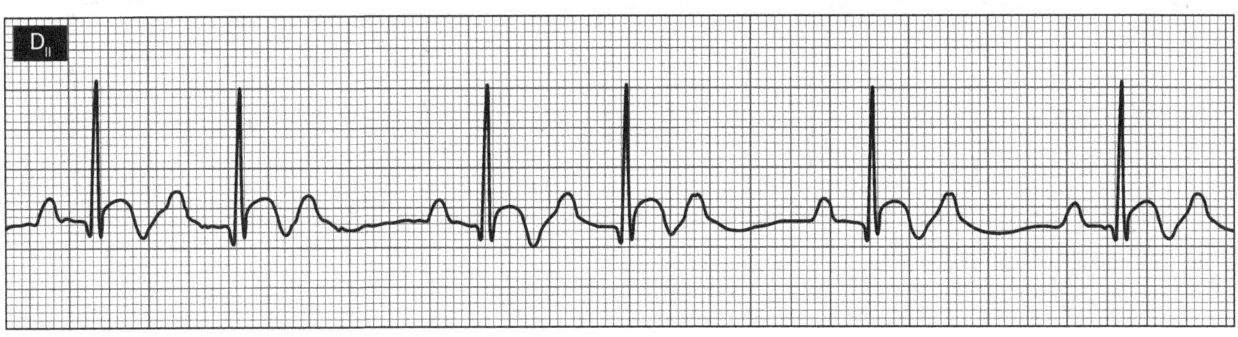

Critères électrocardiographiques ____

____

Interprétation ____

____

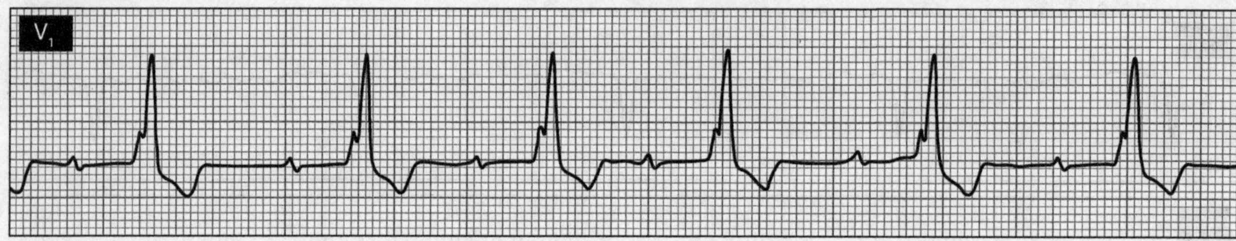

Critères électrocardiographiques ________________________________

____

Interprétation ____

____

Tracé 12

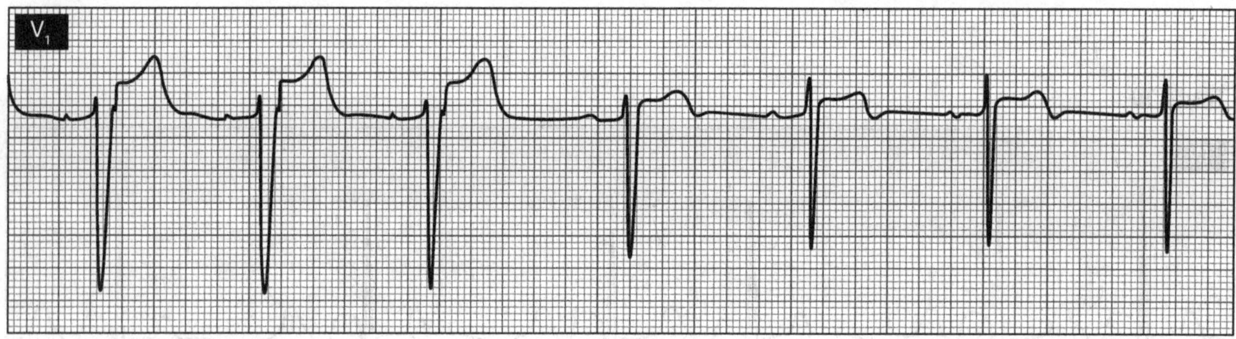

Critères électrocardiographiques ________________________________

____

Interprétation ____

____

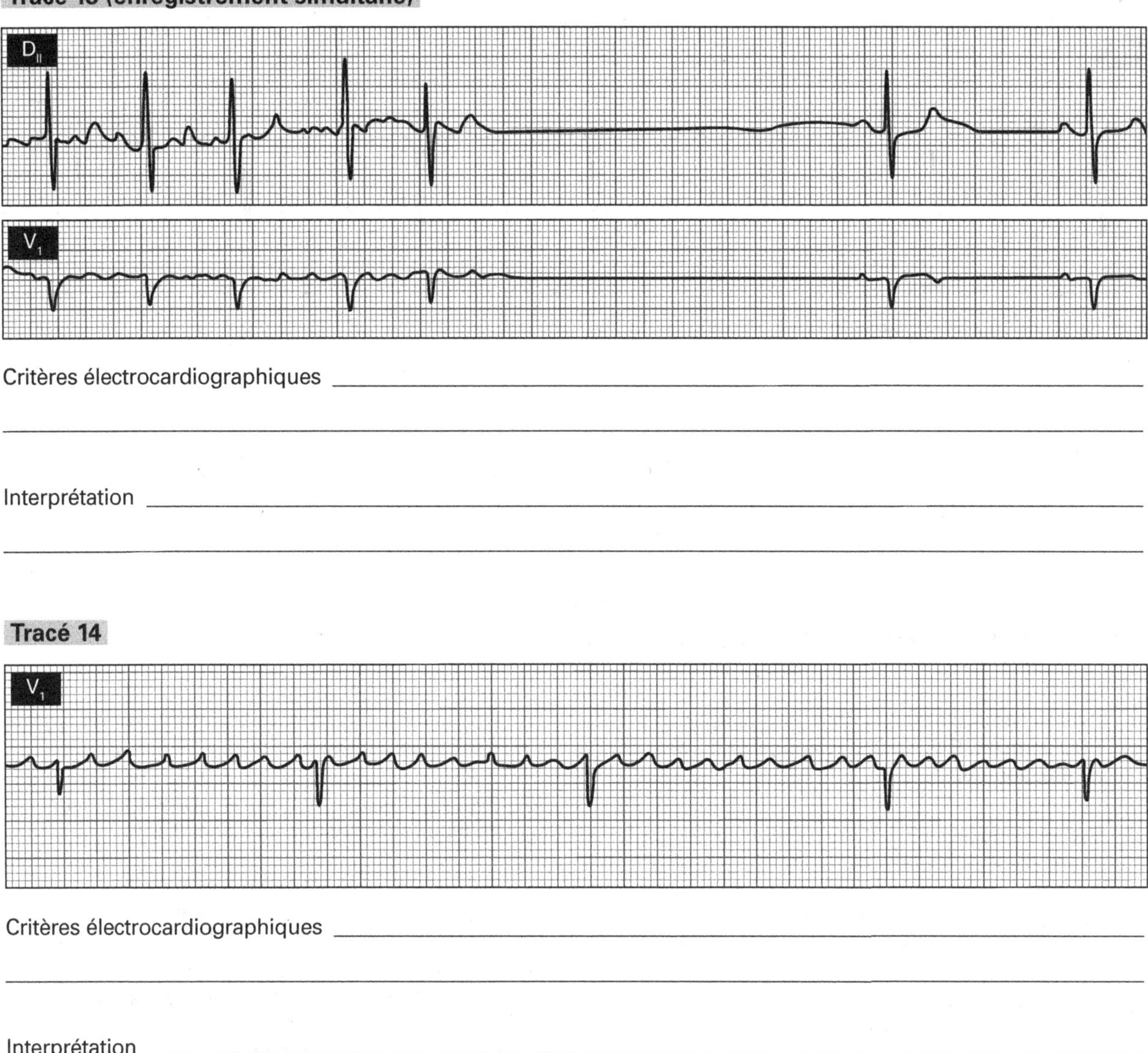

Critères électrocardiographiques ____

____

Interprétation ____

____

Tracé 14

Critères électrocardiographiques ____

____

Interprétation ____

____

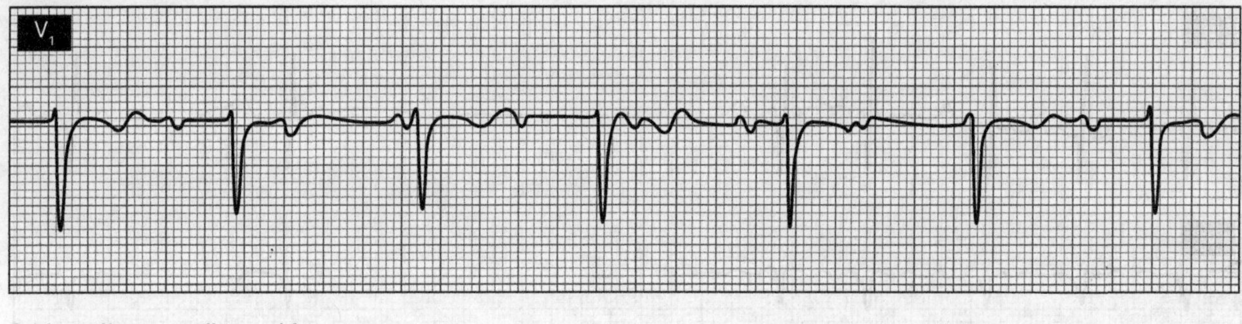

Critères électrocardiographiques ____

____

Interprétation ____

____

Corrigé de l'autoévaluation

1. Rythme sinusal à 80 batt./min. Bloc bifasciculaire: BBD complet. BAV du 2e degré de type II avec conduction 7:6.

2. Rythme sinusal à 69 batt./min. BAV du 1er degré. Extrasystole auriculaire bloquée.

3. Rythme sinusal à 95 batt./min et BAV complet sur un rythme d'échappement ventriculaire à 30 batt./min.

4. Fibrillation auriculaire avec réponse ventriculaire de 90 à 180 batt./min. BBD complet.

5. Rythme sinusal à 72 batt./min. BAV du 2e degré de type I avec conduction 4:3.

6. D_{II}: rythme sinusal à 100 batt./min. BAV de haut degré avec conduction 2:1, 3:1 et 4:1.

7. D_{II}: rythme sinusal à 85 batt./min. BAV du 2e degré de type II avec conduction 4:3.

8. Arythmie sinusale ventriculophasique de 66 à 75 batt./min. BAV complet sur un rythme d'échappement jonctionnel > 43 batt./min.

9. Fibrillation auriculaire. BAV complet sur un rythme d'échappement ventriculaire > 38 batt./min.

10. Rythme sinusal à 90 batt./min. BAV du 2e degré de type I avec conduction 3:2 et 2:1.

11. Rythme sinusal de 52 à 63 batt./min. Bloc bifasciculaire: BAV du 1er degré. BBD complet.

12. Rythme sinusal à 58 batt./min. Bloc bifasciculaire: BAV du 1er degré et BBG complet intermittents à une fréquence critique ou dépendante. Ralentissement sinusal et bradycardie sinusale à 54 batt./min.

13. D_{II}: fibrillation auriculaire avec réponse ventriculaire de 72 à 90 batt./min. Asystolie complète de 3,2 s. Bradycardie sinusale < 43 batt./min

14. Flutter auriculaire à 300 batt./min avec un BAV de haut degré probable et REJ intermittent, puisque les intervalles FR sont inconstants et que les modes de conduction 8:1, 10:1 et 6:1 sont irréguliers et lents.

15. Rythme sinusal à 100 batt./min. BAV complet sur un rythme d'échappement jonctionnel à 66 batt./min.

L'électrophysiologie

PLAN

OBJECTIFS

- Différencier les termes suivants : polarisation, dépolarisation et repolarisation.

- Expliquer l'expression « différence de potentiel ».

- Préciser les phases du potentiel d'action et le mécanisme ionique responsable de chacune d'elles.

- Nommer et définir les trois propriétés électrophysiologiques de la fibre cardiaque.

- Expliquer pourquoi le nœud sinusal est le centre d'automatisme dominant.

- Définir les phases réfractaires absolue et relative, et préciser leur correspondance avec le cycle électrocardiographique.

- Classifier les arythmies selon une approche électrophysiologique.

- Expliquer, à l'aide d'un exemple, le mécanisme de la réentrée.

7.1 Description de la fibre myocardique

Les nombreuses fibres qui s'enchevêtrent pour constituer le cœur possèdent des caractéristiques histologiques et des propriétés physiologiques différentes. D'une part, le myocarde indifférencié est composé de fibres musculaires contractiles qui accomplissent le travail mécanique de propulsion du sang. D'autre part, le tissu électrique est constitué de deux types de populations cellulaires, des fibres à réponse rapide et des fibres à réponse lente, responsables de la formation nodale et de la conduction de l'influx électrique à travers le réseau Purkinje.

Le myocarde possède un système spécifique de fibres spécialisées, différentes de celles de la musculature et facilement identifiables, même au microscope optique. Les propriétés électrophysiologiques des fibres du tissu nodal, c'est-à-dire l'automaticité, la conductibilité et l'excitabilité, dépendent entre autres des interactions entre les multiples charges électriques qui proviennent de l'environnement cellulaire. Lorsqu'un stimulus électrique excite une cellule cardiaque, des ions pénètrent en grand nombre dans celle-ci par des canaux spécifiques.

7.2 Activation de la fibre myocardique

Le fluide intracellulaire contient de fortes concentrations d'ions potassium (K^+) et de molécules organiques porteuses de groupements ionisés, de protéines et de composés organophosphorés. Le milieu extracellulaire est majoritairement constitué d'eau (H_2O), de sodium et de chlore.

7.2.1 Polarisation

Au repos, les cellules cardiaques sont polarisées, c'est-à-dire qu'elles sont négatives à l'intérieur et positives à l'extérieur de la membrane (*voir la figure 7.1*). Cette polarisation transmembranaire est liée à des gradients ioniques. La surface externe de la fibre au repos est alors positive, car les ions sodium (Na^+) dominants sont porteurs d'une charge positive. La perméabilité au sodium est minimale. Le potentiel est maximal quand la membrane est presque imperméable aux ions Na^+, car le milieu intracellulaire est plus négatif que positif.

7.2.2 Dépolarisation

L'excitation de la fibre se propage de cellule en cellule dans une direction précise. Sa durée dépend de la longueur de la fibre. L'ouverture de canaux ioniques permet l'entrée d'ions Na^+ dans la cellule. En raison de l'avalanche d'ions Na^+ qui ont traversé la membrane, celle-ci devient négative sur sa face externe et positive sur sa face interne (*voir la figure 7.2*). Les cellules cardiaques sont dépolarisées lorsque le potentiel transmembranaire fortement négatif devient légèrement positif.

7.2.3 Repolarisation

La fibre retrouve ses charges de repos au cours de la phase de repolarisation. La membrane perd rapidement sa perméabilité élevée pour le Na^+, tandis que la perméabilité augmente pour les ions K^+, lesquels restaurent rapidement la positivité de la face externe de la membrane (*voir la figure 7.3*). La quasi-totalité du potentiel de repos se trouve alors rétablie.

Figure 7.1 Polarisation

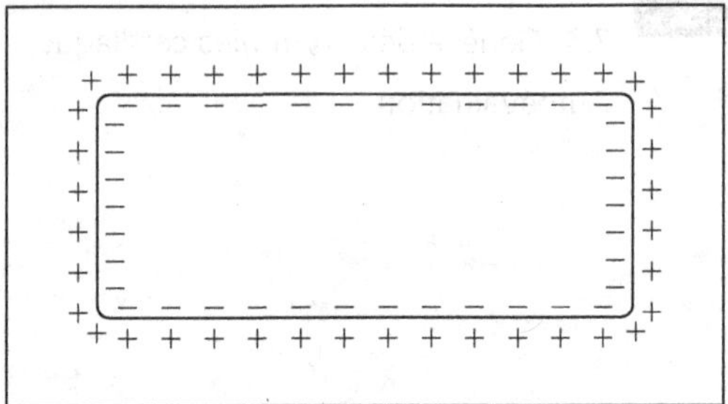

Figure 7.2 Dépolarisation

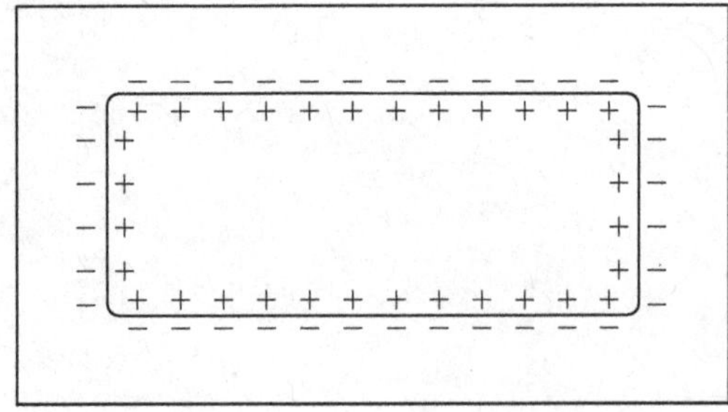

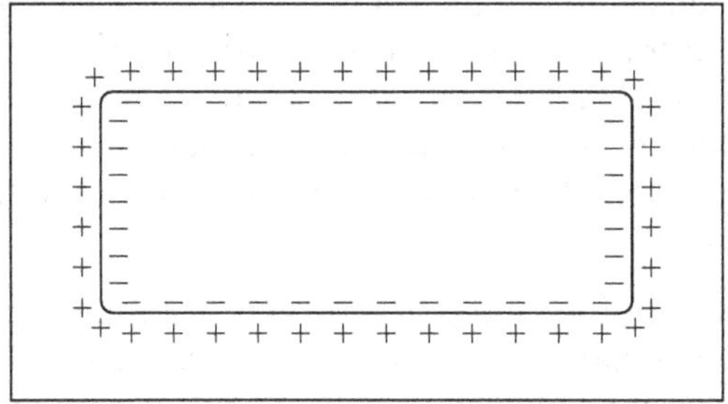

7.3 Potentiel de repos de la membrane

La formation du potentiel de repos, aussi appelé potentiel de membrane, est étroitement liée au rôle du sodium et du potassium. La concentration de K^+ intracellulaire est d'environ 300 fois supérieure à celle du milieu extracellulaire. Inversement, la concentration extracellulaire en Na^+ est 15 fois supérieure à la concentration intracellulaire. Des échanges ioniques se font en permanence de part et d'autre de la cellule; ces échanges peuvent être actifs ou passifs . Les deux principaux facteurs dans le maintien de la cellule myocardique au repos sont la pompe NA^+-K^+ ainsi que les gradients de concentration du K^+ (*voir la figure 7.4*).

Les échanges passifs ne nécessitent pas d'énergie. Ils peuvent être constants ou déclenchés par un potentiel d'action. Ces échanges s'opèrent selon le gradient de concentration ionique transmembranaire grâce à la perméabilité sélective de la membrane.

Les échanges actifs nécessitent une consommation d'énergie et la présence de pompes à sodium-potassium (Na^+-K^+). Le rôle principal de ces pompes est de maintenir le potentiel de repos de la membrane à la suite du déplacement des ions Na^+ et K^+ par les canaux ioniques à fonction passive (McKinley, O'Loughlin et Bidle, 2014). Elles permettent la

Figure 7.4   Production et conservation du potentiel de repos de la membrane

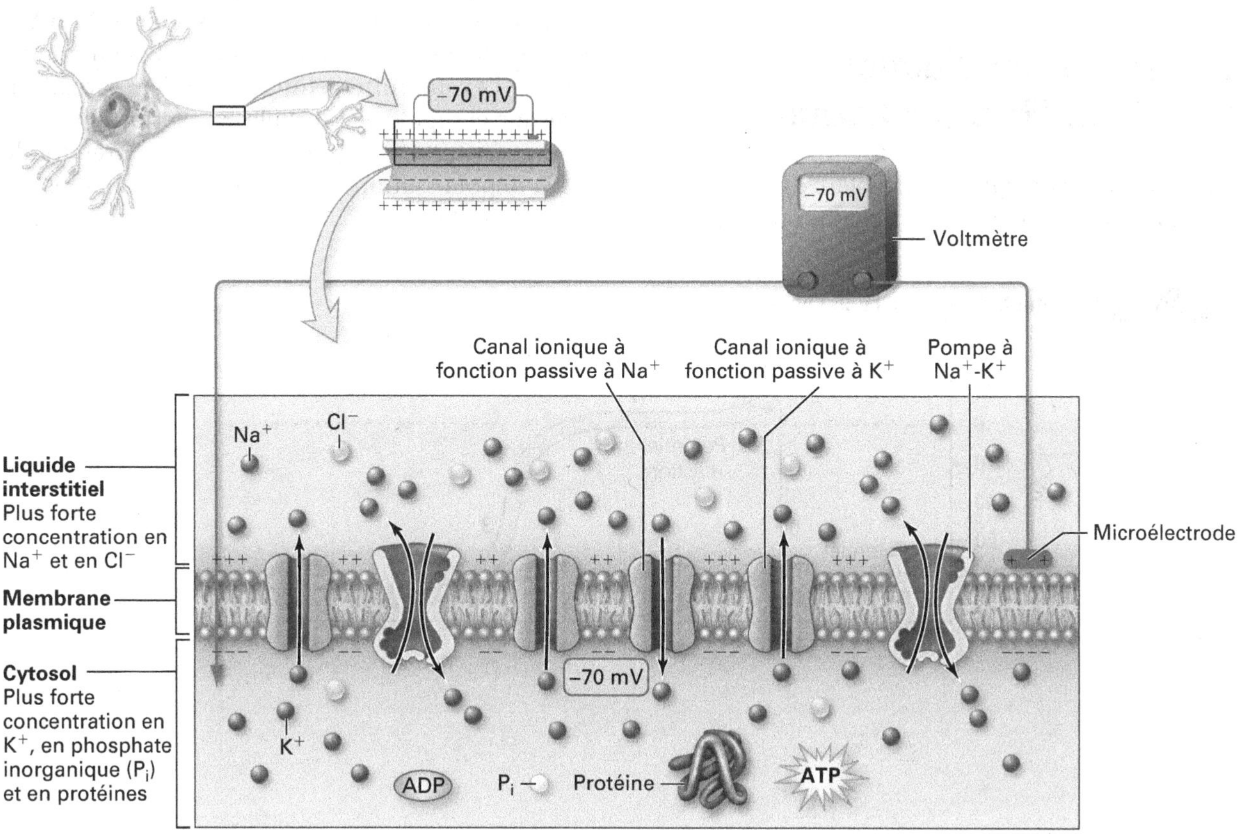

Source: McKinley, M.P., O'Loughlin, V.D. et Bidle, T.S. (2014). *Anatomie et physiologie: une approche intégrée*. Montréal, Québec: Chenelière Éducation, p. 534.

sortie de trois ions Na⁺ hors de la cellule et l'entrée de deux ions K⁺, et ce, grâce à une enzyme, la Na/K ATPase. Cette enzyme hydrolyse l'adénosine triphosphate (ATP) et permet d'obtenir l'énergie nécessaire à la réaction.

La différence de potentiel transmembranaire de repos varie de -60 à -70 mV dans le nœud sinusal et le nœud auriculoventriculaire (AV), de -80 mV dans la fibre auriculaire et de -90 mV dans la fibre ventriculaire. La valeur du potentiel transmembranaire de repos détermine la vitesse de conduction et la réponse cellulaire à la stimulation électrique.

Plus le potentiel de repos est négatif (de -80 à -90 mV), plus les canaux sodiques sont disponibles, et plus la vitesse de dépolarisation cellulaire est grande. Lorsque le potentiel de repos est de l'ordre de -60 et -70 mV, environ la moitié des canaux sodiques peuvent s'activer; l'amplitude de la phase 0 du potentiel d'action est alors diminuée, et la vitesse de dépolarisation aussi. À -50 mV, les canaux sodiques sont inactivés.

7.4 Potentiel d'action de la fibre cardiaque

La cellule myocardique est excitable, c'est-à-dire que si, par une action mécanique, chimique ou électrique,

la polarisation d'une partie de la cellule est modifiée, ce changement de polarisation se propagera tout le long de la membrane cellulaire. La surface externe deviendra alors négative, et la surface interne sera positive. Si la différence de potentiel détectée par la microélectrode est enregistrée, un schéma caractéristique appelé potentiel d'action sera obtenu (*voir la figure 7.5*).

La courbe de réponse de la membrane permet de reconnaître les capacités de conduction des fibres et de les individualiser en fibres à réponse rapide ou lente. Au repos, le potentiel varie de -60 à -90 mV. À la suite de l'excitation cellulaire, il est possible d'enregistrer les différences de potentiel transmembranaire correspondant à la séquence des phénomènes électrophysiologiques de dépolarisation et de repolarisation, laquelle est symbolisée par les phases 0, 1, 2, 3 et 4 (*voir le tableau 7.1 et la figure 7.6*).

7.4.1 Phase de dépolarisation

Aussitôt après la stimulation, la face externe de la membrane cellulaire se dépolarise; il s'agit de la phase 0. Son potentiel passe de -90 mV à 0, puis devient positif. Ce potentiel seuil conditionne l'excitabilité cellulaire. La dépolarisation brusque et rapide de la cellule est exprimée par une pente abrupte, presque verticale. La durée totale de la dépolarisation des cellules ventriculaires est d'environ 0,08 s.

Figure 7.5 **Potentiel d'action d'une fibre cardiaque**

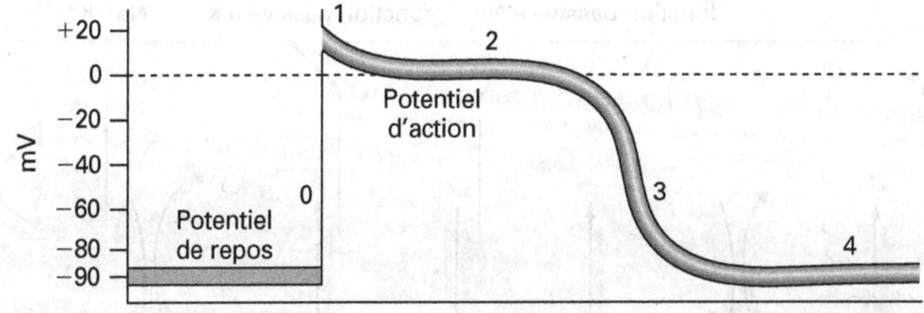

Tableau 7.1 **Types de potentiels d'action des fibres cardiaques**

	Fibres à réponse rapide ou à courant sodique	Fibres à réponse lente ou à courant calcique
Sites	• Fibres auriculaires (muscle) • Fibres His-Purkinje • Fibres ventriculaires (muscle)	• Fibres du nœud sinusal • Nœud AV
Phase 0	• Dépolarisation rapide dépendante d'un courant entrant sodique • Vitesse de conduction – Fibres auriculaires < 1 m/s – Fibres His-Purkinje = 3 m/s – Fibres ventriculaires = 1 m/s	• Dépolarisation systolique (phase 0) plus lente dépendante d'un courant calcique entrant • Vitesse de conduction < 0,05 m/s
Phases 1 et 2	• Phases 1 et 2 bien marquées, dépendantes de l'inactivation du courant sodique et du début du courant potassique sortant, et dépendantes aussi d'un courant calcique entrant plus lent	• Peu ou pas de phases en plateau • Courant calcique entrant
Phase 3	• Repolarisation rapide dépendante d'un courant potassique sortant • Temps de récupération = 180 à 350 ms	• Repolarisation plus lente • Temps de récupération plus long que 350 ms
Phase 4 Niveau de voltage nécessaire à la dépolarisation cellulaire et à la production d'un potentiel d'action	• Potentiel de repos entre −90 et −95 mV • Très perméable au K^+ • Seuil de dépolarisation = −70 mV • Dépolarisation diastolique très lente	• Potentiel de repos entre −50 et −60 mV • Seuil de dépolarisation élevé ≤ −50 mV • Dépolarisation spontanée diastolique plus rapide
Schéma Phases résultant de l'activation et de l'inactivation de courants ioniques entrant dans la cellule et en sortant	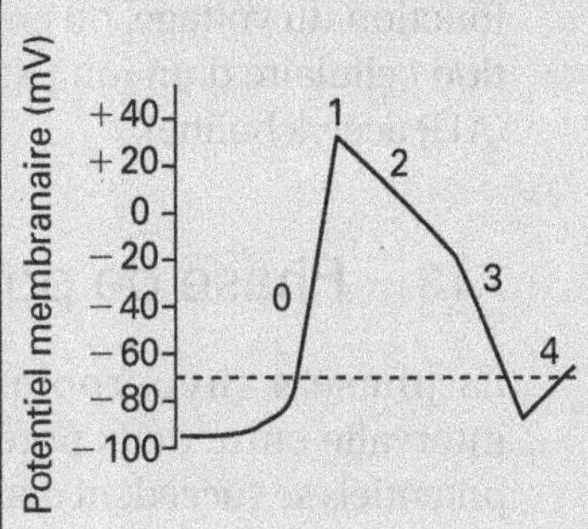	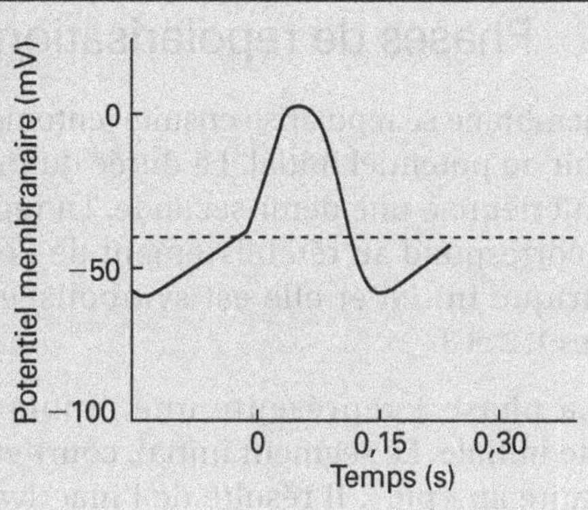

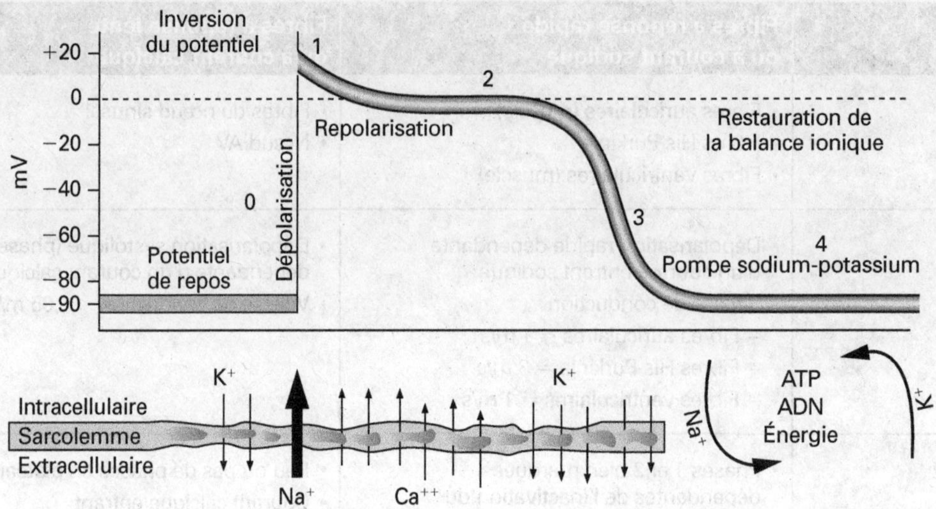

Les variations de potentiel sont assez importantes pour que l'impulsion se propage aux cellules voisines, ce qui entraîne d'autres potentiels d'action. L'entrée plus ou moins rapide de sodium dans les canaux sodiques sensibles au voltage conditionne la vitesse de conduction membranaire, ce qui caractérise notamment les fibres auriculaires et le réseau His-Purkinje. Les fibres à courant calcique sont localisées dans le nœud sinusal et le nœud AV, ce qui s'explique par un potentiel d'action plus lent.

7.4.2   Phases de repolarisation

La membrane se repolarise ensuite lentement pour revenir au potentiel initial. La durée du processus est inférieure à une demi-seconde. La repolarisation correspond au rétablissement de l'équilibre électrique initial et elle est symbolisée par les phases 1, 2 et 3.

La phase 1 représente une repolarisation rapide initiale. Le segment initial, court et rapide, fait suite au « pic ». Il résulte de l'inactivation du courant sodique entrant et d'un faible courant de potassium sortant. Celui-ci maintient la neutralité électrique.

La phase 2 (ou phase plateau) symbolise une repolarisation plus lente. Elle est représentée par un plateau légèrement descendant et oblique durant lequel le potentiel transmembranaire varie peu.

Appelée courant calcique, cette phase diminue la vitesse de repolarisation, compensant momentanément les sorties potassiques. La repolarisation plus lente résulte du courant calcique entrant dans la cellule (ICa). La sortie du K+ se poursuit.

La phase 3 désigne une repolarisation rapide terminale. Elle est représentée par une descente rapide. Le courant s'amplifie au fur et à mesure de l'inactivation du courant calcique. La repolarisation membranaire résulte d'un courant sortant rapide de potassium et correspond à l'onde T de l'ECG de surface. Les courants potassiques peuvent s'activer en fonction du voltage, ou en fonction de la concentration cellulaire d'un ion (Na+, Ca++) ou d'un agoniste (ATP, acétylcholine).

7.4.3   Phase de potentiel de repos

La phase 4 (hyperpolarisation) symbolise un intervalle entre deux potentiels d'action. Ces deux potentiels se succèdent dans le déroulement des phénomènes électriques. Durant cette phase, la cellule a récupéré son potentiel de repos avec des charges équilibrées, positives à l'extérieur de la membrane et négatives à l'intérieur, ce qui maintient le gradient de concentration, et ce, grâce à la pompe Na+-K+.

Ce gradient entraîne une dépense énergétique emmagasinée sous forme d'ATP. La cellule peut à nouveau être activée et elle le sera dès que le potentiel seuil cellulaire sera rétabli. Le potentiel de repos correspond donc à l'intervalle entre l'onde T et le début du complexe QRS pour les fibres ventriculaires de l'ECG de surface. La repolarisation des fibres auriculaires ayant une moins grande portée électrophysiologique, elle est peu visible sur l'ECG de surface (Taboulet, 2010).

7.5 Propriétés électrophysiologiques de la fibre cardiaque

Les propriétés électrophysiologiques de la fibre cardiaque sont l'automaticité, la conductibilité et l'excitabilité.

7.5.1 Automaticité

L'automaticité est la capacité que possède la cellule de s'activer et d'émettre spontanément des impulsions selon un rythme qui ne subit aucune influence extérieure. Cette propriété peut exister à l'état latent dans tout le tissu cardiaque. Toutefois, seules les cellules ayant une pente de dépolarisation spontanée (phase 4) sont dotées d'automatisme.

Ainsi, les cellules automatiques ont la propriété de s'activer spontanément en entraînant les oreillettes ou les ventricules, selon le cas. Les tonus sympathique et parasympathique influencent la pente de dépolarisation spontanée, c'est-à-dire la phase 4 du potentiel d'action.

Le nœud sinusal (centre primaire), le faisceau de His (centre secondaire) et le réseau de Purkinje (centre tertiaire) sont les centres d'automatisme normaux du cœur (*voir le tableau 7.2*). Le centre d'automatisme dont la vitesse de dépolarisation de la phase 4 est la plus rapide détermine le rythme du cœur. Normalement, c'est donc le nœud sinusal qui commande le rythme du cœur, les centres de His et de Purkinje étant assujettis au rythme du nœud sinusal parce que leur rythme, plus lent, ne réussit pas à s'imposer. Ainsi, le rythme sinusal du sujet sain détermine le rythme du cœur tout entier; il s'agit du centre d'automatisme dominant.

Les cellules automatiques du nœud sinusal et des centres inférieurs latents ont la propriété de s'activer spontanément. La durée de la phase 4 de ces cellules détermine leur fréquence respective (*voir la figure 7.7*). Les cellules automatiques du nœud sinusal possèdent la phase 4 la plus courte, assurant à celui-ci la commande du cœur chez la personne normale.

Tableau 7.2 **Fréquence de dépolarisation des centres d'automatisme du cœur**

Centre d'automatisme	Site	Fréquence de dépolarisation
Primaire	Nœud sinusal	± 60 à ± 100 batt./min
Secondaire	Faisceau de His	± 40 à ± 60 batt./min
Tertiaire	Réseau de Purkinje	± 20 à ± 40 batt./min

Figure 7.7 **Phase 4 des centres d'automatisme**

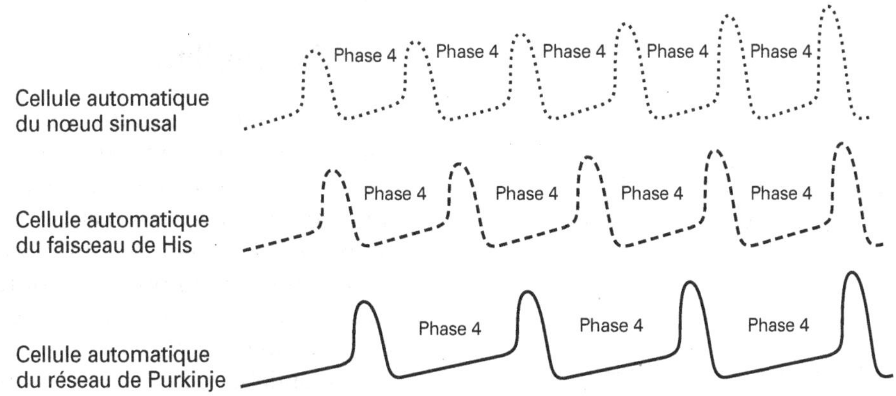

La cellule d'un centre d'automatisme présente un potentiel d'action différent de celui d'une cellule myocardique (*voir le tableau 7.1 et la figure 7.8*). La phase 4 est instable à la suite de la repolarisation maximale, car la diminution du courant potassique sortant se poursuit et permet une dépolarisation diastolique lente et spontanée. La cellule change graduellement de potentiel de membrane selon une pente plus ou moins accentuée et atteint un potentiel seuil (autour de −55 mV) : c'est le déclenchement automatique et rapide de la phase 0, suivie d'une repolarisation (phases 1, 2 et 3) puis d'une phase de dépolarisation spontanée (phase 4) lente qui déclenche l'impulsion suivante. Ce mécanisme est observé dans les structures nodales et dans le tissu de Purkinje.

Les cellules automatiques du nœud sinusal peuvent s'activer, entre autres, avant les cellules automatiques du faisceau de His et du réseau de Purkinje, et annuler en cours de route la phase 4 (dépolarisation diastolique lente) des cellules de ces centres avant qu'elles n'atteignent leur seuil de dépolarisation. La phase 4 permet ainsi au nœud sinusal d'avoir une fréquence dominante. Cependant, celle-ci peut être influencée par des facteurs physiologiques (p. ex., une dysfonction sinusale), des facteurs pathologiques (p. ex., une ischémie) ou des facteurs médicamenteux (p. ex., des bêtabloquants).

7.5.2 Conductibilité

Certaines cellules ont la capacité de transmettre l'influx de proche en proche à l'intérieur du myocarde. La vitesse de transmission (force électromotrice) de l'influx s'exprime en mètres par seconde (m/s). L'excitabilité et la conductibilité sont deux propriétés intimement liées. À l'état physiologique, une cellule normalement polarisée, lorsqu'elle est excitée, engendre une dépolarisation (phase 0) rapide et une propagation secondaire de l'influx. La vitesse de conduction d'une fibre est proportionnelle à la vitesse de la phase 0 de dépolarisation. Elle est, par conséquent, fonction du potentiel transmembranaire. Dans les nœuds sinusal et AV, la vitesse est inférieure à 0,05 m/s ; dans les oreillettes, elle est de moins de 1 m/s ; dans le réseau de His-Purkinje et dans ses ramifications, de 3 m/s ; finalement, dans les ventricules, de 1 m/s.

L'anoxie, l'ischémie, l'étirement de la fibre et l'élévation du potassium extracellulaire peuvent entraîner l'hypopolarisation de la membrane dont peut découler un ralentissement de la vitesse de dépolarisation et, par le fait même, de celle de la conduction. À l'inverse, l'hyperpolarisation de la membrane, à la suite d'hypokaliémie par exemple, cause une accélération de la vitesse de conduction.

Par ailleurs, l'activation ou la dépolarisation du nœud AV étant sous la commande d'un courant calcique entrant lent, la conduction peut être ralentie. Cette conduction décrémentielle explique la diminution progressive de la vitesse de propagation des impulsions vers les parties les plus distales du nœud auriculoventriculaire.

La conduction décrémentielle est le mode de conduction normal dans le nœud AV. Elle explique le ralentissement progressif plutôt que subit de la conduction à cet endroit. Les blocs auriculoventriculaires du 1er et du 2e degré de type I illustrent bien ce phénomène.

Les réentrées à l'origine de la plupart des arythmies sont en relation avec un asynchronisme de la conduction.

7.5.3 Excitabilité

L'excitabilité est la capacité pour une cellule cardiaque de répondre à une stimulation et de déclencher un potentiel d'action. L'excitabilité est liée aux périodes réfractaires. Toute cellule myocardique qui vient de s'activer (cellule automatique), de conduire (cellule conductrice) ou de se contracter (cellule contractile) devient plus ou moins réfractaire à un nouveau stimulus, et ce, pour une durée égale à celle de son potentiel d'action. Pour qu'une cellule sorte de sa période réfractaire, elle doit être partiellement

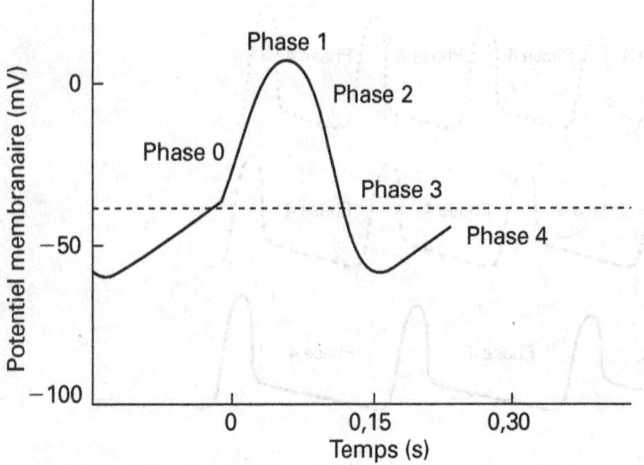

Figure 7.8   **Potentiel d'action d'une fibre automatique au nœud sinusal**

repolarisée jusqu'à un niveau de potentiel qui permet l'ouverture des canaux. C'est le facteur déterminant de la capacité d'une cellule à répondre à un influx.

Périodes réfractaires

Il existe deux types de périodes réfractaires liées à l'excitabilité cellulaire: la période réfractaire absolue et la période réfractaire relative (*voir la figure 7.9*).

La période réfractaire absolue (PRA) est une période d'inexcitabilité totale de la cellule, indépendamment de l'intensité du stimulus appliqué. Elle correspond aux phases 0, 1 et 2 du plateau, et jusqu'aux environs de −50 mV de la phase 3 du potentiel. L'intervalle entre le début du complexe QRS et le sommet de l'onde T correspond à la période réfractaire absolue.

Toute intervention qui allonge la durée du potentiel d'action prolonge la période réfractaire absolue. La bradycardie, l'hypokaliémie et l'hypothyroïdie en sont des exemples. À l'inverse, la tachycardie et l'anoxie diminuent la durée du potentiel d'action, ce qui raccourcit la période réfractaire.

La période réfractaire relative (PRR) est la phase pendant laquelle les fibres sont excitables par des courants d'intensité plus élevés que le potentiel de repos. Elle correspond au sommet de l'onde T jusqu'à sa portion terminale. On l'appelle aussi phase de vulnérabilité.

Un lien peut être observé entre les périodes réfractaires absolue et relative de la fibre cardiaque et le cycle électrocardiographique. La figure 7.10 illustre ce lien ainsi que les phases des périodes réfractaires, soit:

- la phase de dépolarisation ventriculaire: complexe QRS et partie du segment ST (0 et 1) pour la période réfractaire absolue; le Na^+ est dominant;
- la phase de repolarisation ventriculaire: fin du segment ST et onde T (2 et 3) pour la période réfractaire relative; les ions Ca^{++} et K^+ sont dominants;
- la phase de vulnérabilité: sommet de l'onde T et sa branche descendante (3).

Il faut noter que, dans l'ensemble du myocarde ventriculaire, la repolarisation n'est pas

Figure 7.9   **Périodes réfractaires**

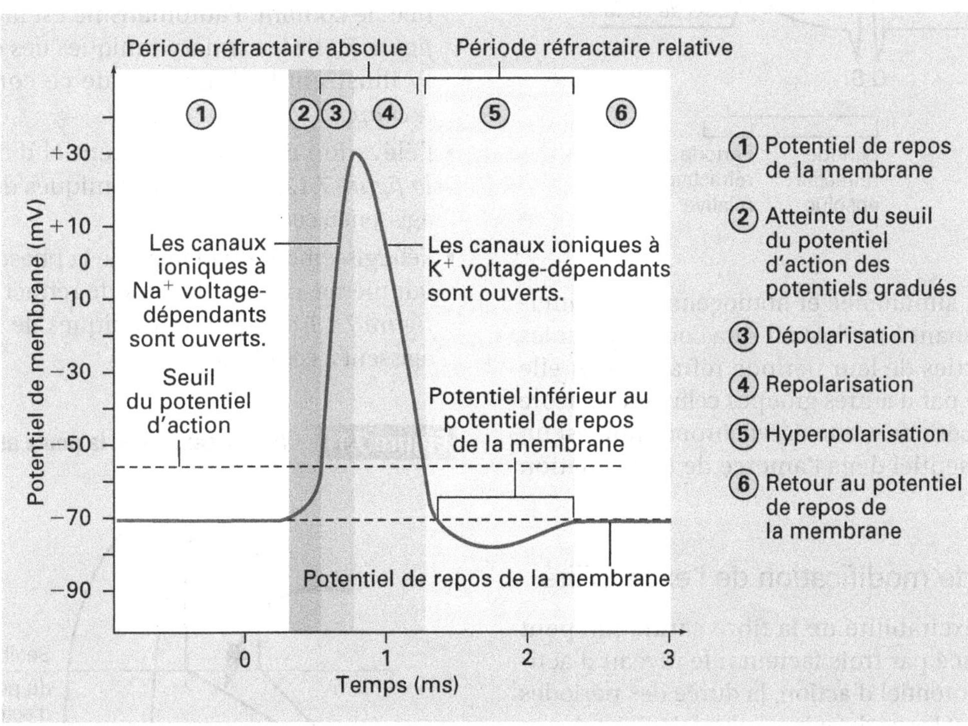

Source: Adapté de McKinley, M.P., O'Loughlin, V.D. et Bidle, T.S. (2014). *Anatomie et physiologie: une approche intégrée*. Montréal, Québec: Chenelière Éducation, p. 545.

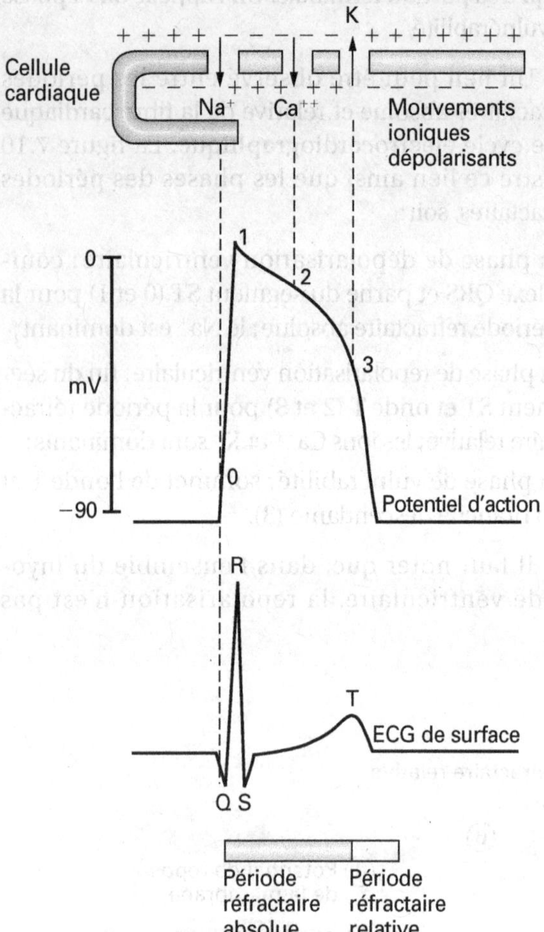

strictement simultanée et homogène. Une stimulation survenant à cet instant sera conduite par les cellules sorties de leur période réfractaire et elle sera arrêtée par d'autres groupes cellulaires encore dans cette période. Cette désynchronisation est un élément essentiel dans l'amorce de la fibrillation ventriculaire.

Facteurs de modification de l'excitabilité

Le taux d'excitabilité de la fibre cardiaque peut être influencé par trois facteurs : le niveau d'activation du potentiel d'action, la durée des périodes réfractaires et l'asynchronisme physiologique de ces périodes.

D'une part, plus le niveau du seuil de dépolarisation est élevé, plus l'excitabilité est réduite, puisque le potentiel est moins négatif. D'autre part, la durée des périodes réfractaires peut également modifier l'excitabilité. En effet, plus la durée est courte, plus la cellule cardiaque redevient excitable ; plus la durée de la période réfractaire est longue, plus l'excitabilité est diminuée, ce qui protège la cellule cardiaque de la survenue d'un potentiel physiologique ou pathologique. Enfin, l'asynchronisme physiologique des périodes réfractaires entre les différentes structures cardiaques constitue un dernier facteur susceptible d'influer sur l'excitabilité et les influences potentielles.

7.5.4 Substances antiarythmiques

Sur le plan cellulaire, les antiarythmiques peuvent modifier les mouvements ioniques transmembranaires directement sur les canaux ioniques, ou indirectement par l'intermédiaire du système nerveux autonome. Voici les principales modifications qu'entraînent les substances arythmiques :

- l'aplatissement de la pente ascendante (phase 4) de la dépolarisation spontanée ou le ralentissement de la dépolarisation diastolique spontanée : le courant d'automatisme est altéré (*voir la figure 7.11*) ; les antiarythmiques des classes II et IV illustrent l'application de ce concept (*voir le chapitre 10*) ;

- l'élévation du seuil du potentiel d'action (*voir la figure 7.12*) ; les antiarythmiques de la classe I agissent à ce niveau ;

- l'élargissement du plateau de la phase 3 et, par le fait même, celui de la période réfractaire (*voir la figure 7.13*) ; les antiarythmiques de la classe III agissent à ces niveaux ;

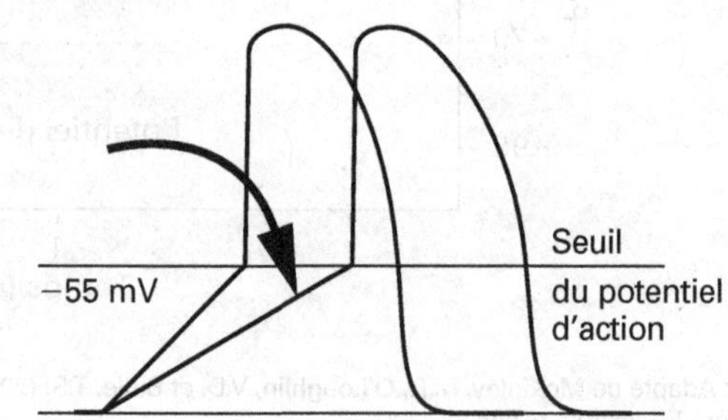

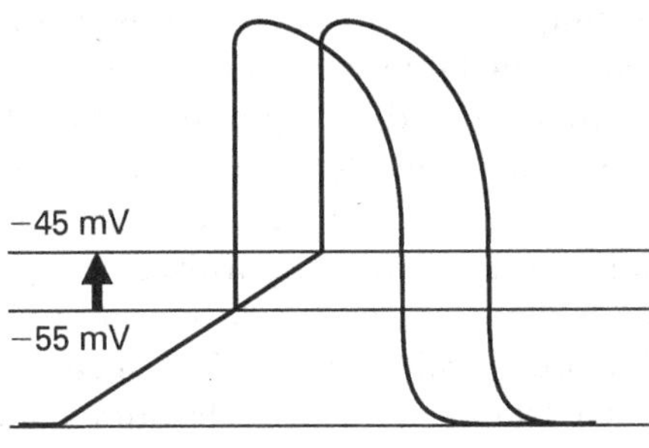

Figure 7.12 Élévation du seuil du potentiel d'action

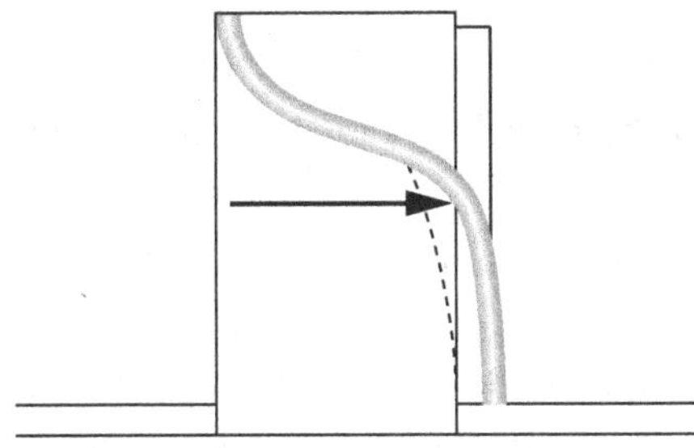

Figure 7.13 Élargissement du plateau

* la réduction de la vitesse de conduction dans le nœud auriculoventriculaire par diminution ou suppression de l'influence adrénergique sur les cellules cardiaques.

7.6 Genèse des arythmies cardiaques

L'automaticité, la conductibilité et l'excitabilité sont les propriétés fondamentales de la fibre cardiaque. Une altération de l'une ou l'autre de ces propriétés entraîne des arythmies cardiaques, conséquences d'une anomalie dans la formation des impulsions (automaticité) ou dans la conduction de celles-ci, ou encore les deux à la fois.

7.6.1 Anomalies dans la formation des impulsions

De telles anomalies peuvent se manifester par une défaillance du nœud sinusal favorisant l'automatisme des centres de commande secondaire et tertiaire. Par ailleurs, le système neurovégétatif agit également sur l'automatisme normal: en effet, les catécholamines l'accélèrent, alors que l'acétylcholine le ralentit.

Automaticité diminuée

L'hypertonie vagale ou l'inhibition du sympathique favorisent la bradycardie sinusale et les pauses de longue durée. De plus, une maladie du sinus ou l'effet dépresseur de certaines substances pharmacologiques risquent d'altérer l'automatisme et de favoriser des arythmies secondaires sous forme d'automatisme ou d'échappements provenant des générateurs secondaire (jonctionnel) ou tertiaire (ventriculaire).

Les facteurs diminuant l'automaticité sont ceux qui favorisent le ralentissement de la phase 4 (*voir l'encadré 7.1*).

Automaticité augmentée

Dans le nœud sinusal, l'automaticité est augmentée par l'inhibition du tonus parasympathique, par l'augmentation du tonus sympathique ou par ces deux mécanismes à la fois.

L'augmentation de l'automaticité dans l'oreillette, dans la jonction auriculoventriculaire ou dans les ventricules favorise des arythmies telles que la tachycardie auriculaire automatique, un rythme idiojonctionnel accéléré ou encore un rythme idioventriculaire accéléré.

Encadré 7.1 Principaux facteurs diminuant l'automaticité

Automaticité normale dans le nœud sinusal
* Hypothermie
* Modifications ioniques
  - Hyperkaliémie
  - Hypercalcémie
* Stimulation vagale sur le plan auriculaire
* Stimulation électrique (déprime l'automatisme en augmentant le potentiel maximal [hyperpolarisation cellulaire]; la pente de la phase 4 restant la même, le seuil est atteint plus tardivement)

Automaticité anormale dans le ventricule
* Antiarythmiques des classes Ia et Ic
* β-bloquants

Certaines fibres myocardiques peuvent déclencher une automaticité anormale en réponse aux catécholamines, à un déséquilibre électrolytique ou à une simple hypoxie. Les mécanismes déclencheurs sont la verticalisation de la phase 4 d'une fibre, la rapprochant de celle du nœud sinusal (*voir la figure 7.14*), et l'élévation du potentiel de repos par hypopolarisation de −90 mV à −60 mV, le rapprochant du seuil du potentiel d'action (*voir la figure 7.15*).

Les facteurs augmentant l'automaticité sont ceux qui entraînent une accélération de la phase 4. Ces principaux facteurs sont: les catécholamines; l'hyperthermie; l'hypokaliémie et l'hypocalcémie; l'intoxication digitalique, qui exagère l'automatisme des cellules des systèmes His, Purkinje et ventriculaire; l'ischémie et l'hypoxie; la stimulation bêta-adrénergique. Le rythme idiojonctionnel accéléré et le rythme idioventriculaire accéléré sont des exemples d'arythmies qui découlent du phénomène d'automaticité augmentée.

Automaticité déclenchée (*triggered*)

Le déclenchement de l'automaticité s'effectue par des postdépolarisations précoces, qui sont des oscillations du potentiel membranaire se produisant au début de la phase 3, avant la repolarisation cellulaire complète. L'activité est dite déclenchée et non automatique, car elle dépend des potentiels d'action précédents.

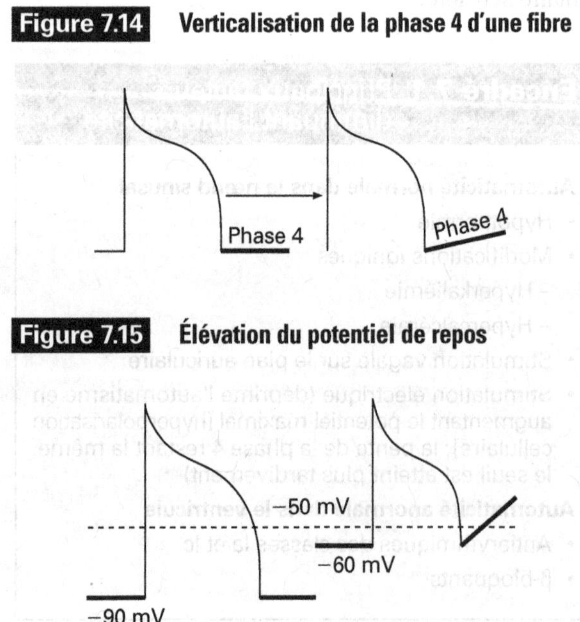

Figure 7.14 **Verticalisation de la phase 4 d'une fibre**

Figure 7.15 **Élévation du potentiel de repos**

Les concentrations potassiques faibles, une fréquence cardiaque très lente et certaines substances antiarythmiques sont des conditions favorables à l'allongement de l'intervalle QT et à des arythmies, notamment les torsades de pointes. Le déclenchement peut aussi découler de postdépolarisations tardives, qui consistent aussi en des oscillations du potentiel membranaire, apparaissant cependant après la dépolarisation complète. Une accumulation intracellulaire de calcium peut être la cause de ces postdépolarisations. La tachycardie auriculaire automatique induite par la digitale et la tachycardie auriculaire polymorphe sont des exemples d'arythmies qui dépendent de ce mécanisme.

7.6.2 Anomalies dans la conduction des impulsions

Défaut de transmission de l'influx

Un bloc est un trouble de conduction qui découle d'une incapacité de l'impulsion à progresser d'une région à une autre. Il peut s'agir d'un défaut de propagation de l'impulsion entre un générateur et une région myocardique (p. ex., entre le nœud sinusal et les oreillettes, entraînant un bloc de sortie et se traduisant par un bloc sinoauriculaire), entre le nœud sinusal et le nœud AV, favorisant l'apparition d'un bloc AV de degré variable, ou entre le nœud AV et le faisceau de His, favorisant la survenue d'un bloc de branche.

Rappelons que les cellules du nœud sinusal et du nœud AV sont à conduction lente avec une période réfractaire allongée, alors que les cellules infranodales de même que celles du faisceau de His et de ses branches ont une conduction rapide et une période de récupération plus courte. Le tableau 7.3 met en parallèle certaines influences physiologiques et le siège du bloc AV.

Réentrée

La réentrée est le mécanisme le plus fréquemment invoqué dans la genèse des arythmies cardiaques. Différentes structures cardiaques, notamment le nœud AV, se prêtent tout particulièrement à ce mécanisme pour deux raisons. La réentrée infranodale est liée à deux voies ayant des propriétés électrophysiologiques distinctes: la voie lente avec période réfractaire courte et la voie rapide avec période réfractaire plus longue. La réentrée associée au syndrome de

	Nœud AV – Bloc AV de type I	His-Purkinje – Bloc AV de type II
Vitesse de conduction	Lente	Rapide
Période réfractaire relative	Longue	Très courte
Extrasystole auriculaire	Allonge l'intervalle PR.	Ne modifie pas l'intervalle PR.
Tachycardie auriculaire, automatique et stimulation endocavitaire auriculaire	Entraînent un bloc AV de type I ou un bloc infranodal.	Entraînent parfois un bloc de branche fonctionnel.
Stimulation sympathique	Accélère la conduction.	Aucun effet
Stimulation parasympathique	Ralentit la conduction.	Aucun effet
Digitale, vérapamil, β-bloquants, adénosine, diltiazem	Ralentissent la conduction.	Aucun effet

préexcitation (syndrome de Wolff-Parkinson-White [WPW]) a un substrat anatomique distinct, d'une part par la voie antérograde nodale (tissu à réponse lente), d'autre part par la voie rétrograde musculaire accessoire (tissu à réponse rapide). La réentrée intraventriculaire associée à une cicatrice d'infarctus est la résultante d'une modification histologique électrophysiologique du tissu musculaire ventriculaire normal.

Les conditions essentielles au développement d'une réentrée sont les suivantes (*voir la figure 7.16*) : la dualité (A + B) potentielle de conduction ; le blocage unidirectionnel d'une impulsion dans une ou plusieurs régions du cœur (voie rapide B) ; la poursuite antérograde d'une excitation par l'intermédiaire d'une voie conductrice auxiliaire (voie lente A) ; l'excitation ralentie dans cette voie antérograde auxiliaire (voie lente A) ; et la réexcitation rétrograde de la partie située du côté distal du bloc (voie rapide B) qui a récupéré son excitabilité.

Réentrée nodale (tachycardie par réentrée nodale auriculoventriculaire) La réentrée nodale et la réentrée avec préexcitation sont deux modèles cliniques de la rentrée. Dans le cas d'une réentrée nodale, l'influx électrique transmis par l'oreillette aborde le pôle supérieur du nœud AV doté d'une dualité de transmission, soit la voie rapide avec période réfractaire longue et la voie lente avec période réfractaire plus courte. L'influx s'engage donc dans la voie lente (voie antérograde) vers le pôle inférieur du nœud AV où il retrouve la partie distale de la voie rapide qui est maintenant sortie de sa période réfractaire. L'impulsion remonte donc plus rapidement vers le pôle supérieur pour ainsi réexciter l'oreillette (voie rétrograde). Un circuit de réentrée est alors établi (*voir la figure 7.17*). L'extrasystole auriculaire est souvent l'élément déclencheur, et la stimulation vagale, l'élément avorteur de ce phénomène.

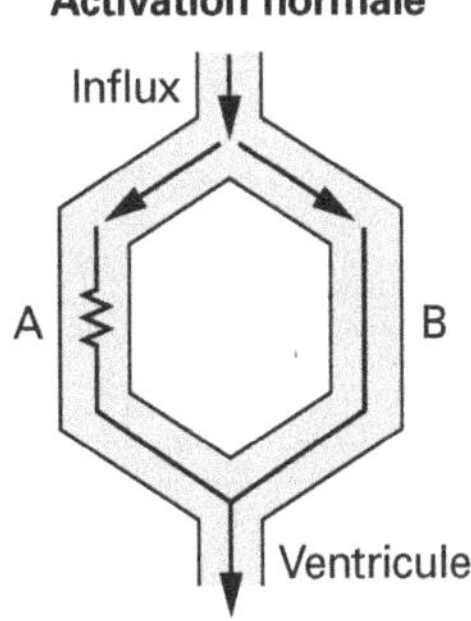

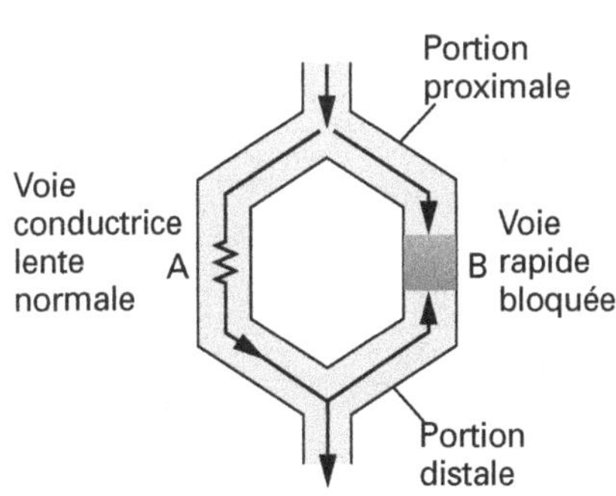

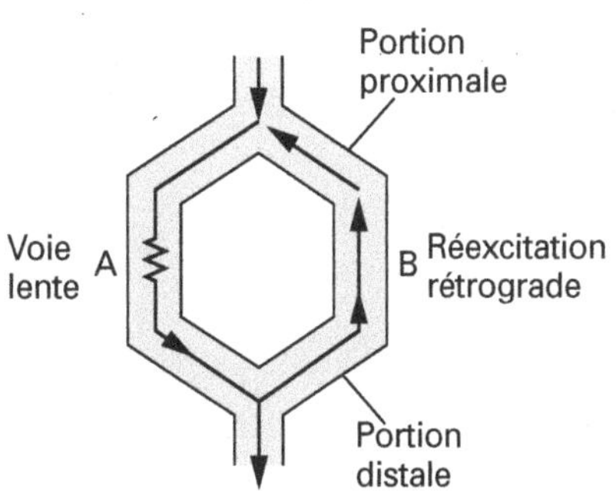

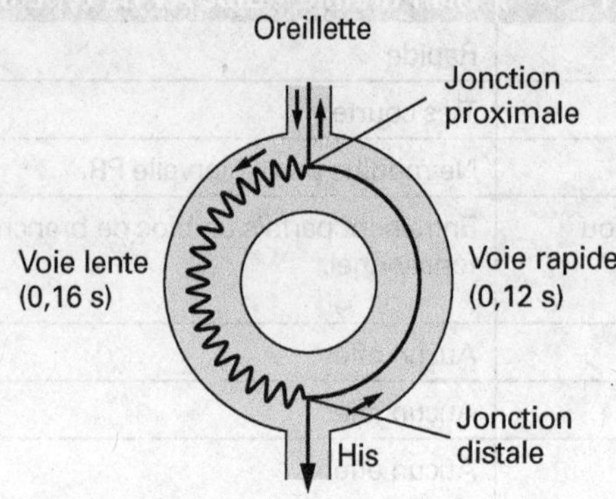

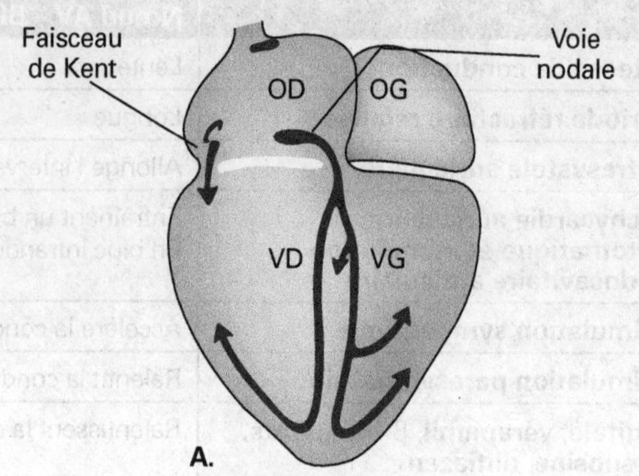

Réentrée avec préexcitation (tachycardie réciproque par voie accessoire) Le mécanisme de la réentrée avec préexcitation est illustré dans la figure 7.18. En A, le substrat est constitué de deux voies anatomiques distinctes : la voie accessoire auriculoventriculaire (faisceau de Kent), avec une conduction rapide et une période réfractaire longue, et la voie nodale, avec une conduction plus lente et une période réfractaire rapide. En B, lors d'une extrasystole auriculaire, l'influx s'engage par mode antérograde dans le nœud auriculoventriculaire non réfractaire vers les deux ventricules pour réexciter la voie accessoire (faisceau de Kent) dans sa partie ventriculaire. Il remonte alors par cette voie qui est devenue réexcitable vers l'oreillette, et boucle ainsi ce circuit antérograde vers la droite et rétrograde vers

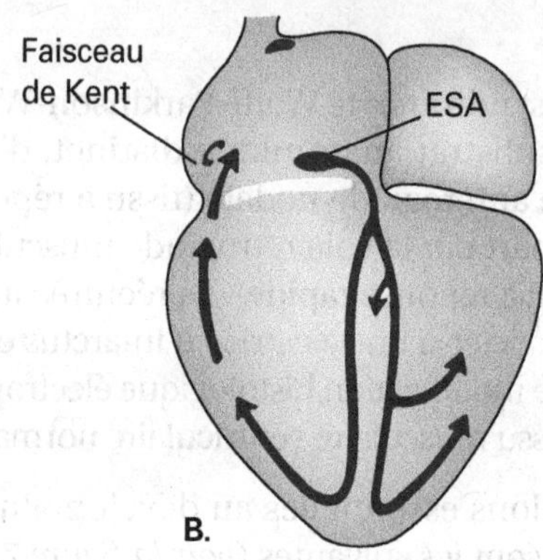

la gauche (tachycardie de réentrée). Il s'agit d'une tachycardie de réentrée orthodromique associée au syndrome de Wolff-Parkinson-White.

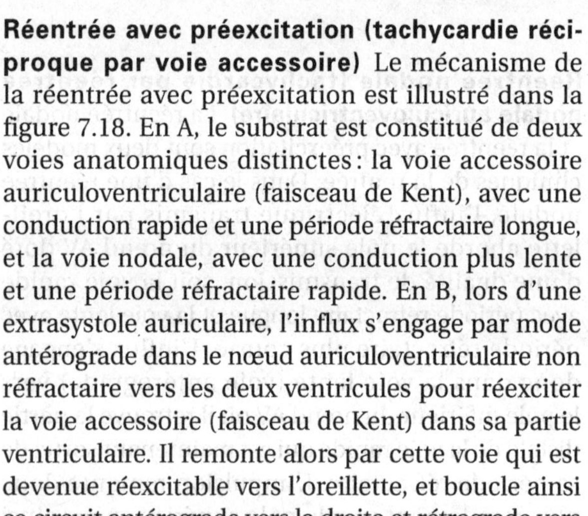

Associer aux énoncés ci-dessous (1 à 5) la terminologie correspondante qui suit (A à K).

1. Période de dépolarisation diastolique spontanée

2. Mécanisme de production de la majorité des arythmies

3. Fibres à réponse rapide

4. Capacité pour une fibre de se dépolariser spontanément

5. Période d'inexcitabilité totale de la cellule

A. Inotrope
B. His-Purkinje
C. Période réfractaire relative
D. Automaticité
E. Excitabilité
F. Réentrée
G. Dromotrope
H. Phase 0
I. Phase réfractaire absolue
J. Repolarisation
K. Phase 4

Répondre par vrai ou faux aux énoncés suivants.

6. La membrane cellulaire est plus perméable au potassium qu'au sodium. _____

7. Le faisceau de His a une fréquence moyenne de dépolarisation de 20 à 40 batt./min. _____

8. La phase 0 du potentiel d'action est liée à l'entrée de potassium. _____

9. L'hypertonie vagale diminue l'automaticité. _____

10. Le complexe QRS correspond à la phase réfractaire absolue. _____

11. L'intoxication digitalique peut accroître l'automatisme du système His-Purkinje. _____

12. Entourer la lettre de l'énoncé qui est faux.

    A. La phase 4 du potentiel d'action détermine la fréquence cardiaque.

    B. Les cellules à conduction lente sont situées aux nœuds sinusal et AV.

    C. La conduction AV est décrémentielle.

    D. La voie lente du nœud AV a une période réfractaire plus longue que la voie rapide.

13. À partir du schéma ci-dessous, inscrire les chiffres correspondant aux phases du potentiel d'action de la cellule automatique.

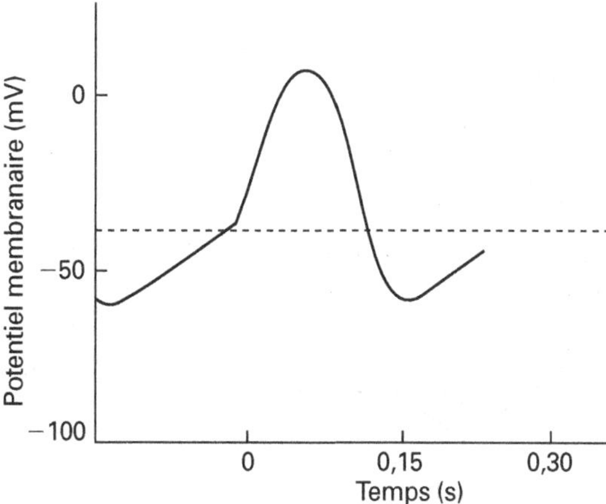

Pour chacune des phases du potentiel d'action, associer la lettre correspondant au mouvement ionique.

14. Phase 0 : ____   A. Inactivation sodique

15. Phase 1 : ____   B. Sortie de potassium

16. Phase 2 : ____   C. Entrée de sodium

17. Phase 3 : ____   D. Entrée de calcium

18. Expliquer la raison pour laquelle le nœud sinusal est considéré comme le centre d'automatisme dominant.

    ____

    ____

    ____

19. Différencier les périodes réfractaires absolue et relative, et indiquer leur correspondance électrocardiographique.

20. Différencier les voies de conduction du nœud AV.

21. Nommer le mécanisme électrophysiologique le plus souvent invoqué dans la genèse des arythmies cardiaques.

22. Dans la figure 1 présentée ci-dessous, les voies A et B sont activées simultanément; il s'agit d'une conduction normale le long d'une fibre.

Dans la figure 2, la voie B est réfractaire au cheminement de l'influx, créant à ce niveau un bloc antérograde.

Dans la figure 3, indiquer à l'aide de flèches dans quel sens l'activation doit être orientée afin d'établir un circuit de réentrée entre les voies A et B.

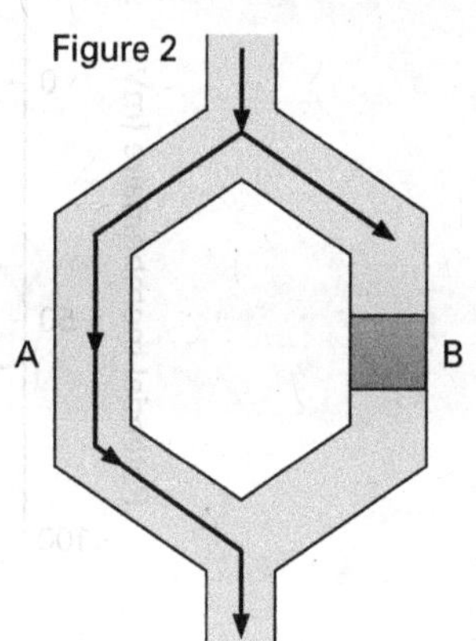

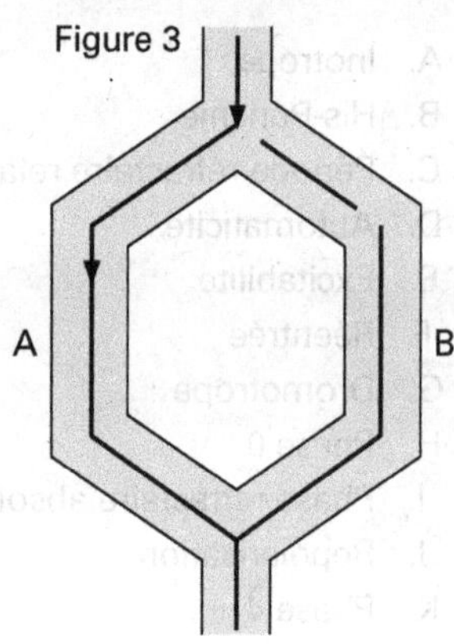

Corrigé de l'autoévaluation

1. K
2. F
3. B
4. D
5. I
6. Vrai
7. Faux
8. Faux
9. Vrai
10. Vrai
11. Vrai
12. D
13. Se référer à la figure 7.8.
14. C
15. A
16. D
17. B

18. La durée de la phase 4 du nœud sinusal est plus courte que la durée de la phase 4 des centres latents inférieurs.

19. Se référer à la sous-section 7.5.3.

20. Le nœud AV comprend une voie à conduction lente avec une période réfractaire courte et une voie à conduction rapide avec une période réfractaire plus longue.

21. La réentrée

22. 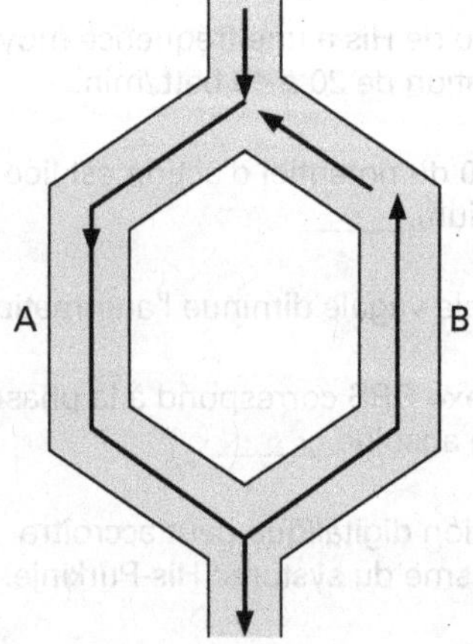

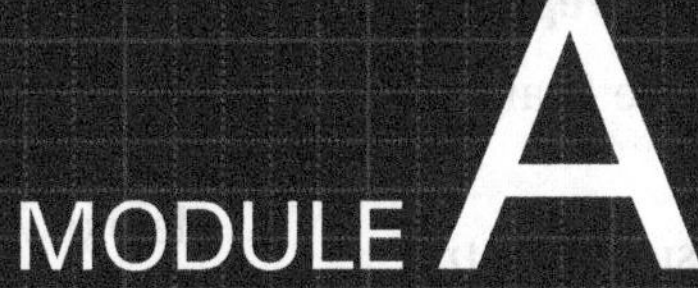

Exercices de révision
Chapitres 4, 5 et 6

OBJECTIFS

- Différencier les anomalies sinusales, auriculaires et auriculoventriculaires grâce à l'interprétation des tracés d'arythmies.

- Réviser les concepts théoriques les plus pertinents pour comprendre ces arythmies cardiaques.

- Mémoriser les critères électrocardiographiques de ces arythmies.

- Interpréter les tracés proposés.

- Valider les réponses avec le corrigé.

Entourer la lettre correspondant à la bonne réponse.

1. Les conditions essentielles au bloc de branche sont les suivantes :

   1. Un influx d'origine sinusale ou supraventriculaire avec conduction aux ventricules.

   2. Un segment ST inversé en V_1 et V_2.

   3. Un retard dans la conduction intraventriculaire supérieur à 0,10 s.

   4. Un QRS d'aspect rSR' en V_1 et V_2.

   A. 1, 2 et 3.

   B. 1 et 3.

   C. 2 et 3.

   D. 1 et 4.

2. Lors d'un syndrome coronarien aigu (SCA), le bloc auriculoventriculaire (AV) du 2e degré de type I se manifeste plus souvent :

   A. Lorsque le SCA est localisé dans la région inférieure.

   B. Lorsqu'il existe un bloc de branche avant l'apparition du SCA.

   C. Lorsque le SCA est antéroseptal.

   D. Lorsque le SCA est antérolatéral.

3. Un tracé dont la fréquence ventriculaire est lente et régulière avec un complexe QRS large suggère :

   A. Un bloc AV du 1er degré.

   B. Un bloc de branche.

   C. Un flutter auriculaire avec conduction 3:1.

   D. Un bloc AV complet sur un rythme d'échappement ventriculaire.

4. Laquelle des anomalies suivantes est un exemple de bloc AV fonctionnel (électrophysiologique) ?

   A. 2e degré de type I avec conduction 3:2.

   B. 2e degré de type II avec conduction 3:1.

   C. Flutter auriculaire à 300 batt./min avec conduction 2:1.

   D. Bloc AV du 3e degré.

5. Compléter l'algorithme d'interprétation des ondes P bloquées situé au bas de la page.

6. Nommer les trois types d'extrasystoles auriculaires.

____

____

____

Répondre par vrai ou faux aux énoncés suivants.

7. La fréquence cardiaque est un élément important qui aide à préciser l'origine des rythmes. ______

8. L'intervalle PR est un indice fiable pour différencier les blocs auriculoventriculaires. ______

9. Les fibres parasympathiques sont plus nombreuses à l'étage ventriculaire qu'à l'étage auriculaire. ______

10. Dans un bloc AV de haut degré, la moitié des impulsions sont bloquées. ______

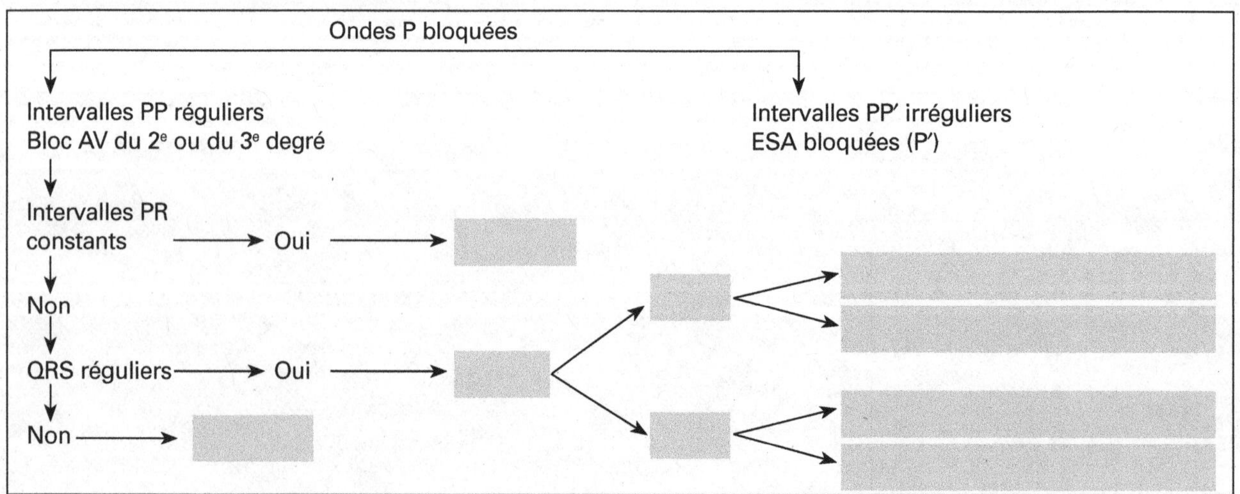

Compléter les phrases suivantes.

11. L'interruption intermittente de la conduction est une particularité du bloc auriculoventriculaire du _________ degré.

12. L'atropine fait partie de la classe pharmacologique des _____________________.

13. Associer chacune des arythmies suggérées ci-dessous (A à E) à la fréquence qui lui correspond (1 à 5).

A. Rythme d'échappement jonctionnel _______

B. Tachycardie auriculaire paroxystique _______

C. Rythme d'échappement ventriculaire _______

D. Fibrillation auriculaire _______

E. Flutter auriculaire _______

1. 460 à 700 batt./min

2. 200 à 400 batt./min

3. 40 à 60 batt./min

4. 20 à 40 batt./min

5. 120 à 250 batt./min

14. Parmi les énoncés suivants, déterminer lequel est faux.

A. Dans la fibrillation auriculaire, la diminution du débit sanguin n'excède pas 10 %.

B. La durée de la pause représente au moins le double de l'intervalle PP dans le bloc sinoauriculaire.

C. La dissociation auriculoventriculaire n'est pas exclusive au bloc auriculoventriculaire complet.

D. Le bloc AV du 2e degré de type I est un exemple d'arythmie avec phénomène de Wenckebach.

15. Expliquer en quoi un bloc AV situé dans le faisceau de His ou dans les branches est néfaste.

____

____

____

____

16. Identifier les quatre formes de la fibrillation auriculaire.

____

____

____

____

17. Préciser la terminologie de l'acronyme CHA_2DS_2-VASc.

____

____

____

____

____

18. Identifier les causes potentielles réversibles « 5 H » et « 5 T » d'une bradycardie.

____

____

____

____

____

19. Donner la signification de chacune des lettres du « HAS-BLED ».

____

____

____

____

____

20. Expliquer l'expression « conduction 1:1 ».

____

____

____

INTERPRÉTATION DE TRACÉS

Pour chacun des 27 tracés proposés, préciser le rythme, la fréquence et l'anomalie, s'il y a lieu. Les fréquences cardiaques sont calculées au compas selon la « méthode des 300 ».

Tracé 1

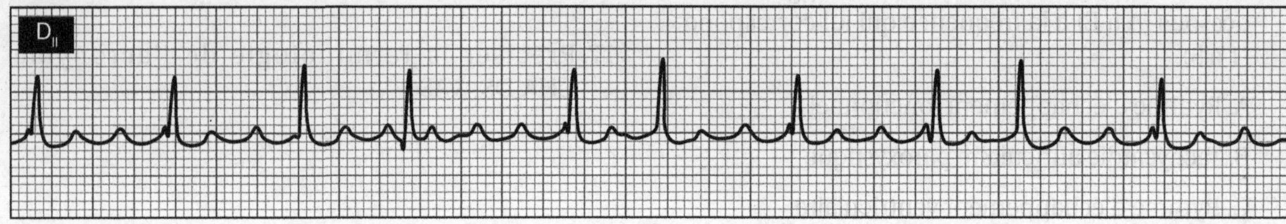

Interprétation ____

____

Tracé 2

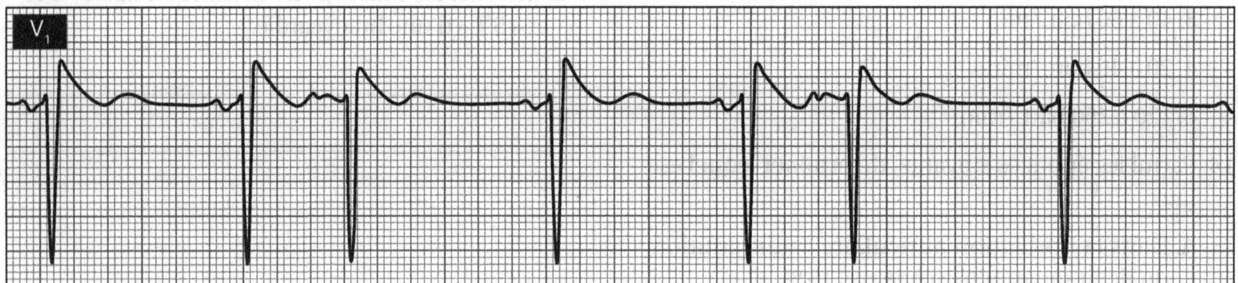

Interprétation ____

____

Tracé 3

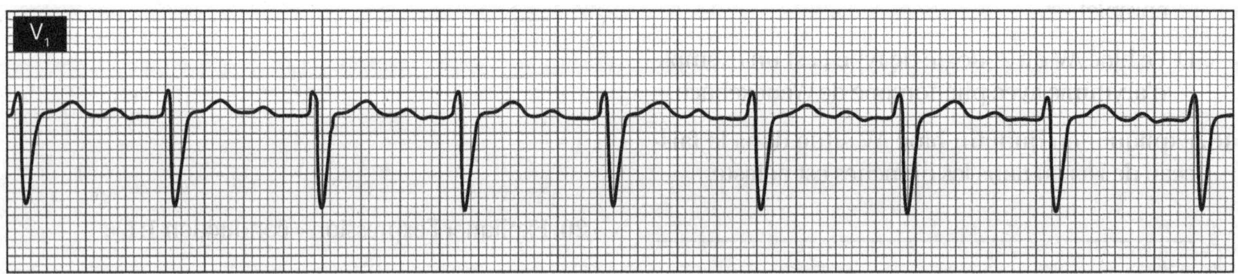

Interprétation ____

____

Tracé 4

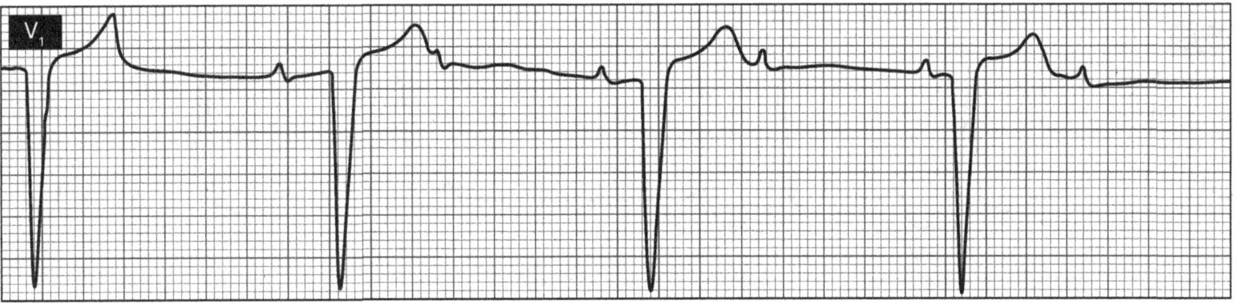

Interprétation ____

____

Tracé 5 (enregistrement discontinu)

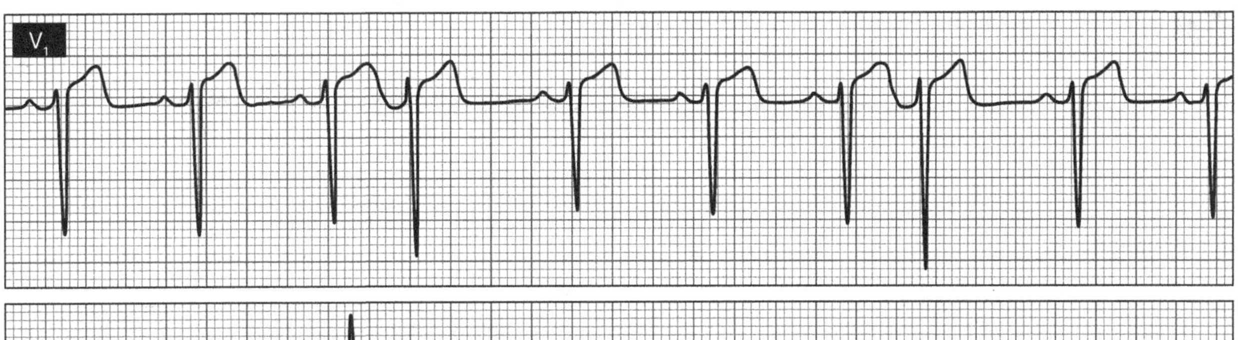

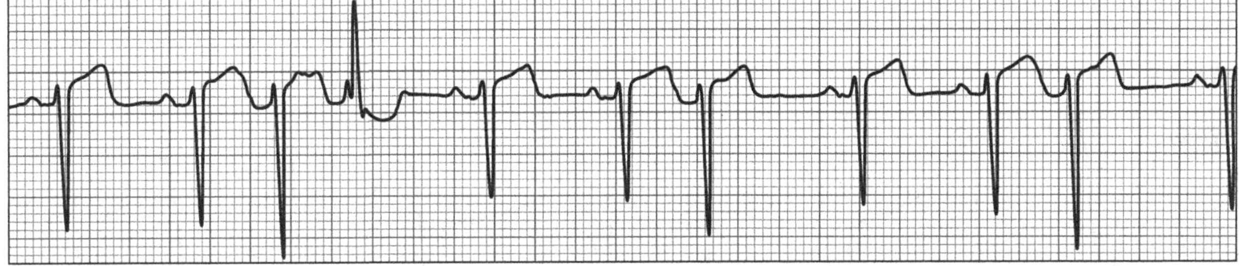

Interprétation ____

____

Tracé 6

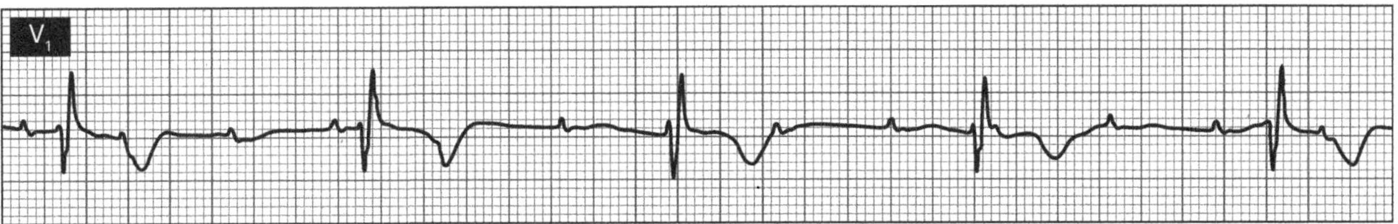

Interprétation ____

____

Tracé 7

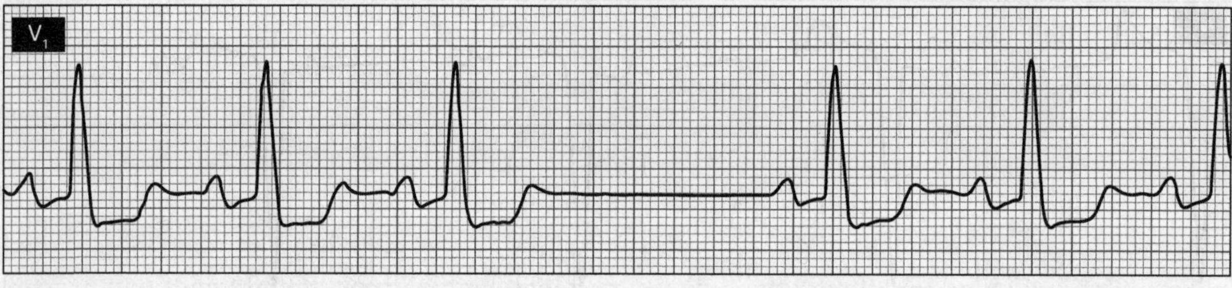

Interprétation ____

Tracé 8

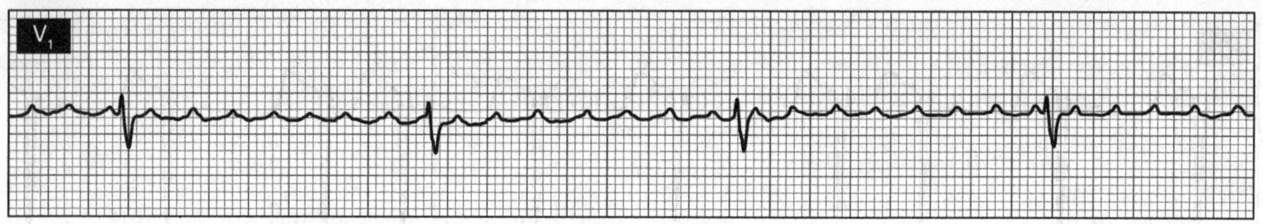

Interprétation ____

Tracé 9

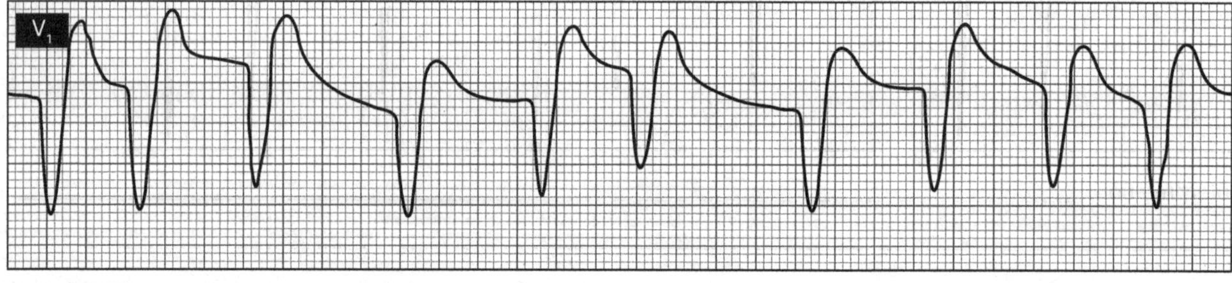

Interprétation ____

Tracé 10

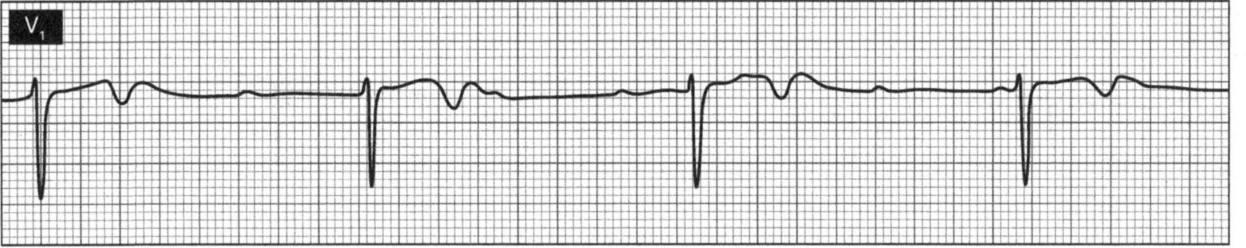

Interprétation ____

____

Tracé 11

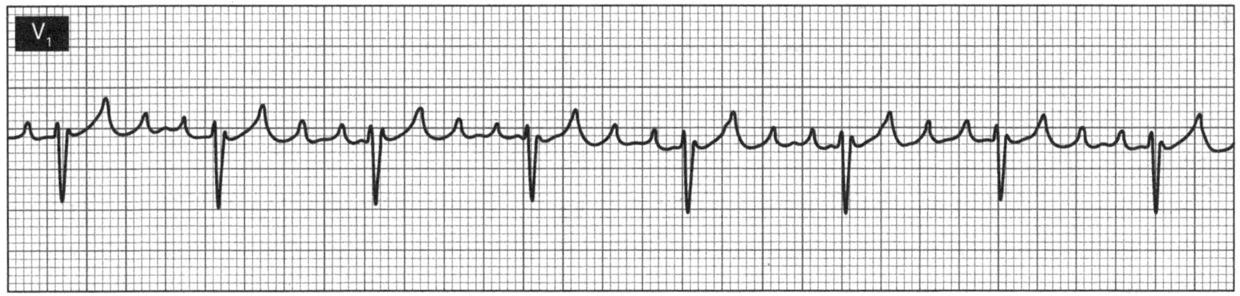

Interprétation ____

____

Tracé 12 (enregistrement continu)

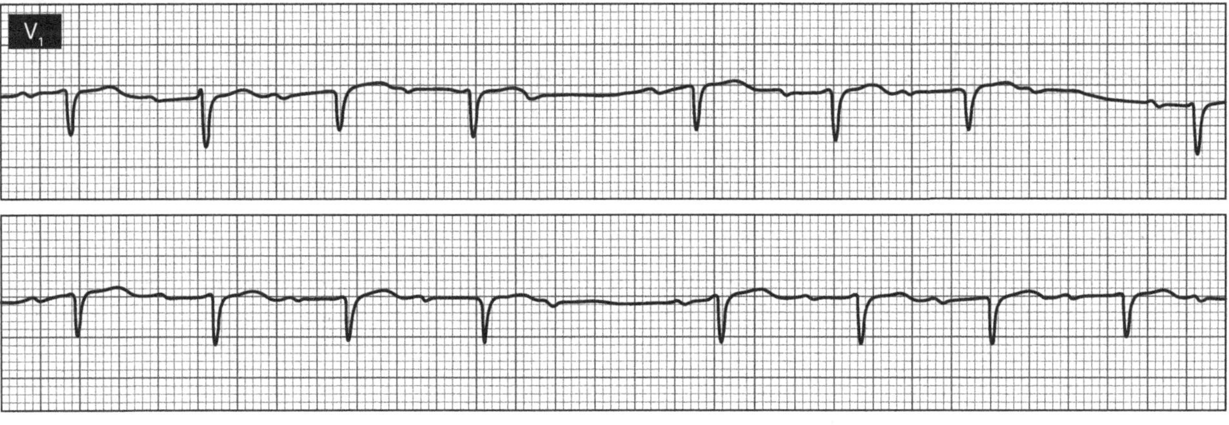

Interprétation ____

____

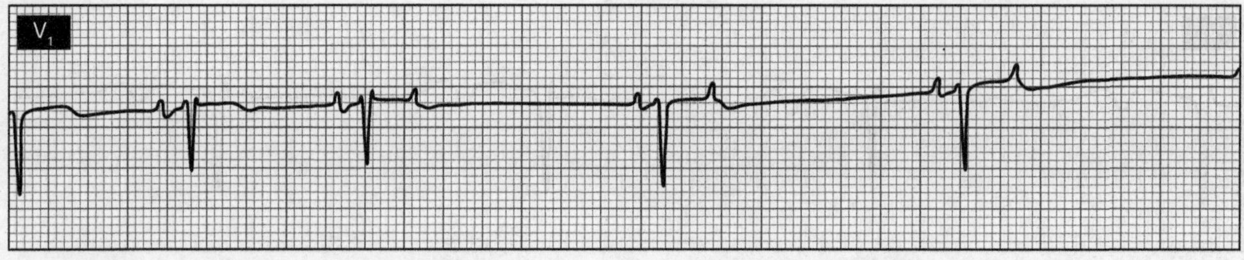

Interprétation _______________________________

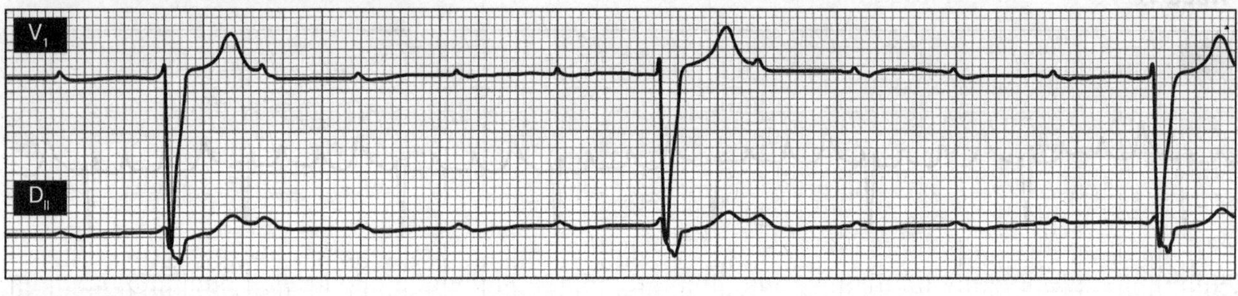

Interprétation _______________________________

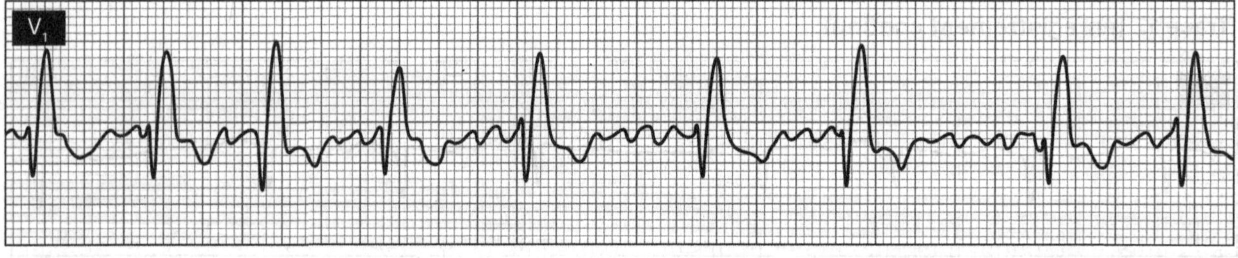

Interprétation _______________________________

Tracé 16 (enregistrement continu)

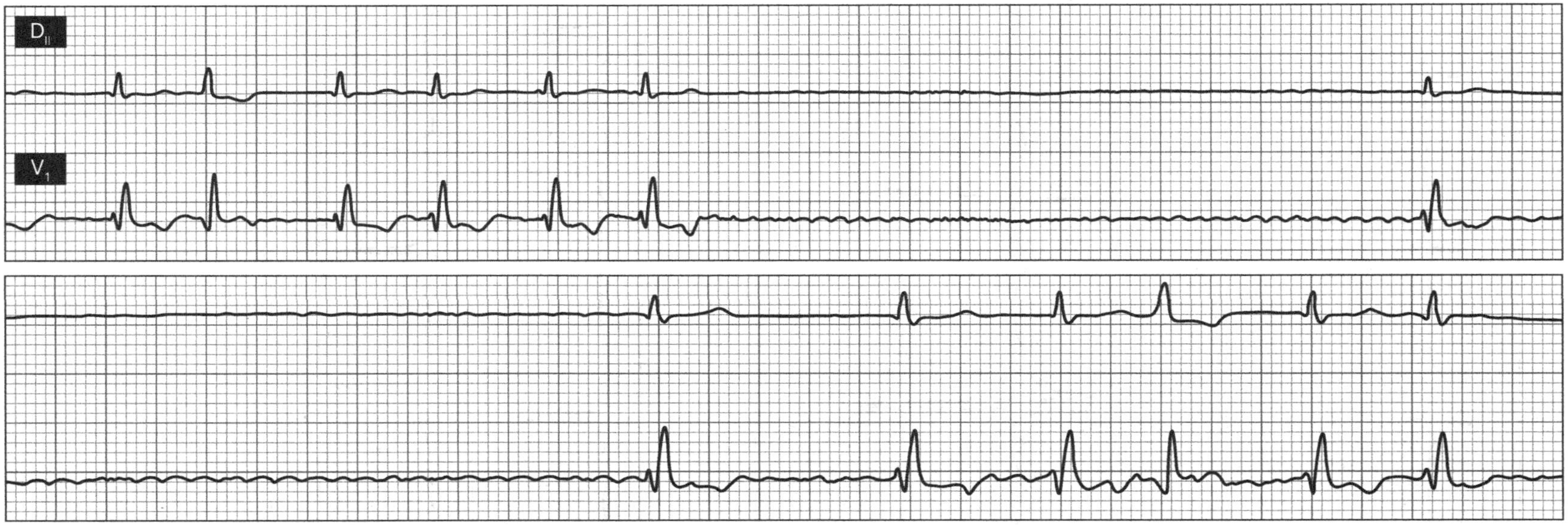

D$_{II}$

V$_1$

Interprétation

Tracé 17

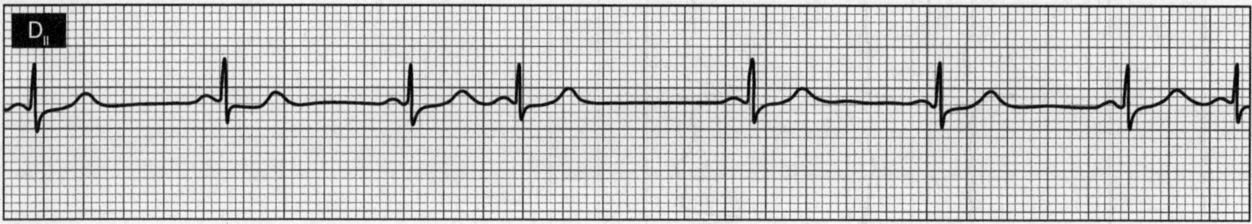

Interprétation ____

____

Tracé 18

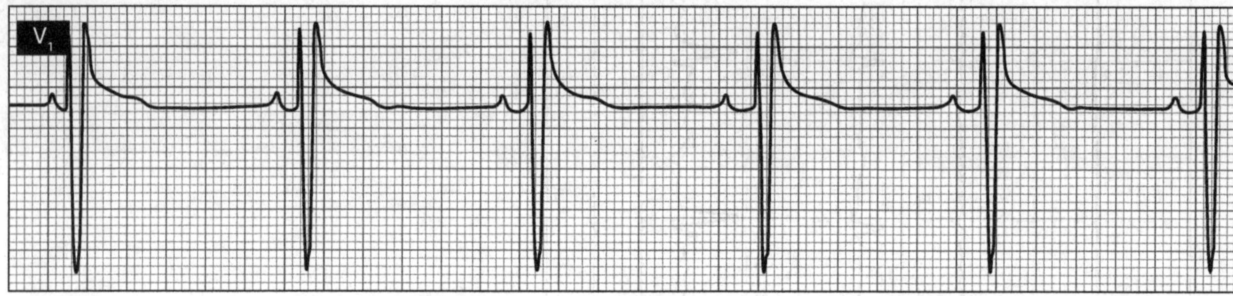

Interprétation ____

____

Tracé 19 (enregistrement continu)

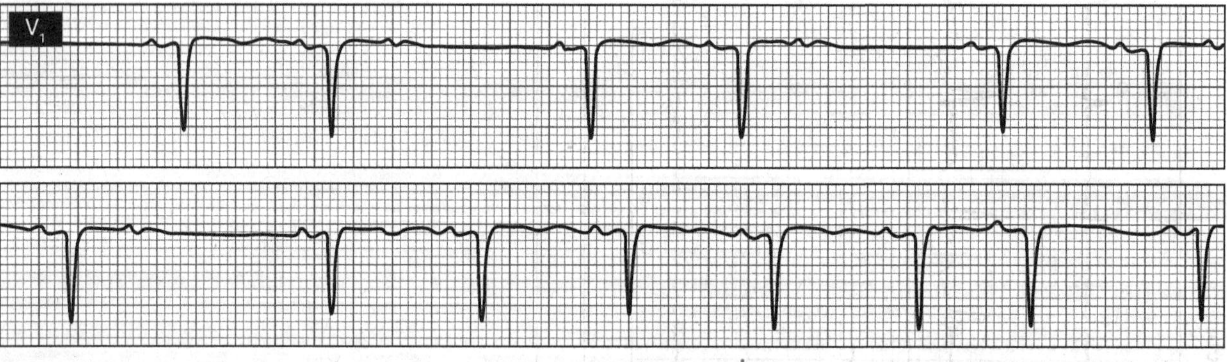

Interprétation ____

____

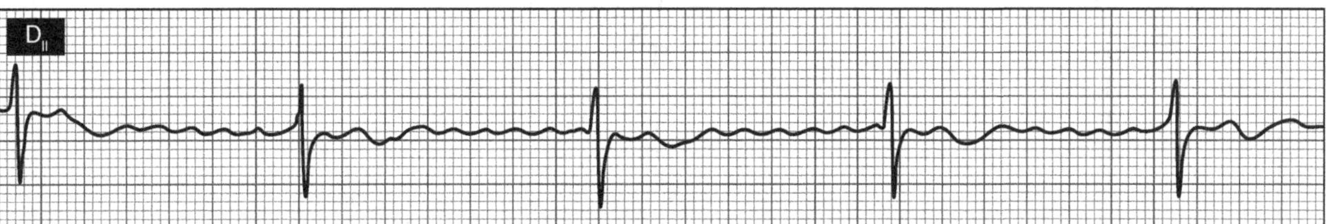

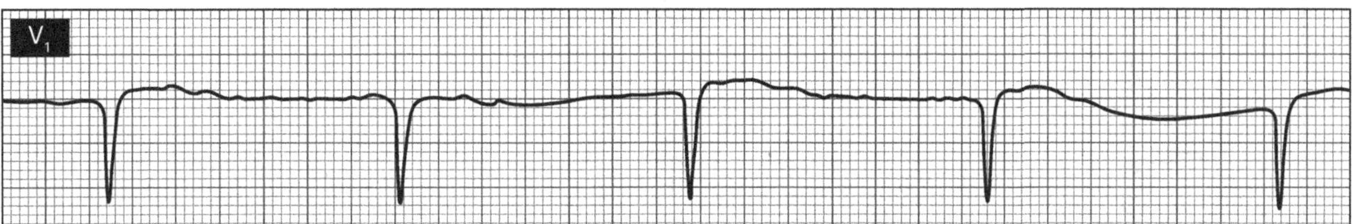

Interprétation ____

____

Tracé 21

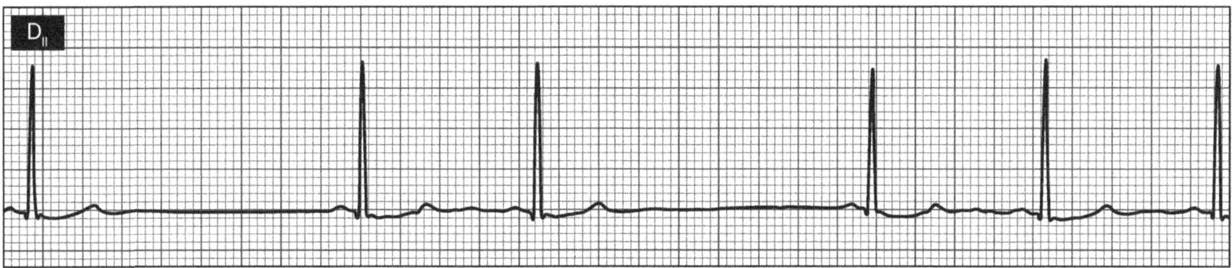

Interprétation ____

____

Tracé 22

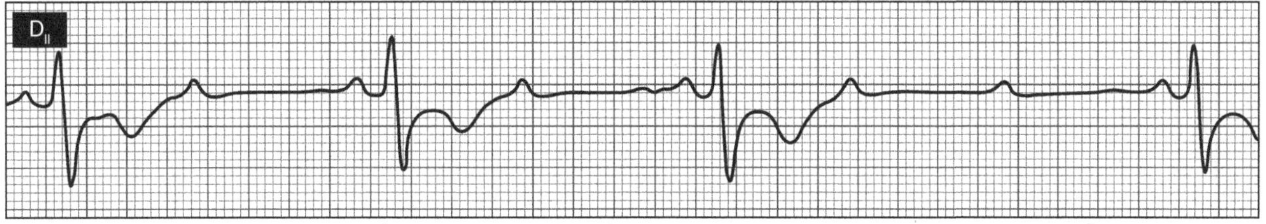

Interprétation ____

____

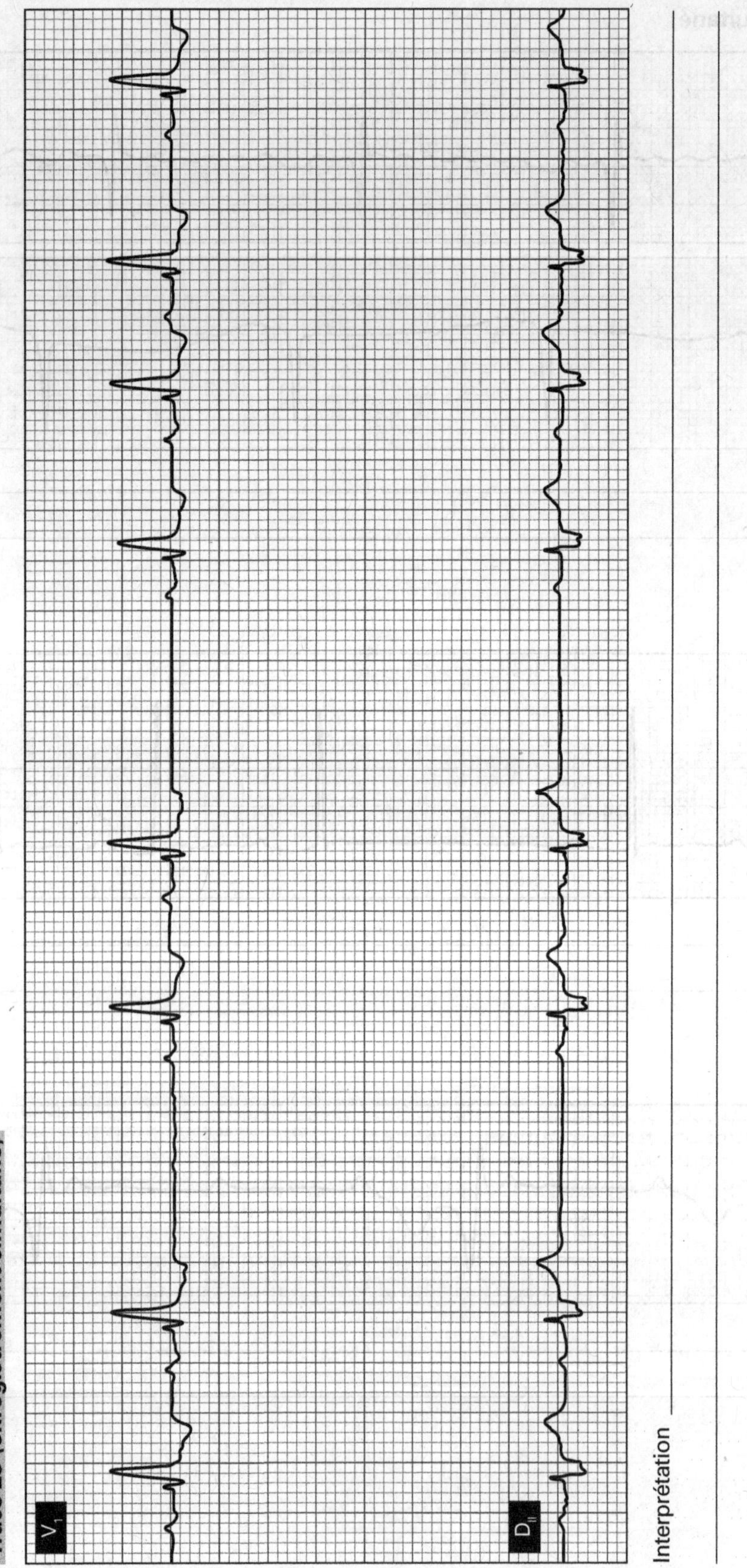

Interprétation

Tracé 24 (enregistrement discontinu)

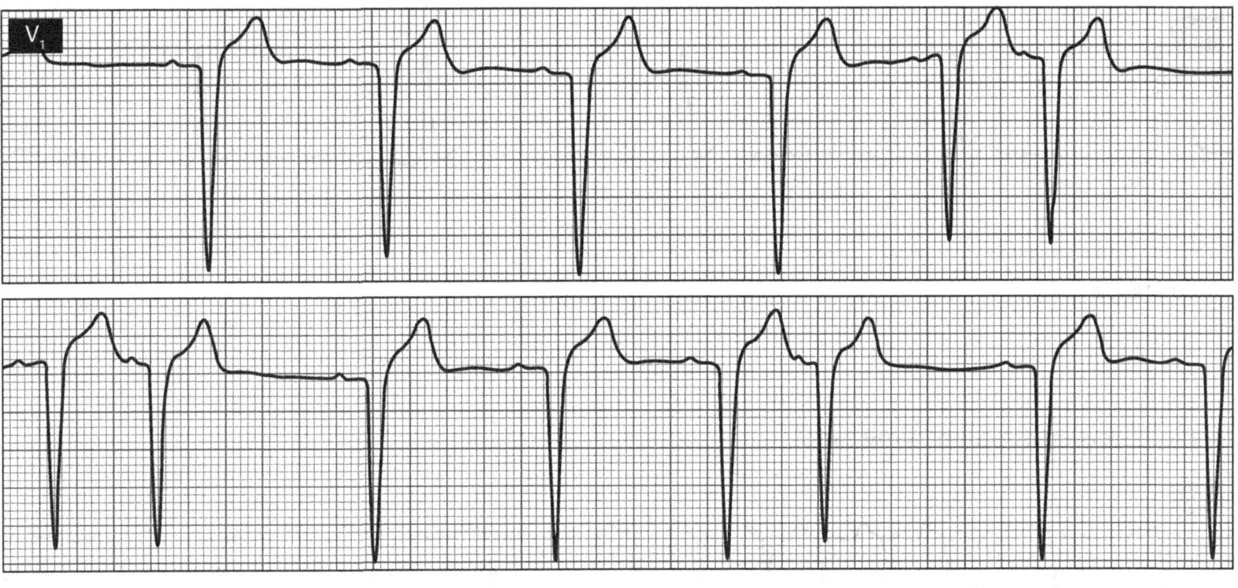

Interprétation ____

Tracé 25

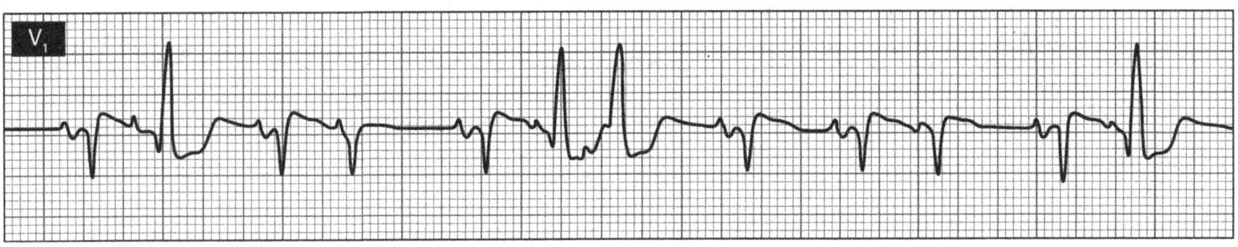

Interprétation ____

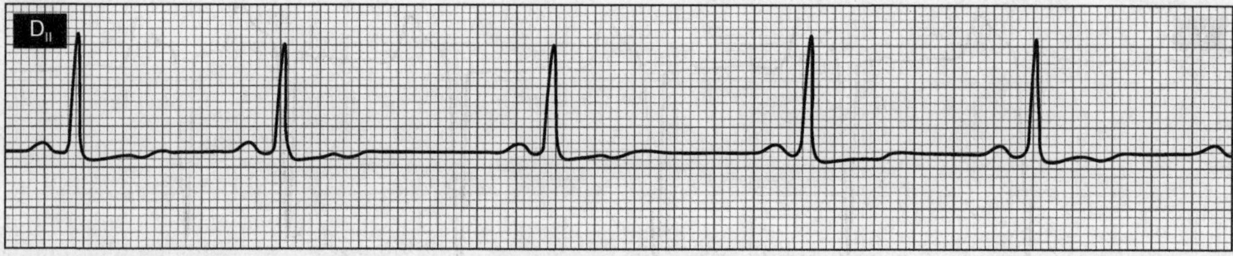

Interprétation ____

____

Tracé 27 (enregistrement simultané)

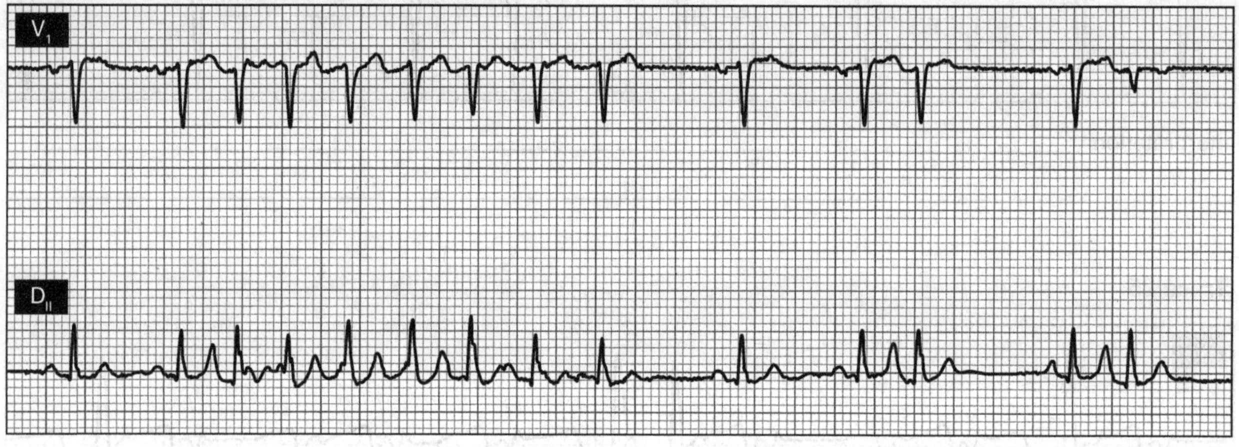

Interprétation ____

____

PARTIE 1

RÉVISION DES CONCEPTS

1. B   **2.** A   **3.** D   **4.** C

5.

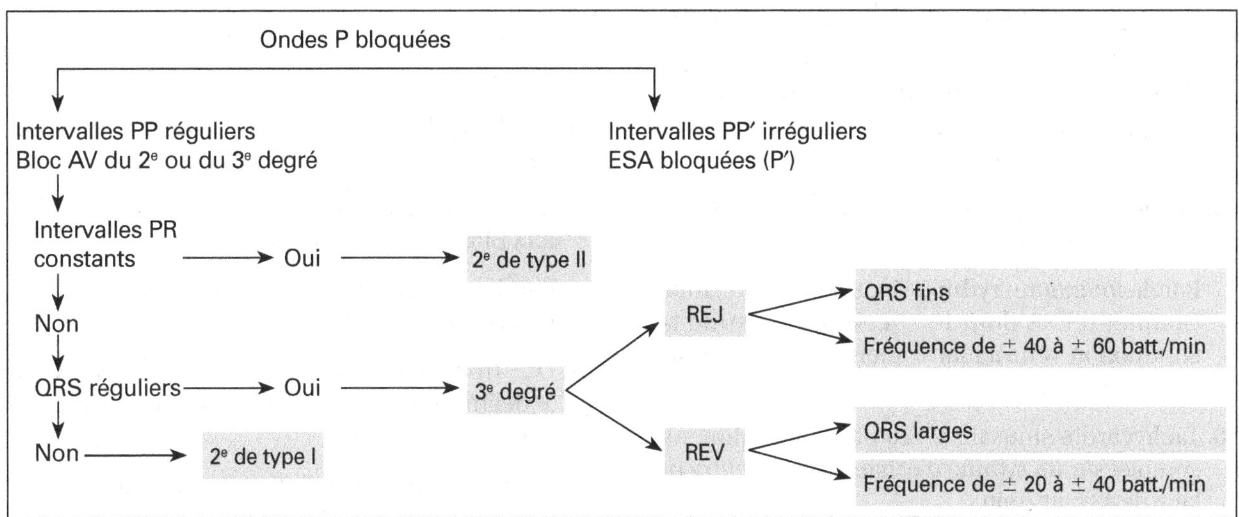

6. ESA avec conduction normale, ESA bloquée, ESA avec conduction ventriculaire aberrante

7. Vrai

8. Vrai

9. Faux

10. Faux

11. 2e

12. Parasympatholytiques

13. A – 3   C – 4   E – 2

       B – 5   D – 1

14. A

15. Le bloc dans le faisceau de His ou dans les branches est en général irréversible, car les centres d'automatisme sont lents et moins fiables dans les branches distales. Souvent, ce bloc progresse subitement à partir d'une « conduction sans bloc » au bloc AV du 3e degré.

16. *De novo*, paroxystique, persistante et permanente

17. Se référer au tableau 5.5, à la page 96.

18. Se référer à la figure 6.13, à la page 122.

19. Se référer au tableau 5.7, à la page 96.

20. Chaque P entraîne un QRS sur un intervalle PR constant et aux mêmes fréquences auriculaire et ventriculaire. C'est le cas du rythme sinusal normal.

INTERPRÉTATION DE TRACÉS

1. Flutter auriculaire > 270 batt./min avec conduction 2:1, 3:1 et 4:1.

2. Bradycardie sinusale à 54 batt./min. ESA trigéminées.

3. Rythme sinusal à 80 batt./min. Bloc bifasciculaire: bloc auriculoventriculaire (AV) du 1er degré et BBG complet.

4. Rythme sinusal à 80 batt./min. Bloc AV du 3e degré sur un rythme d'échappement ventriculaire > 38 batt./min.

5. Bande supérieure: rythme sinusal à 90 batt./min. ESA quadrigéminées.

Bande inférieure: rythme sinusal à 90 batt./min. Couplet d'ESA dont le 2e complexe est de la conduction ventriculaire aberrante (CVA), puis ESA trigéminées.

6. Tachycardie sinusale à 120 batt./min. Bloc AV complet sur un rythme d'échappement ventriculaire de 43 batt./min.

7. Rythme sinusal à 63 batt./min. Bloc trifasciculaire: bloc AV du 1er degré. BBD complet. Bloc sinoauriculaire 2:1 ou bloc sinoauriculaire du 2e degré de type II.

8. Flutter auriculaire à 300 batt./min. Bloc AV complet sur un rythme d'échappement jonctionnel > 38 batt./min.

9. Fibrillation auriculaire avec réponse ventriculaire de 69 à 130 batt./min. BBG complet.

10. Rythme sinusal à 95 batt./min. Bloc AV du 3e degré sur un rythme d'échappement jonctionnel < 38 batt./min.

11. Flutter auriculaire à 300 batt./min avec conduction 4:1.

12. Rythme sinusal à 95 batt./min. Bloc AV du 2e degré de type I avec conduction 4:3, 6:5 et 5:4.

13. Rythme sinusal à 69 batt./min. ESA bloquées bigéminées.

14. V_1: tachycardie sinusale à 120 batt./min. Bloc bifasciculaire: BBG complet. Bloc AV de haut degré avec conduction 5:1.

15. Fibrillation auriculaire avec réponse ventriculaire de 60 à 100 batt./min. BBD complet.

16. V_1: fibrillation auriculaire avec réponse ventriculaire de 63 à 180 batt./min. BBD complet. Deux épisodes consécutifs d'asystolie ventriculaire de 3,1 s.

17. Rythme sinusal à 66 batt./min. ESA quadrigéminées.

18. Bradycardie sinusale de 52 batt./min. BBD complet.

19. Bande supérieure: rythme sinusal à 80 batt./min. ESA bloquées trigéminées.

Bande inférieure: rythme sinusal à 80 batt./min. ESA bloquée et ESA conduite.

20. D_{II}: fibrillation auriculaire avec bloc AV du 3e degré sur un rythme d'échappement jonctionnel à 43 batt./min.

21. Rythme sinusal à 72 batt./min et 2 épisodes de bloc sinoauriculaire 2:1 ou du 2e degré de type II. Cupule digitalique.

22. Rythme sinusal à 75 batt./min. Bloc AV de haut degré avec conduction 2:1 et 3:1. Aspect de bloc de branche.

23. V_1: rythme sinusal à 95 batt./min. BBD complet. ESA trigéminées parfois bloquées. Ondes T pointues en D_{II}.

24. Rythme sinusal à 60 batt./min. Quatre ESA, dont un couplet (5e et 6e complexes de la bande supérieure).

25. Tachycardie sinusale à 110 batt./min. Nombreuses ESA, parfois conduites ou avec CVA, dont un couplet.

26. Bradyarythmie de ± 43 à 58 batt./min.

27. D_{II}: tachycardie sinusale à 110 batt./min. Tachycardie auriculaire paroxystique à 210 batt./min.

CHAPITRE 8

Les rythmes passifs et actifs

PLAN

8.1 Définition des rythmes passifs et actifs

8.2 Rythmes passifs : échappements

8.3 Rythmes actifs : automaticité augmentée et réentrée

8.4 Résumé du traitement des rythmes passifs et actifs

Aide-mémoire

Autoévaluation

OBJECTIFS

- Définir les expressions «rythme passif» et «rythme actif».

- Préciser la nomenclature des rythmes passifs et actifs.

- Mémoriser les critères électrocardiographiques des rythmes passifs et actifs.

- Différencier l'échappement jonctionnel de l'échappement ventriculaire.

- Nommer des catégories d'arythmies susceptibles d'entraîner des échappements.

- Classifier les rythmes accélérés d'origine jonctionnelle et ventriculaire.

- Associer les signes cliniques à la tachycardie jonctionnelle paroxystique.

- Résumer l'encadrement thérapeutique, incluant la surveillance clinique, pour chacune des arythmies des rythmes passifs et actifs.

8.1 Définition des rythmes passifs et actifs

La modulation de la balance sympathique-parasympathique et certaines arythmies de réentrée peuvent, d'une part, entraîner la défection ou le ralentissement d'un centre de commande et, d'autre part, favoriser la prise en charge du cœur par les centres d'automatisme inférieurs.

Les centres d'automatisme secondaire et tertiaire du cœur sont considérés comme passifs parce qu'ils entraînent le cœur à leur fréquence électrophysiologique respective (*voir la figure 8.1*). Ces centres d'automatisme, ou générateurs de relève, deviennent actifs lorsque leurs fréquences accélèrent au-delà des fréquences naturelles.

8.2 Rythmes passifs : échappements

L'échappement est un phénomène passif qui prend naissance dans le centre d'automatisme secondaire (His) ou tertiaire (Purkinje). Si le nœud sinusal tarde à activer la jonction auriculoventriculaire, le faisceau de His ou le réseau de Purkinje sont aptes à dépolariser les ventricules.

8.2.1 Mécanisme électrophysiologique

L'échappement est engendré par la défection d'un centre de commande. Le nœud auriculoventriculaire (AV) n'étant pas activé par une impulsion d'origine sinusale dans un délai d'environ 1 à 1,5 s, la jonction émet une ou plusieurs impulsions et prend alors la commande du cœur. Des centres d'automatisme latents inférieurs (His ou Purkinje) sont disponibles pour entraîner les ventricules à des fréquences qui leur sont spécifiques.

8.2.2 Étiologie

L'étiologie de l'échappement est présentée dans l'encadré 8.1.

8.2.3 Caractéristiques

La systole d'échappement est isolée. Si elle est répétitive (plus de trois), elle produit un rythme d'échappement jonctionnel ou ventriculaire. Elle survient tardivement par rapport au complexe précédent. Dans l'extrasystole, au contraire, le complexe est prématuré. Le centre dont l'automatisme naturel est le plus élevé et en aval de l'anomalie assure l'entraînement du cœur. S'il s'agit d'une défection sinusale, c'est la jonction qui prend la commande du cœur.

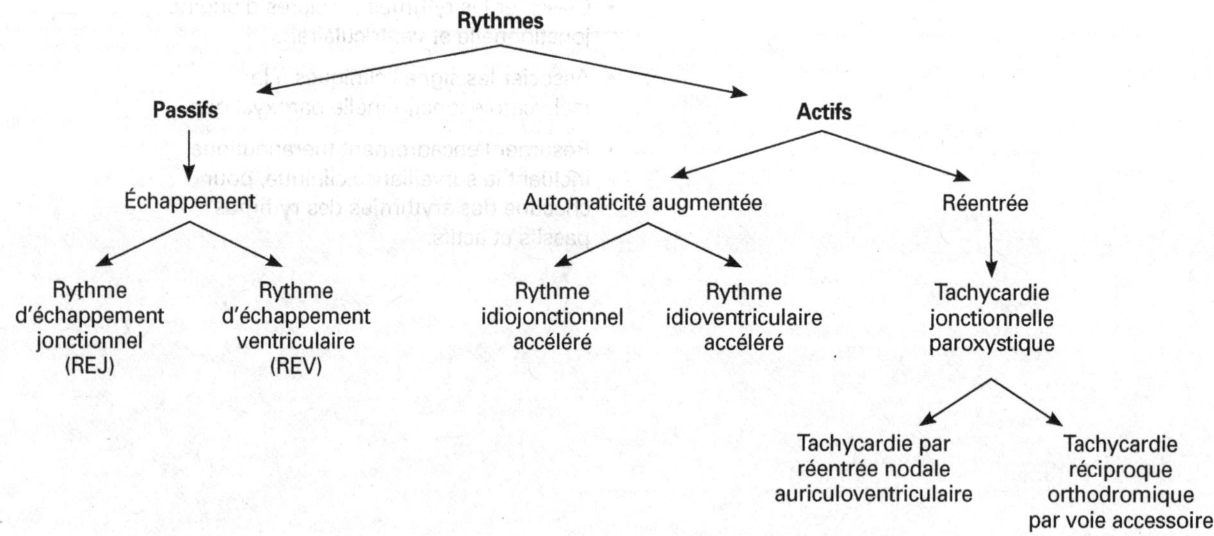

Figure 8.1 Rythmes passifs et actifs

En revanche, une dysfonction jonctionnelle nécessite un rythme d'échappement ventriculaire. Le site d'origine de l'échappement se reconnaît à la morphologie du QRS et à sa fréquence. La morphologie du QRS a la prépondérance sur la fréquence ventriculaire.

8.2.4 Critères électrocardiographiques

Échappement jonctionnel

Sur le tracé électrocardiographique, l'échappement jonctionnel présente un QRS normal ou fin. Une dissociation AV est possible. Les ondes P antérogrades (positives) sont alors visibles sur l'ECG et reflètent l'indépendance des rythmes auriculaire et ventriculaire. On peut également observer, en l'absence de dissociation AV, des ondes P rétrogrades (c'est-à-dire négatives dans les dérivations D_{II}, D_{III} et aVF). Ces ondes sont associées aux complexes QRS. La fréquence ventriculaire du rythme d'échappement jonctionnel est de ± 40 à ± 60 batt./min (*voir le tracé 8.1*). Le site d'origine de l'échappement est sur la jonction nodohissienne.

Échappement ventriculaire

Sur le tracé électrocardiographique, l'échappement ventriculaire présente un QRS anormal, c'est-à-dire un complexe QRS différent du complexe QRS du rythme de base. Il peut être déformé, élargi, ou les deux. Les complexes sont soit isolés (*voir la bande supérieure du tracé 8.2*), soit répétitifs (*voir la bande inférieure du tracé 8.2*). À l'instar de l'échappement jonctionnel, la dissociation AV peut être présente. Les échappements d'origine ventriculaire répétitifs et nombreux dont la fréquence est de ± 20 à ± 40 batt./min forment un rythme d'échappement ventriculaire (*voir le tracé 8.6*).

8.2.5 Catégories d'arythmies avec échappements

Les rythmes lents, les rythmes rapides, les blocs et les extrasystoles occasionnent les pauses et, à leur tour, les pauses favorisent les échappements.

L'arythmie sinusale, la bradycardie sinusale, l'arrêt sinusal et le bloc sinoauriculaire constituent des exemples de rythmes lents. Le tracé 8.3 correspond à un rythme d'échappement jonctionnel inférieur à 43 batt./min. L'automaticité du nœud sinusal étant plus lente que celle de la jonction, cette dernière prend la commande pour quatre complexes, jusqu'à ce que l'automaticité du nœud sinusal redevienne dominante (celle-ci n'apparaît pas sur le tracé). C'est une situation fréquente lors d'hypertonie vagale.

Tracé 8.1 Rythme sinusal à 63 batt./min; échappement jonctionnel (5); rythme sinusal à 75 batt./min

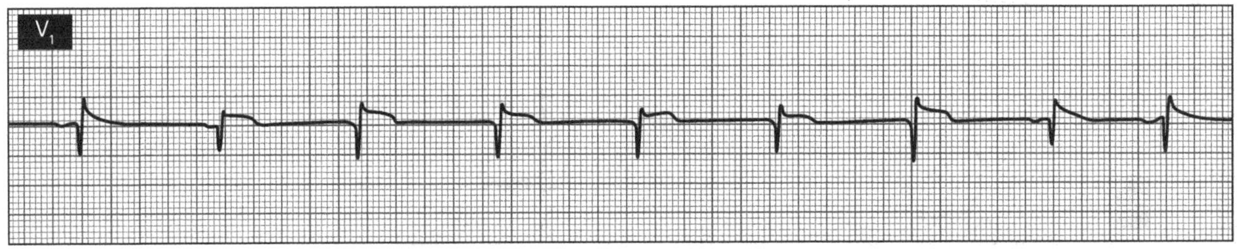

Tracé 8.2 Bande supérieure: rythme sinusal à 66 batt./min entrecoupé de 4 échappements ventriculaires. Bande inférieure: rythme sinusal alternant avec un rythme idioventriculaire accéléré à 60 batt./min se terminant par une fusion

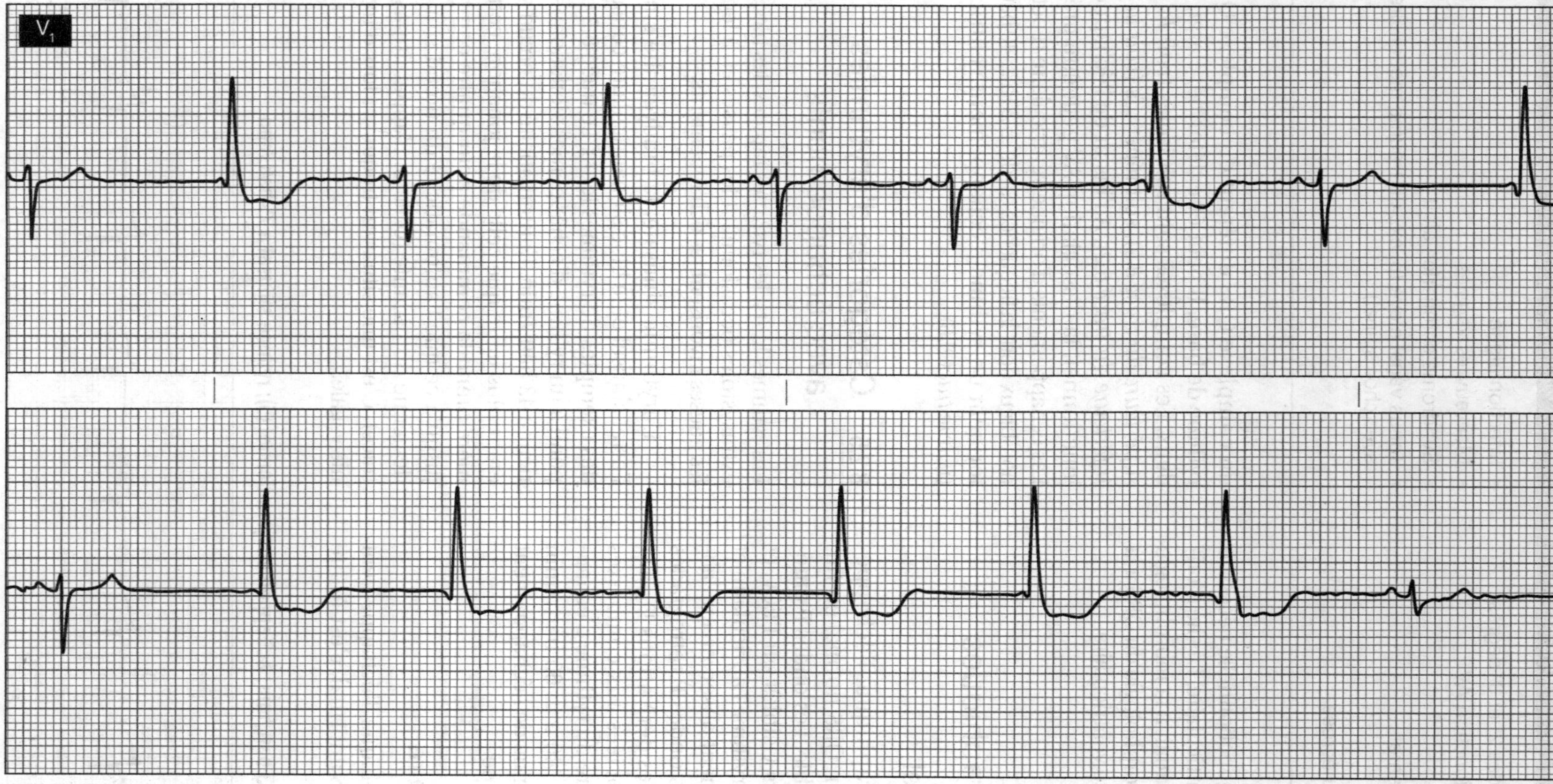

La tachycardie supraventriculaire paroxystique (TSVP) est un exemple de rythme rapide. Les deux premiers complexes du tracé 8.4 sont d'origine sinusale. Elles sont suivies d'une tachycardie auriculaire paroxystique à 120 batt./min, se terminant par une pause et deux échappements jonctionnels. Puis, la bradycardie sinusale reprend la commande à une fréquence de 52 batt./min.

Les blocs auriculoventriculaires (BAV) des 2e et 3e degrés ainsi que les blocs de haut degré sont susceptibles d'entraîner un rythme d'échappement jonctionnel ou un rythme d'échappement ventriculaire. Le tracé 8.5 illustre une dissociation AV complète : un rythme sinusal moyen de 85 batt./min et un rythme d'échappement jonctionnel légèrement inférieur à 38 batt./min. Un BAV du 3e degré explique cette indépendance auriculaire et ventriculaire. Le tracé 8.6 est un autre exemple de dissociation AV complète : un rythme sinusal de 90 batt./min, lequel est indépendant d'un rythme d'échappement ventriculaire de 38 batt./min. Il s'agit d'une anomalie de conduction causée par un BAV du 3e degré.

Tracé 8.3   **Rythme d'échappement jonctionnel < 43 batt./min**

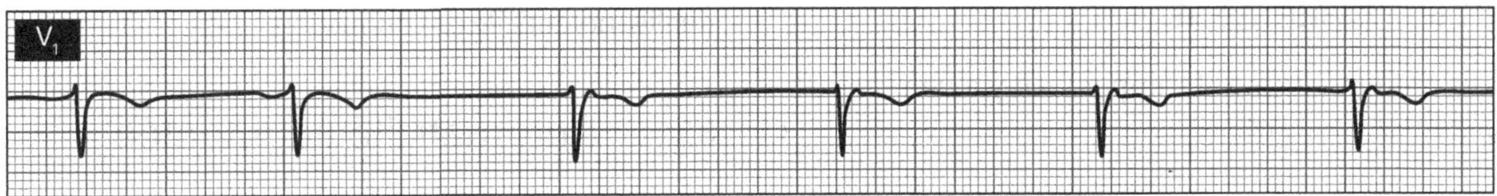

Tracé 8.4   **Enregistrement continu : bradycardie sinusale à 54 batt./min ; tachycardie auriculaire paroxystique à 120 batt./min ; 2 échappements jonctionnels et reprise de la bradycardie sinusale à 52 batt./min**

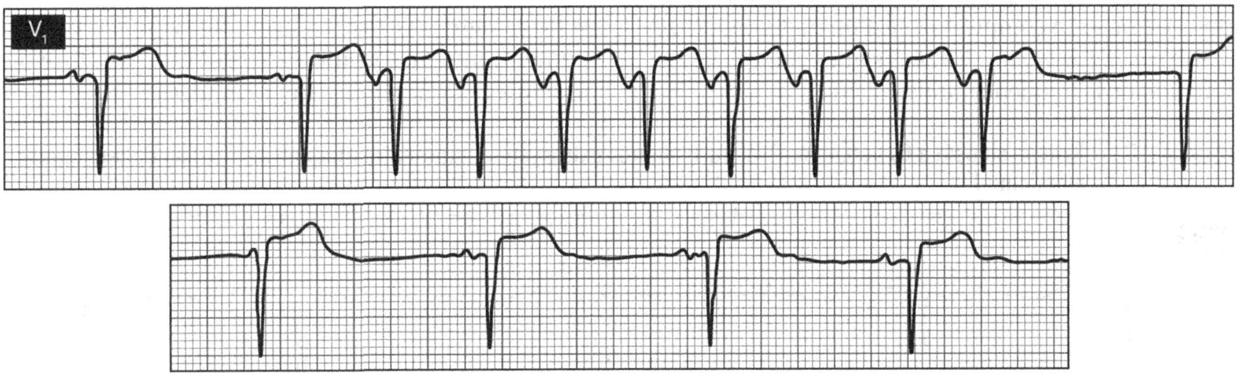

Tracé 8.5   **Rythme sinusal à 85 batt./min ; BAV complet ; rythme d'échappement jonctionnel < 38 batt./min**

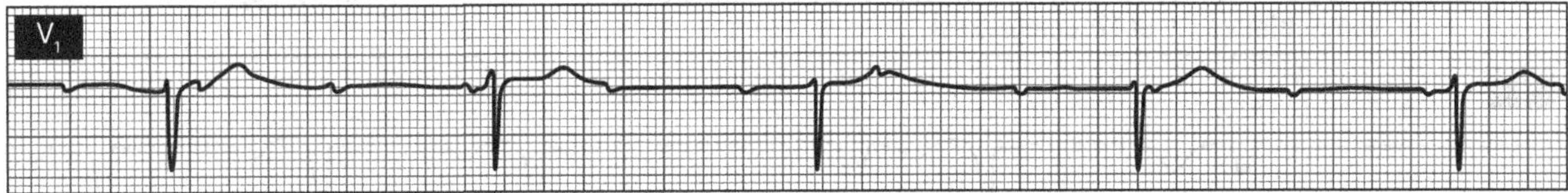

Tracé 8.6   **Rythme sinusal à 90 batt./min ; BAV complet ; rythme d'échappement ventriculaire à 38 batt./min**

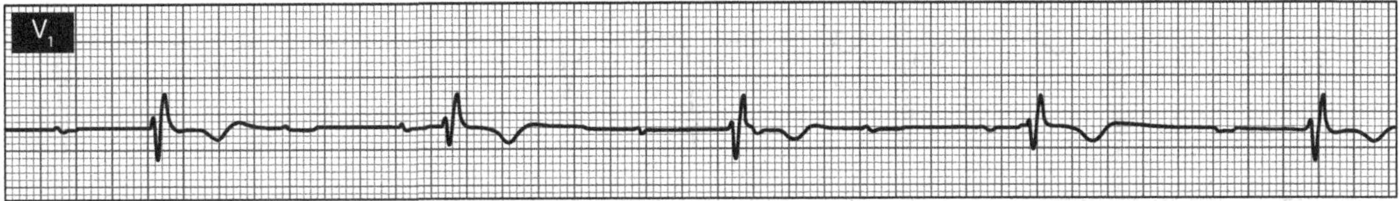

Une extrasystole auriculaire (ESA) bloquée entraîne une pause, puis un échappement jonctionnel. Le tracé 8.7 correspond à un rythme sinusal de 66 batt./min, un BAV du 1er degré, une ESA bloquée, suivie d'un échappemment jonctionnel.

Le tracé 8.8 correspond à un rythme sinusal de 60 batt./min. Sporadiquement, des extrasystoles ventriculaires (3e complexe de la bande supérieure et 5e complexe de la bande inférieure) entraînent des échappements ventriculaires. Ces échappements (1er complexe de la bande supérieure et 6e complexe de la bande inférieure) sont précédés d'une pause.

8.2.6 Traitement

Un traitement causal s'impose s'il y a lieu (*voir la figure 6.13, à la page 122*).

8.2.7 Signification clinique

Pris isolément, l'échappement est anodin et asymptomatique. La sémiologie du syndrome de bas débit doit être prise en compte en vue d'un traitement (*voir le tableau 4.1, à la page 60*). Les signes cliniques sont fonction de la fréquence ventriculaire.

8.3 Rythmes actifs : automaticité augmentée et réentrée

Les rythmes actifs sont la succession d'au moins quatre complexes dont le point d'origine est un générateur de relève (secondaire ou tertiaire) qui s'accélère au-delà de sa fréquence habituelle (*voir la figure 8.2*).

Les rythmes actifs résultent soit d'une augmentation de l'automaticité de la jonction ou du réseau de Purkinje, soit d'une réentrée engendrée par une dualité potentielle de conduction.

8.3.1 Automaticité augmentée

Une automaticité augmentée au niveau de la jonction AV peut engendrer un rythme idiojonctionnel accéléré alors qu'une automaticité augmentée au niveau du réseau de Purkinje peut engendrer un rythme idioventriculaire accéléré. À l'instar du rythme d'échappement, une dissociation AV peut être présente ou absente, ce dont témoignent les ondes P.

Tracé 8.7 Rythme sinusal à 66 batt./min ; BAV du 1er degré ; extrasystole auriculaire bloquée suivie d'un échappement jonctionnel

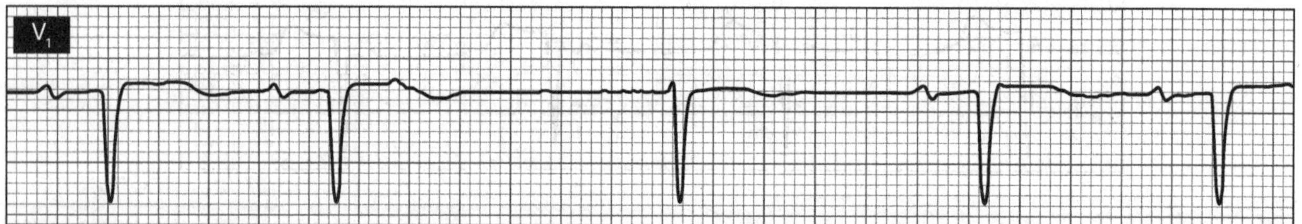

Tracé 8.8 Enregistrement continu : rythme sinusal à 60 batt./min ; ESV (3e et 11e complexes) et échappements ventriculaires (1er et 12e complexes)

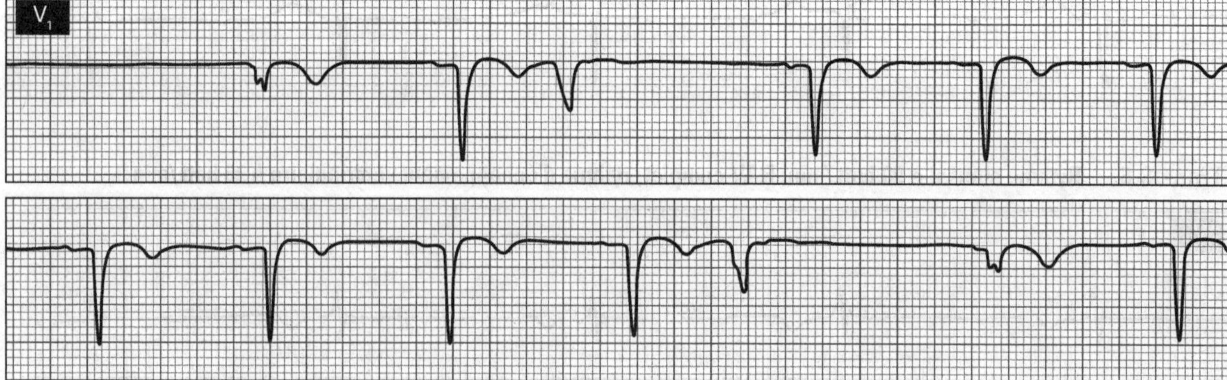

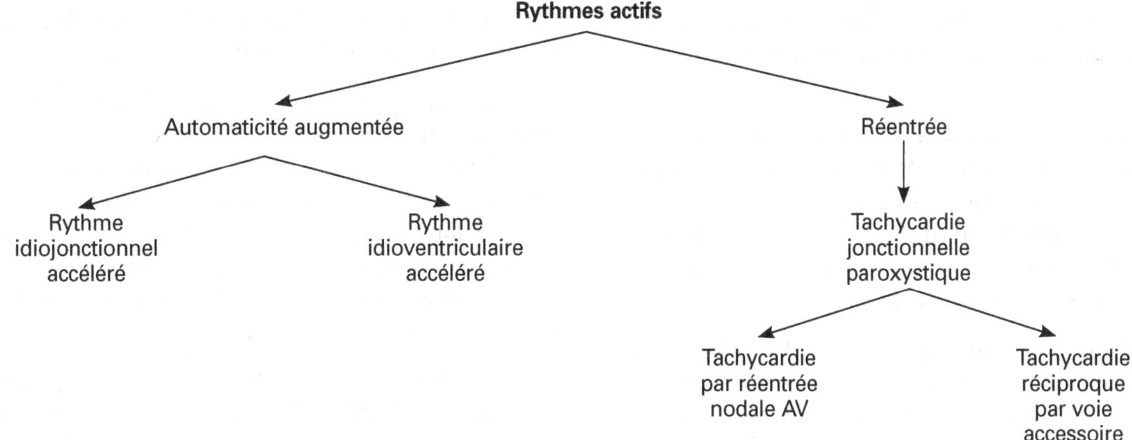

Rythme idiojonctionnel accéléré

Le rythme idiojonctionnel accéléré (RIJA), aussi appelé tachycardie jonctionnelle non paroxystique ou automatique, survient lorsque la fréquence cardiaque est supérieure à 100 batt./min. Son incidence est de l'ordre de 1 à 2 % lors d'un syndrome coronarien aigu (Surawicz et Knilans, 2008).

Mécanisme électrophysiologique   Une augmentation de l'automaticité à la jonction nodohissienne induit un RIJA (arythmie « His-dépendante »). Un ralentissement sinusal avec conduction AV diminuée peut induire une dissociation AV (*voir le tracé 8.3*) ou une conduction ventriculoauriculaire (rétrograde) (*voir le tracé 8.10*).

Lorsqu'il y a conduction rétrograde (*voir la figure 8.3*), le mécanisme électrophysiologique est particulier. En effet, un foyer unique à la jonction AV active simultanément les oreillettes de bas en haut (conduction rétrograde) et les ventricules de haut en bas (conduction antérograde).

Étiologie   L'étiologie du RIJA est présentée dans l'encadré 8.2.

Figure 8.3   Rythme idiojonctionnel accéléré avec conduction rétrograde

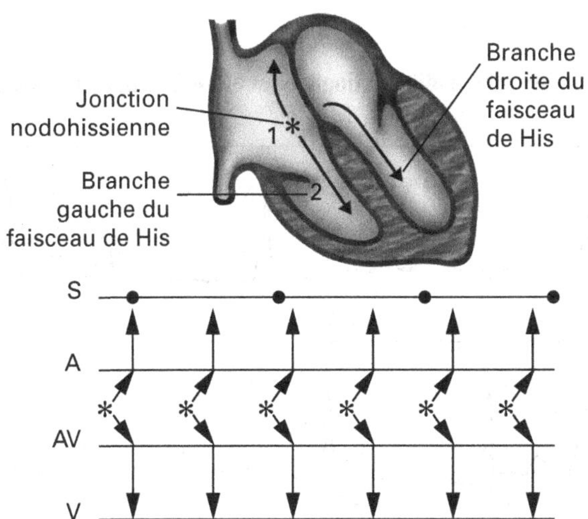

Encadré 8.2   Étiologie du rythme idiojonctionnel accéléré

- Chirurgie cardiaque (cause fréquente)
- Déséquilibre électrolytique
- État hyperadrénergique (plus fréquent chez les jeunes adultes)
- Fièvre
- Hypokaliémie
- Hypoxie
- Infarctus inférieur ou antérieur (10 %)
- Insuffisance cardiaque
- Intoxications médicamenteuses
- Libération d'amines
- Maladie coronarienne
- Myocardite
- Postréanimation
- Remplacement mitral
- Septicémie
- Surdosage digitalique ou à la théophylline

Critères électrocardiographiques Le RIJA avec dissociation AV isorythmique se produit soit par défaut (rythme sinusal, arrêt sinusal, bloc sinoauriculaire), soit par une usurpation qui favorise une automaticité augmentée.

Les rythmes auriculaire et ventriculaire sont indépendants, mais compétitifs. Ce phénomène découle d'une anomalie de formation ou de conduction du centre de commande (nœud sinusal). Les ondes P peuvent précéder le complexe QRS, se confondre avec celui-ci ou le suivre de près.

La fréquence sinusale, selon le rythme de base en cours, présente des intervalles PP constants. Pour leur part, les intervalles PR sont variables et en relation avec la dissociation AV. Les complexes QRS sont normaux, sauf s'il y a présence d'une conduction ventriculaire aberrante (CVA) ou d'un bloc de branche.

La fréquence ventriculaire (± 70 à ± 130 batt./min) est supérieure à la fréquence auriculaire, mais compétitive.

Il y a également présence de captures ventriculaires (*voir la figure 8.4*), c'est-à-dire de rares impulsions sinusales activant normalement les ventricules, comme cela est illustré dans le dernier complexe de la bande supérieure et le 6ᵉ complexe de la bande inférieure du tracé 8.9.

Ce tracé présente aussi une dissociation AV isorythmique et une conduction AV avec un intervalle PP constant. Les ondes P se confondent progressivement aux complexes QRS, puisque la fréquence ventriculaire accélère. Celle-ci est d'environ 72 batt./min. Les complexes QRS sont déformés par les ondes P dissociées, et la dépolarisation ventriculaire est sous la commande jonctionnelle.

Les critères électrocardiographiques propres à la capture ventriculaire sont les suivants : une impulsion sinusale prématurée par rapport au QRS dissocié du complexe précédent ; une capture dont la morphologie s'apparente à une extrasystole auriculaire, compte tenu de sa prématurité ; et un intervalle PR de la capture plus long que le PR du complexe sinusal.

Pour sa part, le RIJA avec conduction rétrograde présente une fréquence auriculaire variant entre 60 et 100 batt./min, et cette fréquence peut s'accroître jusqu'à 140 batt./min. Les ondes P sont négatives dans les dérivations D$_{II}$, D$_{III}$ et aVF et positives en aVL, car les oreillettes sont dépolarisées par voie rétrograde à partir d'une impulsion issue de la jonction (*voir le tracé 8.10*). Les intervalles PR sont trop courts pour conduire, la conduction AV étant plus rapide (inférieure à 0,10 s).

Traitement Puisqu'il s'agit d'une arythmie « His-dépendante » et non d'une arythmie « AV-dépendante », une résistance thérapeutique pourrait

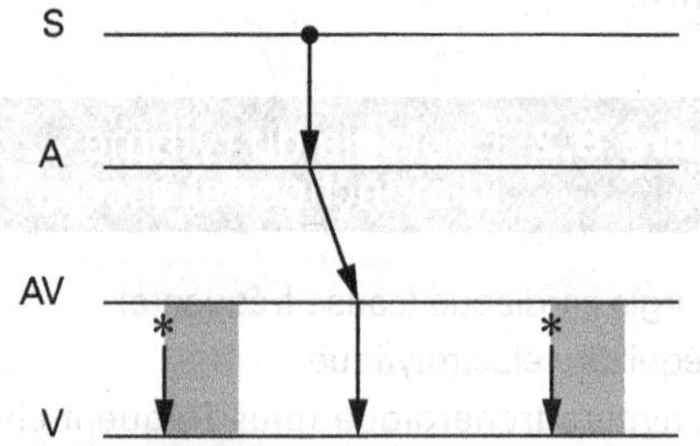

Figure 8.4 **Capture ventriculaire**

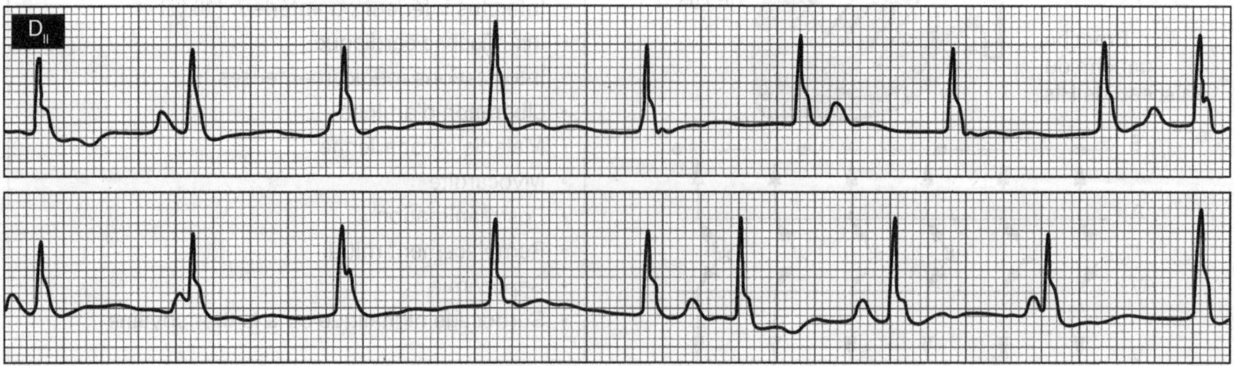

Tracé 8.9 **Enregistrement discontinu : rythme sinusal à 66 batt./min ; rythme idiojonctionnel accéléré à 72 batt./min avec captures ventriculaires**

Tracé 8.10 **Rythme idiojonctionnel accéléré à 80 batt./min avec conduction rétrograde ou dépolarisation première des oreillettes**

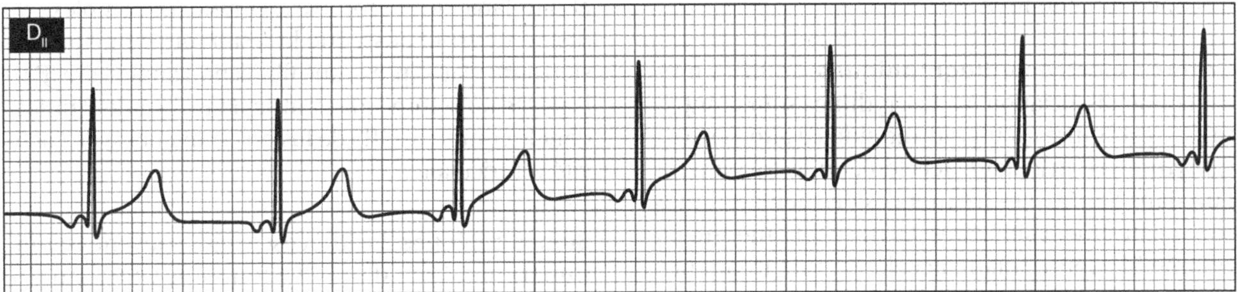

faire échec aux interventions ciblant le nœud AV. Cette arythmie peut se résorber spontanément.

Rythme idioventriculaire accéléré

Le rythme idioventriculaire accéléré (RIVA) correspond, comme son nom l'indique, à une automaticité augmentée des cellules du réseau de Purkinje à une fréquence supérieure à 40 batt./min.

Le RIVA est relativement fréquent lors d'un syndrome coronarien aigu (24 à 36 % des cas) (Surawicz et Knilans, 2008). Il s'agit d'un rythme actif similaire au rythme idiojonctionnel accéléré, et il est sans danger. Il accompagne plus fréquemment l'infarctus postéro-inférieur associé à un syndrome d'hypertonie vagale. Il coïncide souvent avec une bradycardie sinusale et apparaît dans les 48 premières heures suivant un syndrome coronarien aigu.

Mécanisme électrophysiologique Une phase 4 plus courte du réseau de Purkinje entraîne un rythme ventriculaire compétitif et dominant par rapport au rythme sinusal (*voir la figure 8.5*).

Étiologie L'étiologie du RIVA est présentée dans l'encadré 8.3.

Particularités du rythme idioventriculaire accéléré Le RIVA est de courte durée (de 5 à 30 cycles), et il est parfois irrégulier. Sa fréquence habituelle varie de 55 à 120 batt./min. Le 2e complexe de la bande supérieure et le 4e complexe de la bande inférieure du

Figure 8.5 **Correspondance électromécanique – rythme idioventriculaire accéléré**

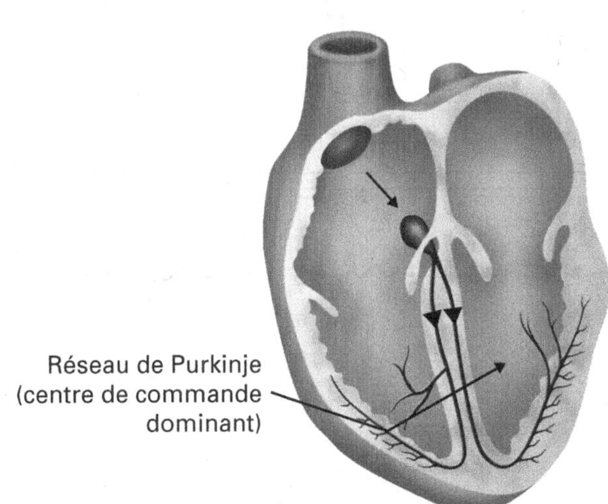

Encadré 8.3 Étiologie du rythme idioventriculaire accéléré

- Antagonistes calciques
- Antidépresseurs tricycliques
- Augmentation du tonus sympathique
- β-bloquants adrénergiques
- Cardiopathies congénitales
- Hypokaliémie
- Infarctus du myocarde
- Ischémie aiguë
- Reperfusion (90 % post-24 heures) coronarienne post-thrombolyse et postangioplastie, puis régression du RIVA dans les 8 à 12 heures suivant la thérapie thrombolytique
- Suite d'une réanimation cardiorespiratoire
- Surdosage digitalique

tracé 8.11 sont des complexes de fusion. La conduction rétrograde vers les oreillettes est un autre mode de conduction du RIVA.

Critères électrocardiographiques Le RIVA présente une dissociation AV. Les rythmes sont compétitifs, c'est-à-dire qu'un rythme sinusal alterne avec un rythme ventriculaire accéléré, ou ils fusionnent l'un dans l'autre. Les fréquences des deux rythmes sont relativement similaires. Le tracé 8.11 montre un rythme idioventriculaire accéléré à une fréquence qui varie de 50 à 66 batt./min. Le complexe initial du rythme ventriculaire accéléré, appelé fusion, est plutôt retardé, tout comme un échappement ventriculaire.

Les complexes de fusion sont l'apparition sur le tracé d'une troisième morphologie de complexe intermédiaire et différente de deux morphologies déjà bien identifiées. Les 2e et 10e complexes correspondent à des fusions; leurs morphologies sont différentes des morphologies des complexes sinusaux et du rythme idioventriculaire accéléré (*voir la figure 8.6*).

La fusion est une dépolarisation ventriculaire simultanée amorcée d'une part par une impulsion d'origine sinusale et, d'autre part, par le foyer ectopique ventriculaire. La morphologie du complexe de fusion présente d'abord un QRS de morphologie intermédiaire plus étroit que le complexe ventriculaire, et plus large que le complexe sinusal. Le complexe de fusion pourrait aussi être la résultante d'une impulsion auriculaire (p. ex., une fibrillation auriculaire [FA]) jumelée au rythme idioventriculaire. L'onde P précédant le complexe QRS de fusion est dissociée de l'activité ventriculaire.

Signes cliniques Le RIVA est le plus souvent asymptomatique. Lors d'une dysfonction ventriculaire gauche, l'hypotension pourrait être significative, compte tenu du fait que la dissociation AV est liée à une perte de contraction auriculaire.

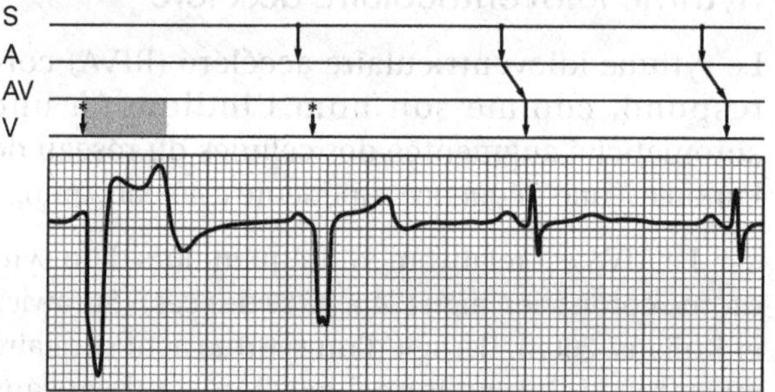

Figure 8.6   **Complexe de fusion (2e complexe)**

Tracé 8.11   **Enregistrement continu: rythme sinusal à 60 batt./min alternant avec un rythme idioventriculaire accéléré de 50 à 66 batt./min**

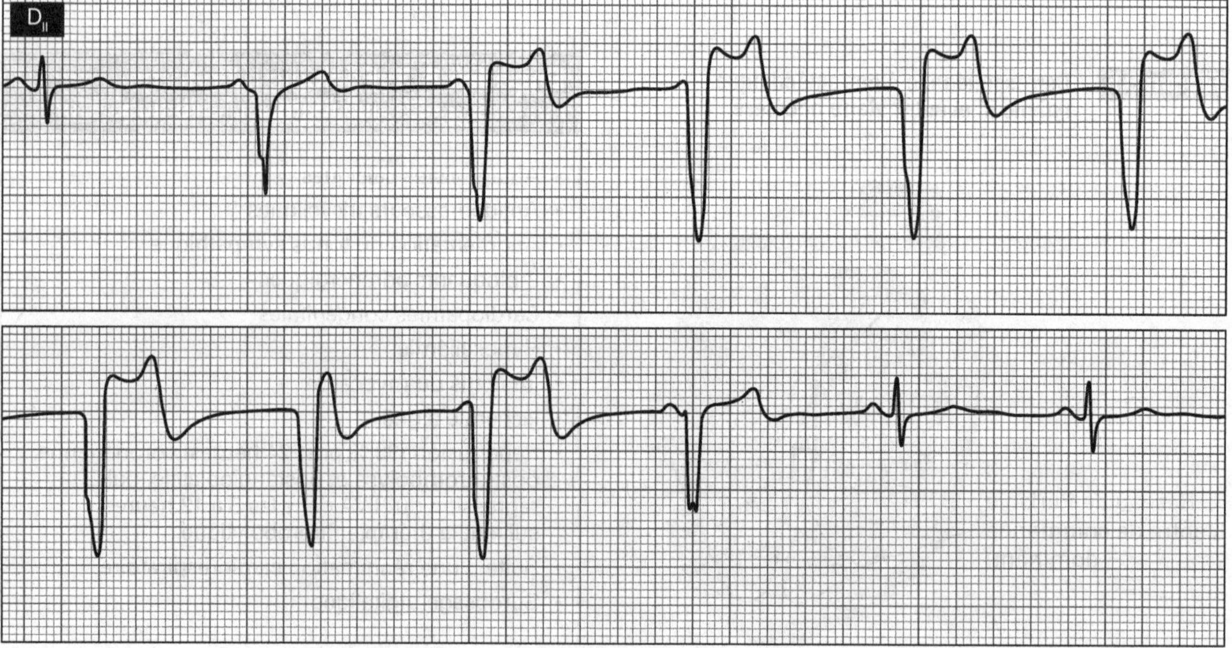

Traitement L'atropine est parfois indiquée pour accélérer la fréquence sinusale et le rythme ventriculaire. Ce rythme actif est habituellement transitoire et bénin. Le traitement est limité aux tachycardies supraventriculaires symptomatiques.

8.3.2 Réentrée : tachycardie jonctionnelle paroxystique

La tachycardie jonctionnelle paroxystique est une arythmie généralement de courte durée et symptomatique dans sa phase rapide. Elle se divise en deux catégories, soit la tachycardie par réentrée nodale AV et la tachycardie réciproque orthodromique par voie accessoire (*voir la figure 8.7*). À l'occasion, elle est de découverte fortuite. L'asymétrie des voies de conduction au nœud AV favorisera la tachycardie par réentrée nodale (*voir la figure 8.8*), alors qu'une conduction rétrograde vers les oreillettes par une voie anatomique anormale, appelée voie accessoire, entraînera un syndrome de préexcitation dont le plus connu est le Wolff-Parkinson-White (WPW) (*voir la figure 8.10*). La tachycardie jonctionnelle paroxystique constitue environ 50 % des cas de tachycardies supraventriculaires paroxystiques. De plus, environ 60 % des tachycardies jonctionnelles seraient dues à l'existence d'un faisceau accessoire, mais une préexcitation ne serait visible que dans 15 % des cas (Taboulet, 2010). Les jeunes adultes sans signes de cardiopathie, incluant les deux tiers des syndromes de WPW, sont sujets à ce genre de tachycardie.

Étiologie

L'étiologie de la tachycardie jonctionnelle paroxystique est présentée dans l'encadré 8.4.

Tachycardie par réentrée nodale auriculoventriculaire

Mécanisme électrophysiologique La tachycardie par réentrée nodale AV a son origine dans les fibres musculaires auriculaires, dans la région du triangle de Koch, ce qui entraîne une dissociation longitudinale fonctionnelle entre les voies lente et rapide du nœud AV dont les propriétés électrophysiologiques sont distinctes (*voir la figure 1.13, à la page 19*).

La voie à conduction lente a une période réfractaire courte, tandis que la voie à conduction rapide possède une période réfractaire plus longue. Les deux voies ont une jonction proximale et distale commune.

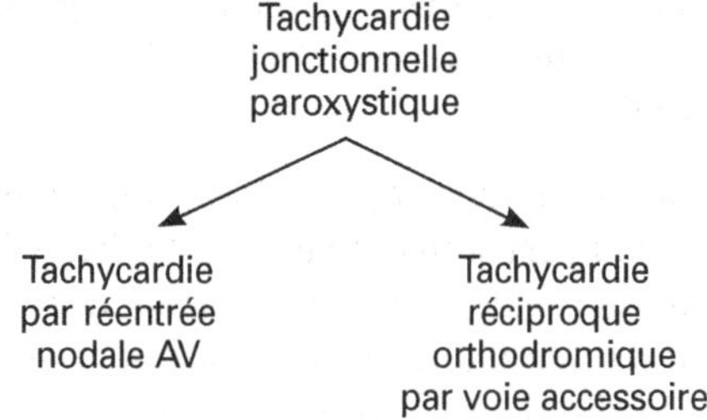

Figure 8.7 Tachycardie jonctionnelle paroxystique

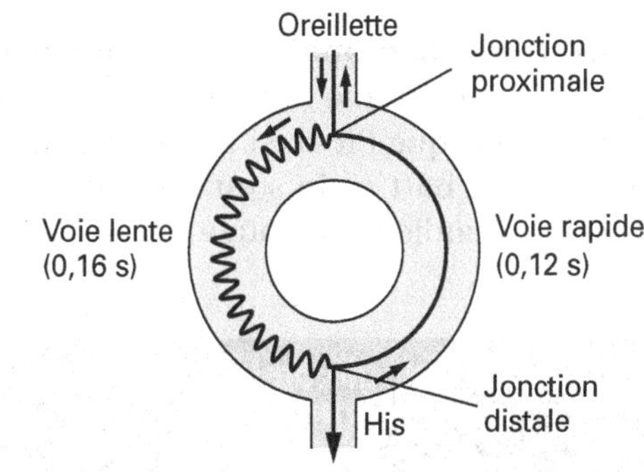

Figure 8.8 Dissociation entre les deux voies de conduction du nœud auriculoventriculaire

Par mode antérograde, une impulsion sinusale active les ventricules par la voie rapide. Simultanément, l'impulsion traverse la voie lente vers le pôle inférieur du nœud AV (*voir la figure 8.8*).

La conduction d'une impulsion chemine vers l'oreillette par mode rétrograde. L'impulsion est conduite par mode antérograde vers les ventricules à un moment critique par la voie lente dont la période réfractaire est plus courte, et par la voie rapide qui est en période réfractaire. À la jonction distale, l'impulsion emprunte la voie rapide, maintenant apte à

Encadré 8.4 Étiologie de la tachycardie jonctionnelle paroxystique

- Anomalies congénitales du nœud AV
- Augmentation du tonus sympathique
- Digitale
- Hyperthyroïdie (haute incidence pour le syndrome de WPW)
- Ischémie
- Réaction vasovagale présyncope ou postsyncope (18 %)

conduire, et réexcite l'oreillette par voie rétrograde. Si le phénomène se répète sur un ou deux cycles, ceux-ci sont considérés comme réciproques, ou en écho. Si le phénomène est répétitif, il devient de la tachycardie.

Un circuit de réentrée est alors établi: l'extrasystole auriculaire est souvent l'élément déclencheur, et la stimulation vagale, l'élément avorteur de ce phénomène, car il s'agit d'une arythmie «AV-dépendante». La tachycardie par réentrée nodale constitue plus de 50 % des TSVP.

Étiologie L'étiologie de la tachycardie par réentrée nodale AV est présentée dans l'encadré 8.5.

Critères électrocardiographiques Une alternance électrique, un début et une fin brusques, un intervalle RP plus court que PR ainsi qu'une fréquence de ± 140 à ± 220 batt./min sont des caractéristiques de la tachycardie par réentrée nodale AV (*voir le tracé 8.12*).

<table>
<tr><td>Encadré 8.5 Étiologie de la tachycardie par réentrée nodale auriculoventriculaire</td></tr>
</table>

- Absence de maladie organique
- Âge (adolescents et jeunes adultes)
- Anxiété
- Hyperthyroïdie
- Hypoxie
- Médication
- Stimulants exogènes (boissons énergisantes, caféine, nicotine)
- Syndrome de WPW
- Valvulopathie

Une extrasystole auriculaire avec un P'R long peut être l'élément déclencheur de la tachycardie. Le tracé présente alors une dépression de 2 mm du segment ST ou une onde T inversée avec QRS fin. L'onde R est positive et large en aVR et aVL.

Dans 95 % des cas de tachycardie par réentrée nodale AV, les ondes P se confondent au QRS ou le suivent (*voir le tracé 8.12*), elles sont inversées dans les dérivations D_{II}, D_{III} et aVF, et sont positives en aVL. Les ondes P ne peuvent être détectées à l'ECG que dans 50 % des tachycardies. Lorsqu'elles sont décelées, les ondes P sont visibles dans les dérivations aVR et V_1. En V_1, l'onde R' est présente si le complexe RSR' est absent au préalable sur le rythme de base. Le complexe QRS est normal ou anormal en présence d'une conduction ventriculaire aberrante ou d'une préexcitation ventriculaire.

Signes cliniques Les signes cliniques de la tachycardie par réentrée nodale AV sont présentés dans l'encadré 8.6. Sa survenue peut aussi être asymptomatique.

Traitement Le massage du sinus carotidien est généralement efficace; il entraîne une hypertonie vagale, ce qui déprime la conduction de la voie lente.

Modèle thérapeutique de la tachycardie jonctionnelle

Les manœuvres vagales (*voir l'encadré 10.4, à la page 321*) et le massage du sinus carotidien sont des traitements non pharmacologiques indiqués pour la tachycardie jonctionnelle paroxystique. Quant à la pharmacothérapie, elle repose sur l'utilisation des agents suivants: adénosine (*voir le tableau 10.23, à la page 341*) et un inhibiteur calcique bradycardisant de type vérapamil (*voir le tableau 10.20,*

Tracé 8.12 Fin d'une tachycardie par réentrée nodale auriculoventriculaire à ± 130 batt./min convertie notamment en rythme sinusal à 80 batt./min sous l'effet du vérapamil (l'onde P rétrograde déforme l'onde T visible sur les 6ᵉ, 7ᵉ et 8ᵉ complexes)

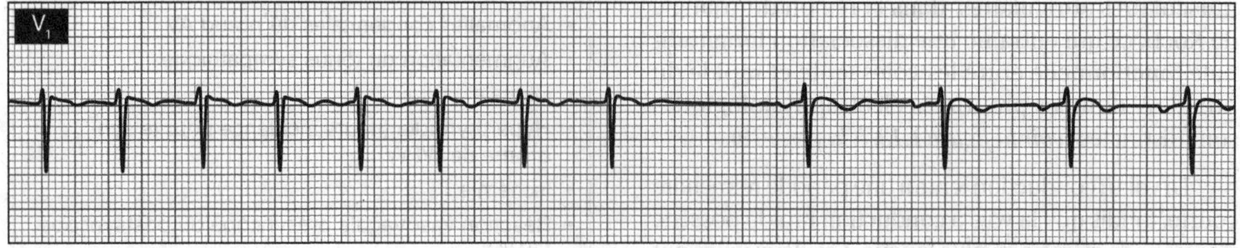

à la page 337). Enfin, les interventions électriques comprennent la cardioversion électrique, si l'hémodynamie est instable, et l'ablation par cathéter radiofréquence.

Surveillance clinique La surveillance clinique comprend le monitorage du rythme cardiaque, la sémiologie clinique, la tolérance hémodynamique et l'évaluation à la réponse thérapeutique.

Tachycardie jonctionnelle réciproque orthodromique par voie accessoire

Le syndrome de préexcitation consiste en une dépolarisation précoce du myocarde par une voie de conduction anormale, la plus souvent auriculaire, en compétition avec les voies normales de la conduction AV. Dans ce syndrome, l'impulsion emprunte une voie anatomique anormale (*voir la figure 8.9*) et contourne la jonction nodo-hissienne pour atteindre les ventricules. La plus fréquente des variantes de préexcitation est celle qui a été décrite par Wolff, Parkinson et White en 1930.

Prévalence La prévalence du syndrome de WPW est de 0,15 à 0,20 % dans la population en général, et l'incidence est de 3 cas pour 1000 habitants. Dans les deux tiers des cas, l'arythmie chez l'adulte n'est pas consécutive à une maladie cardiaque organique. Elle atteint fréquemment des sujets jeunes en bonne santé et des sportifs. Chez les enfants, la prévalence est de 0,15 %, et 20 à 30 % des cas sont associés à une maladie congénitale, principalement à la maladie d'Ebstein. L'incidence de tachyarythmie est de 40 à 50 % pour l'ensemble des WPW (Surawicz et Knilans, 2008). La préexcitation peut

Figure 8.9 **Faisceaux accessoires**

être patente, intermittente ou latente. Elle est susceptible d'apparaître à la suite d'une stimulation vagale spontanée ou induite, ou est consécutive à l'accélération de la fréquence cardiaque (p. ex., une stimulation auriculaire ou un effort soutenu). La résolution spontanée est de l'ordre de 33 % en un an. De plus, 1 à 2 % des personnes présentant des signes du WPW à l'ECG sont symptomatiques (Derval et collab., 2010).

La tachycardie par réentrée nodale AV représente la manifestation clinique la plus fréquente du WPW (80 %). Dans 15 à 30 % des cas, un flutter ou une fibrillation auriculaires sont observés. L'association tachycardie-fibrillation-flutter apparaît dans environ 18 % des cas (Taylor et Ignaszewski, 2005). La clientèle asymptomatique présente des signes électrocardiographiques typiques. La disparition des signes ECG du WPW à l'effort témoigne du caractère bénin du symptome (Derval et collab., 2010).

Localisation des faisceaux accessoires Dans un WPW, la conduction AV est réalisée par des fibres (ou faisceaux) anatomiques musculaires anormales appelées voies accessoires. Ces voies sont dues à la persistance de fibres musculaires entre les parois de l'oreillette et du ventricule. La figure 8.9 illustre les principaux faisceaux du syndrome de WPW. Le faisceau de Kent gauche est le pont musculaire entre le myocarde auriculaire et le myocarde ventriculaire gauche (1). C'est le faisceau le plus sollicité lors d'un WPW. Le faisceau de Kent droit est situé sur la paroi libre du côté droit (2). Le faisceau septal droit relie l'oreillette droite à la partie antérosupérieure septale (3) (James) ; pour sa part, le gauche relie l'oreillette gauche au septum postéroinférieur (4) (James). Le septal moyen, quant à lui, relie le septum interauriculaire et le septum interventriculaire dans leur portion médiane respective (5) (Mahaïm).

La présence de multiples voies accessoires limite la précision du site de préexcitation sur l'ECG de surface (prévalence de 10 %).

La TSVP est responsable de 75 à 80 % des formes diverses de tachycardies lors du syndrome de WPW. Lorsque les voies accessoires sont impliquées, il faut distinguer la tachycardie jonctionnelle réciproque par réentrée orthodromique de la tachycardie jonctionnelle réciproque par réentrée antidromique. Dans une tachycardie jonctionnelle réciproque par réentrée orthodromique, le circuit de réentrée est initié par une impulsion en direction de l'oreillette, puis vers les ventricules par la voie nodohissienne normale. L'impulsion remonte ensuite vers l'oreillette par un faisceau accessoire avant de descendre à nouveau par la voie nodohissienne. C'est le mécanisme le plus fréquent. Dans cette forme, l'onde delta n'est pas visible, et le complexe QRS est fin. Pour ce qui est de la tachycardie jonctionnelle réciproque par réentrée antidromique, une forme plus rare (11 %), l'impulsion emprunte le faisceau accessoire pour activer les ventricules, puis remonte vers l'oreillette de façon rétrograde par la voie nodohissienne.

Mécanisme électrophysiologique Dans la partie supérieure de la figure 8.10, le substrat est constitué de deux voies anatomiques distinctes :

- le faisceau accessoire auriculoventriculaire (p. ex., le faisceau de Kent), avec une conduction rapide et une période réfractaire longue ;
- la voie nodohissienne, avec une conduction plus lente et une période réfractaire plus courte.

Dans la partie inférieure de la figure, à la suite d'une extrasystole auriculaire, l'impulsion s'engage par voie AV normale antérograde dans le nœud AV non réfractaire vers les deux ventricules. Par la suite, l'impulsion remonte de façon rétrograde par le faisceau accessoire en direction des oreillettes ; elle les dépolarise et boucle ainsi ce circuit antérograde nodohissien et rétrograde par la voie accessoire. Il s'agit d'une tachycardie de réentrée orthodromique par voie accessoire associée au syndrome de WPW.

 Syndrome de Wolff-Parkinson-White

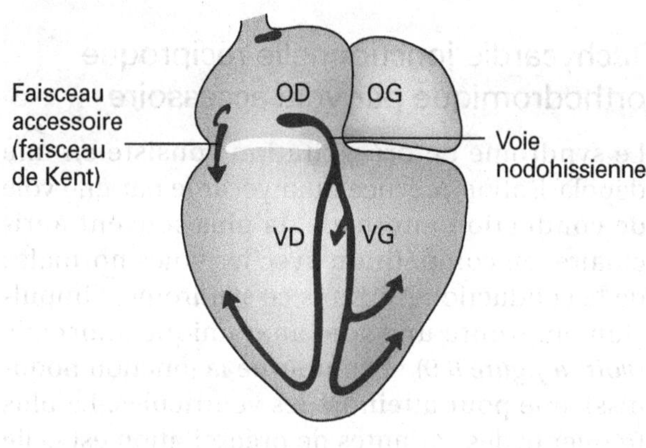

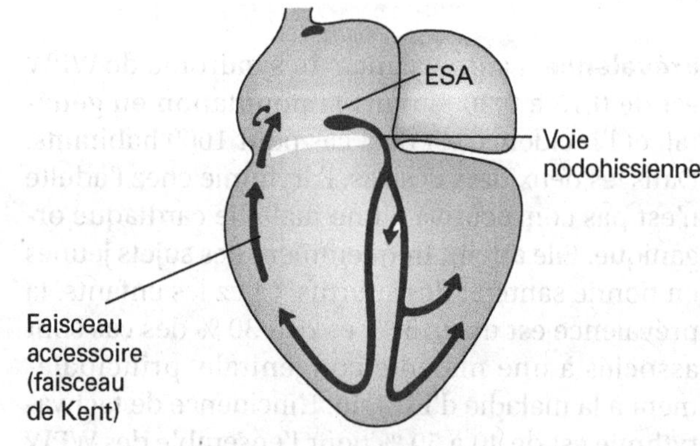

Étiologie L'étiologie de la tachycardie jonctionnelle réciproque orthodromique par voie accessoire est présentée dans l'encadré 8.7.

Critères électrocardiographiques Les critères électrocardiographiques du syndrome de WPW et leur signification sont présentés dans le tableau 8.1 (*voir les tracés 8.13 et 8.14*).

Risque associé au syndrome de Wolff-Parkinson-White Une tachycardie supraventriculaire rapide (de type FA, dont la survenue est de l'ordre de 11 à 39 %) normalement bloquée dans le nœud AV peut être transmise aux ventricules par le réseau accessoire et dégénérer en fibrillation ventriculaire fatale. Lorsque la FA implique des voies accessoires multiples, on y reconnaît deux critères : l'aspect de tachycardie ventriculaire à QRS larges et les morphologies variables des QRS, dont l'acronyme de rétention est FBI (« F » pour *fast*, « B » pour *broad* et « I » pour *irregular*). La thérapie digitalique peut aggraver ce mécanisme.

Pronostic En l'absence de cardiopathie, le pronostic est favorable. La fibrillation auriculaire constitue le plus grand risque de mort subite lors d'un WPW. Approximativement 30 % des sujets asymptomatiques, avec ou sans syndrome de préexcitation, présentent des symptômes dans les 10 années suivant l'apparition d'un WPW. Lors d'un WPW, le mécanisme de la mort subite en est la cause pour 1 individu sur 1000 annuellement.

<table>
<tr><th>Encadré 8.7</th><th>Étiologie de la tachycardie jonctionnelle réciproque orthodromique par voie accessoire</th></tr>
</table>

- Anomalie d'Ebstein (5 à 10 %)
- Atrésie tricuspidienne
- Coarctation de l'aorte
- Correction chirurgicale pour transposition des gros vaisseaux
- Défaut septal auriculaire ou ventriculaire
- Hyperthyroïdie
- Prolapsus valvulaire mitral
- Trétralogie de Fallot
- Tumeurs cardiaques

Tableau 8.1 Critères électrocardiographiques et signification du syndrome de Wolff-Parkinson-White

Critère	Signification
Intervalle PR < 0,12 s chez l'adulte	Une partie du myocarde ventriculaire est excitée prématurément par une impulsion qui traverse une voie accessoire plutôt que la voie nodohissienne.
Onde δ (onde delta): onde initiale lente avec empâtement dans la partie initiale du complexe QRS, d'une durée de 0,02 à 0,07 s	La durée du complexe QRS et l'amplitude de l'onde δ sont fonction du degré de préexcitation.
Complexe QRS ≥ 0,12 s	Partie terminale ou QRS: souvent dû à la contribution tardive du ventricule non préexcité dépendant de la voie nodohissienne (complexe de fusion).
Morphologie du QRS en V_1	L'onde δ négative suggère une origine ventriculaire droite de la préexcitation, tandis qu'une onde positive (aspect bloc de branche droit [BBD]) suggère une origine ventriculaire gauche.
Morphologie de l'onde δ en D_{II}, D_{III} et aVF	La morphologie positive suggère une origine supérieure de la préexcitation, alors qu'une morphologie négative suggère une origine inférieure. Dans les deux cas, l'origine peut être droite ou gauche.
Onde R monophasique de V_1 à V_6 spécifique à la fibrillation auriculaire avec préexcitation	
Segment ST et onde T modifiés	Anomalie secondaire de la repolarisation
Alternance électrique avec QRS fins	Réentrée AV ou voie accessoire cachée

Tracé 8.13   Rythme sinusal à 90 batt./min entrecoupé de complexes de type Wolff-Parkinson-White

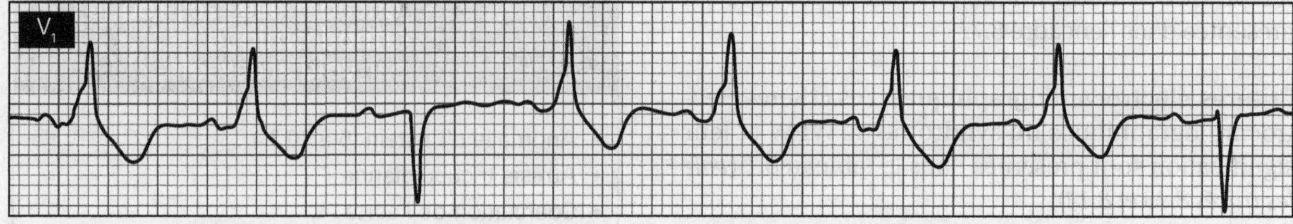

Tracé 8.14   Fibrillation auriculaire paroxystique avec réponse ventriculaire de 110 à 240 batt./min associée à un syndrome de Wolff-Parkinson-White

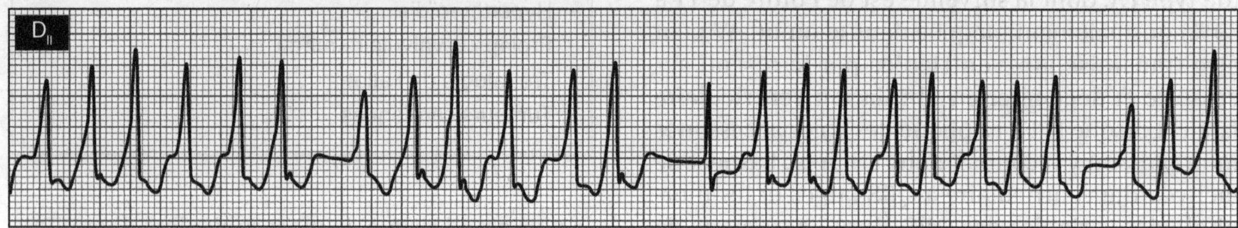

Traitement Les paramètres d'orientation du traitement du WPW sont les suivants : la fréquence et la durée des tachycardies, la fréquence cardiaque pendant la tachycardie et la gravité des symptômes. L'algorithme thérapeutique du WPW est présenté dans la figure 8.11.

La thérapie digitalique, l'adénosine, les bêtabloquants et les bloquants calciques sont contre-indiqués lorsque le flutter ou la fibrillation auriculaires sont associés au syndrome de préexcitation ventriculaire. La protection recherchée au nœud AV est obsolète, puisque l'impulsion

Figure 8.11   Algorithme thérapeutique du Wolff-Parkinson-White

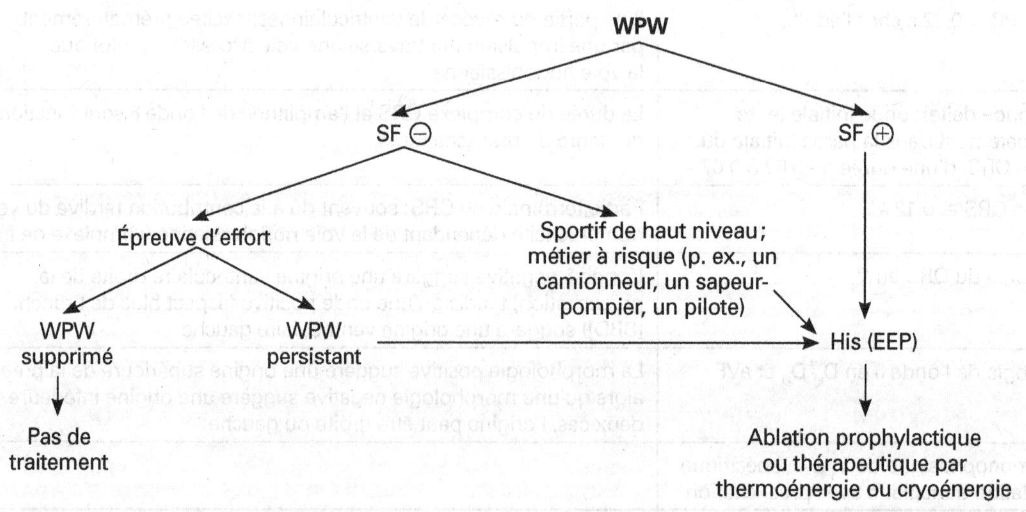

supraventriculaire est transmise aux ventricules par la voie accessoire. Ces médicaments, en inhibant le nœud AV, favorisent de façon indirecte la progression de l'impulsion dans la voie accessoire. Il a été démontré que ce mécanisme peut entraîner la mort subite.

8.4 Résumé du traitement des rythmes passifs et actifs

Le tableau 8.2 présente la synthèse du traitement des rythmes passifs et actifs, ainsi que les alertes cliniques.

Tableau 8.2   Traitement des rythmes passifs et actifs

	Arythmie	Choix thérapeutiques	Alertes cliniques
Rythmes passifs	Échappements jonctionnels et ventriculaires	• Aucun traitement • S'il y a lieu, traitement selon le contexte clinique, en lien avec la cause et la sémiologie	• Contexte • Nombre • Pauses
	Rythme d'échappement jonctionnel	• Aucun traitement • S'il y a lieu, traitement selon le contexte clinique, en lien avec la cause et la sémiologie	• Sémiologie • Signes vitaux
	Rythme d'échappement ventriculaire consécutif au BAV complet	• Algorithme thérapeutique de la bradycardie (*voir la figure 6.13, à la page 122*)	• Sémiologie • Signes vitaux • Syndrome de bas débit
Rythmes actifs	RIJA	• Aucun traitement	• Rythme et fréquence
	RIVA	• Atropine, si bradycardie sinusale	• Rythme et fréquence

	Tachycardie par réentrée nodale AV	• Ablation par cathéter radiofréquence (95 % de succès et 5 % de récidive)
		• Cardioversion, si hémodynamie instable
		• Stimulation endocavitaire (*overdrive pacing*)
		• Manœuvres vagales
		• Médicaments
		  – Adénosine I.V. (90 % de conversion)
		  – Adénosine triphosphate (Striadyne^{MD})
		  – Vérapamil I.V. (85 à 90 % de conversion)
			• Sémiologie
			• Signes vitaux
			• Réponse thérapeutique

	Tachycardie réciproque orthodromique par voie accessoire	• Ablation par cathéter radiofréquence
		• Cardioversion électrique
		• Modèle thérapeutique de la tachycardie jonctionnelle paroxystique
		• Médicaments
		  – Amiodarone
		  – Flécaïnamide
		  – Procaïnamide
		  – Propafénone
			• Sémiologie
			• Signes vitaux
			• Réponse thérapeutique

Les rythmes lents, les rythmes rapides, les blocs et les extrasystoles occasionnent les pauses, et les pauses favorisent les échappements.

Rythmes passifs

Échappement

- Complexes isolés ou répétitifs
- Complexe retardé
- Jonctionnel
  - QRS fins
  - Fréquence: ± 40 à ± 60 batt./min
- Ventriculaire
  - QRS différents des QRS du rythme de base
  - Fréquence: ± 20 à ± 40 batt./min

Rythmes actifs

Rythme idiojonctionnel accéléré

- Dissociation AV
  - Fréquence: ± 70 à ± 130 batt./min
  - Ondes P dissociées des QRS
  - Fréquence ventriculaire supérieure à la fréquence auriculaire
  - QRS identiques aux QRS du tracé de base
  - Captures ventriculaires

- Conduction rétrograde
  - Fréquence: ± 60 à ± 140 batt./min
  - Ondes P négatives en D_{II}, D_{III} et aVF
  - Intervalles PR ou RP constants

Rythme idioventriculaire accéléré

- Complexe initial retardé ou peu prématuré
- QRS différents des QRS du rythme de base
- Rythme régulier
- Fréquence: ± 55 à ± 120 batt./min
- Fusion: au début, à la fin du rythme, ou les deux

Tachycardie par réentrée nodale AV

- Début et fin brusques
- Fréquence: ± 140 à ± 220 batt./min
- Ondes P dissociées des QRS et inversées en D_{II}, D_{III} et aVF, puis positives en aVL
- Intervalle RP < PR
- Alternance électrique

Tachycardie réciproque orthodromique par voie accessoire (Wolff-Parkinson-White)

- Onde δ (delta)
- Intervalle PR < 0,12 s
- QRS ≥ 0,12 s: aspect de BBG ou BBD

Autoévaluation

Encercler la lettre correspondant à votre choix.

1. L'arythmie suivante est un exemple de dissociation AV:

   A. Tachycardie auriculaire à 180 batt./min

   B. Rythme idiojonctionnel accéléré

   C. Tachycardie par réentrée nodale

   D. Flutter auriculaire avec conduction variable

2. L'arythmie qui convient le mieux à un rythme passif est la suivante:

   A. Rythme d'échappement jonctionnel

   B. WPW

   C. Rythme idiojonctionnel accéléré

   D. RIVA

3. La fréquence habituelle du RIVA est la suivante:

   A. 40 à 60 batt./min

   B. 140 à 220 batt./min

   C. 55 à 120 batt./min

   D. 90 à 130 batt./min

4. En présence de quelles arythmies la digitale est-elle contre-indiquée lors d'un syndrome de préexcitation?

____

____

5. Indiquer les quatre types d'arythmies les plus susceptibles d'entraîner des échappements.

- ____
- ____
- ____
- ____

Répondre par vrai ou faux aux énoncés suivants.

6. La tachycardie jonctionnelle paroxystique représente environ 50 % des TSVP. _____

7. L'échappement survient prématurément, alors que l'extrasystole est retardée. _____

8. Le complexe QRS large pendant un échappement ventriculaire signifie que celui-ci est d'origine supraventriculaire. _____

9. Un ralentissement sinusal ou une accélération de la jonction peuvent entraîner une dissociation AV. _____

10. Le rythme idiojonctionnel avec conduction rétrograde est une arythmie avec dissociation AV. _____

Pour chacun des tracés 1 à 10, préciser les critères électrocardiographiques et l'interprétation. Les fréquences cardiaques sont calculées au compas selon la «méthode des 300».

Tracé 1

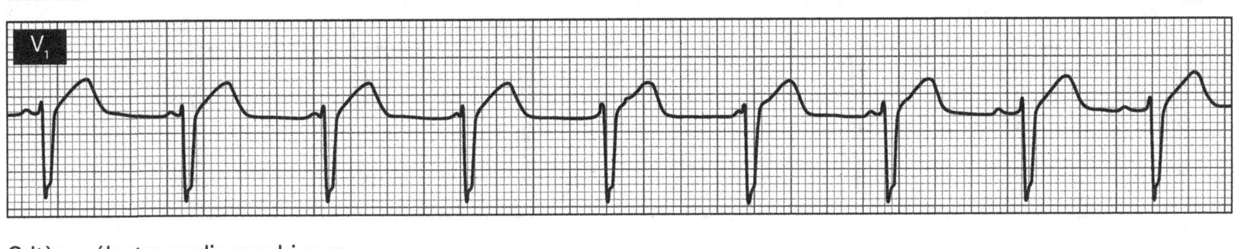

Critères électrocardiographiques ____

____

Interprétation ____

____

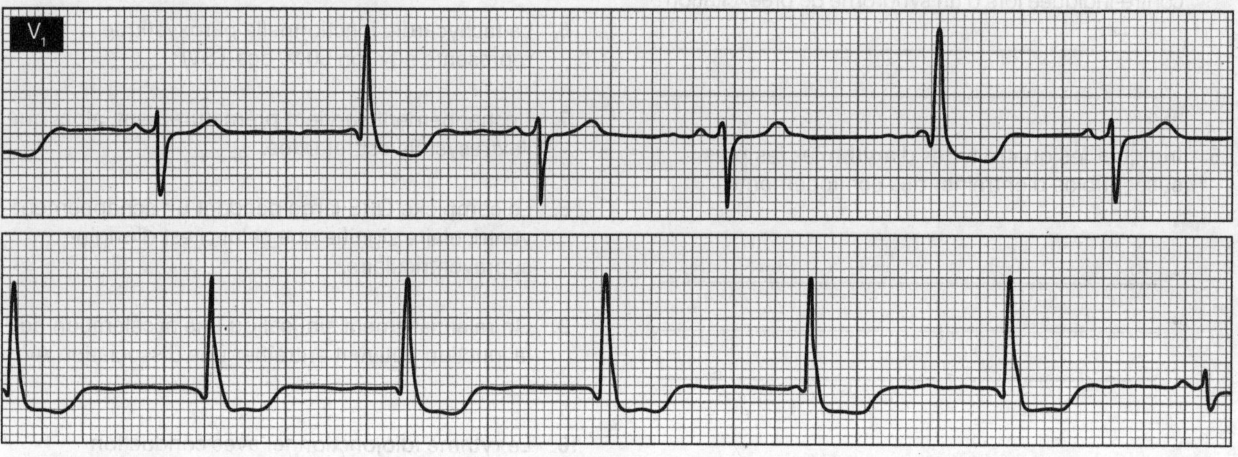

Critères électrocardiographiques ____

____

Interprétation ____

____

Tracé 3

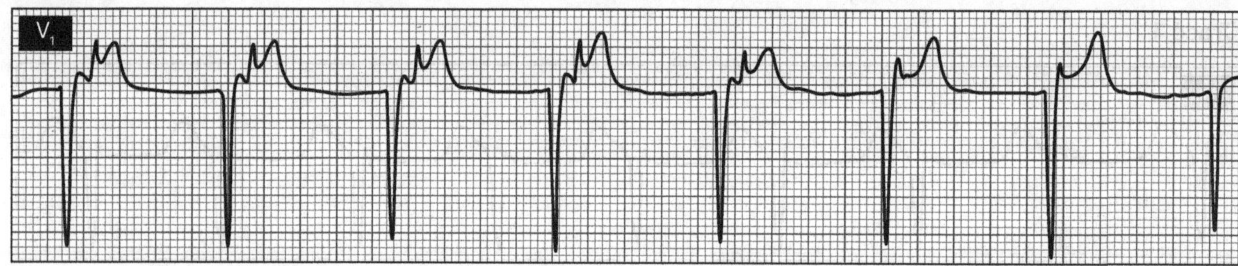

Critères électrocardiographiques ____

____

Interprétation ____

____

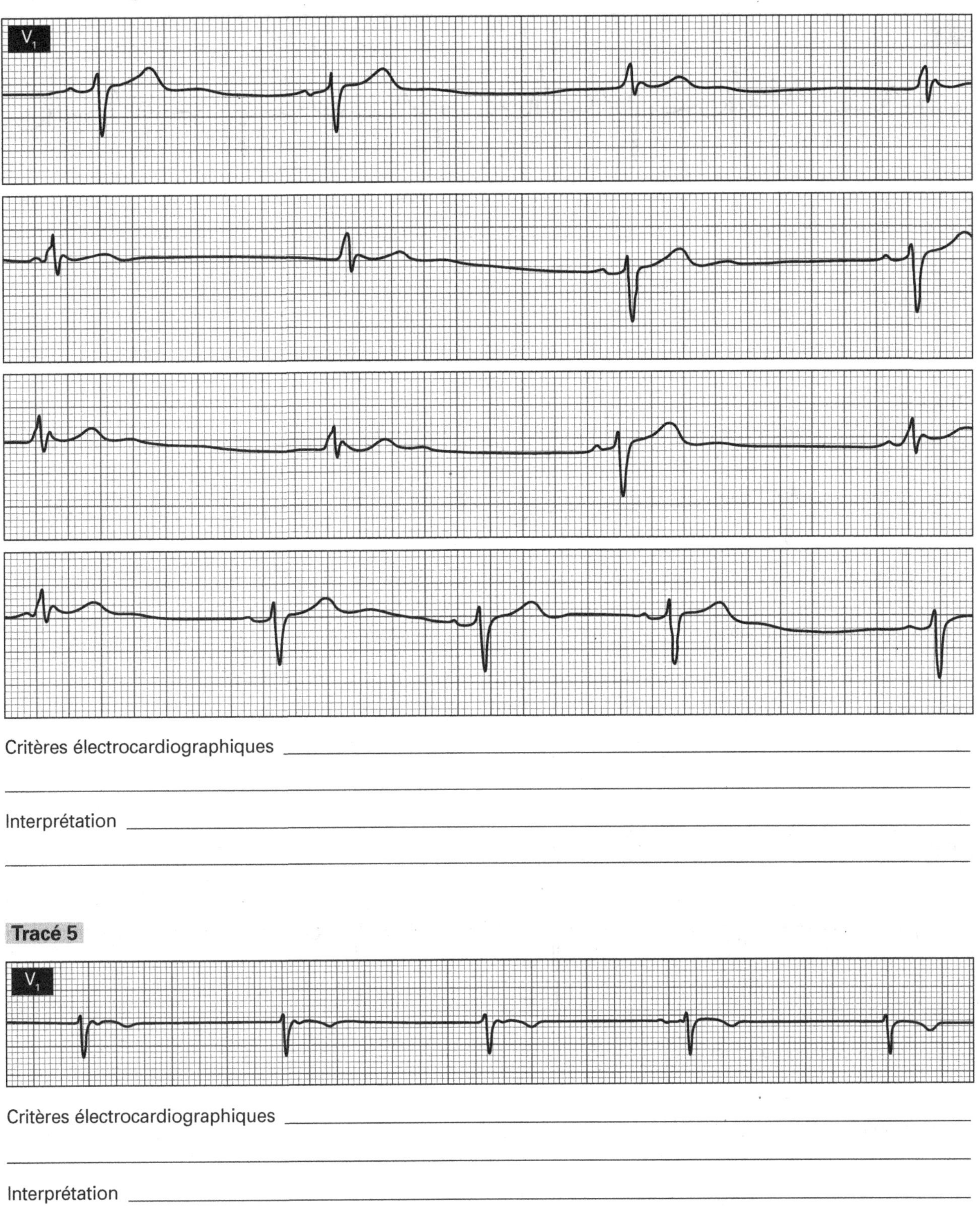

Critères électrocardiographiques ____

____

Interprétation ____

____

Tracé 5

Critères électrocardiographiques ____

____

Interprétation ____

____

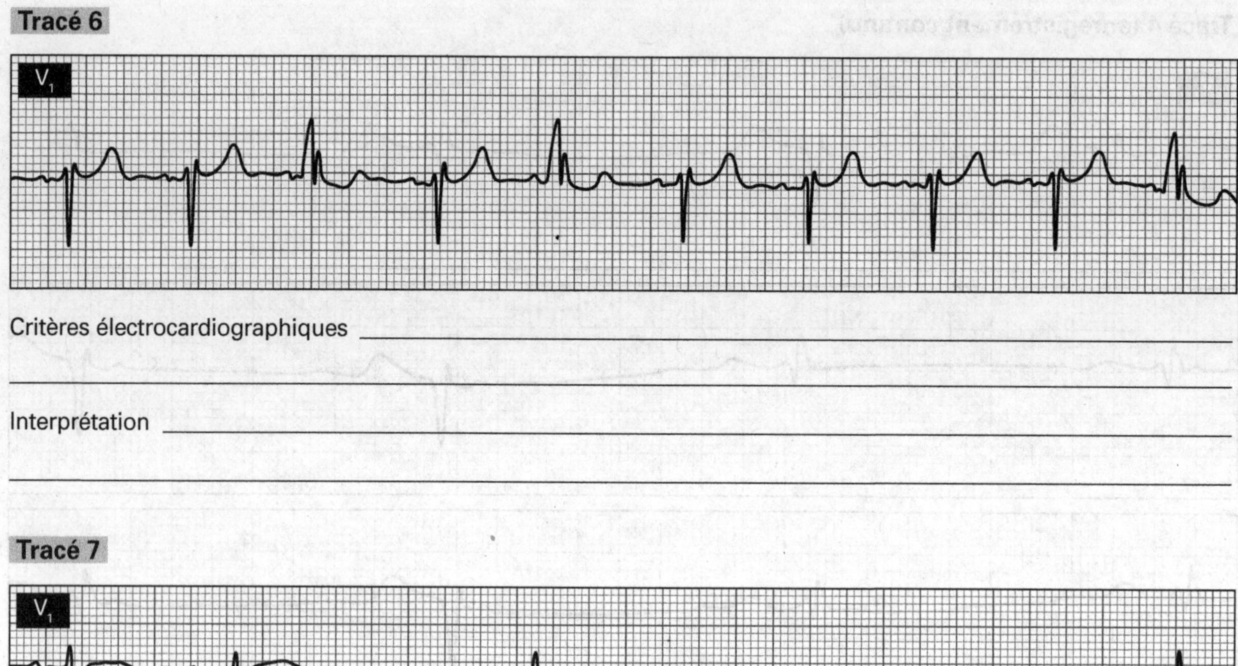

Critères électrocardiographiques _______________________________

____

Interprétation ____

____

Tracé 7

Critères électrocardiographiques _______________________________

____

Interprétation ____

____

Tracé 8

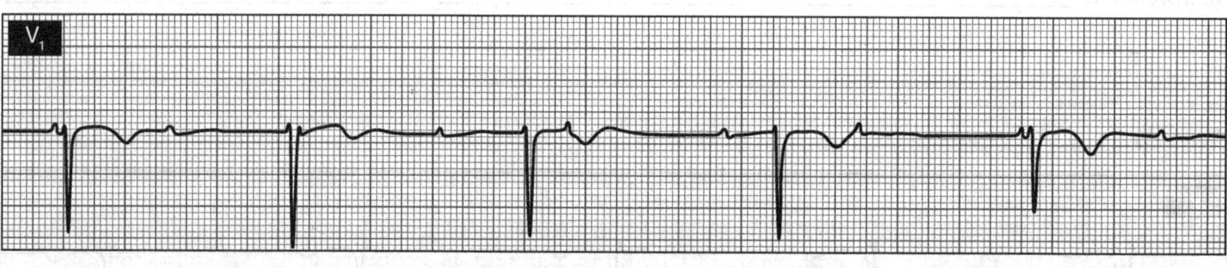

Critères électrocardiographiques _______________________________

____

Interprétation ____

____

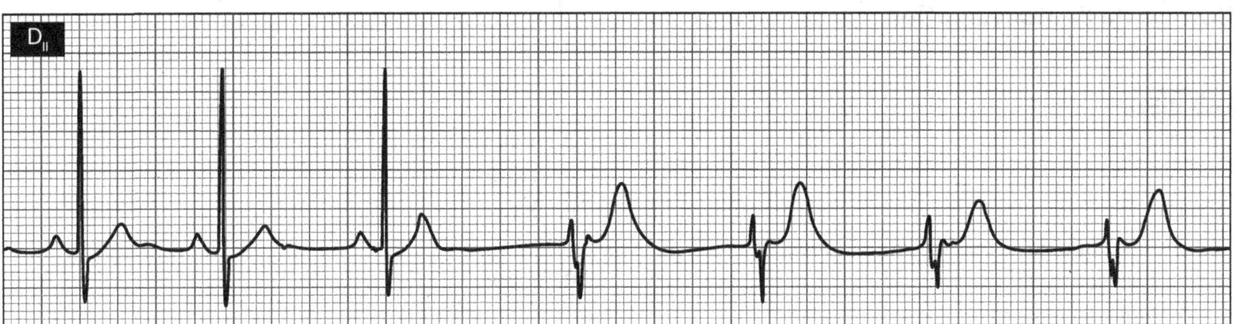

Critères électrocardiographiques ____

____

Interprétation ____

____

Tracé 10

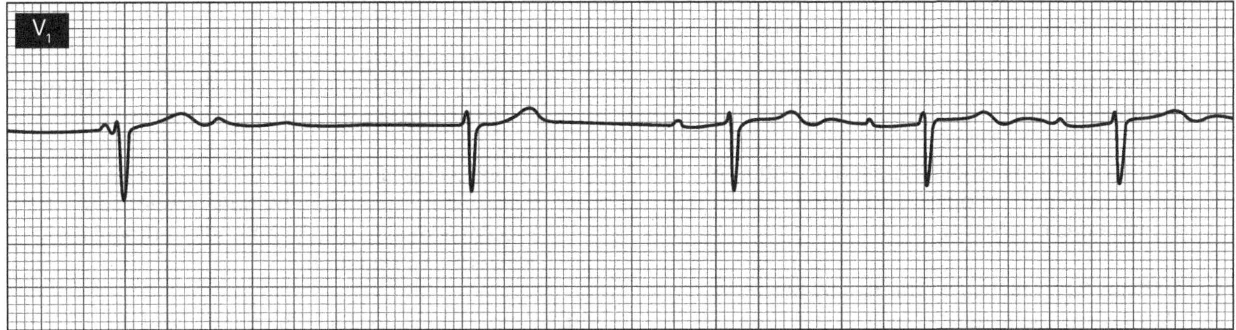

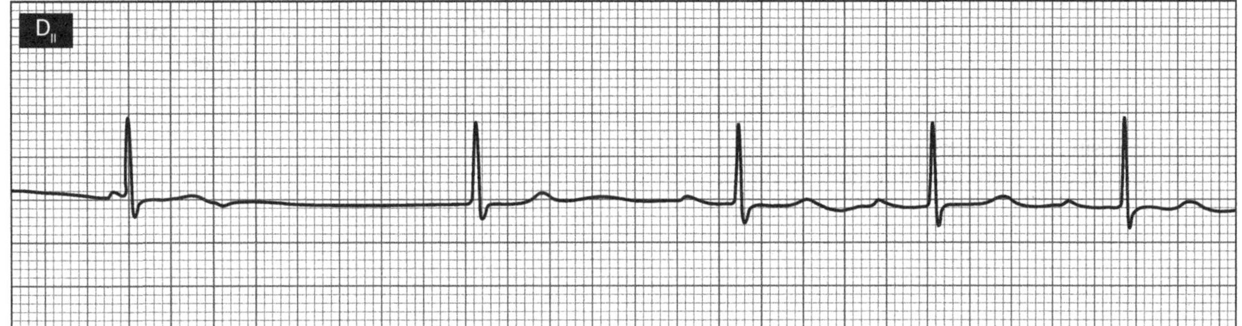

Critères électrocardiographiques ____

____

Interprétation ____

____

Corrigé de l'autoévaluation

1. B
2. A
3. C
4. Flutter auriculaire ou fibrillation auriculaire
5. • Rythmes lents

   • Rythmes rapides

   • BAV des 2e et 3e degrés et bloc sinoauriculaire

   • Extrasystoles

6. Vrai
7. Faux
8. Faux
9. Vrai
10. Faux

1. Rythme idiojonctionnel accéléré à 80 batt./min. Rythme sinusal à 85 batt./min (deux derniers complexes).

2. Rythme sinusal à 66 batt./min entrecoupé de complexes ventriculaires. Rythme idioventriculaire accéléré à 60 batt./min se terminant brusquement par une fusion.

3. Rythme idiojonctionnel accéléré à 66 batt./min avec conduction rétrograde ou dépolarisation seconde des oreillettes.

4. Bradyarythmie sinusale de ± 38 à 50 batt./min (dernière bande) alternant avec un rythme d'échappement ventriculaire à 33 batt./min. Échappements ventriculaires.

5. Rythme d'échappement jonctionnel < 43 batt./min.

6. Rythme sinusal à 95 batt./min entrecoupé de complexes de préexcitation de type WPW.

7. Rythme sinusal à 69 batt./min. Bloc bifasciculaire: BBG complet. BAV du 2e degré de type I avec conduction 3:2. Deux échappements ventriculaires (3e et 6e complexes).

8. Arythmie sinusale ventriculophasique de 58 à 75 batt./min. BAV complet sur un rythme d'échappement jonctionnel < 43 batt./min.

9. Ralentissement sinusal de 85 à 69 batt./min. Extrasystole auriculaire bloquée (onde T du 3e complexe sinusal). Rythme idioventriculaire accéléré à 63 batt./min.

10. V$_1$: rythme sinusal à 66 batt./min. BAV du 1er degré. Une extrasystole auriculaire bloquée suivant l'onde T du 1er complexe. Deux échappements jonctionnels (1er et 2e complexes). Ondes U visibles suivant l'onde T des 3e, 4e et 5e complexes.

CHAPITRE **9**

Les anomalies ventriculaires

PLAN

9.1 Extrasystole ventriculaire

9.2 Parasystolie ventriculaire

9.3 Tachycardie ventriculaire

9.4 Torsade de pointes

9.5 Flutter ventriculaire

9.6 Fibrillation ventriculaire

9.7 Syndrome de repolarisation précoce

9.8 Syndrome de Brugada

Aide-mémoire

Autoévaluation

OBJECTIFS

- Classifier les extrasystoles ventriculaires selon l'origine, le nombre, la morphologie, la structure du regroupement, le mode d'apparition, le potentiel de dangerosité et la sévérité.

- Différencier les critères de l'extrasystole ventriculaire de ceux de la conduction ventriculaire aberrante lors d'une fibrillation auriculaire.

- Préciser les critères électrocardiographiques des arythmies suivantes: extrasystole ventriculaire, tachycardie ventriculaire, torsade de pointes, syndrome de Brugada, syndrome de repolarisation précoce et fibrillation ventriculaire.

- Préciser dans l'ordre les critères de reconnaissance de la tachycardie ventriculaire, de la tachycardie à QRS larges selon l'approche électrocardiographique et celle de Brugada, et selon les critères morphologiques des dérivations V_1 et V_2.

- Associer la fréquence cardiaque à certains rythmes à QRS larges.

- Résumer l'encadrement thérapeutique, incluant les algorithmes thérapeutiques et la surveillance clinique, pour chacune des anomalies ventriculaires.

9.1 Extrasystole ventriculaire

L'extrasystole ventriculaire (ESV) est une impulsion électrique qui prend naissance prématurément dans un foyer ventriculaire ectopique. Les ESV sont fréquentes et représentent environ 1 % des ECG systématiques, 45 à 75 % des Holter de 24 heures des sujets normaux et 1,1 % des ECG des jeunes athlètes (Frank, 2010). L'incidence des ESV augmente avec l'âge et est plus fréquente à l'effort. Il est considéré comme normal d'avoir moins de 100 ESV par jour avant l'âge de 50 ans, et moins de 200 ESV par jour après 50 ans (Brigadeau, 2011). L'incidence des ESV est de 50 % après l'âge de 50 ans.

9.1.1 Mécanismes électrophysiologiques

Automaticité augmentée

Un foyer ventriculaire ectopique contient des cellules génératrices d'impulsions dont le potentiel d'action est sous le seuil d'excitabilité (*voir la figure 9.1*). Ce potentiel automatique anormal peut être induit par certains facteurs tels que les troubles électrolytiques, l'étirement de la fibre ou le contexte adrénergique. Il atteint ainsi son seuil d'action qui sera propagé aux cellules myocardiques voisines.

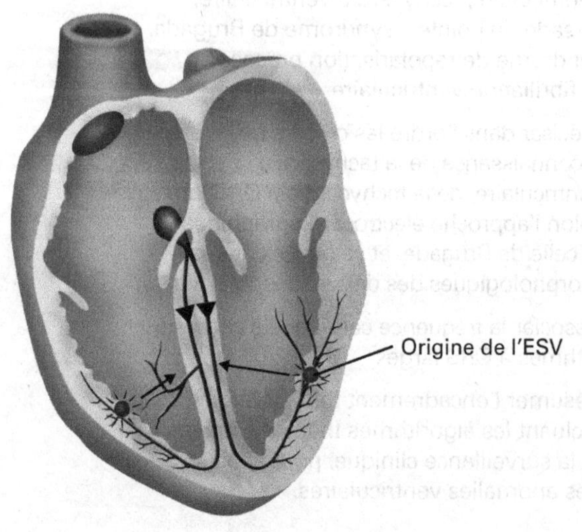

Figure 9.1 Correspondance électromécanique – automaticité augmentée

Réentrée

En temps normal, l'impulsion est conduite normalement à travers les fibres de Purkinje et ses branches A et B pour dépolariser le myocarde (*voir la figure 9.2a*).

Dans le phénomène de réentrée, l'impulson qui chemine par voie antérograde est bloquée dans la branche B (*voir la figure 9.2b*), car un bloc de conduction empêche l'impulsion de progresser vers le myocarde. Le tissu proximal à la zone du bloc est dans une période réfractaire.

Le myocarde est dépolarisé par l'impulsion qui est propagée par la voie normale A. Cette impulsion progresse par voie rétrograde à travers la branche B qui, au préalable, était réfractaire, pour atteindre la jonction proximale des deux voies de conduction (lignes pointillées de la figure 9.2c), car le temps de conduction sur tout le trajet du circuit de réentrée est plus long que la période réfractaire du tissu proximal à la zone du bloc. Si ce phénomène est isolé, il produira une ESV. Cependant, si l'impulsion passe de la voie B à la voie A par la jonction commune aux deux voies, cette conduction asymétrique produira une boucle ou un circuit de réentrée sous forme de tachycardie ventriculaire.

9.1.2 Étiologie

L'étiologie de l'extrasystole ventriculaire est présentée dans l'encadré 9.1.

9.1.3 Critères électrocardiographiques

La triade de l'ESV comprend une absence d'onde P, un complexe QRS prématuré et un complexe QRS large et déformé (*voir le tracé 9.1*).

Les critères électrocardiographiques comprennent aussi une pause compensatrice ou un repos compensateur complet (*voir le tracé 9.2*). Le rythme sinusal n'est pas perturbé par l'ESV, car l'impulsion sinusale est déclenchée avant la survenue de l'impulsion ventriculaire. La somme des intervalles des cycles qui précèdent et qui suivent l'extrasystole est égale aux intervalles de deux cycles sinusaux réguliers et consécutifs: RR' + R'R = 2RR (*voir le tracé 9.1*).

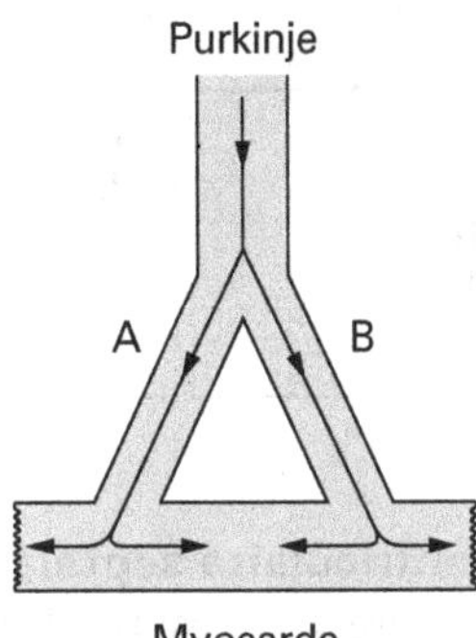

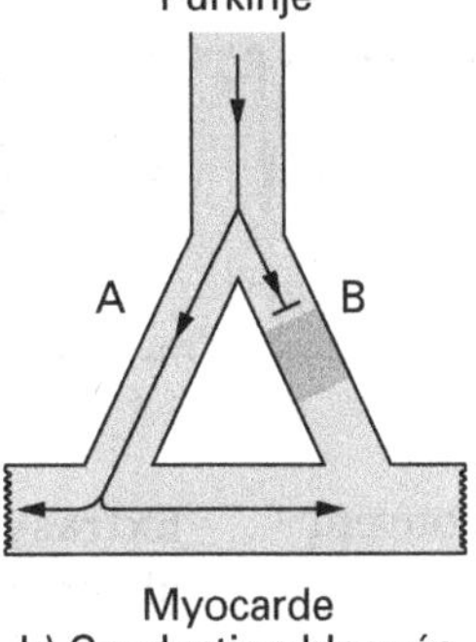

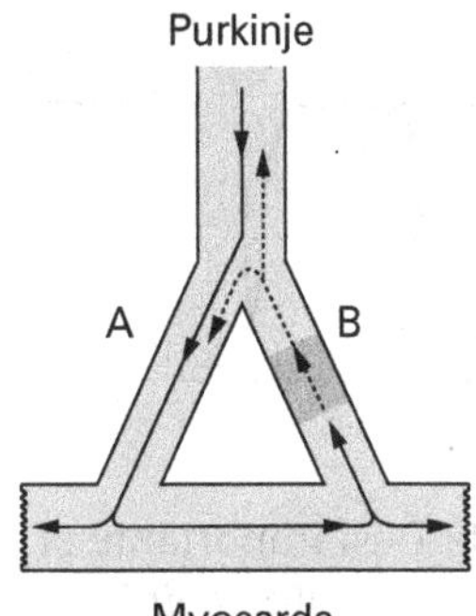

Encadré 9.1   Étiologie de l'extrasystole et de la tachycardie ventriculaires

- Acidose, alcalose ou hypercapnie
- Âge avancé[a]
- Anesthésie générale
- Bradycardies et blocs auriculoventriculaires
- Canalopathie
- Cardiomyopathie hypertrophique ou dilatée
- Cardiopathie ischémique ou hypertensive
- Cathétérisme cardiaque
- Coronaropathies
- Décharge électrique
- Dysplasie arythmogène du ventricule droit
- Effet pro-arythmogène des antiarythmiques
- Embolie pulmonaire
- ESV infundibulaire
- État de choc
- Exercice (augmentation ou suppression des ESV)
- Hypertension artérielle
- Hypertrophie ventriculaire gauche
- Hyperthyroïdie
- Hypocalcémie
- Hypokaliémie
- Hypomagnésémie
- Hypothermie
- Hypoxie
- Infarctus du myocarde au stade aigu (90 %)
- Insuffisance cardiaque globale
- Irritation myocardique par les électrodes d'un cardiostimulateur
- Médicaments sympathomimétiques
- Stimulants exogènes (p. ex., les boissons énergisantes, l'alcool, la caféine, la nicotine, la cocaïne)
- Suites d'une chirurgie cardiaque (20 à 50 % des ESV)
- Surdosage digitalique
- Syndrome du QT long
- Tachycardie ventriculaire polymorphe catécholergique
- Tachycardie ventriculaire catécholergique
- Valvulopathies (surtout le prolapsus mitral, lequel affecte de façon bénigne 6 à 15 % de la population; environ 35 % de ces personnes présentent des extrasystoles auriculaires et des extrasystoles ventriculaires)

[a] Certaines personnes d'âge avancé présentent des arythmies ventriculaires à l'exercice lorsque leur fréquence cardiaque excède 170 batt./min.

Tracé 9.1   Bradycardie sinusale à 58 batt./min; ESV isolée

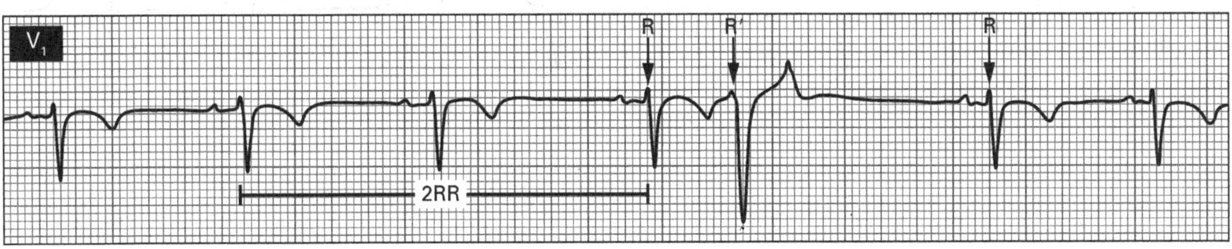

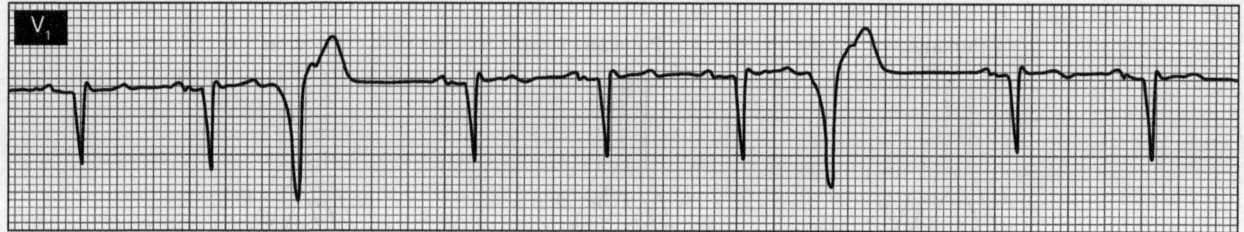

Enfin, l'onde T est importante et elle est souvent l'inverse du complexe QRS (*voir le tracé 9.3*).

9.1.4   Nomenclature

Les ESV sont classifiées selon l'origine, le nombre, la morphologie, la structure du regroupement, le mode d'apparition, le potentiel de dangerosité et la sévérité.

Selon l'origine

Extrasystole ventriculaire droite   L'ESV droite, illustrée dans la figure 9.3, est d'abord caractérisée par l'activation du ventricule droit. La dépolarisation transseptale se fait de droite à gauche. L'activation du ventricule gauche est ainsi retardée, d'où l'aspect retard gauche. Le complexe QRS est négatif en V₁ (*voir le tracé 9.4*).

Extrasystole ventriculaire gauche   L'ESV gauche, illustrée dans la figure 9.4, est d'abord caractérisée par l'activation primaire du ventricule gauche. La dépolarisation transseptale se fait de gauche à droite. L'activation du ventricule droit est ainsi plus tardive, d'où l'aspect retard droit. Le complexe QRS est positif en V₁ (*voir le tracé 9.5*).

Extrasystole ventriculaire septale   L'ESV septale, illustrée dans la figure 9.5, n'est pas fréquente. Il s'agit d'une ESV haute, c'est-à-dire qu'elle prend son origine dans le septum. L'activation des deux ventricules est presque simultanée. Le complexe QRS fin est de durée normale (*voir le tracé 9.6*).

Extrasystole ventriculaire infundibulaire (ESV type Rosenbaum)   L'ESV infundibulaire est d'origine ventriculaire droite (QRS négatif en V₁) et est le plus souvent en lien avec un automatisme anormal ou une activité déclenchée considérée comme bénigne (Taboulet, 2010) (*voir le tracé 9.4*).

Selon le nombre

Extrasystoles ventriculaires isolées   Les ESV isolées sont peu fréquentes. Les ESV se produisent moins de 5 fois par minute ou moins de 30 fois par heure.

Extrasystoles ventriculaires nombreuses   Les ESV nombreuses sont fréquentes et souvent polymorphes. Les ESV se produisent plus de 5 fois par minute par ECG standard, et plus de 30 fois par heure par monitorage ambulatoire.

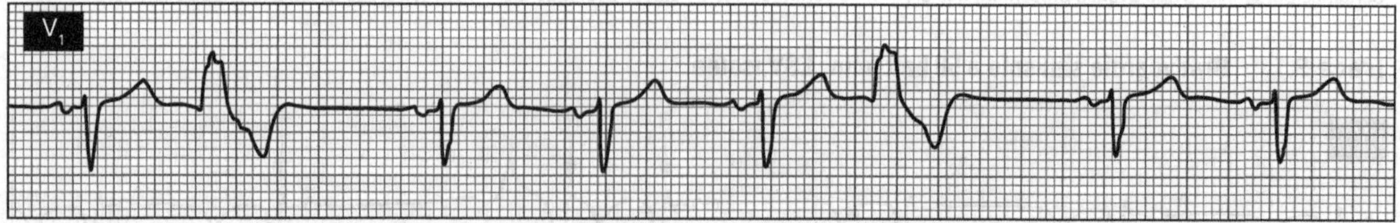

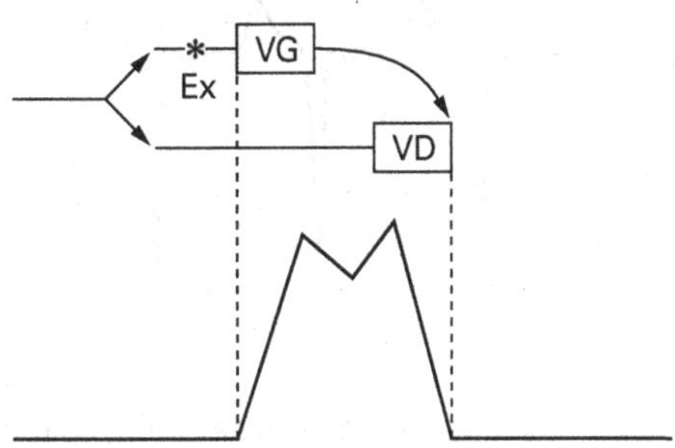

Tracé 9.4 Rythme sinusal à 90 batt./min; deux extrasystoles ventriculaires monomorphes

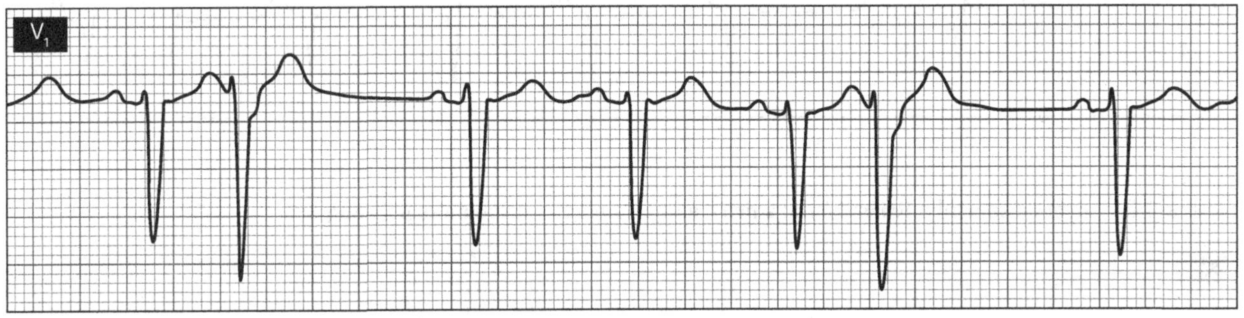

Tracé 9.5 Rythme sinusal à 80 batt./min; trois extrasystoles ventriculaires polymorphes

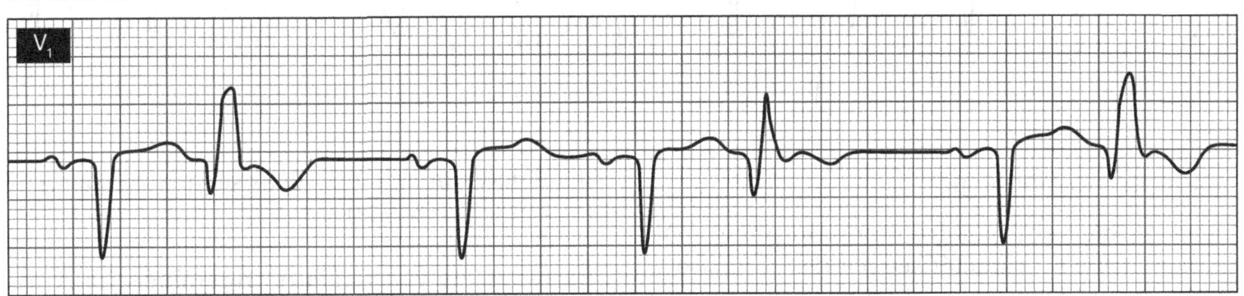

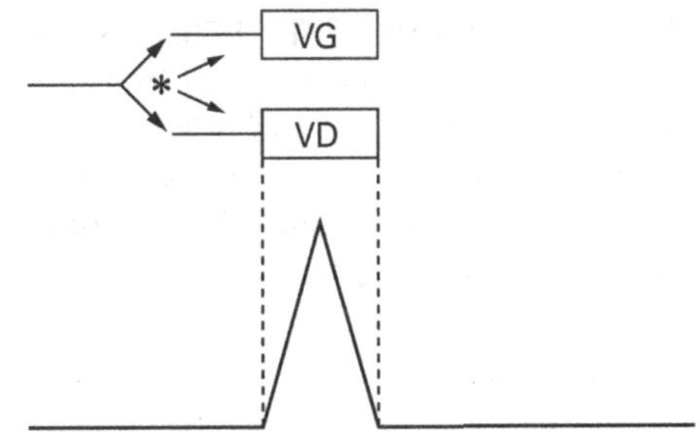

Couplet (doublet, ou pairée) L'ESV par couplet est caractérisée par une succession de deux ESV consécutives (*voir le tracé 9.7*).

Salve, ou triplet L'ESV en salve, ou en triplet, est caractérisée par une succession de trois ESV consécutives (*voir le tracé 9.8*). Le couplet et la salve peuvent être bigéminés, trigéminés ou quadrigéminés.

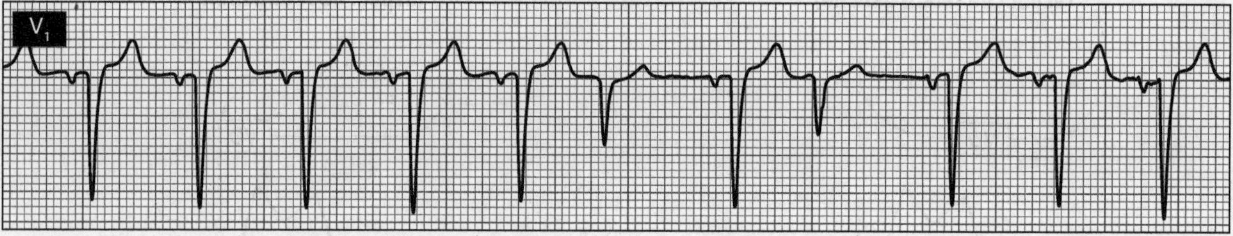

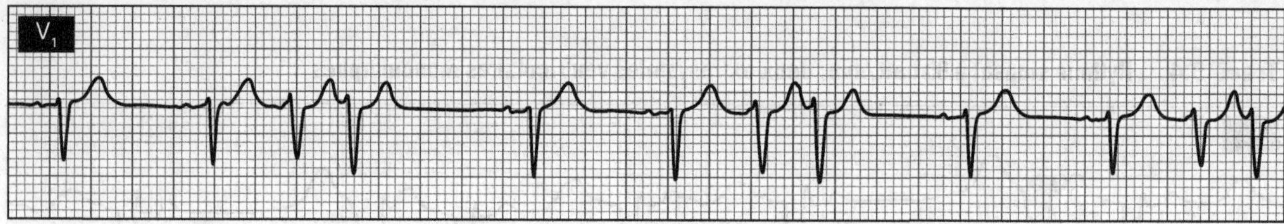

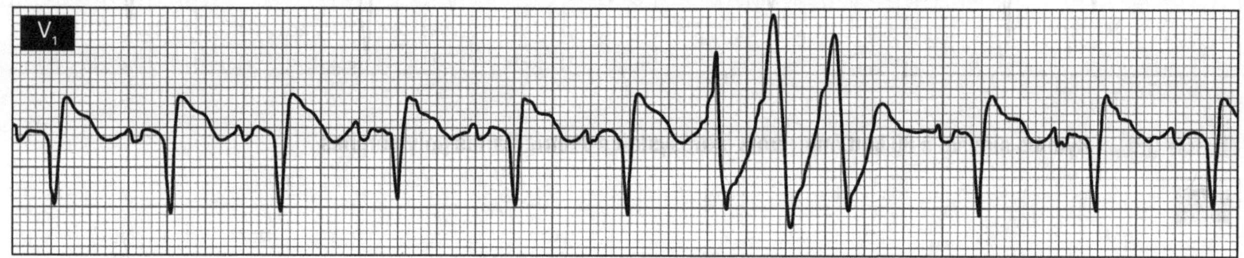

Selon la morphologie

Extrasystole ventriculaire monomorphe L'ESV monomorphe est caractérisée par des complexes QRS de forme identique (*voir le tracé 9.9*).

Extrasystole ventriculaire polymorphe L'ESV polymorphe est caractérisée par des complexes QRS de morphologies différentes (*voir le tracé 9.10*).

Selon la structure du regroupement

Extrasystole ventriculaire bigéminée L'ESV bigéminée est représentée par un complexe sinusal suivi d'une ESV, sur au moins deux séquences consécutives (*voir le tracé 9.11*).

Extrasystole ventriculaire trigéminée L'ESV trigéminée est représentée par deux complexes sinusaux suivis d'une ESV, sur au moins deux séquences consécutives (*voir le tracé 9.12*).

Extrasystole ventriculaire quadrigéminée L'ESV quadrigéminée est représentée par trois complexes sinusaux suivis d'une ESV, sur au moins deux séquences consécutives (*voir le tracé 9.13*). Le couplet et la salve peuvent être bigéminés, trigéminés et quadrigéminés (*voir le tracé 9.14*).

Tracé 9.9   Rythme sinusal à 90 batt./min; extrasystoles ventriculaires monomorphes trigéminées

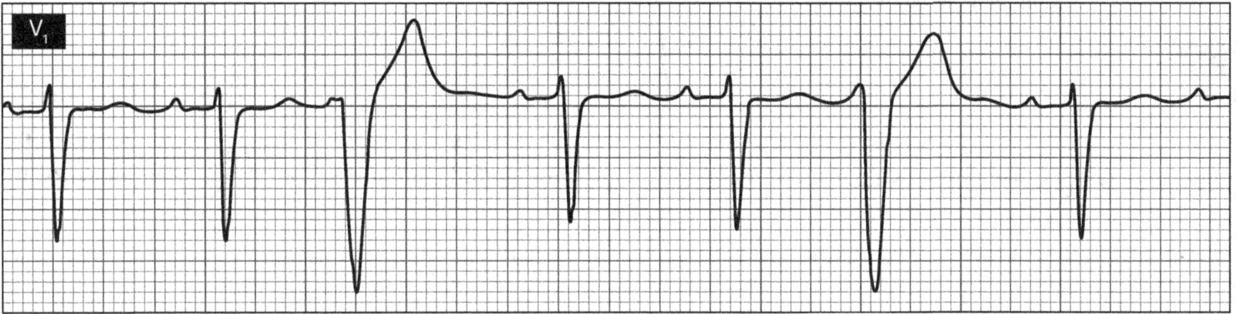

Tracé 9.10   Rythme sinusal à 95 batt./min; extrasystoles ventriculaires polymorphes (4), dont un couplet

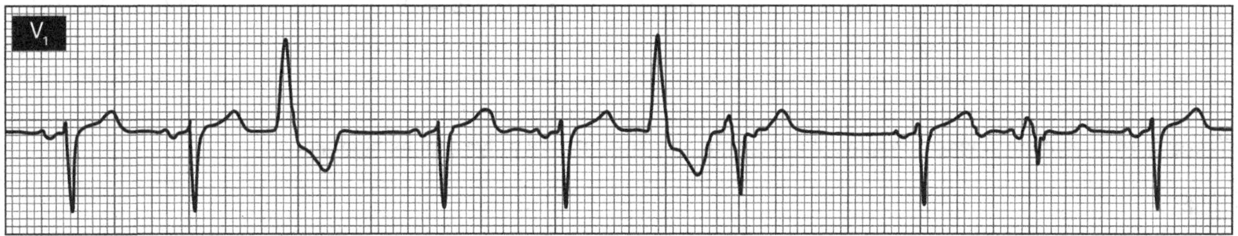

Tracé 9.11   Rythme sinusal; extrasystoles ventriculaires monomorphes bigéminées

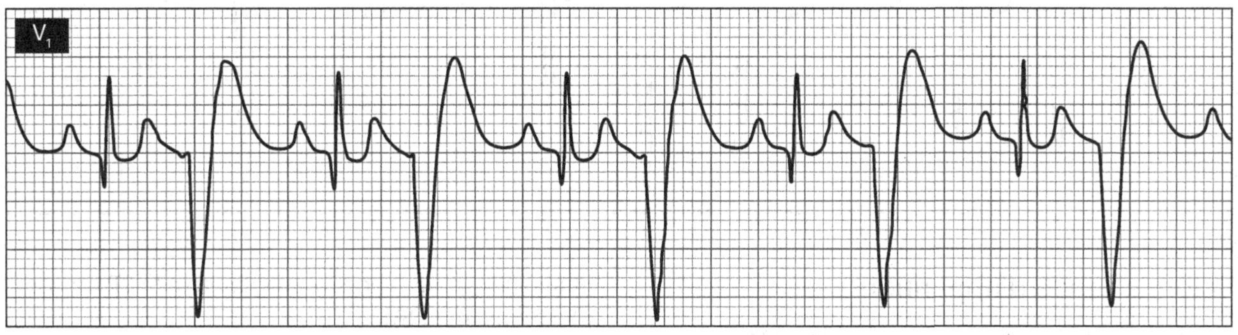

Tracé 9.12   Rythme sinusal à 85 batt./min; extrasystoles ventriculaires monomorphes trigéminées

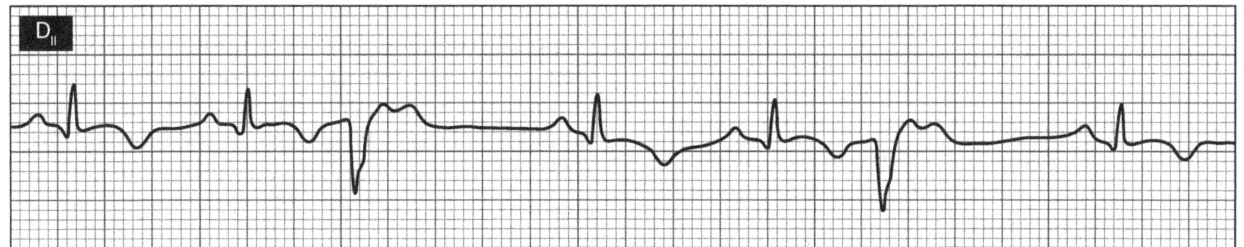

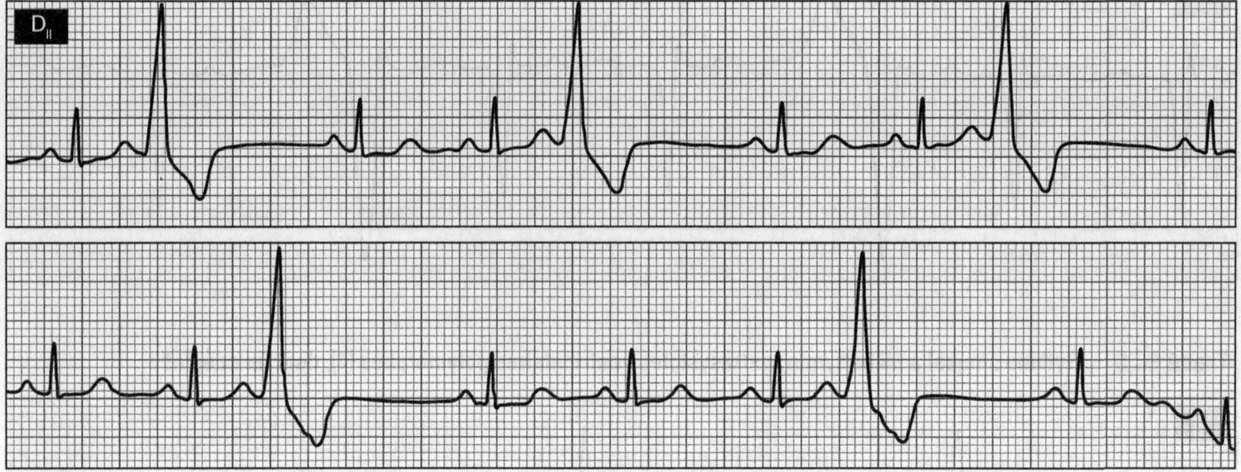

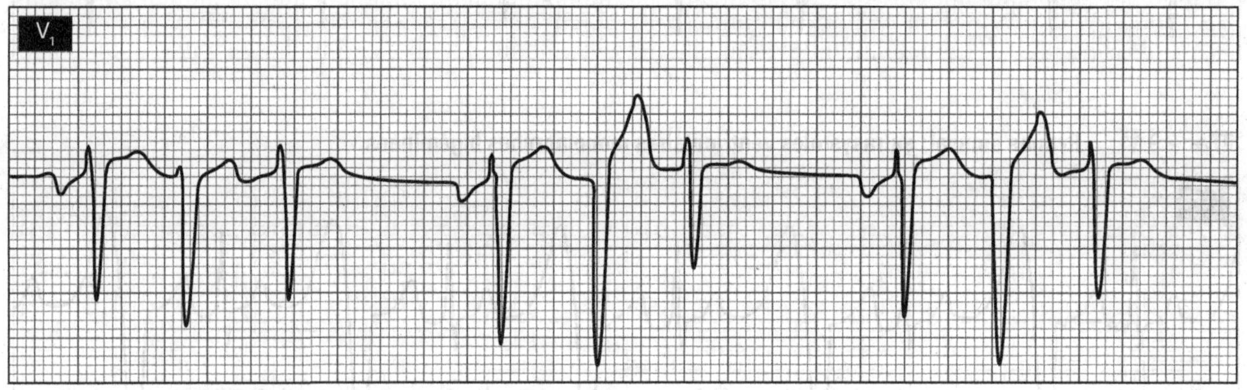

Selon le mode d'apparition

Extrasystole ventriculaire interpolée Dans l'ESV interpolée, la systole s'intercale entre deux cycles sinusaux normaux sans modifier le rythme (*voir la figure 9.6*). Elle survient si l'ESV est précoce et si le rythme sinusal est lent. Elle pénètre la jonction auriculoventriculaire (AV) par voie rétrograde (conduction cachée) pendant qu'une impulsion descendante, d'origine sinusale, est conduite de la jonction AV aux ventricules. Alors, la conduction AV (intervalle PR) de l'impulsion sinusale postextrasystolique s'allonge de façon variable.

Les critères électrocardiographiques sont les suivants: une extrasystole s'interposant entre deux complexes sinusaux normaux sans en changer le rythme et un allongement possible de l'intervalle PR du complexe suivant l'ESV.

Extrasystole ventriculaire télédiastolique Dans l'ESV télédiastolique, la dépolarisation ventriculaire du complexe extrasystolique se manifeste tardivement par rapport au complexe précédent. Les critères électrocardiographiques comprennent d'abord un complexe peu prématuré. L'extrasystole est précédée d'une onde P sinusale. L'intervalle PP est régulier, et l'intervalle PR de l'ESV est plus court que l'intervalle PR conduit du complexe sinusal (*voir le tracé 9.15, 1er et 8e complexes*).

Extrasystole ventriculaire avec conduction rétrograde Dans l'ESV avec conduction rétrograde, l'impulsion ventriculaire pénètre par voie

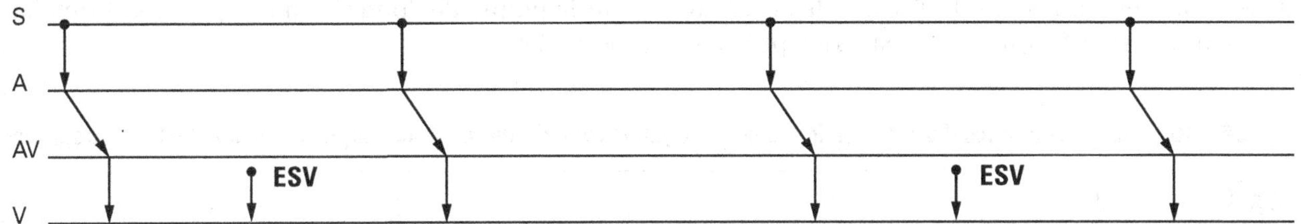

Figure 9.6 Bradycardie sinusale à 43 batt./min avec deux extrasystoles ventriculaires monomorphes interpolées

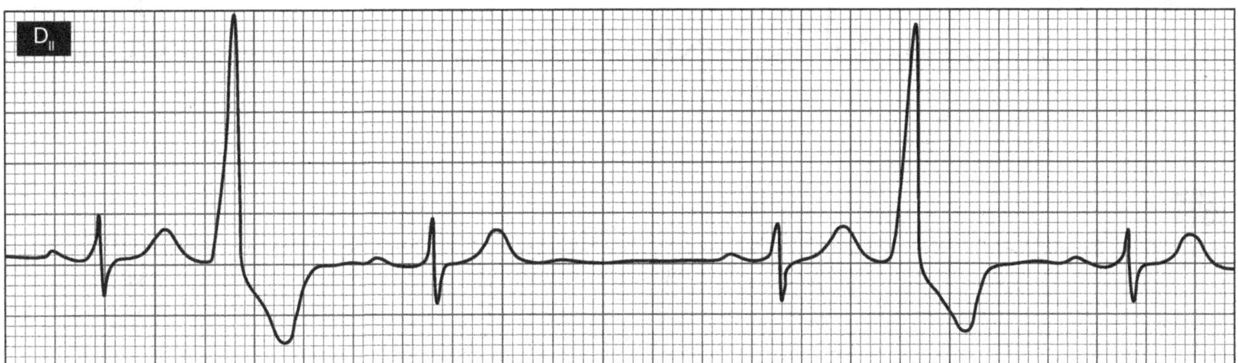

Tracé 9.15 Rythme sinusal à 95 batt./min ; extrasystoles ventriculaires (2) télédiastoliques polymorphes

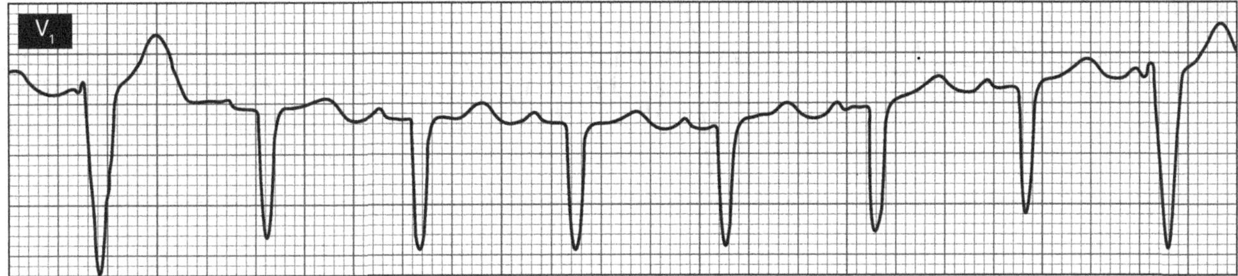

rétrograde le nœud AV, qui réactive le nœud sinusal, décalant ainsi le QRS. La période réfractaire du nœud AV est prolongée et, subséquemment, il se produit un délai de transmission par voie antérograde de l'impulsion suivante ; ce délai est appelé pause décalante.

Les critères électrocardiographiques comprennent une onde P sinusale qui s'intercale entre le complexe QRS et l'onde T de l'ESV. L'intervalle PP est régulier sur le tracé. L'intervalle RP de l'ESV est égal à l'intervalle PR du complexe sinusal (*voir le tracé 9.16*).

Extrasystole ventriculaire avec phénomène R/T Dans l'ESV avec phénomène R/T, l'extrasystole est liée à l'onde T du complexe précédent (*voir le tracé 9.17*).

L'index de prématurité sert à évaluer le degré de prématurité et, conséquemment, de dangerosité de l'ESV. Il se calcule ainsi : l'intervalle de couplage de l'ESV est divisé par l'intervalle QT du complexe QRS auquel l'extrasystole est couplée (*voir le tracé 9.18*). L'intervalle de couplage correspond au nombre de petits carrés (mesure exprimée en centièmes de seconde) entre le complexe QRS de l'ESV et le complexe QRS qui précède l'ESV. Un index supérieur à 1 signifie que l'ESV est tardive et survient après l'onde T. Un index égal ou inférieur à 1 signifie que l'ESV est assez précoce et survient sur l'onde T. Un index égal ou inférieur à 0,85 signifie que l'ESV est très précoce et tombe sur la pointe de l'onde T ou même sur sa branche ascendante.

Tracé 9.16 D$_{II}$: rythme sinusal à 85 batt./min ; deux extrasystoles ventriculaires monomorphes avec conduction rétrograde

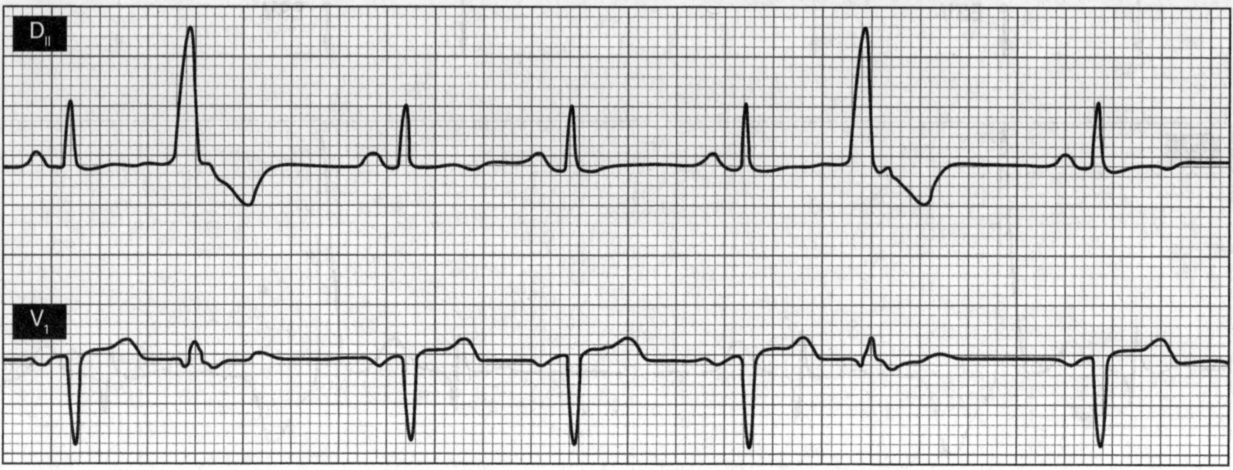

Tracé 9.17 Tachycardie sinusale à 110 batt./min ; extrasystole ventriculaire R/T dégénérant en fibrillation ventriculaire

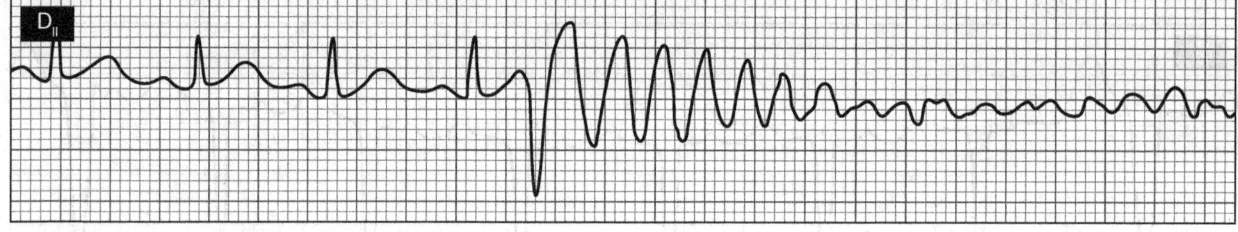

Tracé 9.18 Index de prématurité : 0,86

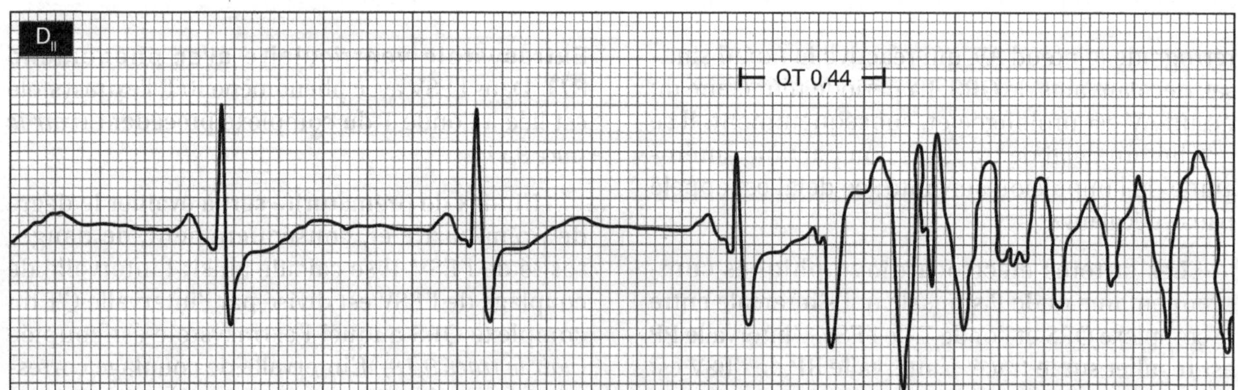

Selon le potentiel de sévérité

Les signes cliniques Les signes cliniques sont majoritairement asymptomatiques, surtout lorsque les ESV sont découvertes lors d'un examen systématique. Les plus fréquemment rapportés sont les palpitations, la dyspnée et la douleur thoracique, tandis que, plus rarement, sont mentionnées les lipothymies ou syncopes. Parmi les signes cliniques se trouvent aussi l'asthénie ou la dyspnée d'effort en lien avec un bigéminisme ventriculaire entraînant un ralentissement hémodynamique appelé bradysphygmie ou « fausse » bradycardie (Abbey, 2013).

Classifications La classification de Lown et Wolf présente cinq degrés de gravité croissante d'un risque de mort subite associé à la maladie coronarienne (voir le tableau 9.1).

La classification de Lecrubier propose les critères suivants pour les ESV bénignes (Lecrubier, 2010) :

- cœur sain;
- monomorphes (2 complexes ou moins);
- grande amplitude;
- non répétitives;
- à couplage long;
- peu élargies (durée < 0,12 à 0,14 s);
- régression ou disparition à l'effort.

Les critères présentés dans le tableau 9.2 permettent de différencier les ESV bénignes des ESV malignes (Taboulet, 2010).

Tableau 9.1   Classification de Lown et Wolf

Degré	Fréquence et type d'ESV
0	Aucune ESV
1	ESV occasionnelles: fréquence horaire ≤ 30 ESV pendant 4 heures
2	ESV occasionnelles: fréquence horaire > 30 ESV pendant 6 heures, au moins 760 ESV par 24 heures
3	ESV polymorphes pendant 6 heures avec 3 types différents en l'espace d'une heure
4a	Au moins 1 couplet par heure pendant 4 heures
4b	Au moins 4 salves sur une période de 2 heures
5	ESV précoces, phénomènes R/T

Source: Adapté de Lown, B. et Wolf, M. (1971). Approaches to sudden death from coronary heart disease. *Circulation, 44*(1), p. 130-142.

Tableau 9.2   Critères de différenciation des ESV bénignes et malignes

ESV bénignes	ESV malignes
Risque nul ou faible d'arythmie ventriculaire fatale	Risque de tachycardie ventriculaire, de torsades de pointes ou de fibrillation ventriculaire
Absence de cardiopathie	Altération du débit cardiaque
ESV infundibulaire	Dysfonction ventriculaire gauche
Tendance à disparaître lors des accélérations cardiaques du rythme sinusal ou à l'effort	ESV polymorphes, couplets, salves, phénomène R/T
	Augmentation à l'effort
	Cardiopathie sous-jacente (syndrome coronarien, cardiomyopathie) ou trouble de l'électrogénèse (Brugada, QT long, bloc de branche droit atypique, etc.)

Pronostic Les ESV disparaissant à l'effort sont de bons pronostics. L'apparition d'ESV d'effort inquiète, car elle évoque un risque de mort subite, particulièrement chez les individus ayant une cardiopathie connue ou latente ou une fraction d'éjection ventriculaire gauche diminuée (Frank, 2010).

Traitement L'encadrement thérapeutique des ESV est orienté selon que les ESV sont bénignes ou malignes. Il dépend aussi des symptômes et, s'il y a lieu, de la cardiopathie sous-jacente. La figure 9.7 présente un algorithme thérapeutique des extrasystoles ventriculaires.

9.1.5 Extrasystole ventriculaire ou conduction ventriculaire aberrante lors de fibrillation auriculaire

En fibrillation auriculaire, des complexes QRS différents des complexes QRS du rythme de base naissent soit d'un foyer ectopique ventriculaire, soit d'une conduction ventriculaire aberrante (CVA) d'origine auriculaire, aussi connue sous le nom de phénomène d'Ashman. En présence de ce phénomène, l'impulsion auriculaire chemine par le nœud AV et les branches dont les périodes réfractaires sont inégales; elle est particulièrement allongée pour la branche droite. Des complexes QRS répétitifs de CVA (*voir le tracé 9.19, bande inférieure*) pourraient simuler un épisode de tachycardie ventriculaire et influencer à tort un traitement. D'autre part, lors d'une extrasystole ventriculaire, l'impulsion dépolarise les ventricules par voie transseptale; ce phénomène, s'il est répétitif (*voir le tracé 9.19, bande supérieure*), peut engendrer un risque potentiel de tachycardie ventriculaire. Il est donc important de différencier l'ectopie ventriculaire de la CVA en présence de fibrillation auriculaire.

Puisqu'il n'y a pas de critères électrocardiographiques absolus pour les différencier, le tableau 9.3 compare les critères de présomption favorisant l'une ou l'autre de ces deux arythmies.

Figure 9.7 **Algorithme thérapeutique des extrasystoles ventriculaires**

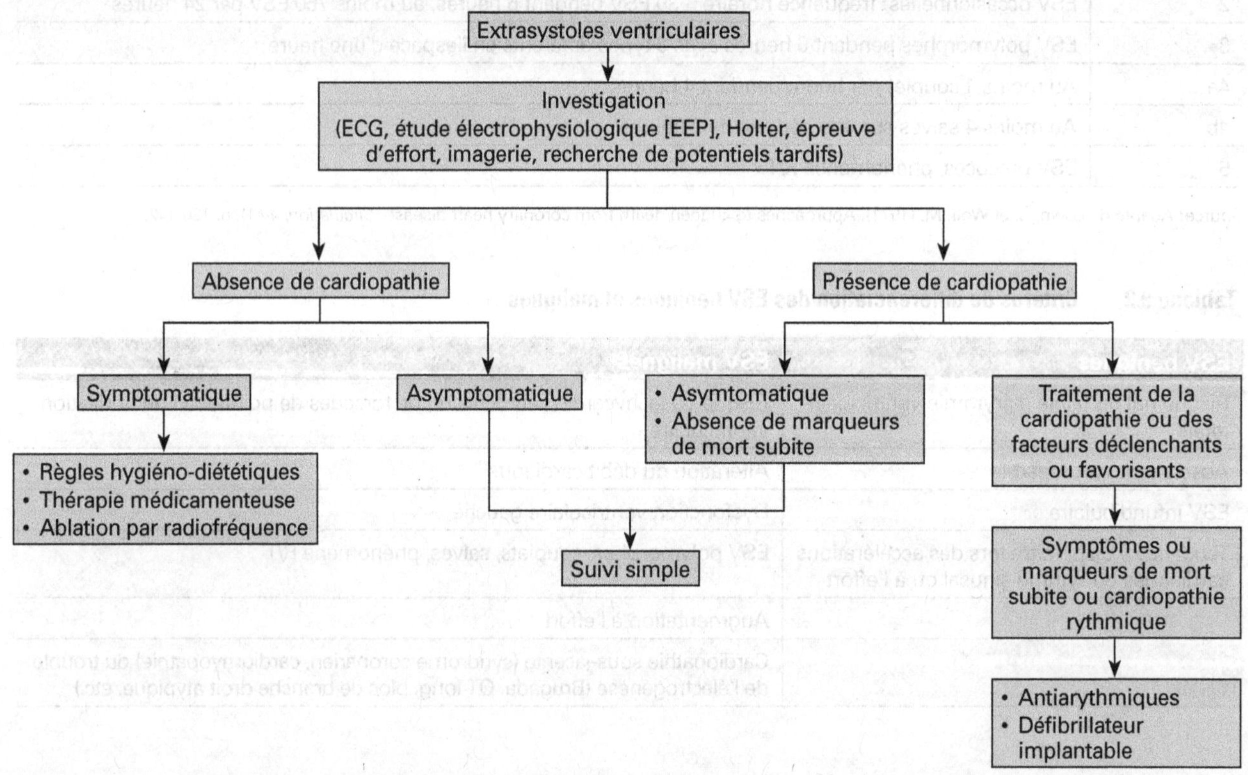

Sources: Abbey, S. (2013). Prise en charge des extrasystoles ventriculaires. *Cardiologie pratique*. Repéré à www.cardiologie-pratique.com/journal/article/009938-prise-en-charge-des-extrasystoles-ventriculaires; et Lecrubier, A. (2010). *Extrasystoles ventriculaires: savoir dépister les situations à risque.* Repéré à www.esculape.com/cardiologie/ESV-risque.pdf

La surveillance clinique comprend l'évaluation des ESV selon le contexte clinique. Les ESV considérées comme malignes doivent être rapportées. Les signes cliniques doivent être associés aux ESV. Enfin, la réponse au traitement doit être évaluée.

Tracé 9.19 Fibrillation auriculaire avec extrasystole ventriculaire (bande supérieure); fibrillation auriculaire avec conduction ventriculaire aberrante intermittente (bande inférieure)

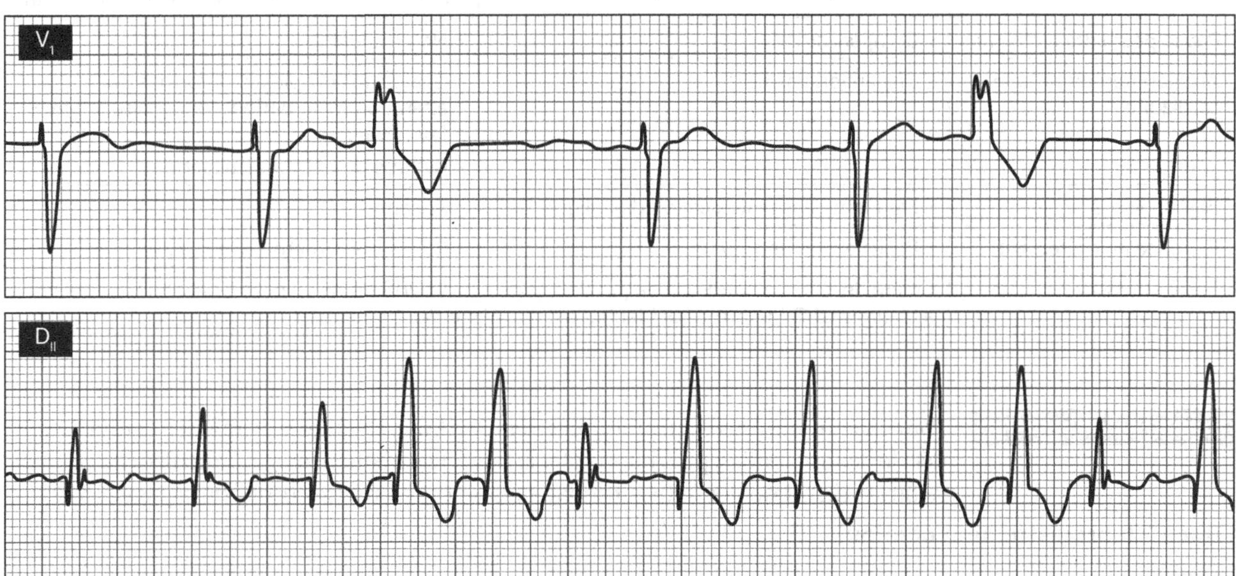

Tableau 9.3 Critères de différenciation de l'extrasystole ventriculaire et de la conduction ventriculaire aberrante lors d'une fibrillation auriculaire

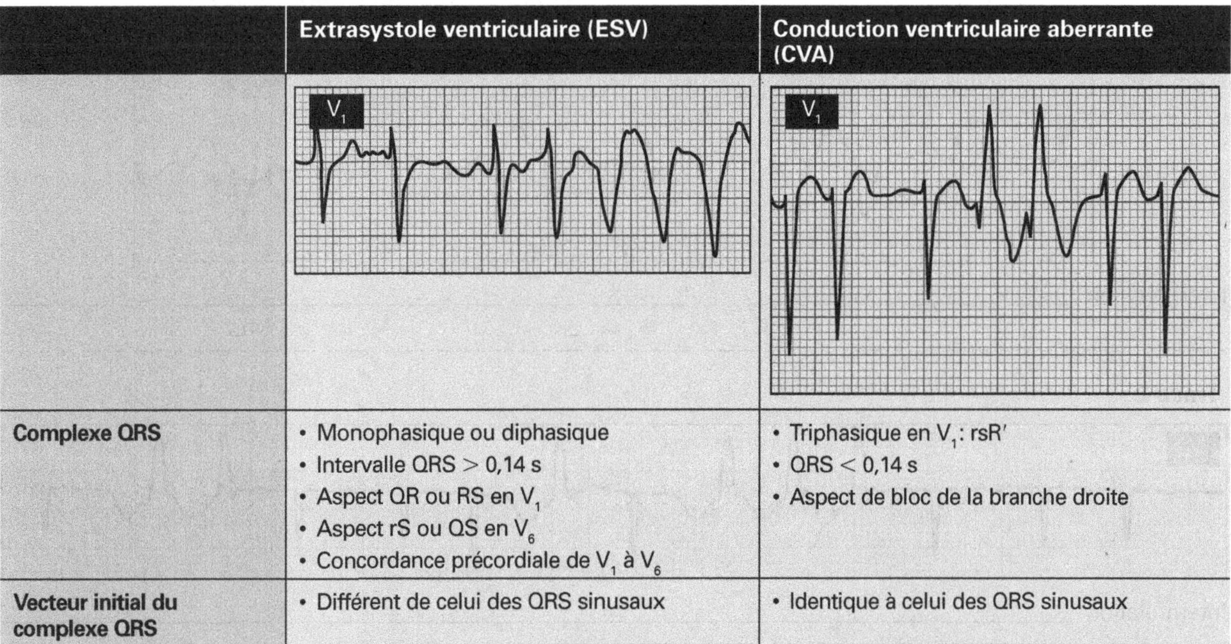

	Extrasystole ventriculaire (ESV)	Conduction ventriculaire aberrante (CVA)
Complexe QRS	• Monophasique ou diphasique • Intervalle QRS > 0,14 s • Aspect QR ou RS en V_1 • Aspect rS ou QS en V_6 • Concordance précordiale de V_1 à V_6	• Triphasique en V_1: rsR' • QRS < 0,14 s • Aspect de bloc de la branche droite
Vecteur initial du complexe QRS	• Différent de celui des QRS sinusaux	• Identique à celui des QRS sinusaux

Tableau 9.3 **Critères de différenciation de l'extrasystole ventriculaire et de la conduction ventriculaire aberrante lors d'une fibrillation auriculaire** (*suite*)

	Extrasystole ventriculaire (ESV)	Conduction ventriculaire aberrante (CVA)
Intervalle de couplage	• Constant	• Variable avec le complexe précédent: cycle long-cycle court • Aberration suivant un complexe précédé d'une longue pause (phénomène d'Ashman)
Pause postextrasystolique	• Compensatrice	• Non évaluable
Accélération du rythme cardiaque	• Disparition des ESV	• Salves de complexes déformés par altération de la période réfractaire relative favorisées • Rythme de base auriculaire
Bigéminisme	• Fréquent dans l'intoxication digitalique	• Absent
Réponse au traitement	• Positive à la médication	• Positive aux manœuvres vagales
Tracé antérieur	Critère de choix, à condition de pouvoir comparer le QRS déformé de la fibrillation auriculaire à d'autres QRS (déformés et identiques) d'ESV sur des tracés archivés	

Exercices de révision Pour chacun des tracés suivants, préciser le rythme, calculer la fréquence cardiaque, déceler les anomalies, puis interpréter le tracé. Les fréquences sont calculées au compas selon la « méthode des 300 ». Comparer les réponses avec le corrigé de la page 255.

Tracé 1 (enregistrement continu)

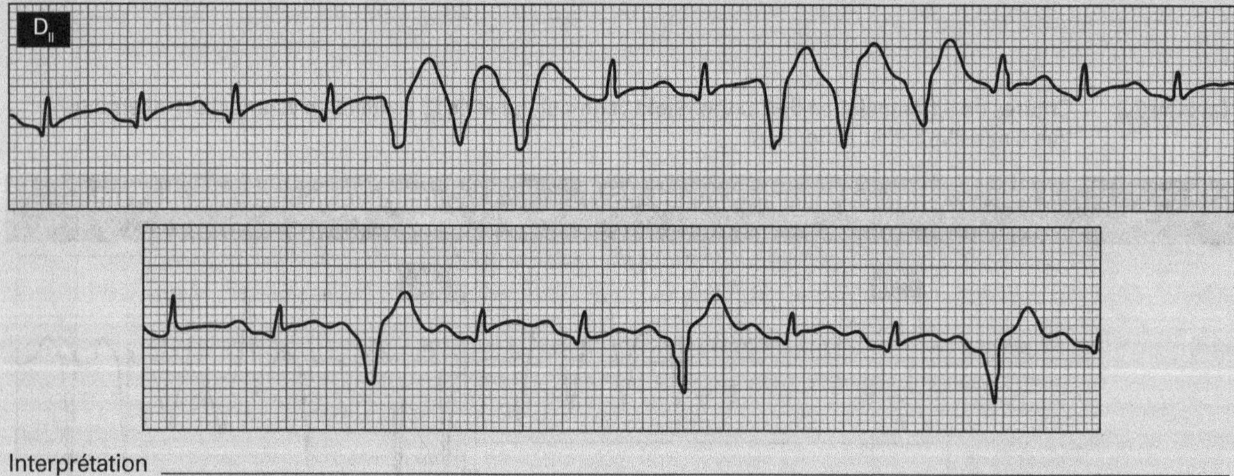

Interprétation ____

____

Tracé 2

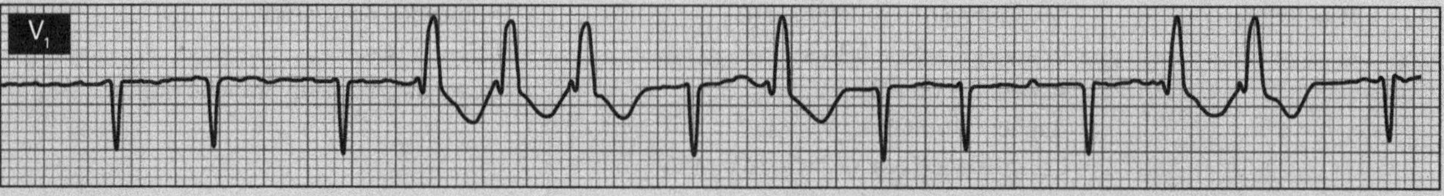

Interprétation ____

____

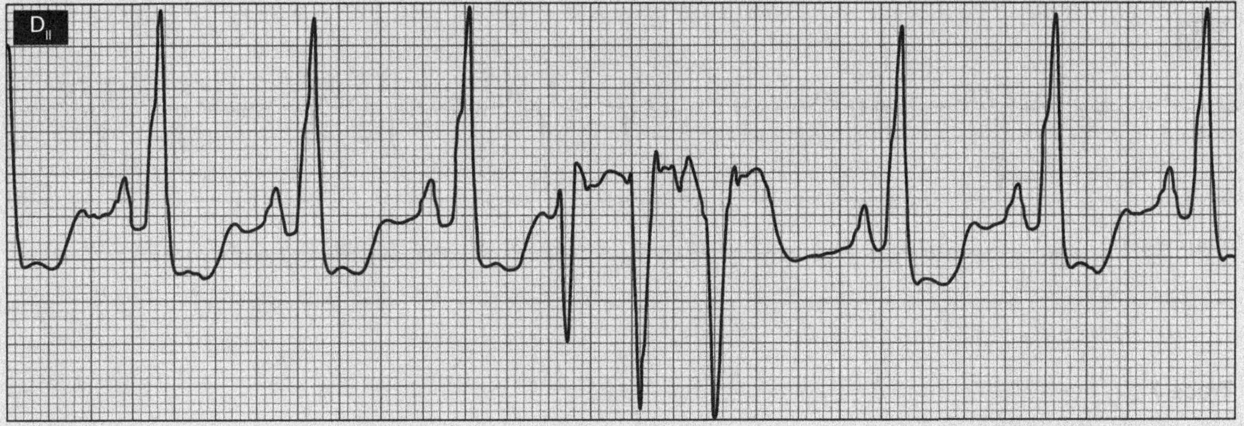

Interprétation ____

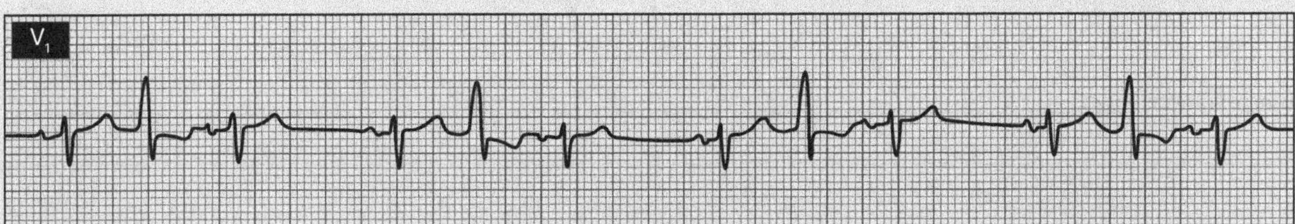

Interprétation ____

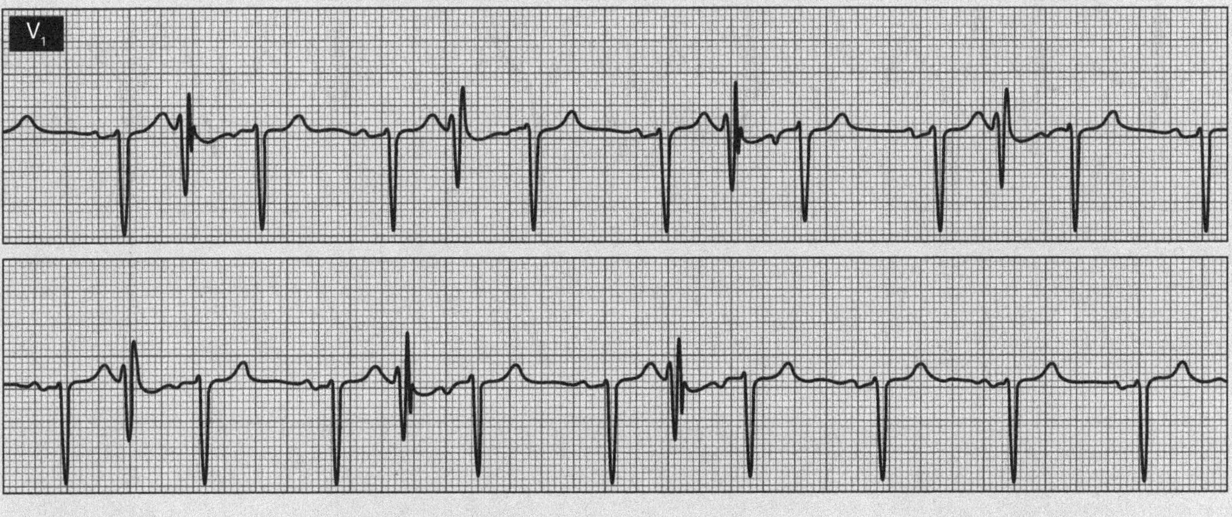

Interprétation ____

Tracé 6

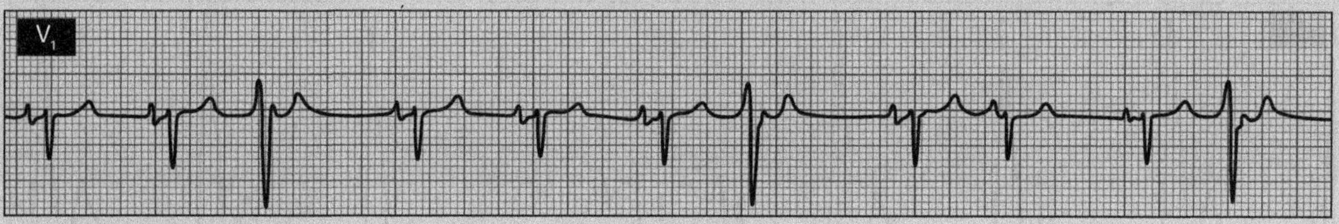

Interprétation ____

____

Tracé 7

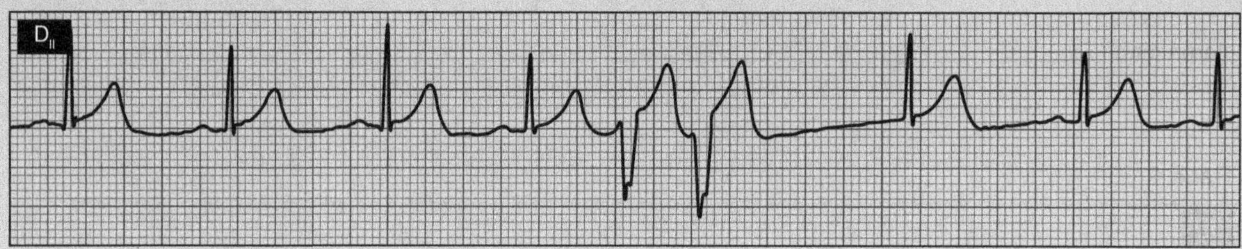

Interprétation ____

____

Tracé 8

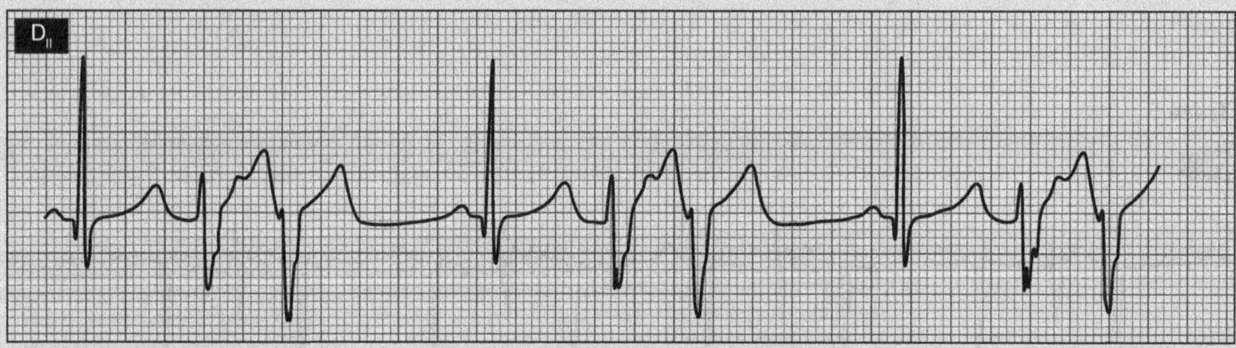

Interprétation ____

____

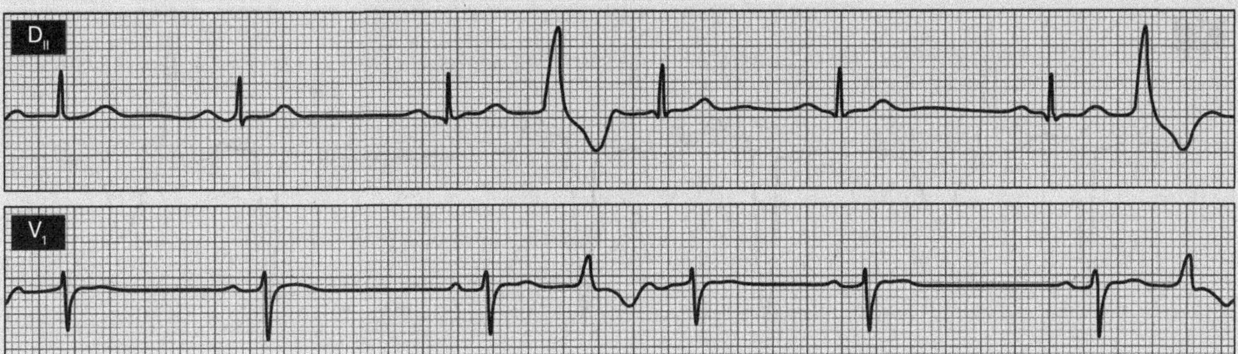

Interprétation ____

____

Tracé 10

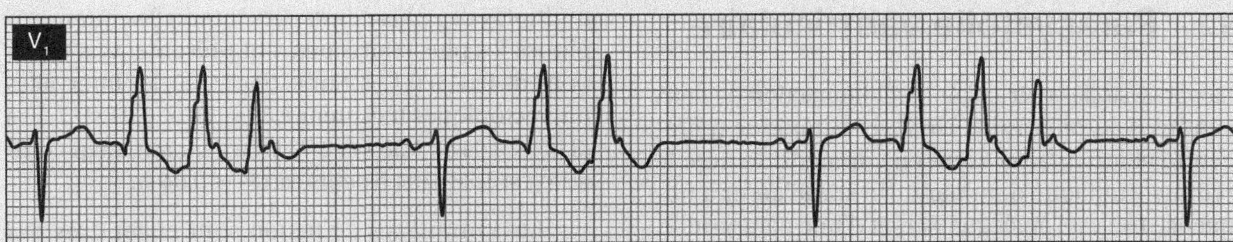

Interprétation ____

____

Tracé 11 (enregistrement simultané)

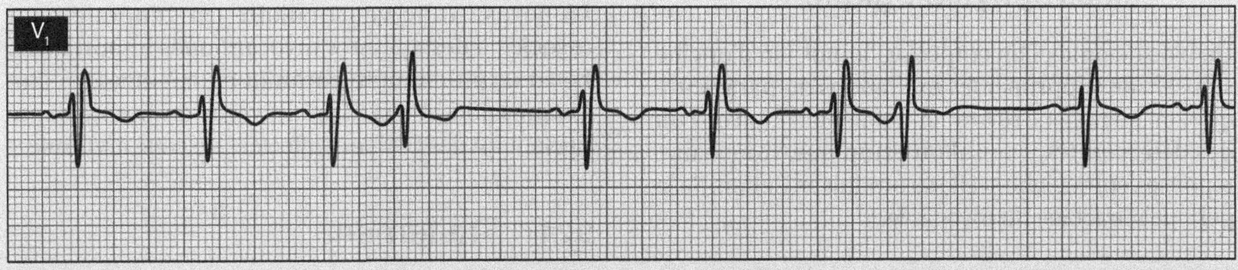

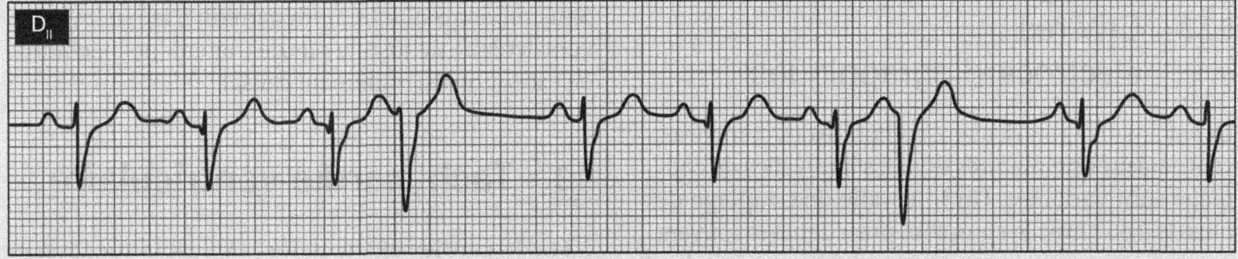

Interprétation ____

____

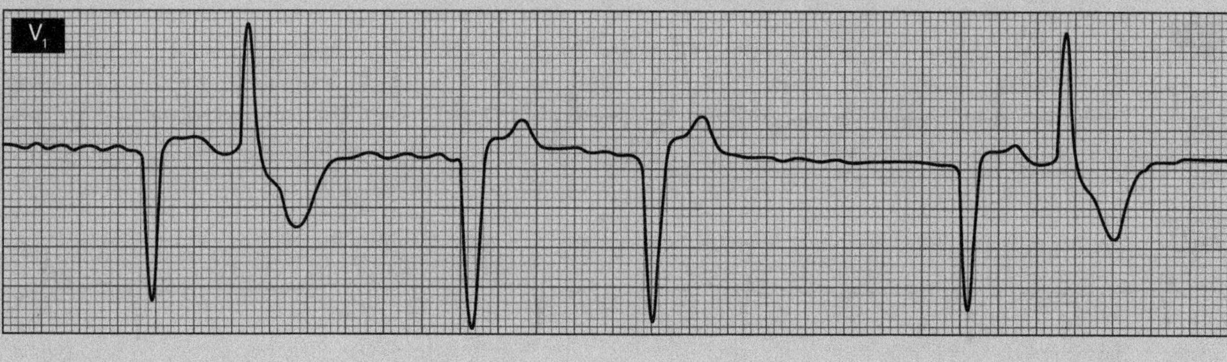

Interprétation ____

9.2   Parasystolie ventriculaire

La parasystolie ventriculaire est l'interaction de deux centres d'automatisme. Un foyer ectopique (para-centre ventriculaire) entre en compétition avec le rythme cardiaque dominant. Un stimulateur à fré-quence fixe est l'analogue parfait d'une parasystolie. L'incidence de la parasystolie est de 1 à 1,5 cas par 1000 électrocardiogrammes.

9.2.1   Double mécanisme électrophysiologique

Un bloc de protection empêche l'impulsion d'origine sinusale de supprimer les excitations du paracentre qui sont en train de se former. Toute excitation de l'un des deux centres, sinusal ou ectopique, trouve une réponse ventriculaire si elle se produit en dehors de la période réfractaire du myocarde.

9.2.2   Critères électrocardiographiques

La parasystolie ventriculaire comporte des complexes ventriculaires prématurés dont les intervalles de cou-plage sont variables. Un intervalle de couplage de plus de 0,06 s avec le complexe précédent est souvent une indication menant au diagnostic de parasystolie.

Il existe aussi une relation mathématique entre les intervalles interectopiques: les plus longs sont des multiples des plus courts. Les intervalles interecto-piques les plus courts peuvent présenter des varia-tions de 0,04 à 0,12 s. Sur le tracé 9.20, les intervalles interectopiques mesurent 2,80 s (70 × 0,04 s), 1,38 s (34,5 × 0,04 s), 1,38 s et 2,76 s. Le dénominateur com-mun est 1,38 s (34,5 petits carrés × 0,04 s).

Les complexes de fusion sont engendrés par l'activité simultanée des deux centres d'automatisme (2ᵉ complexe de la deuxième bande du tracé 9.20).

9.2.3   Signification clinique

La parasystolie ventriculaire est généralement associée à des atteintes myocardiques importantes. Le cœur pulmonaire chronique peut aussi en être l'expression. Aussi, des individus en bonne santé présentant des ESV sont affectées de cette arythmie.

9.2.4   Traitement

Sans répercussion hémodynamique, la parasystolie ventriculaire ne justifie pas de traitement spécifique, à l'exception du traitement causal.

9.3   Tachycardie ventriculaire

La tachycardie ventriculaire (TV) est la succession d'au moins quatre ESV consécutives, imprégnant un rythme cardiaque à une fréquence supérieure à 100 batt./min.

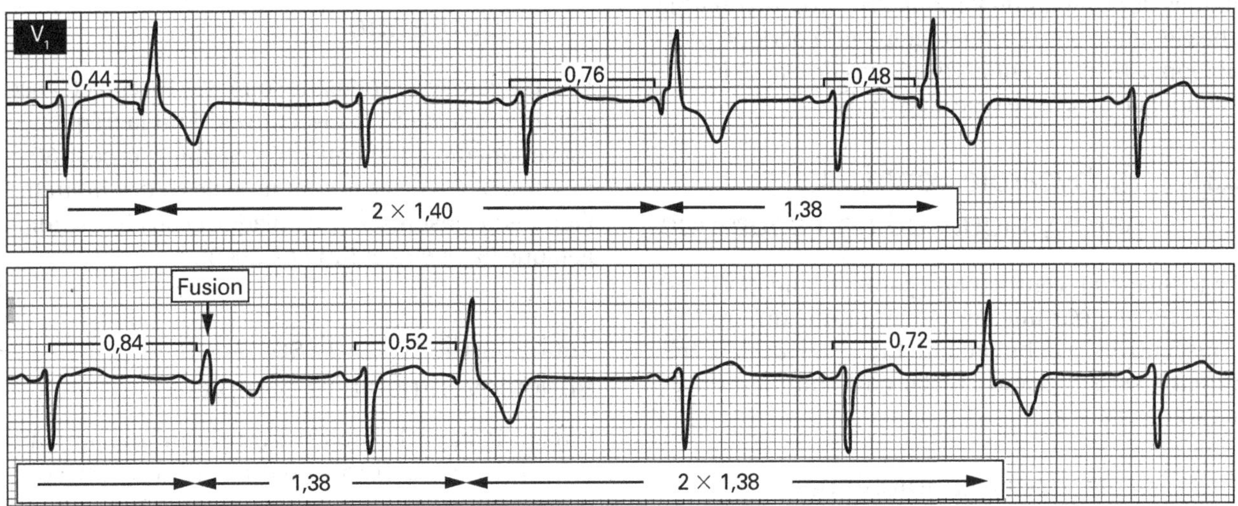

9.3.1 Mécanismes électrophysiologiques

Tous les mécanismes à l'origine d'une arythmie peuvent être évoqués: réentrée microscopique (syndrome coronarien aigu, cicatrice d'infarctus), réentrée macroscopique (torsade de pointes, fibrillation ventriculaire), automatisme anormal (TV infundibulaire) ou activité déclenchée (cardiomyopathies hypertrophiques) (Taboulet, 2010).

9.3.2 Étiologie

La TV est l'extrapolation de l'extrasystole ventriculaire. Les causes sur cœur sain et celles associées à une cardiopathie sont comparables (*voir l'encadré 9.1*).

9.3.3 Caractéristiques

Les complexes sont généralement monomorphes, soit avec retard droit (aspect bloc de branche droit [BBD]) (*voir le tracé 9.26*), soit avec retard gauche (aspect bloc de branche gauche [BBG]) (*voir le tracé 9.27*). La TV peut être soit incessante, paroxystique, soutenue, à QRS larges, ou à torsade de pointes (*voir la figure 9.8*). De plus, la TV peut être bénigne ou maligne. La cardiopathie ischémique ou hypertensive, la valvulopathie, la cardiomyopathie hypertrophique ou dilatée, un trouble métabolique et une cause médicamenteuse sont des facteurs susceptibles d'entraîner une TV.

La TV idiopathique, incluant l'origine ventriculaire droite (70 %) ou gauche, est bien documentée chez des sujets sains âgés de moins de 40 ans. L'alcool, la caféine, la nicotine, l'exercice et le stress en seraient les principaux précurseurs (Surawicz et Knilans, 2008).

9.3.4 Tachycardie ventriculaire incessante

La tachycardie ventriculaire incessante est une TV récurrente dont les épisodes fréquents le jour et la nuit sont entrecoupés de quelques complexes

Figure 9.8   Nomenclature des arythmies ventriculaires rythmiques

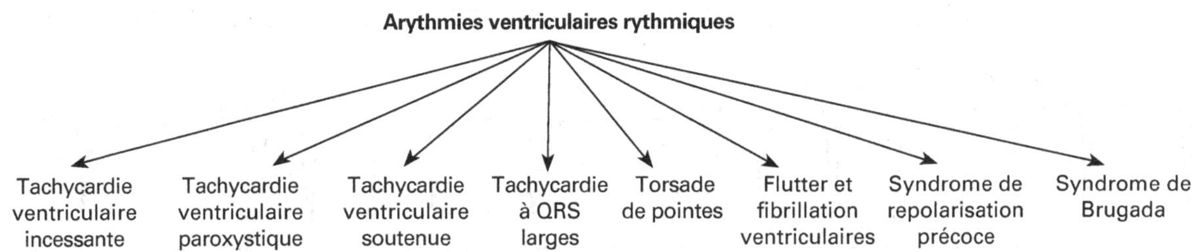

sinusaux (*voir le tracé 9.21*). Les tumeurs myocardiques des cellules de Purkinje, la cardiomyopathie chez les enfants, la coronarographie, la période post-angioplastie et les antiarythmiques de classe Ic (flécaïnide) favorisent ce type d'arythmie.

9.3.5 Tachycardie ventriculaire paroxystique, ou non soutenue

La tachycardie ventriculaire paroxystique (TVP) est caractérisée par une suite d'au moins quatre ESV consécutives, à début et à fin brusques, dont la fréquence est supérieure à 100 batt./min. Sa durée n'excède pas 30 s.

Critères électrocardiographiques

Sur un tracé, la TVP débute par une ESV. Le complexe QRS a une morphologie différente du QRS sinusal, et il est habituellement monomorphe (90 % des TVP). Sa durée est souvent de 0,15 à 0,20 s, et la variation entre les QRS est de moins de 0,04 s (90 % des cas). Il est d'origine ventriculaire droite si le complexe est négatif en V_1. La fréquence ventriculaire est de ± 120 à ± 220 batt./min. La TVP est aussi caractérisée par une dépression ou une élévation du segment ST avec une onde T inversée (*voir le tracé 9.22*).

Signification clinique

L'incidence d'une tachycardie ventriculaire monomorphe soutenue ou non soutenue est généralement le reflet de la sévérité d'une cardiopathie.

9.3.6 Tachycardie ventriculaire soutenue

La tachycardie ventriculaire soutenue est caractérisée par une suite d'ESV consécutives, dont la fréquence est supérieure à 100 batt./min. Sa durée excède 30 s. Environ 3,5 % des cas sont associés à des infarctus étendus, à l'insuffisance cardiaque et au choc cardiogénique (Surawicz et Knilans, 2008).

Tachycardie avec dissociation auriculoventriculaire complète

Puisqu'il s'agit le plus souvent d'un mécanisme de réentrée, la fréquence cardiaque est sous dominance ventriculaire. Les rythmes auriculaires et ventriculaires sont le plus souvent indépendants, la fréquence ventriculaire étant plus élevée que la fréquence auriculaire (*voir la figure 9.9 et le tracé 9.23*). La dissociation AV n'est pas un argument diagnostique irréfutable en faveur de la tachycardie ventriculaire, mais un indice à valeur élevée. L'activité auriculaire est difficile à isoler, d'autant plus qu'elle est rapide (supérieure à 100 batt./min) ou que le complexe QRS est large (supérieur à 0,15 s). La tachycardie ventriculaire avec dissociation AV est reconnue à l'ECG de surface dans environ 25 % des cas. Ajoutons que la conduction rétrograde vers les oreillettes (ondes P visibles en D_{II}, D_{III}, aVF et V_3) peut être observée dans certaines tachycardies ventriculaires (*voir le tracé 9.24*).

Tracé 9.21 Enregistrement continu: rythme sinusal à 95 batt./min; ESV nombreuses; couplet et salves d'extrasystoles ventriculaires monomorphes; accès de tachycardie ventriculaire paroxystique de 150 à 210 batt./min

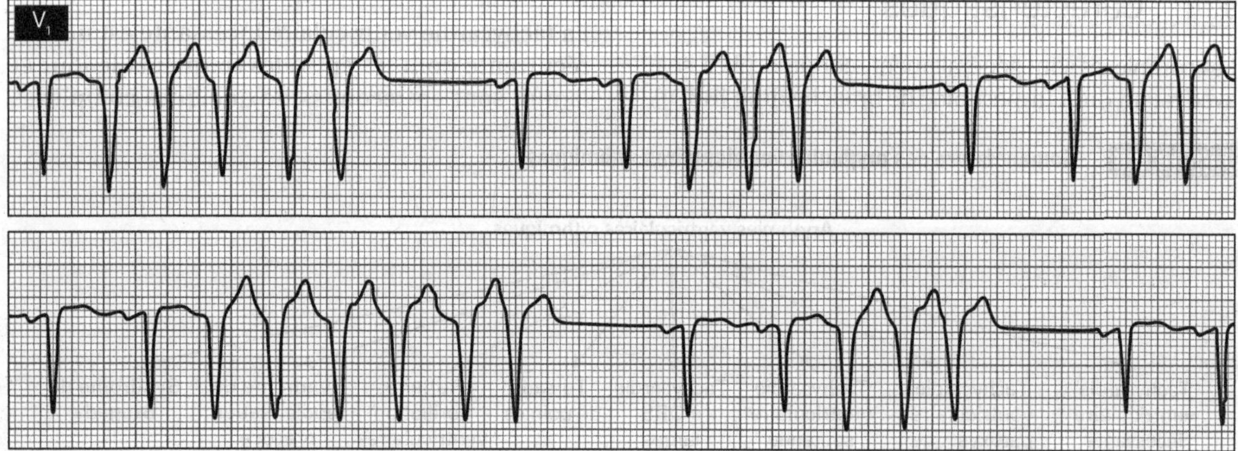

Tracé 9.22 V_1 : rythme sinusal ; bloc auriculoventriculaire du 1er degré ; tachycardie ventriculaire monomorphe paroxystique avec retard droit > 240 batt./min ; extrasystole ventriculaire

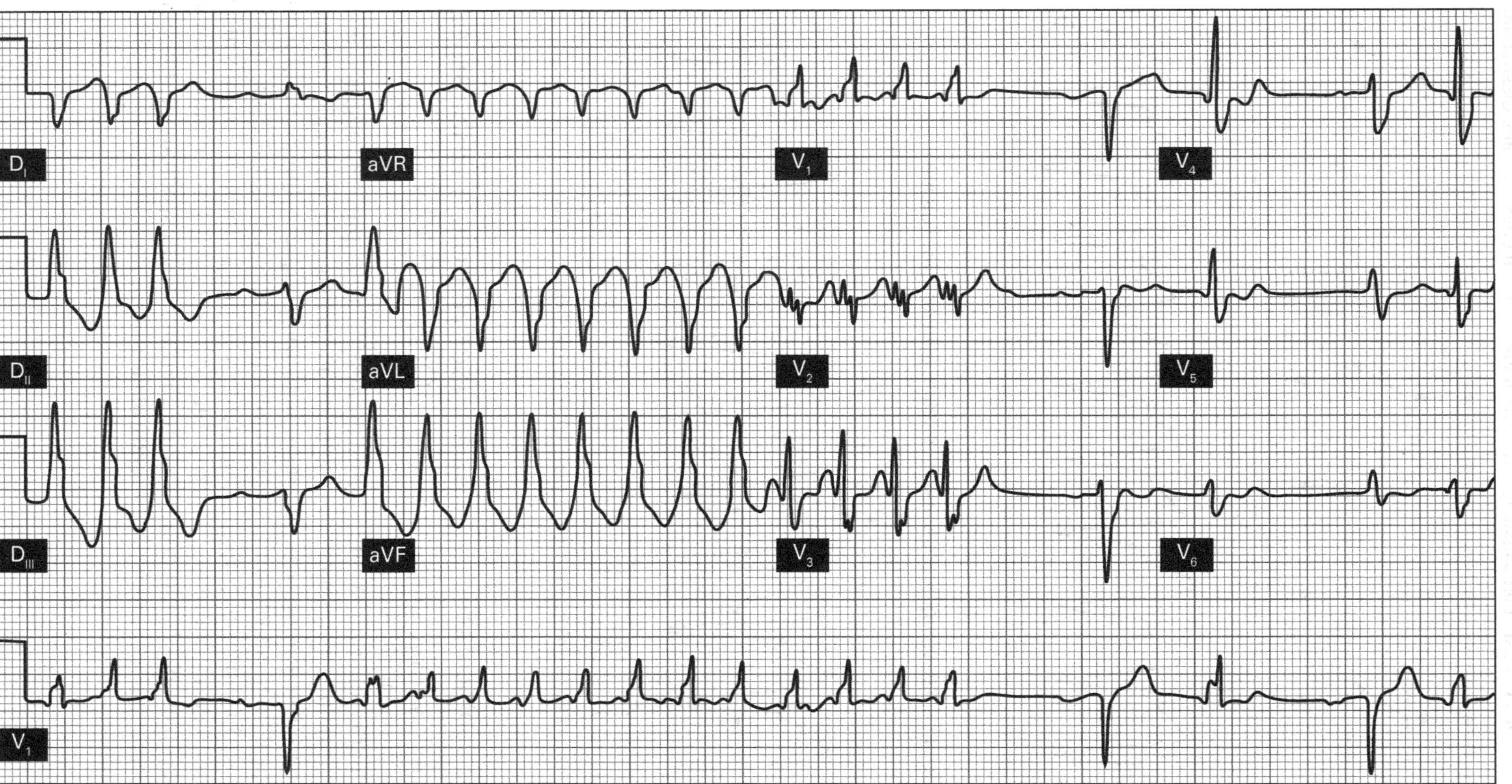

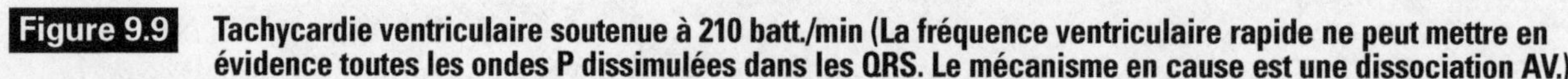

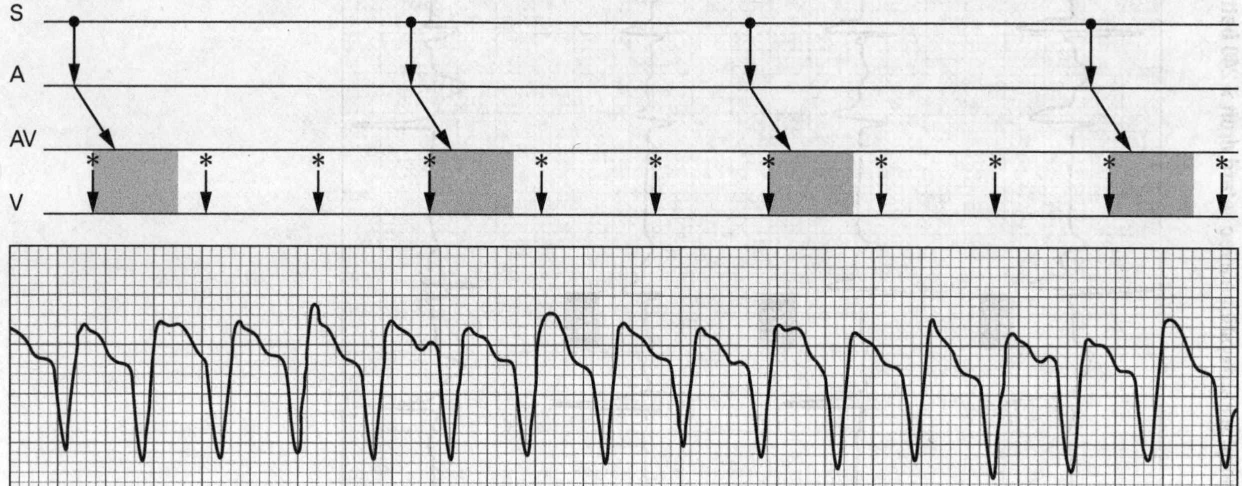

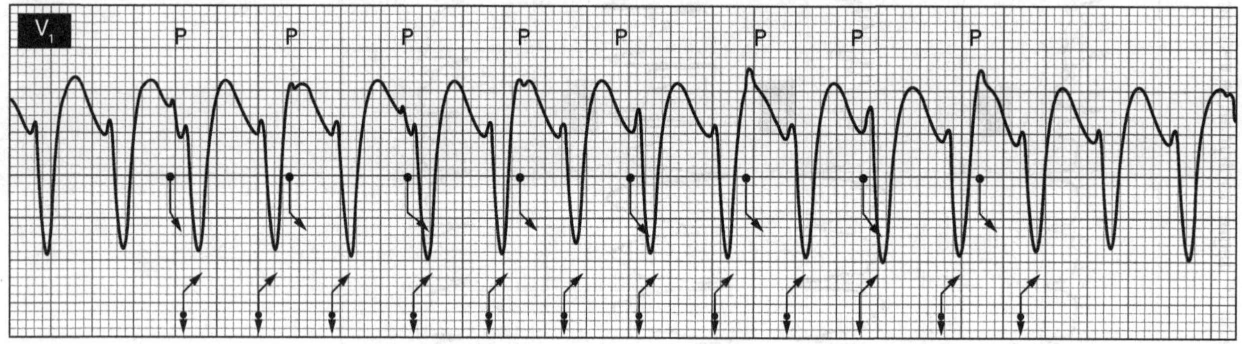

Source: Mangiola, S. (1977). *Self-Assessment in Electrocardiography*. Philadelphia, PA: Lippincott Wiliams & Wilkins.

Tachycardie avec capture ventriculaire

Si le rythme ventriculaire n'est pas trop rapide, l'impulsion supraventriculaire parvient de temps à autre à activer les ventricules par la jonction AV; il s'agit alors d'une capture ventriculaire. Sa présence en cas de tachycardie à QRS larges (*voir le tracé 9.25*) est un indicateur diagnostique d'une tachycardie ventriculaire. Les captures ou les fusions sont présentes (5 %) lorsque le rythme ventriculaire est inférieur à 140 batt./min, ce qui n'est pas habituel pour une tachycardie ventriculaire.

9.3.7 Tachycardie à QRS larges (QRS ≥ 0,12 s)

Il est parfois difficile de préciser l'origine d'une tachycardie lorsque la fréquence cardiaque varie entre 120 et 200 batt./min, et que la durée d'un QRS est égale ou supérieure à 0,12 s. S'agit-il d'une tachycardie ventriculaire, d'une tachycardie supraventriculaire avec bloc de branche, d'une conduction ventriculaire aberrante ou du syndrome de préexcitation ventriculaire?

Tracé 9.24 V_1: tachycardie ventriculaire monomorphe avec aspect retard droit à 140 batt./min

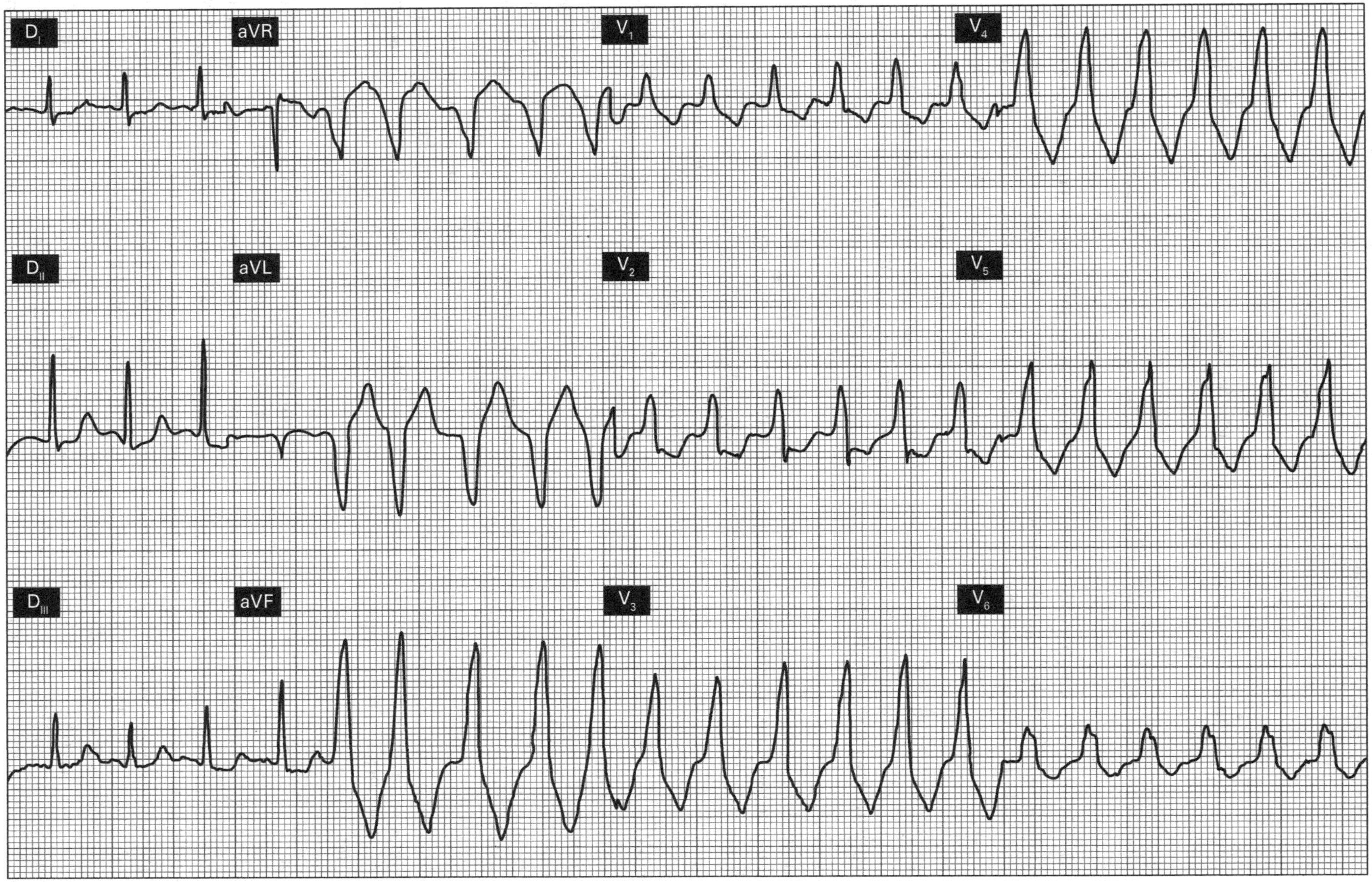

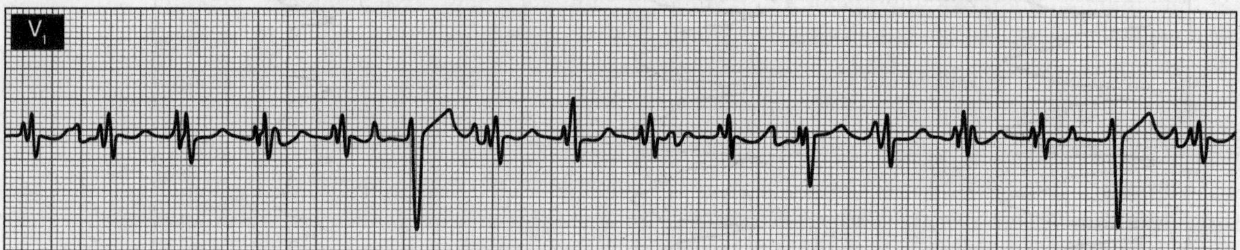

Certains critères intégrés permettent de retenir avec une plus grande exactitude le diagnostic d'une tachycardie ventriculaire. L'ECG à 12 dérivations, les dérivations aVR, V_1, V_2 et V_6 ainsi que les algorithmes de Brugada et de Vereckei résument les critères à rechercher pour valider le diagnostic d'une TV.

Électrocardiogramme à 12 dérivations

La reconnaissance d'un complexe supraventriculaire dissocié parmi les QRS élargis sur une dérivation quelconque constitue un élément indispensable dans la recherche diagnostique d'une TV (*voir la figure 9.9 et le tracé 9.23*).

Dérivations aVR, V₁, V₂ et V₆

Une onde R initiale dominante dans la dérivation aVR est un critère facile à repérer sur l'ECG (*voir les tracés 9.26 et 9.28*). Un complexe positif en aVR signifie une conduction ventriculo-auriculaire ou rétrograde en sens inverse d'une conduction normale auriculoventriculaire antérograde (Vereckei, 2007).

Dans les dérivations V_1 et V_2, la morphologie du complexe QRS avec retard droit (aspect BBD) ou avec retard gauche (aspect BBG) a une forte valeur prédictive positive. Le retard droit en V_1 ou V_2 présente les caractéristiques suivantes : une onde R monophasique, un aspect QR ou RS, un QRS triphasique ou une onde R crochetée dont l'amplitude de la phase initiale est plus importante que celle de sa phase terminale (*voir le tracé 9.28, dérivation V₁*). Cela constitue un bon argument au diagnostic de la tachycardie ventriculaire. Le retard gauche présente les caractéristiques suivantes : une onde R dont la durée est supérieure à 0,03 s, une onde S ou Q crochetée avec un intervalle supérieur à 0,06 s entre le début du complexe QRS et le nadir (pointe) de l'onde S ou de l'onde Q, selon le cas (*voir la figure 9.10*). Selon Vereckei (2007), les critères suivants justifient la reconnaissance d'une TV : une onde S > R en V_6, une morphologie QS ou QR, une onde R monophasique, un QRS triphasique et un ratio vi/vt < 1, où vi est le vecteur initial et vt, le vecteur terminal.

Dans la dérivation V_6, la morphologie du complexe QRS présente un retard gauche. Toute onde avec aspect QR ou QS dans cette dérivation signe une TV. Cependant, ce critère est peu fréquent (*voir le tracé 9.26*).

Algorithme de Brugada

L'approche de Brugada (Andries, Brugada et Brugada, 1992) pour la reconnaissance de la tachycardie ventriculaire est fiable (*voir la figure 9.11*). Elle repose sur l'hypothèse que la prolongation de la déflexion intrinsécoïde dans les dérivations est le reflet d'une activation ventriculaire myocardique plutôt que d'une activation ventriculaire par le tissu de Purkinje, ce qui se répercute sur la morphologie RS (QRS), marqueur de choix d'une tachycardie ventriculaire. D'une part, le diagnostic de TV peut être basé sur l'ECG de surface à la seule reconnaissance chronologique de l'une des quatre étapes dans les dérivations précordiales ; d'autre part, le diagnostic de tachycardie supraventriculaire (TSV) sera établi à l'exclusion des quatre étapes de l'approche de Brugada.

Première étape Si la morphologie RS ne peut être déterminée dans les dérivations précordiales, la tachycardie ventriculaire est diagnostiquée avec une spécificité de 100 % (*voir les tracés 9.26 et 9.27*). Si la morphologie RS peut être reconnue clairement sur une ou plusieurs dérivations précordiales (*voir le tracé 9.28*), il faut passer à la deuxième étape.

Deuxième étape L'intervalle RS doit être supérieur à 100 ms (ou 0,10 s). Cet intervalle se mesure de la portion initiale de l'onde R jusqu'à la partie la plus

Tracé 9.26 V_1 : électrocardiogramme à 12 dérivations : tachycardie ventriculaire monomorphe > 210 batt./min avec aspect retard droit (aspect bloc de branche droit)

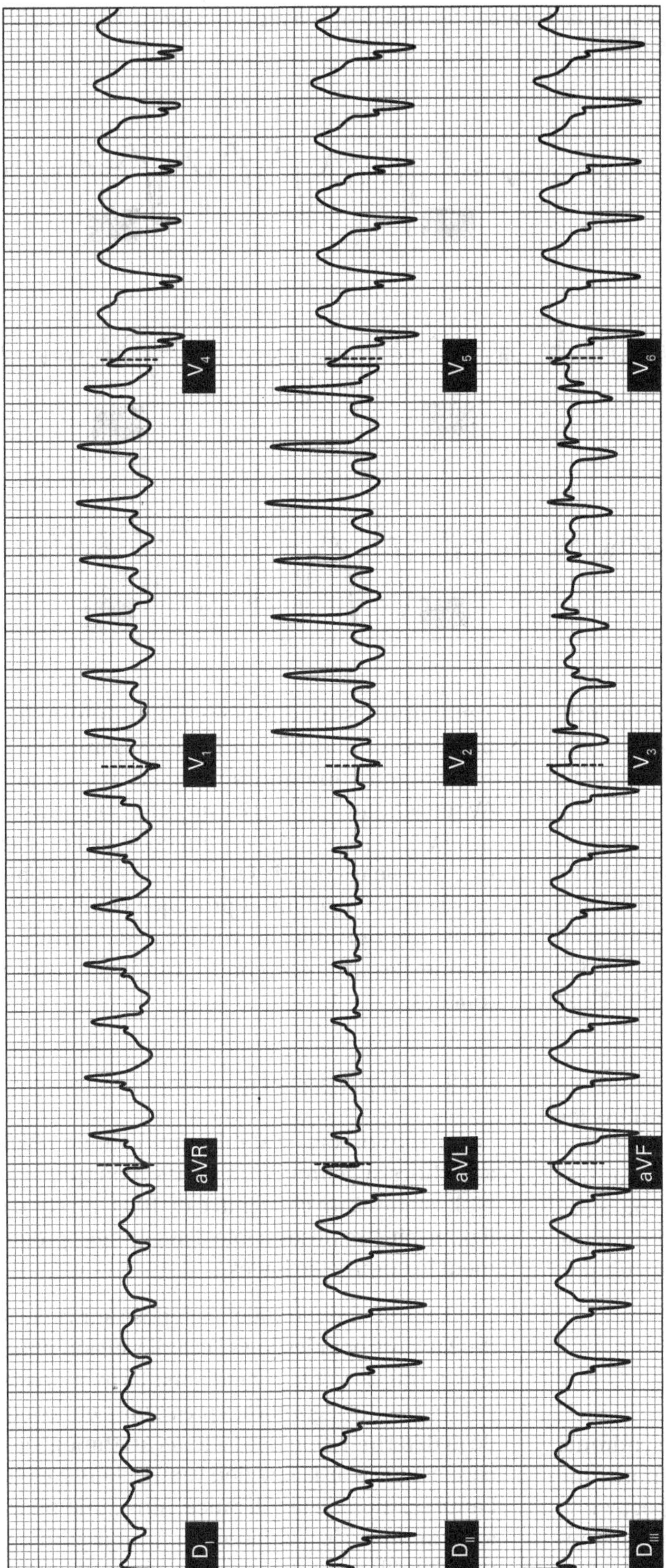

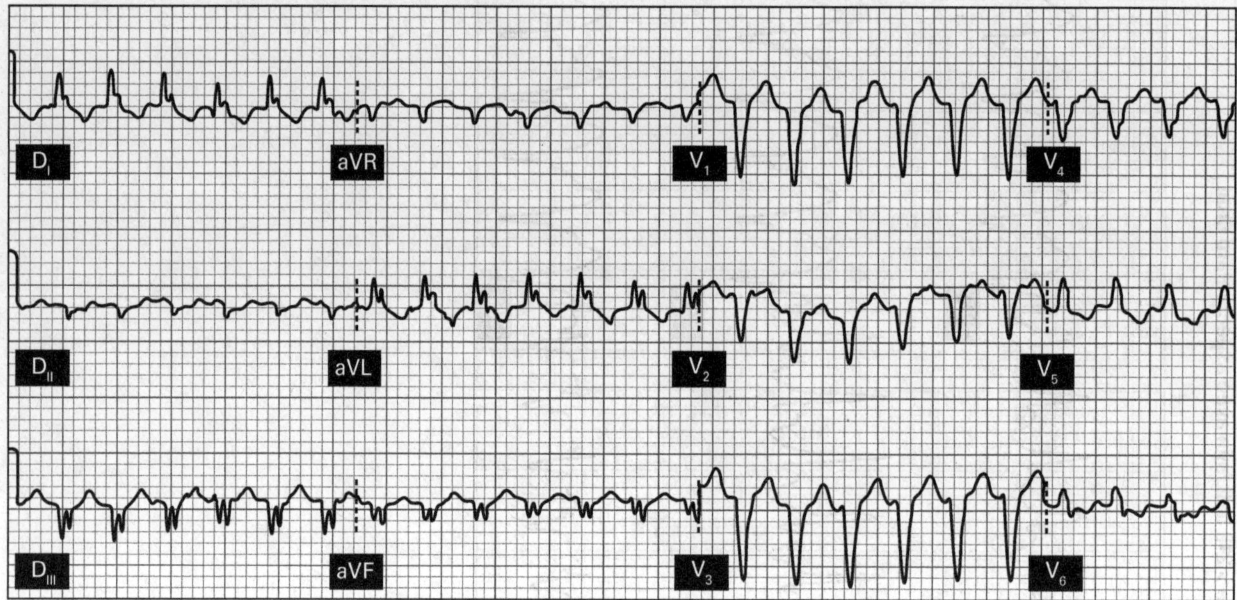

profonde de l'onde S (nadir), dans la dérivation précordiale dont la durée de l'intervalle RS est la plus longue (V$_3$) (*voir le tracé 9.24*). Le diagnostic est fiable avec une spécificité de 98 %.

Troisième étape   La présence de captures ventriculaires ou de fusions confirme la dissociation AV. Ces complexes sont davantage visualisés dans le plan frontal et la dérivation V$_1$. Cependant, ce critère est peu représentatif (5 %) pour le diagnostic de tachycardie ventriculaire (*voir le tracé 9.25*).

Quatrième étape   Une concordance précordiale positive ou négative des complexes QRS dans les dérivations V$_1$, V$_2$ et V$_6$ milite en faveur de la tachycardie ventriculaire: les complexes QRS sont tous positifs (retard droit) ou négatifs (retard gauche) dans ces dérivations (*voir le tracé 9.24*) ou dans toutes les dérivations précordiales. Ce critère est peu représentatif.

9.3.8   Signes cliniques

Des antécédents de santé, notamment un syndrome coronarien, une douleur angineuse, une lipothymie ou une syncope, peuvent permettre de suspecter une TV. Le premier bruit cardiaque (B1) souvent dédoublé, le souffle systolique et les pulsations veineuses

« en canon » sont des signes cliniques de la TV. La présence à la jugulaire de l'onde A géante (en canon) est le signe pathognomonique d'une dissociation AV; cependant, celle-ci est absente pour plus de 50 % des TV. Elle résulte de la contraction de l'oreillette sur une valvule tricuspide fermée. Le sang remonte alors vers la veine jugulaire et provoque cette onde visible, mais non pulsatile, au voisinage de l'artère carotidienne. Les débits cérébral et cardiaque peuvent être touchés.

9.3.9   Traitement

La TV monomorphe stable chez l'adulte réagit bien aux chocs synchronisés à ondes monophasiques ou biphasiques à un choc initial de 100 J. En cas d'échec, il pourrait être raisonnable d'augmenter progressivement le nombre de joules.

Le traitement d'urgence repose sur la correction des facteurs pour lesquels la cardioversion pharmacologique ou électrique est indiquée. La thérapeutique est guidée par des algorithmes précis qui tiennent compte de la détermination des facteurs arythmogènes, de la connaissance de la fonction ventriculaire gauche et de l'appréciation de la tolérance. Ainsi, une pharmacologie appropriée, l'ablation du foyer arythmogène et un défibrillateur externe sont souvent utilisés comme

Tracé 9.28 V_1 : tachycardie ventriculaire monomorphe à 180 batt./min avec aspect retard droit (onde R crochetée en V_1)

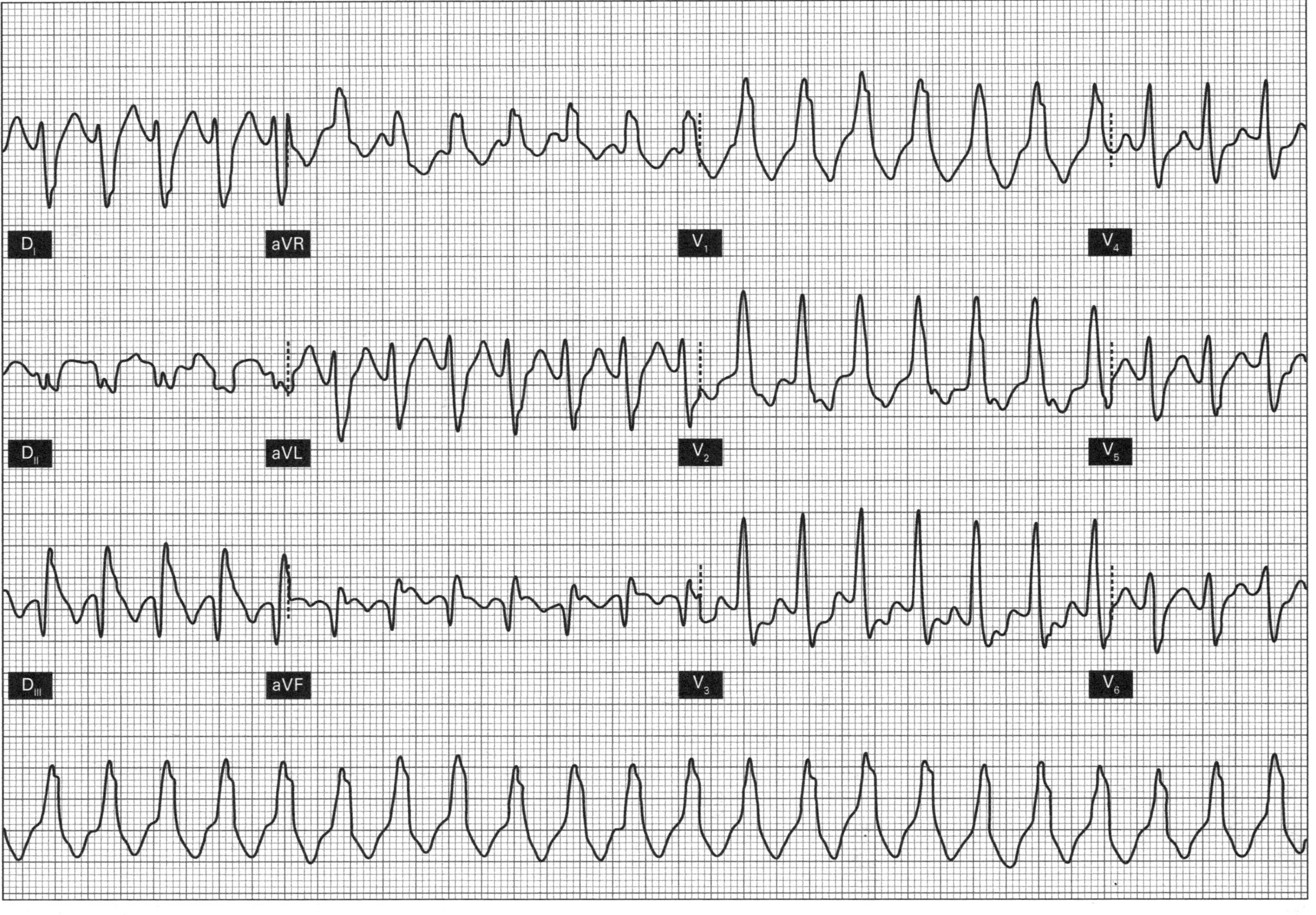

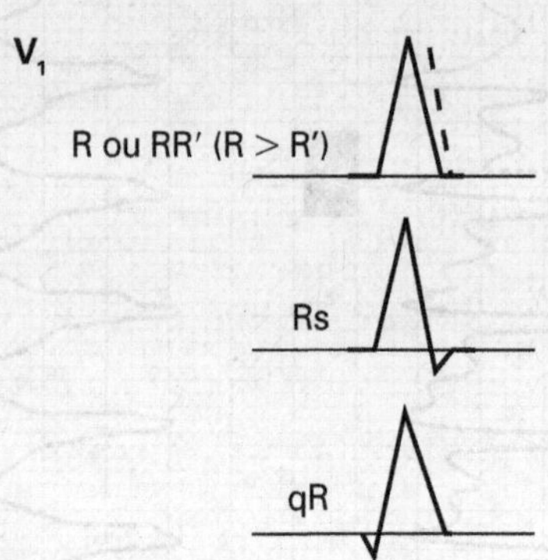

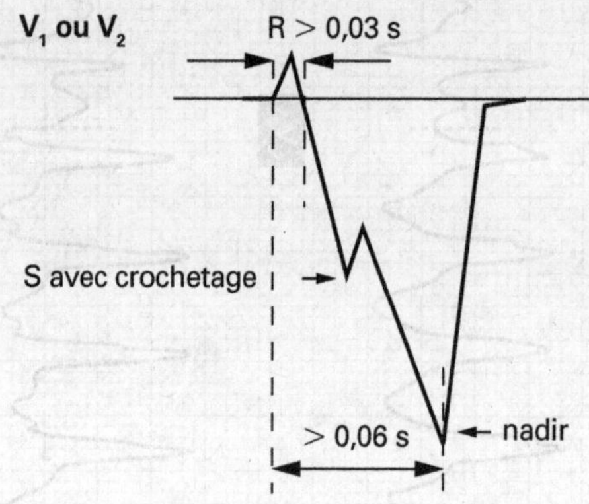

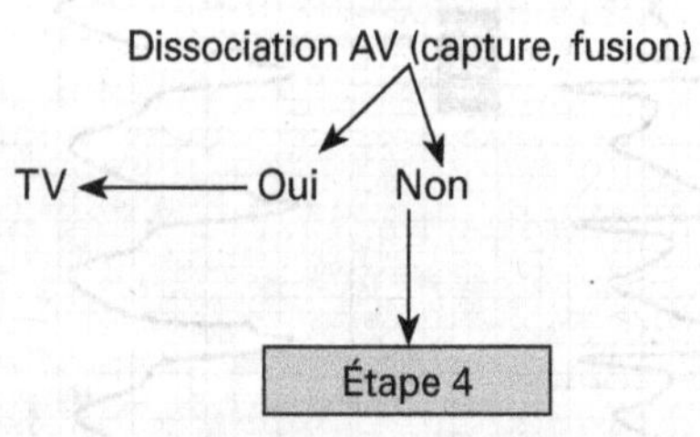

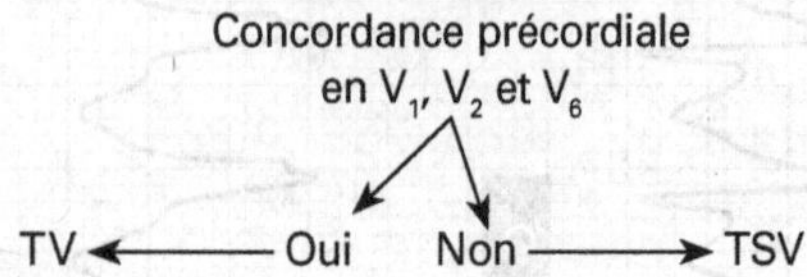

mesures prophylactiques ou thérapeutiques pour prévenir les récidives. La mise en place d'un défibrillateur implantable a aussi ses indications spécifiques.

La figure 9.12 résume l'algorithme thérapeutique de la tachycardie selon les plus récentes normes de l'American Heart Association. Pour sa part, la figure 9.13 présente un algorithme plus exhaustif de la tachycardie.

9.3.10 Pronostic

Le taux de décès attribuable à la tachycardie ventriculaire suivie de fibrillation ventriculaire primaire dans les 24 premières heures d'hospitalisation peut atteindre 50 %. La TV soutenue entraîne une mortalité intrahospitalière de l'ordre de 20 % ; associée à de la fibrillation ventriculaire, elle atteint plus de 40 %. Le syndrome coronarien constitue un facteur prédictif de TV ou de fibrillation ventriculaire (FV) au cours de sa phase aiguë. En présence d'insuffisance cardiaque secondaire à l'ischémie ou à la cardiomyopathie, 50 % des décès sont attribuables à une TV qui évolue vers une FV. La cardiomyopathie hypertrophique du jeune athlète associée à de la TV ou de la FV est bien documentée comme facteur inclusif de la mort subite.

Les tachycardies ventriculaires catécholergiques et les arythmies ventriculaires rares sont responsables de syncopes et de mort subite sur cœur sain. En l'absence de traitement, la mortalité peut atteindre de 30 à 50 % à 30 ans (Leenhardt et collab., 1995).

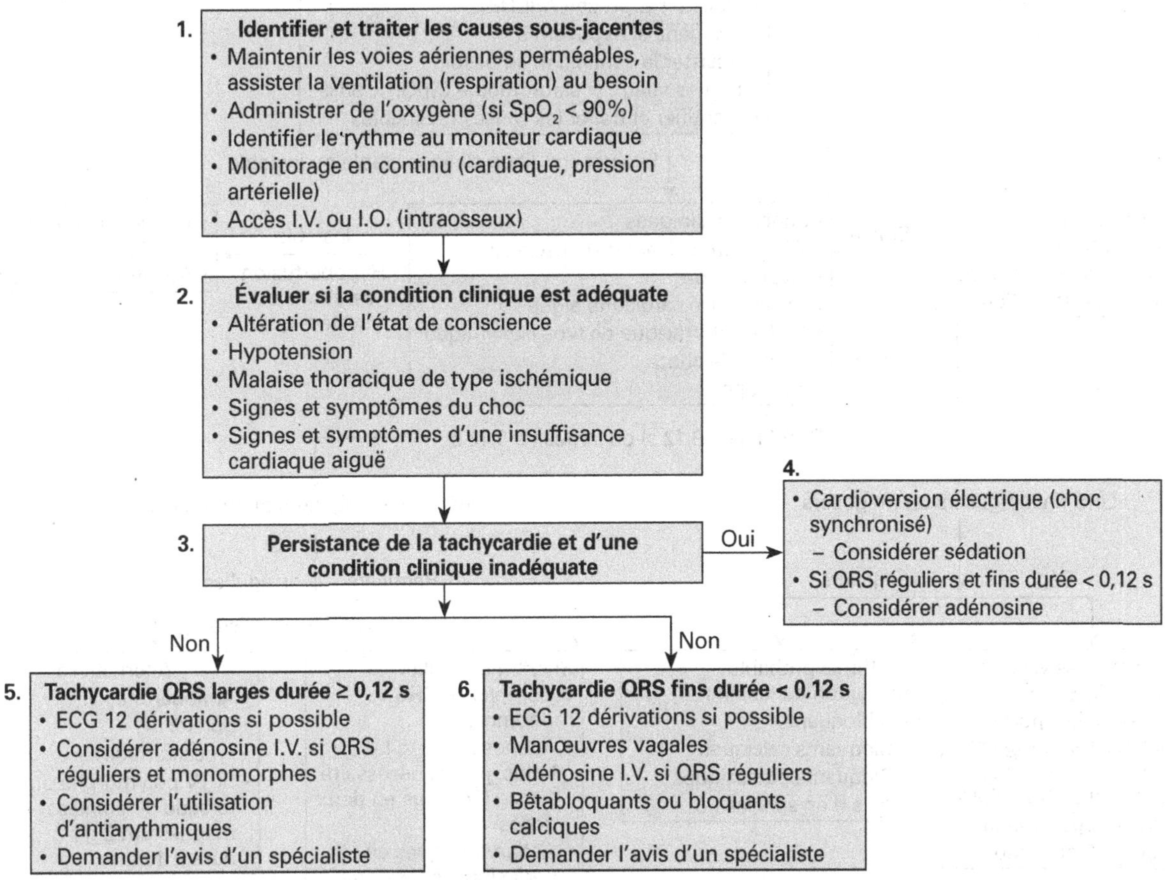

Source : Adapté de American Heart Association (AHA) et Heart and Stroke Foundation of Canada. (2016). *Advanced cardiovascular life support : provider manual. 2015 Canadian resuscitation & first aid guidelines.* Ottawa, Ontario : Heart & Stroke Foundation, p. 136.

Figure 9.13 **Algorithme de la tachycardie à QRS fins ou larges; fréquence cardiaque ≥ 150 batt./min**

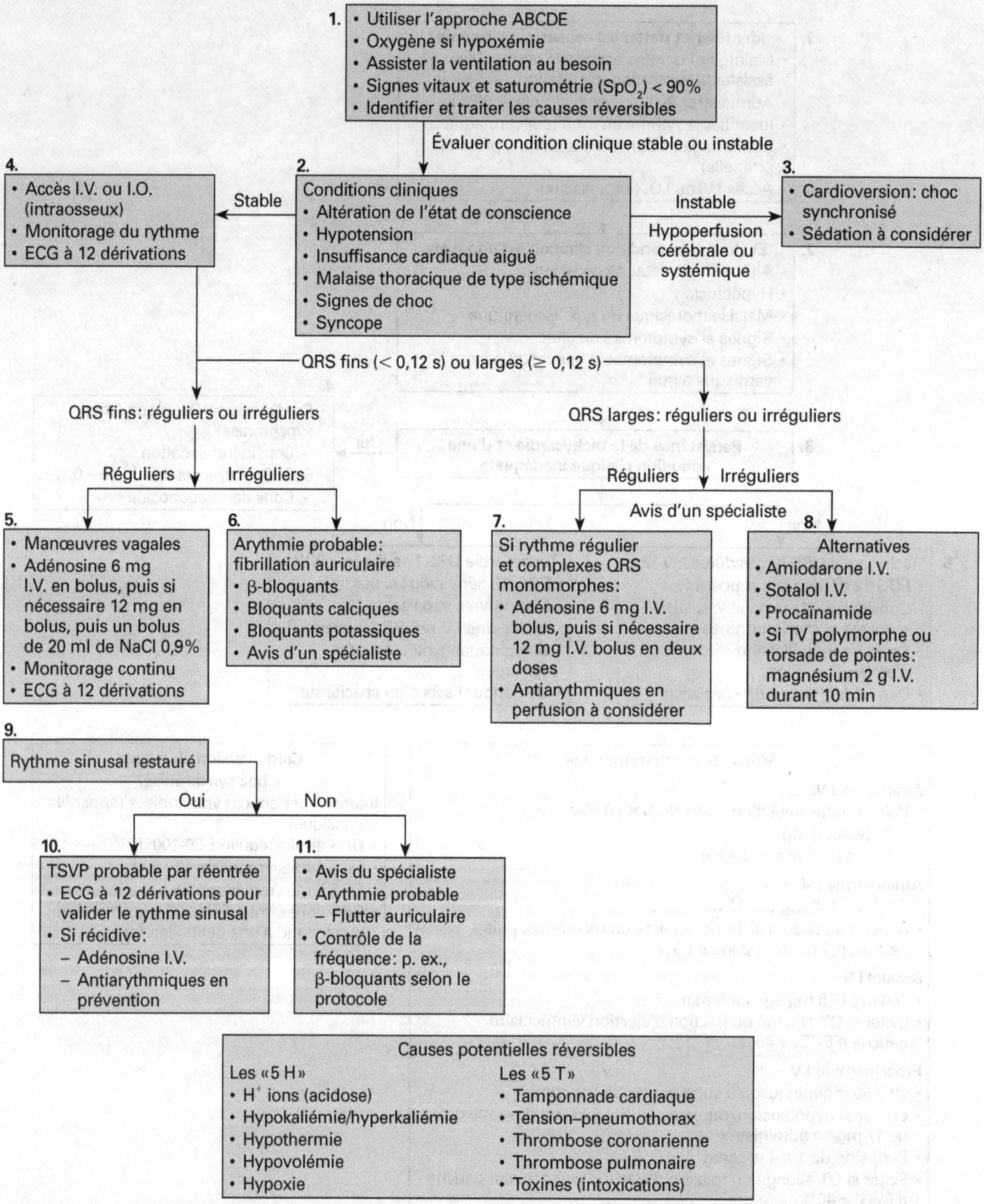

Source: Adapté de American Heart Association (AHA). (2015a). Part 1: Executive summary – 2015 American Heart Association guidelines update for cardiopulmonary resuscitation and emergency cardiovascular care. *Circulation, 132*(18 – suppl. 2), p. S315-S367; et de Soar, J. et collab. (2015). European Resuscitation Council Guidelines for resuscitation 2015: Section 3, Adult advanced life support. *Resuscitation, 95*, p. 100-147.

La surveillance clinique de la TV implique de documenter toute tachycardie à QRS larges, de rapporter les signes et les symptômes associés et d'évaluer la réponse au traitement.

9.4 Torsade de pointes

La torsade de pointes est une tachycardie ventriculaire polymorphe de courte durée caractérisée par des complexes QRS d'amplitude et de polarité variables principalement associés à un intervalle QT long acquis ou congénital supérieur à 0,45 s, dont le risque majeur est la fibrillation ventriculaire. Un QTc de 0,54 s constitue un risque élevé (de 63 à 97 %) de développer une torsade de pointes comparativement à un QTc de 0,44 s (Drew et collab., 2010).

La bradycardie, l'hypokaliémie, l'hypomagnésiémie, l'effet proarythmogène d'une substance ou un médicament qui allonge l'intervalle QT sont les causes les plus fréquentes de cette arythmie.

9.4.1 Étiologie

L'étiologie de la torsade de pointes est présentée dans l'encadré 9.2.

9.4.2 Critères électrocardiographiques

L'intervalle QT est voisin de 0,60 s. Dans le complexe QRS, les pointes sont tantôt dirigées vers le bas, tantôt dirigées vers le haut (5 à 10 complexes par cycle) selon une transition progressive et cyclique. L'ESV prématurée survient sur un intervalle QT prolongé supérieur à 0,50 s en moyenne. Le rythme est souvent interrompu par des complexes isolés normaux ou quasi normaux pendant la transmission des pointes. La fréquence est de 200 à 250 batt./min pendant au moins 30 secondes (Taboulet, 2010). Elle débute typiquement à la suite d'une ESV à couplage court suivant un complexe sinusal à couplage long (*voir le tracé 9.29*). Un QT long repose sur un des critères suivants : un QT > 0,46 s ou un QTc > 0,44 s avec bradycardie, ou encore une

---

Encadré 9.2 Étiologie de la torsade de pointes

- Forme primitive
  - Idiopathique
  - Syndrome Jervell et Lange-Nielsen
  - Syndrome Romano-Ward
  - Syndrome du QT long congénital caractérisé par un dysfonctionnement des canaux sodiques et potassiques avec une prévalence de 1 cas sur 2000 (Milhomme, 2011)
- Formes secondaires acquises
  - Anomalies électrolytiques (hypokaliémie [surtout associée aux diurétiques], hypomagnésémie, hypocalcémie[a])
  - Anorexie
  - Antiarythmiques de classe Ia (disopyramide, quinidine et procaïnamide), 1 à 10 % (Drew et collab., 2010)
  - Antiarythmiques de classe III (amiodarone, sotalol et ibutilide), 1 à 10 % (Drew et collab., 2010)
  - Antibiotiques (érythromycine, clarithromycine)
  - Antidépresseurs tricycliques (anafranil)
  - Antiémétiques (dropéridol, dompéridone)
  - Antinéoplasique (capécitabine [Xeloda[MD]])
  - Antipsychotiques (halopéridol, thioridazine)
  - Blocs AV des 2e et 3e degrés
  - Bradycardie sinusale importante
  - Diète protéines-liquides
  - Diurétiques
  - Hémorragie sous-arachnoïdienne
  - Hypothermie
  - Hypothyroïdie
  - Insuffisance rénale : hyperkaliémie
  - Maladie cardiaque ischémique et hypertrophique
  - Moxifloxacine
  - Produits de contraste
  - Psychotropes (halopéridol [Haldol[MD]], carbonate de lithium, rispéridone [Risperdal[MD]])

---

[a] Les anomalies du magnésium sont associées à un trouble électrolytique dans plus de 40 % des cas. Par ailleurs, il y a une combinaison hypokaliémie et hypomagnésémie dans 60 % des cas lorsqu'il y a anomalie du magnésium. L'hypomagnésémie peut affecter la pompe à sodium et à potassium, ou augmenter la perméabilité membranaire au potassium. Elle peut, par surcroît, favoriser la tachycardie ventriculaire et la fibrillation ventriculaire.

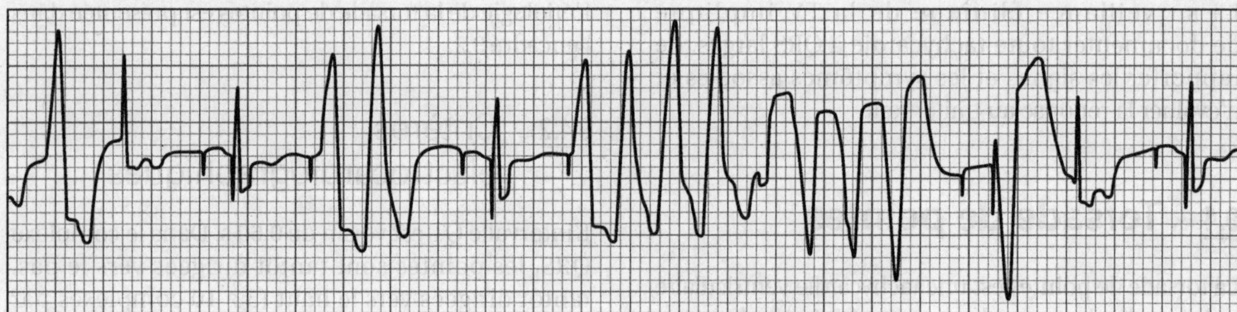

morphologie anormale de l'onde T, une syncope ou une torsades de pointes dans une forme de QT long.

9.4.3 Signes cliniques

Les signes et les symptômes de la torsade de pointes sont comparables à ceux de l'arrêt cardiorespiratoire. Le patient peut aussi présenter des syncopes, c'est-à-dire des pertes de conscience complètes et généralement causées par une ischémie cérébrale transitoire souvent brutale, avec risque de mortalité. Une fréquence approximative de 160 à 180 batt./min est aussi un signe clinique de la torsade de pointes. Une onde U proéminente et une alternance des ondes U et T sont des signes qui permettent un diagnostic précoce de cette arythmie.

9.4.4 Pronostic

L'allongement de l'intervalle QT favorise le phénomène R/T et, par conséquent, la fibrillation ventriculaire. L'arythmie peut aussi prendre fin spontanément.

9.4.5 Traitement

Le traitement est avant tout causal. Tout agent pharmacologique inducteur de torsades de pointes doit être interrompu. Le potassium doit être normalisé à 4,5 à 5 mmol/L. S'il y a lieu, le sulfate de magnésium (MgSO$_4$) est administré à la dose de 1 à 2 g I.V. sur 10 à 20 min ; 2 à 4 mg/min en perfusion. Le traitement comprend aussi l'accélération de la fréquence cardiaque par de l'atropine (0,5 mg I.V. toutes les 5 min, jusqu'à une dose totale de 2 mg), de l'isoprotérénol (Isuprel[MD], 2 à 20 mcg/min I.V.) et par l'implantation

d'un cardiostimulateur temporaire. La cardioversion ainsi que l'implantation d'un cardiostimulateur permanent sont également à considérer. Enfin, la défibrillation est aussi une indication en présence d'une hémodynamie instable.

9.4.6 Surveillance clinique

La surveillance clinique consiste à réévaluer les bénéfices par rapport aux risques si le QTc est supérieur à 0,48 s.

9.5 Flutter ventriculaire

Le flutter ventriculaire est une tachycardie ventriculaire monomorphe très rapide et mal tolérée qui dégénère en fibrillation ventriculaire. Il s'agit d'une arythmie caractérisée par des réentrées dans les branches, les fibres de Purkinje ou, plus rarement, les fibres de la musculature myocardique. Il s'observe généralement sur un cœur ischémique.

9.5.1 Critères électrocardiographiques

Le flutter ventriculaire présente des complexes QRS élargis et déformés. Le segment ST et l'onde T tendent à confluer dans une onde appelée onde sinusoïde. La fréquence cardiaque est supérieure à 250 batt./min (*voir le tracé 9.30*).

9.5.2 Signes cliniques

Les signes et les symptômes du flutter ventriculaire sont identiques à ceux de la tachycardie ventriculaire

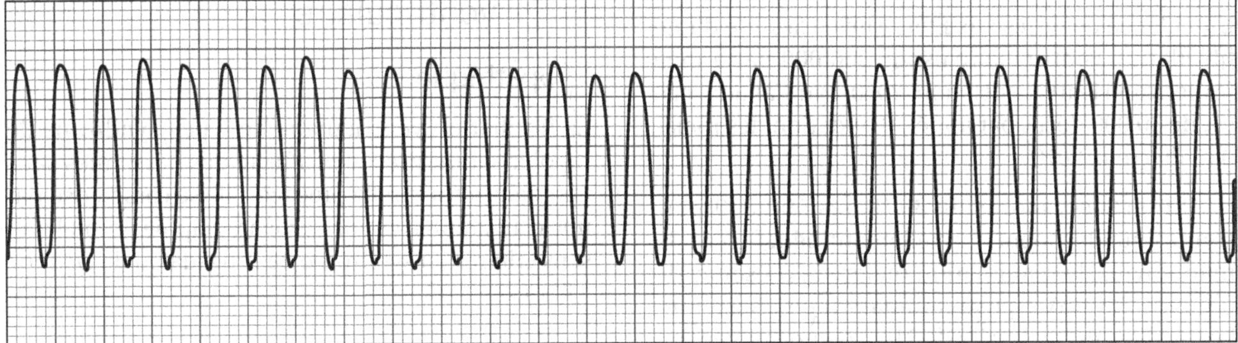

avec ou sans pouls. Une fréquence ventriculaire supérieure à 250 batt./min et une intolérance hémodynamique entraînent un arrêt cardiorespiratoire.

9.5.3 Traitement

Le traitement du flutter ventriculaire est le même que celui de la fibrillation ventriculaire (*voir la figure 9.15*).

9.6 Fibrillation ventriculaire

La fibrillation ventriculaire (FV) est une désorganisation complète de l'activité mécanique et électrique des ventricules, qui entraîne la mort dans un intervalle de 3 à 5 min. Dans la phase préhospitalière, l'analyse du premier tracé des victimes d'un arrêt cardiaque démontre qu'il s'agit d'une fibrillation ventriculaire dans 40 % des cas (Jacques, 2006) (*voir le tracé 9.31*).

9.6.1 Mécanisme électrophysiologique

La prédisposition de base la plus importante est une altération du substrat ventriculaire. Cette

altération entraîne une asymétrie des périodes réfractaires (*voir la figure 9.14*). L'ESV est le catalyseur ou le mécanisme précipitant, car son impulsion peut envahir les ventricules durant la phase asymétrique.

Figure 9.14   Correspondance électromécanique – fibrillation ventriculaire

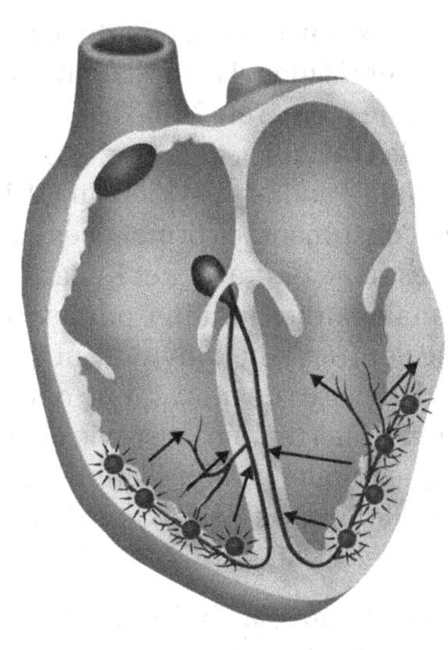

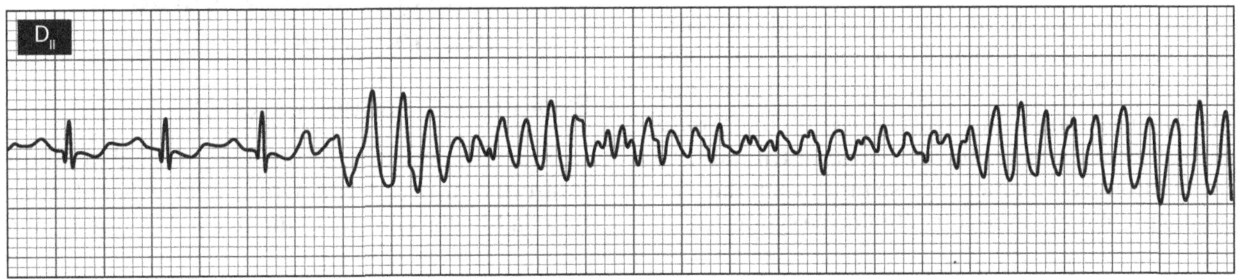

9.6.2 Incidence

L'incidence de décès aux États-Unis à la suite d'une fibrillation ventriculaire est de 300 000 par année (American Heart Association, 2010) ; au Canada, elle est de 30 000 décès par année (Fondation des maladies du cœur, 2010).

En France, moins de 30 % des 500 000 personnes qui décèdent annuellement bénéficient de manœuvres de réanimation malgré la présence de témoins. La survie postréanimation en phase préhospitalière est de l'ordre de 21 %, comparativement à 2 à 3 % en phase posthospitalière (Breda, 2012). La moitié des arrêts cardiaques chez les adultes d'âge moyen sont précédés de symptômes dans le mois précédant l'événement (Bargoin, 2016b). Or, malgré le gain spectaculaire de survie, seulement un patient sur cinq consulte les urgences ; ils sont quatre fois plus nombreux à ne pas consulter en dépit des symptômes présentés.

9.6.3 Répercussions cliniques

La perte de conscience survient entre 6 à 10 s après le début de la fibrillation. La fibrillation ventriculaire est responsable d'environ 75 % des morts subites (Fondation des maladies du cœur, 2010). Les syndromes de Wolff-Parkinson-White, du QT long et de Brugada en constituent les principales causes chez les personnes saines (Surawicz et Knilans, 2008). De plus, les canalopathies induites par l'exercice et la tachycardie ventriculaire polymorphe catécholergique sont des causes de mort subite documentées. Lors d'un arrêt sans témoin, la survie décroît de 7 à 10 % à chaque minute postfibrillation ventriculaire, alors qu'elle diminue de 3 à 4 % lors d'un arrêt avec témoin (Jacques, 2006).

Chez les survivants, la fibrillation ventriculaire est associée à un infarctus du myocarde dans 20 % des cas et à une instabilité électrique dans le myocarde ventriculaire dans 80 % des cas. La mortalité des survivants dans les deux ans suivant l'épisode de fibrillation ventriculaire est liée à l'infarctus du myocarde dans 28 % des cas, et elle est en relation avec une instabilité électrique du myocarde ventriculaire dans 47 % des cas. Plus de 50 % des décès attribuables à un syndrome coronarien aigu se produisent dans les quatre premières heures du début de ce syndrome.

9.6.4 Types de fibrillation ventriculaire

Idiopathique

La fibrillation ventriculaire de type « syndrome de repolarisation précoce » affecte des personnes sans anomalie structurelle précoce. Elle se caractérise par une échographie et une coronarographie normales et sans critères du syndrome de Brugada ou de QT long à l'ECG.

Primaire

La fibrillation ventriculaire primaire, sans insuffisance cardiaque, apparaît habituellement dans les 24 premières heures de l'infarctus : dans 60 à 90 % des cas, elle se manifeste au cours des six premières heures de la phase aiguë de l'infarctus.

Dans le décours d'un événement coronarien aigu, elle est surtout consécutive à un phénomène R/T sur QT court, à la tachycardie ventriculaire et, finalement, à des extrasystoles ventriculaires. Pour 20 % des cas d'infarctus documentés, l'épisode survient dans la première heure après le début des symptômes (Surawicz et Knilans, 2008).

Secondaire

La fibrillation ventriculaire secondaire survient moins de 48 heures suivant un épisode coronarien aigu.

Tardive

La fibrillation ventriculaire est dite tardive lorsqu'elle survient plus de 48 heures après l'infarctus. La dysfonction ventriculaire est dominante, et la mortalité intrahospitalière varie de 40 à 60 %.

9.6.5 Infarctus du myocarde et fibrillation ventriculaire

Évolution et risques associés

La mortalité est très élevée à la phase aiguë d'un infarctus du myocarde. Grâce à la revascularisation, la fibrillation ventriculaire est devenue moins fréquente. Les facteurs prédictifs de fibrillation ventriculaire sont le sus-décalage du segment ST dans l'infarctus du myocarde (ou STEMI, pour *ST elevation myocardial infarction*), l'âge inférieur à 60 ans, l'antécédent d'AVC et la fibrillation auriculaire sur le premier ECG réalisé (Majiron, 2013).

Environ 10 à 15 % des sujets admis à l'unité coronarienne présentent une fibrillation ventriculaire au cours des sept premiers jours d'hospitalisation. Au cours des 2e et 3e semaines suivant l'infarctus, 3 à 7 % des survivants des unités coronariennes font un arrêt cardiaque lié à une fibrillation ventriculaire, à un bloc, à de l'asystolie, ou à ces deux derniers problèmes. Dans une étude portant sur 69 enregistrements continus pendant une période de 24 heures, Holter relève 60 % de décès par fibrillation ventriculaire, 21 % par asystolie et 19 % par tachycardie ventriculaire (torsade de pointes) (Jacques, 2006). En 2005, dans le registre français FAST-MI, 3,2 % des patients hospitalisés pour STEMI et pour non élévation du segment ST dans l'infarctus du myocarde (ou NSTEMI, pour *non ST elevation myocardial infarction*) ont été victimes d'un arrêt cardiorespiratoire par FV. Parmi eux, on a dénombré 5,6 % de décès hospitaliers. La FV est un facteur de risque majeur de mortalité, principalement dans les 48 heures postadmission hospitalière (Majiron, 2013).

Incidence

L'incidence de la fibrillation ventriculaire est supérieure à 30 % chez les personnes ayant un infarctus antéroseptal et un bloc de la branche droite (Surawicz et Knilans, 2008). Elle se situe aux environs de 10 % dans les cas suivants :

- infarctus en phase aiguë compliqué par un choc cardiogénique ou par une insuffisance cardiaque ;
- tachycardie sinusale persistante avec présence d'un B3 ou d'un B4 ;
- enzymes sérologiques élevées et modifications électrocardiographiques importantes, qui reflètent un dommage myocardique étendu.

Pronostic

À la suite d'une défibrillation, seulement 20 à 40 % des victimes ont un rythme cardiaque 60 s après le choc. Selon diverses études (Jacques, 2006), la survie lors d'une fibrillation ventriculaire avec témoin (assistance policière, endroits publics) est de 49 à 75 %. Elle est surtout attribuable à la formation des répondants, à une intervention rapide et à une défibrillation dans un délai inférieur à 5 min. La synthèse des données de 37 pays européens montre un taux de survie à la sortie de l'hôpital après un arrêt cardiopulmonaire survenu en dehors de l'hôpital de 10,7 %. La survie médiane à la sortie après un arrêt cardiaque intrahospitalier est d'environ 15 %. La survenue d'une FV est un événement majeur responsable d'une mortalité plus importante en phase hospitalière. Cependant, une fois ce risque passé, le pronostic est similaire à celui des individus n'ayant pas présenté de FV (Majiron, 2013).

Pronostic postréanimation

Une étude sur près de 24 000 sujets victimes d'un arrêt cardiaque extrahospitalier non traumatique a comparé les taux de survie postréanimation de l'approche classique (30 compressions / 2 ventilations) et de l'approche médicalisée (100 compressions / minute) avec ventilation en pression positive (10 ventilations / minute). Le critère primaire retenu était le taux de survie jusqu'à la sortie de l'hôpital. L'étude rapporte que ce taux était de 9,7 % pour l'approche classique comparativement à 9 % pour l'approche médicalisée. De plus, le taux de survie avec un état neurologique favorable était respectivement de 7,7 % et de 7 % (Bargoin, 2016b).

9.6.6 Traitement

La prise en charge d'une fibrillation ventriculaire a fait l'objet de la publication de recommandations. Selon celles de l'European Society of Cardiology, qui ont été mises à jour en 2015, une décharge électrique externe doit être réalisée dans les meilleurs délais. En l'absence de défibrillateur, les manœuvres de réanimation conventionnelles, associant massage cardiaque externe et ventilation contrôlée, doivent être rapidement débutées jusqu'à ce que la défibrillation puisse être entreprise (Priori et collab., 2015).

La figure 9.15 résume l'algorithme de l'arrêt cardiaque chez l'adulte.

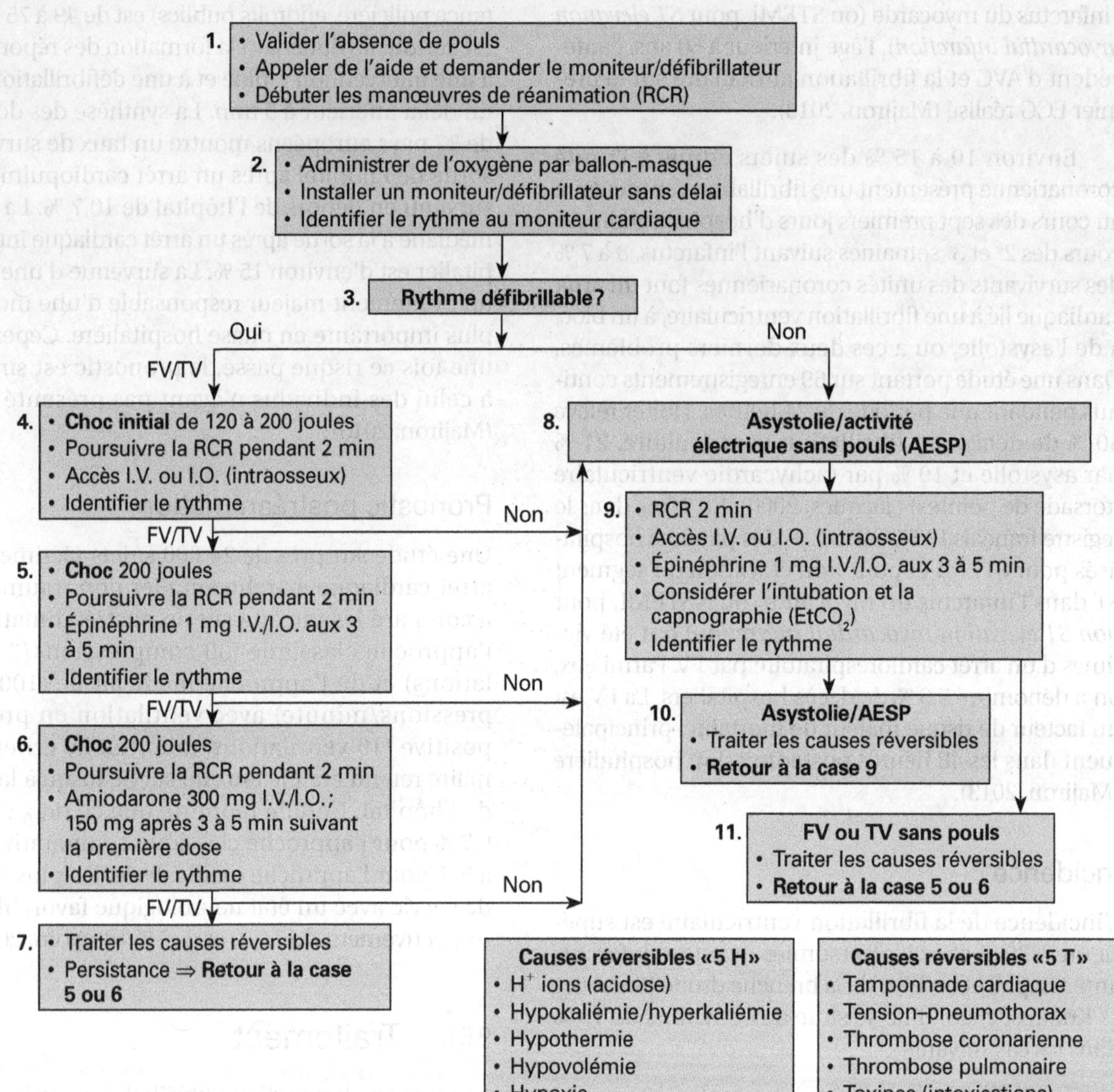

Source: Adapté de American Heart Association (AHA). (2015b). Part 7: Adult advanced cardiovascular life support – 2015 American Heart Association guidelines update for cardiopulmonary resuscitation and emergency cardiovascular care. *Circulation, 132*(18 – suppl. 2), p. S452.

9.7 Syndrome de repolarisation précoce

Le syndrome de repolarisation précoce a été décrit pour la première fois par Shipley et Hallaran en 1936, et il est considéré comme une variante normale de l'ECG. Au cours des années 1950 à 1960, différentes études ont conforté cette bénignité comme étant un segment ST «juvénile». Depuis 1984, un lien entre cet aspect dit de «repolarisation précoce» et la mort subite a été établi dans plus d'une dizaine de cas. Depuis 2007, des études cliniques et épidémiologiques ont permis de valider ces hypothèses. La variante normale de la repolarisation (sus-décalage du segment ST) féminine (20 % des femmes de tous âges) ou masculine (90 % des jeunes hommes, et s'atténuant avec l'âge) constitue une entité bien présente à l'ECG (Haïssaguerre et collab., 2008).

9.7.1 Définition

Le syndrome de repolarisation précoce est l'élévation du point J d'au moins 0,1 mV dans au moins deux dérivations du même territoire, et un complexe QRS à type d'empâtement ou de crochetage, dans les dérivations inférieures (D_{II}, D_{III}, aVF) ou latérales (D_{I}, aVL, V_4, V_5, V_6) (Haruta et collab., 2011). Une étude rapporte que le critère le plus important de ce syndrome est l'élévation du point J non associée à l'élévation du segment ST. Ce critère n'est toutefois pas forcément essentiel à ce syndrome (Macfarlane et collab., 2015).

9.7.2 Physiopathologie

Les troubles du rythme de ce syndrome pourraient être en rapport avec une invagination des fibres de Purkinje sur le plan sous-épicardique, ce qui induirait une augmentation de l'activation transmurale et une repolarisation précoce. Une hétérogénéité des périodes réfractaires serait alors observée dans ce territoire, favorisant ainsi les réentrées.

9.7.3 Prévalence

Le syndrome de repolarisation précoce atteint 2 à 5 % de la population, principalement les Afro-Américains, les jeunes et les sportifs. Les études récentes montrent une relation entre l'élévation du point J et la fibrillation ventriculaire dans la population générale.

Les personnes à risque sont celles qui ont un antécédent familial de mort subite avant l'âge de 45 ans ou un antécédent personnel de fibrillation ventriculaire, de même que celles qui présentent une récidive de syncope (Haïssaguerre et collab., 2008).

Le sexe masculin, des antécédents de signes inexpliqués, un arrêt cardiaque au cours du sommeil et un intervalle QT plus court constituent des marqueurs de vulnérabilité d'arythmies cardiaques associés à une augmentation d'événements rythmiques fatals. La fibrillation ventriculaire peut survenir sans contexte particulier (41 %), au repos (36 %), durant le sommeil (20 %) et au cours de l'activité physique (3 %) (Haïssaguerre et collab., 2008).

9.7.4 Critères électrocardiographiques

Dans le syndrome de repolarisation précoce, le tracé présente une élévation du point J supérieure à 2 mm dans deux dérivations à la région inférieure ou latérale (intersection entre la fin du complexe QRS et le début du segment ST) (*voir le tracé 9.32*). Le segment ST présente un sus-décalage à caractère concave (en hamac) pouvant atteindre 4 mm et généralement plus marqué dans les dérivations V_3 et V_4. Les critères doivent exclure les élévations dans les dérivations V_1, V_2 et V_3, lesquelles sont plus spécifiques au syndrome de Brugada ou à une dysplasie arythmogène du ventricule droit. En cas d'association avec une repolarisation juvénile ou une repolarisation masculine, le diagnostic différentiel avec une péricardite ou une lésion sous-épicardique est parfois énigmatique.

9.7.5 Prévention et traitement

Aucun traitement n'est indiqué pour les personnes asymptomatiques. La vigilance est requise pour les personnes asymptomatiques avec une histoire familiale de mort subite et avec une élévation du point J supérieure à 0,2 mV dans les dérivations inférieures. Un Holter implantable est indiqué pour les patients victimes de syncopes. Le traitement peut comprendre aussi une sédation ou de l'isoprotérénol si des arythmies importantes et incommodantes justifient un traitement. Un défibrillateur implantable est indiqué si le patient a été victime d'une mort subite réanimée. La vigilance s'impose pour les patients asymptomatiques s'ils présentent un point J

Tracé 9.32   **Électrocardiogramme à 12 dérivations; syndrome de la repolarisation précoce**

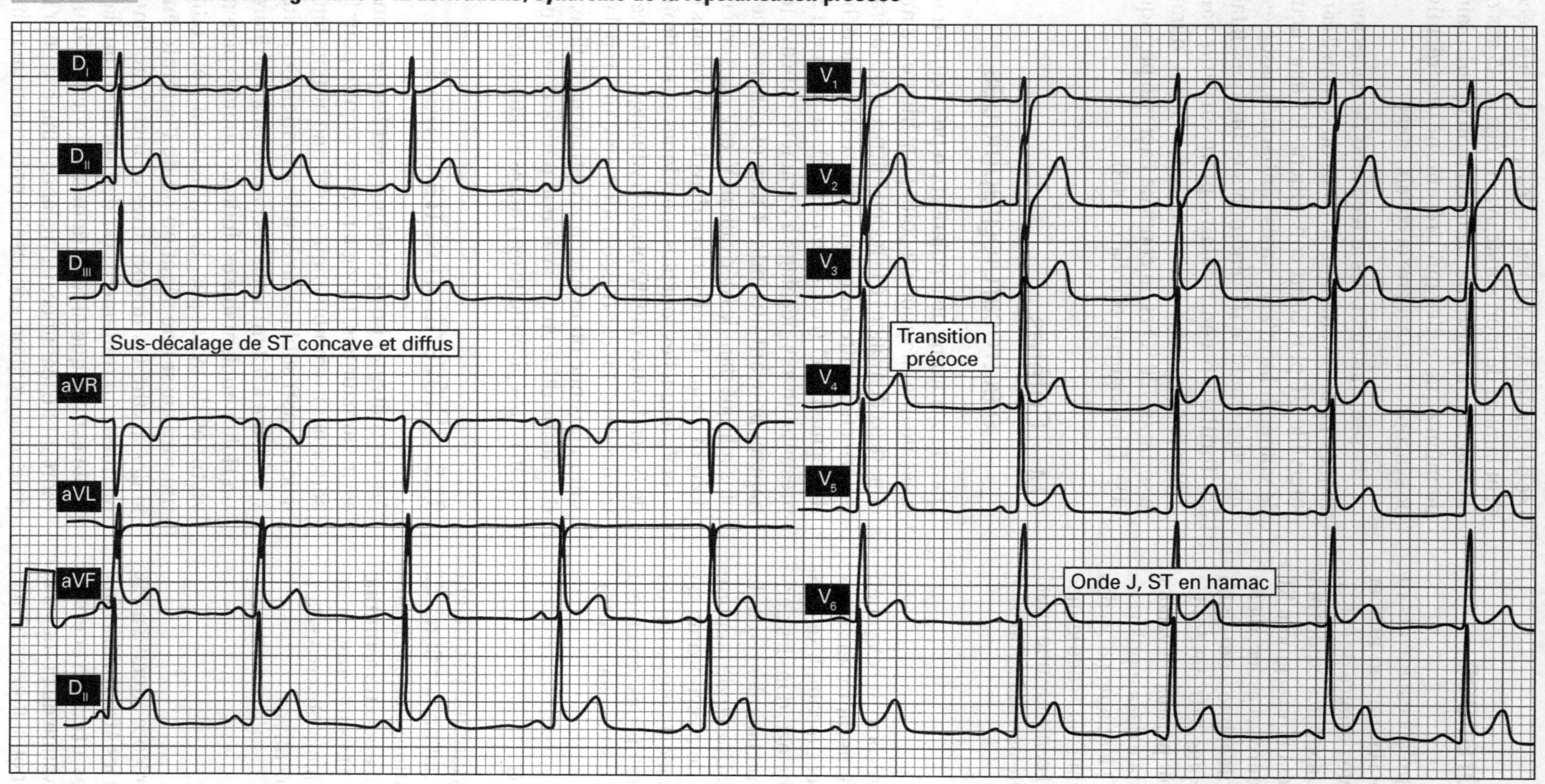

supérieur à 0,2 mV dans les dérivations D_{II}, D_{III} et aVF en plus d'avoir un historique familial de mort subite (Clémenty et collab., 2010).

9.8 Syndrome de Brugada

Le syndrome de Brugada est une affection héréditaire autosomique dominante, purement électrique, caractérisée par des arythmies ventriculaires malignes inopinées entraînant la mort subite. Il s'agit d'une entité clinicoélectrocardiographique basée sur la survenue de syncopes ou de morts subites (avortées ou non) chez des personnes ayant un cœur anatomiquement normal et un aspect électrocardiographique caractéristique (Champagne et collab., 2007).

9.8.1 Prévalence

Le syndrome de Brugada atteint principalement les hommes âgés de plus de 40 ans sans cardiopathie avec une histoire familiale de mort subite. Il est aussi plus fréquent chez les populations asiatiques. La prévalence de la fibrillation ventriculaire avec syndrome de Brugada représente de 40 à 60 % de tous les cas de fibrillation ventriculaire idiopathique dans certains pays. Son incidence est de 5 cas sur 10 000 (0,4 %). Parmi les personnes porteuses du syndrome, 28 % sont victimes d'un arrêt cardiaque entre la naissance et l'âge de 60 ans. La première publication reposant sur huit cas date de 1992 (Brugada et Brugada, 1992). Depuis, le nombre de cas reconnus a augmenté de façon exponentielle dans le monde entier (Probst et collab., 2010).

9.8.2 Étiologie

La mutation génétique (SCN5A, chromosome 3) qui entraîne la perte de fonction des canaux sodiques est responsable du syndrome de Brugada. Cette mutation est détectée chez 20 % des personnes atteintes (Probst et collab., 2010).

9.8.3 Critères électrocardiographiques

Le tracé a l'aspect du bloc de la branche droite de V_1 à V_3, et l'aspect RSR' en V_1. En V_1, V_2 et V_3, le tracé présente un sus-décalage du segment ST sur deux dérivations égales ou supérieures à 3 mm, d'aspect convexe (en dôme) ou triangulaire, et une inversion de l'onde T (de type I). Les complexes QRS sont d'une durée de 0,12 s. Le déplacement du point J au-dessus de la ligne isoélectrique, c'est-à-dire l'intersection entre la fin du complexe QRS et le début du segment ST, est d'au moins 2 mm (*voir le tracé 9.33*).

9.8.4 Diagnostic différentiel

Les critères de diagnostic du syndrome de Brugada sont relativement similaires à ceux de la dysplasie arythmogène du ventricule droit (DAVD) et du syndrome coronarien aigu.

9.8.5 Signes cliniques

Le syndrome de Brugada est soit symptomatique, soit asymptomatique et sans prodrome. Le patient peut présenter des palpitations, des syncopes à répétition, des tachycardies ventriculaires polymorphes rapides et de la fibrillation ventriculaire. La mort subite, réanimée ou non, peut être l'expression de ce syndrome. Les patients asymptomatiques sans aspect de type I spontané ont un risque d'événements cliniques annuels de l'ordre de 0,35 % (Probst et collab., 2010).

Le syndrome de Brugada est aussi documenté chez les femmes. Comparativement aux hommes, la présentation clinique est moins sévère, le nombre asymptomatique, plus élevé, et les cas de type I spontané à l'ECG sont moins nombreux. Le pronostic est aussi plus favorable, avec un taux d'événements annuels de 0,7 %. En contrepartie, le risque d'événements arythmogéniques est élevé si un antécédent familial de décès par mort subite ou une dysfonction du nœud sinusal justifient l'apparition de ce syndrome.

9.8.6 Traitement

Le traitement comprend d'abord un dépistage électrocardiographique, électrophysiologique et pharmacologique (ajmaline). Les antiarythmiques de la classe 1c sont contre-indiqués. Dans certains cas, la quinidine peut être justifiée. Aucun traitement n'est indiqué si le syndrome de Brugada est asymptomatique et en l'absence d'antécédent familial de mort subite.

Le défibrillateur ventriculaire implantable constitue parfois une alternative thérapeutique dont voici les indications : antécédent familial de mort subite, prévention de mort subite réanimée et syncope avec syndrome de Brugada.

Tracé 9.33 Électrocardiogramme à 12 dérivations; syndrome de Brugada

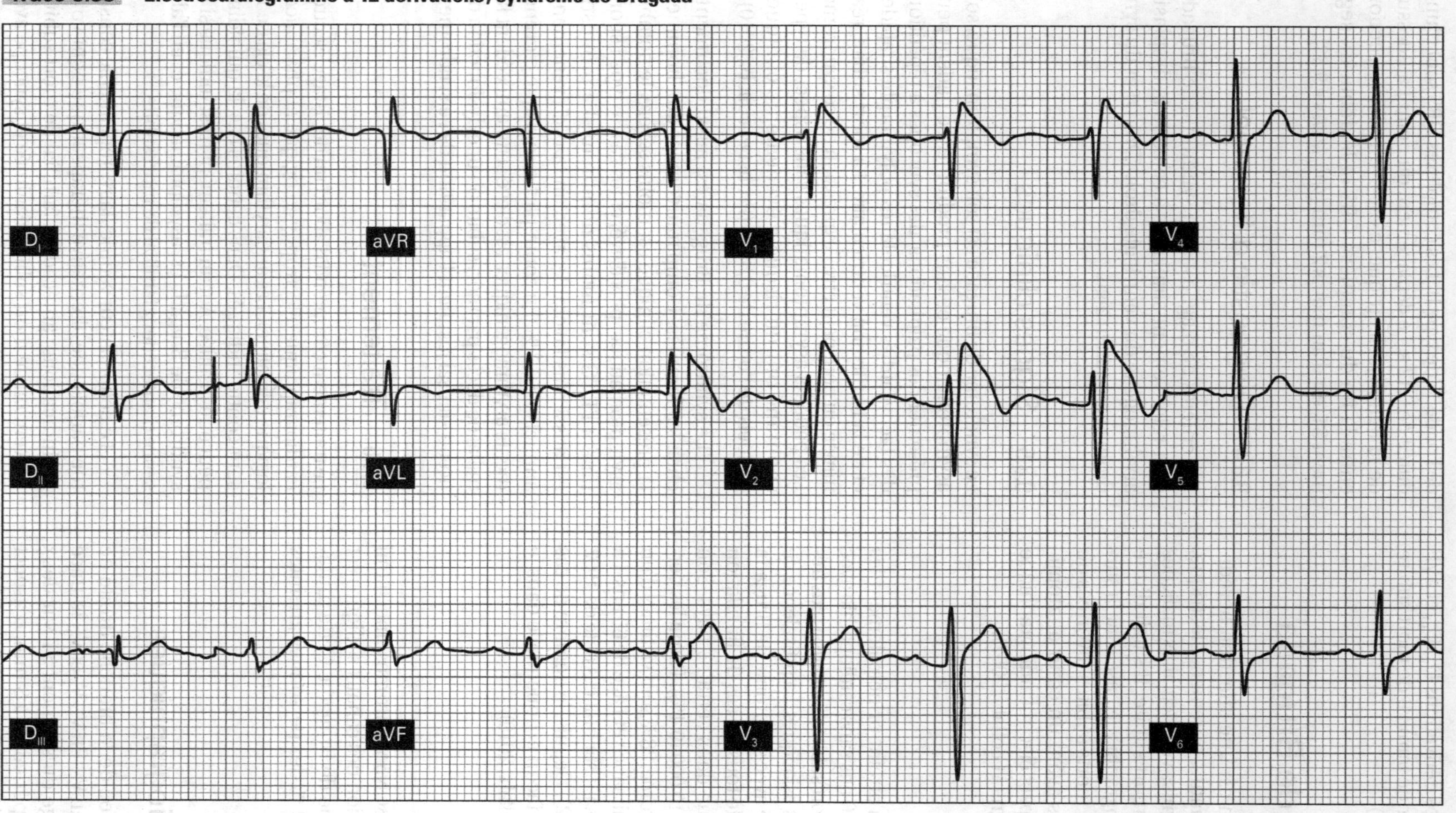

ESV

- Triade
  - Pas d'onde P
  - Complexe prématuré et QRS déformé
  - Repos compensateur complet
- Nomenclature
  - Isolées – nombreuses
  - Monomorphe – polymorphe
  - Couplet (doublet, ou pairée) – salve (triplet)
  - Bigéminée – trigéminée – quadrigéminée
  - Interpolée – télédiastolique – conduction rétrograde
    – phénomène R/T
- Avec CVA sur base de fréquence auriculaire
  - rsR' du complexe QRS
  - Réponse ventriculaire rapide

Parasystolie ventriculaire

- Relation mathématique des intervalles interectopiques
- Intervalles de couplage variables
- Fusions

TV incessante

- Courts accès répétitifs de TV entrecoupés de complexes sinusaux

TV paroxystique

- Durée < 30 s
- Début: ESV
- QRS larges et réguliers > 0,14 s
- Fréquence: 120 à 220 batt./min
- Début et fin brusques

TV soutenue

- Durée > 30 s et tachycardie à QRS larges ($\geq$ 0,12 s)
- Début: ESV
- Captures – fusions
- ECG à 12 dérivations
- Critères morphologiques V_1, V_2 et V_6
- Approche de Brugada
- Critères de Vereckei

Torsade de pointes

- Alternance des complexes QRS entre la positivité et la négativité
- QT > 0,46 s ou QTc > 0,44 s et bradycardie
- Morphologie anormale de l'onde T ou syncope ou torsade de pointes dans une forme de QT long
- Complexe sinusal isolé
- Fréquence: 200 à 250 batt./min

Flutter ventriculaire

- Ondes sinusoïdes
- Complexes QRS élargis
- Segment ST et ondes T introuvables
- Fréquence: > 250 batt./min

Fibrillation ventriculaire

- Ligne isoélectrique ondulée
- Absence de complexe QRS

Syndrome de Brugada

- QRS $\geq$ 0,12 s: aspect BBD ou RSR'
- Point J > 2 mm
- Sus-décalage du segment ST en V_1, V_2, V_3 et onde T inversée

Syndrome de repolarisation précoce

- Point J > 2 mm dans les dérivations inférieures ou latérales
- Sus-décalage du segment ST en V_3 et V_4

Synthèse des fréquences des rythmes à QRS larges

- Bloc de branche: conduction AV et fréquence $\pm$ normale selon rythme de base
- Flutter ventriculaire: > 250 batt./min
- Cardiostimulateur: spicule et fréquence $\pm$ 60 à $\pm$ 70 batt./min
- Rythme d'échappement ventriculaire (REV): $\pm$ 20 à $\pm$ 40 batt./min
- Rythme idioventriculaire accéléré (RIVA): $\pm$ 60 à $\pm$ 120 batt./min
- Torsade de pointes: $\pm$ 200 à $\pm$ 250 batt./min
- TV: $\pm$ 120 à $\pm$ 220 batt./min

Autoévaluation

PARTIE 1

Encercler la lettre qui correspond à la bonne réponse.

1. La fusion peut être associée aux arythmies suivantes:

1. Extrasystole télédiastolique
2. Rythme ventriculaire accéléré
3. Tachycardie ventriculaire
4. Rythme d'échappement ventriculaire

A. 1 et 3.   B. 1, 2 et 3.   C. 2 et 3.   D. 1, 2, 3 et 4.

2. Voici un critère fiable de l'extrasystole ventriculaire interpolée:

A. Le PR du complexe faisant suite à l'extrasystole est égal ou inférieur au PR sinusal.

B. L'onde P est peu prématurée, car l'extrasystole est tardive.

C. Le PR du complexe postextrasystolique est plus grand que le PR d'un complexe sinusal normal.

D. L'onde P survient après un QRS, et la pause est décalante.

3. Le traitement d'une TV avec condition clinique instable chez un patient conscient est le suivant:

A. Défibrillation

B. Coup de poing précordial

C. Cardioversion

D. Amiodarone 150 mg par voie I.V. ou I.O.

4. L'ordre des interventions lors d'une fibrillation ventriculaire pour un patient avec télémétrie est le suivant:

1. Appel à l'aide
2. Choc à 200 joules
3. Demander un défibrillateur
4. Adrénaline
5. Réanimation cardiorespiratoire 30:2 durant 2 min

A. 5, 3 et 5.   B. 1, 3 et 5.   C. 1, 2 et 5.
D. 3, 4 et 2.

5. Le traitement immédiat d'une fibrillation ventriculaire à «petites mailles» est le suivant:

A. Adrénaline

B. Cardioversion

C. Amiodarone

D. Défibrillation

E. Réanimation cardiorespiratoire 30:2 durant 2 min

6. Un intervalle QT à 0,60 s peut favoriser l'arythmie suivante:

A. Asystolie ventriculaire

B. Rythme ventriculaire accéléré

C. TV bidirectionnelle

D. Torsade de pointes

E. Flutter ventriculaire

7. Le ou les critères suivants favorisent la CVA lors d'une fibrillation auriculaire:

1. Absence de bigéminisme
2. Aspect rsR' en V_1
3. Réponse positive à la lidocaïne
4. Accélération du rythme cardiaque
5. Tracé archivé avec ESV sur une base de rythme sinusal

A. 1, 3 et 5.   B. 1, 2 et 4.   C. 2, 3 et 4.
D. 5.   E. 3 et 5.

8. Encercler le complexe de fusion sur le tracé ci-dessous.

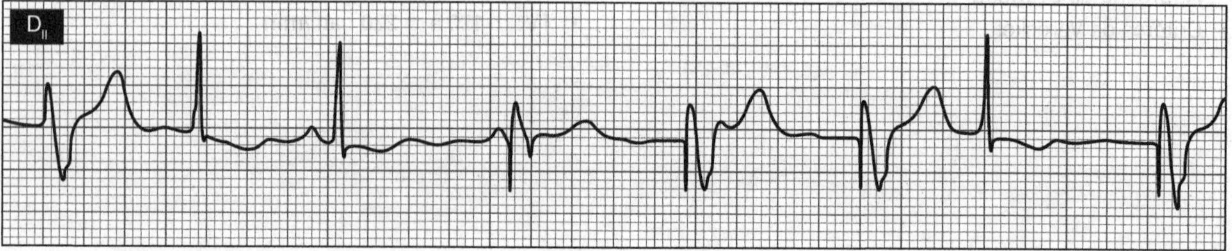

Répondre par vrai ou faux aux énoncés 9 à 14.

9. Lorsqu'il y a une anomalie du magnésium, il y a association d'hypokaliémie dans plus de 60 % des cas. ______

10. Le sus-décalage du segment ST lors du syndrome de repolarisation précoce est le critère le plus important. ______

11. Le syndrome de Brugada est d'expression purement électrique. ______

12. La durée de la TV soutenue est supérieure à 30 s. ______

13. Une onde R initiale dominante dans la dérivation aVR constitue un critère de certitude de la TV lors d'une tachycardie à QRS larges. ______

14. L'infarctus du myocarde constitue la principale cause de l'arrêt cardiorespiratoire chez les survivants d'une mort subite. ______

Associer à chacune des arythmies ventriculaires de la colonne de gauche la fréquence cardiaque correspondante de la colonne de droite.

15. Torsade de pointes

16. TV

17. Flutter ventriculaire

18. Rythme idioventriculaire accéléré

19. Rythme d'échappement ventriculaire

A. 20 à 40 batt./min

B. Plus de 250 batt./min

C. 60 à 120 batt./min

D. 120 à 220 batt./min

E. 200 à 250 batt./min

Associer la terminologie de la colonne de droite aux énoncés de la colonne de gauche.

20. Deux complexes sinusaux suivis d'une ESV. La séquence se répète successivement.

21. Extrasystole survenant tard en diastole.

22. Durée inférieure à 30 s.

23. La capture en précise la reconnaissance.

24. L'intervalle QT allongé favorise cette arythmie.

A. ESV interpolée

B. TV paroxystique

C. Bigéminisme

D. Torsade de pointes

E. TV soutenue

F. Tachycardie supraventriculaire

G. Trigéminisme

H. Flutter ventriculaire

I. ESV télédiastolique

PARTIE 2

Pour chacun des tracés 1 à 20, préciser les critères électrocardiographiques et l'interprétation. Les fréquences cardiaques sont calculées au compas selon la «méthode des 300».

Tracé 1

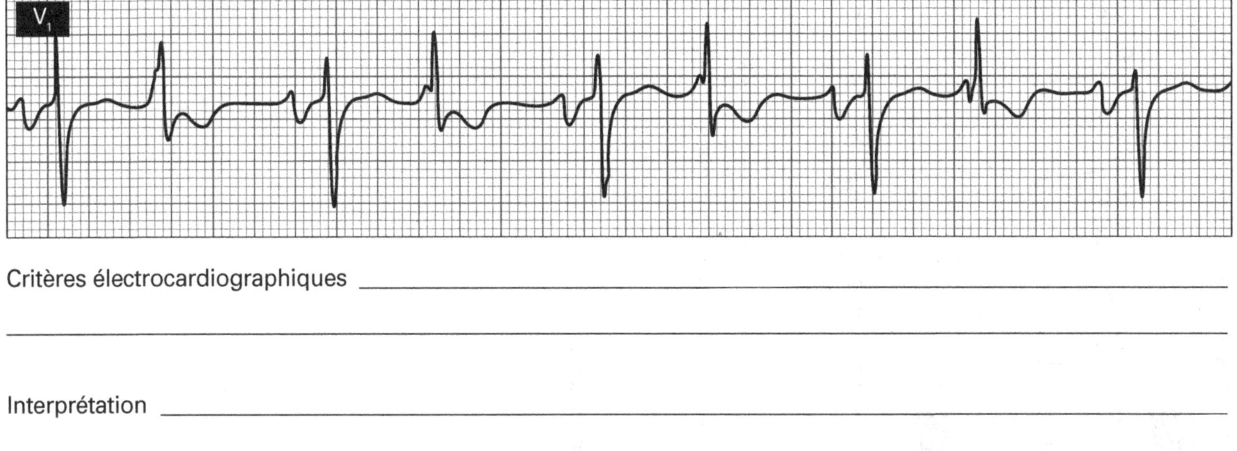

Critères électrocardiographiques ____

____

Interprétation ____

____

Tracé 2 (enregistrement simultané)

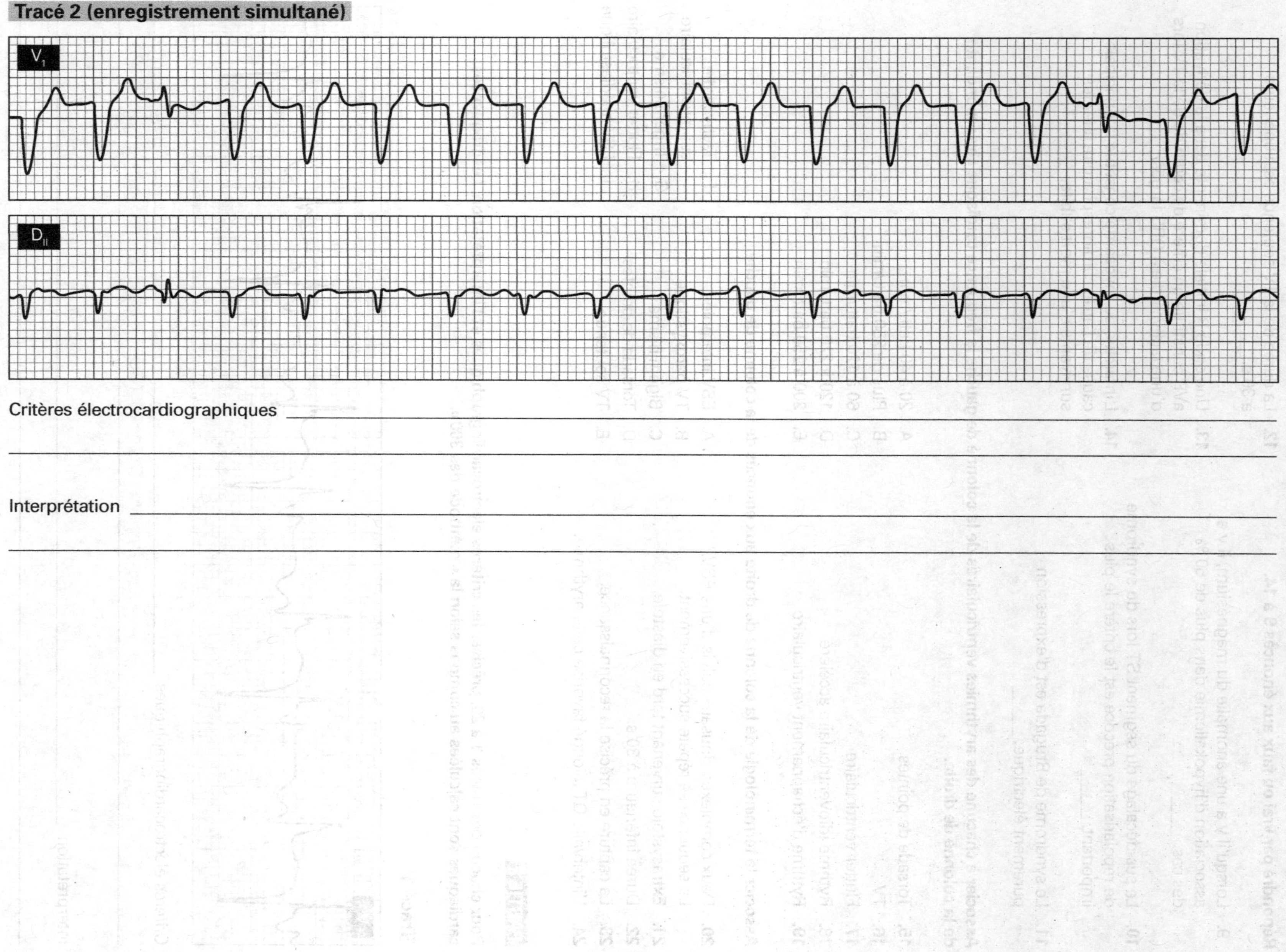

Critères électrocardiographiques ____

____

Interprétation ____

____

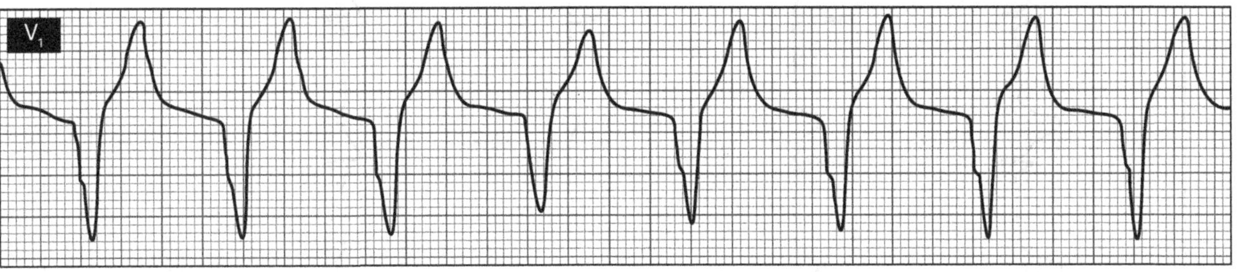

Critères électrocardiographiques ____

____

Interprétation ____

____

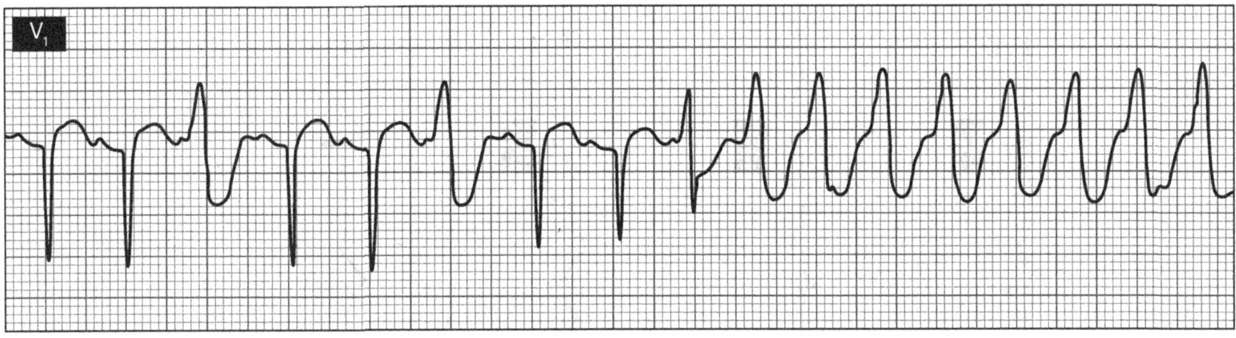

Critères électrocardiographiques ____

____

Interprétation ____

____

Tracé 5

D_I   D_II   D_III   V_1

aVR   aVL   aVF

V_1   V_2   V_3

V_4   V_5   V_6

Critères électrocardiographiques

Interprétation

Tracé 6 (enregistrement simultané)

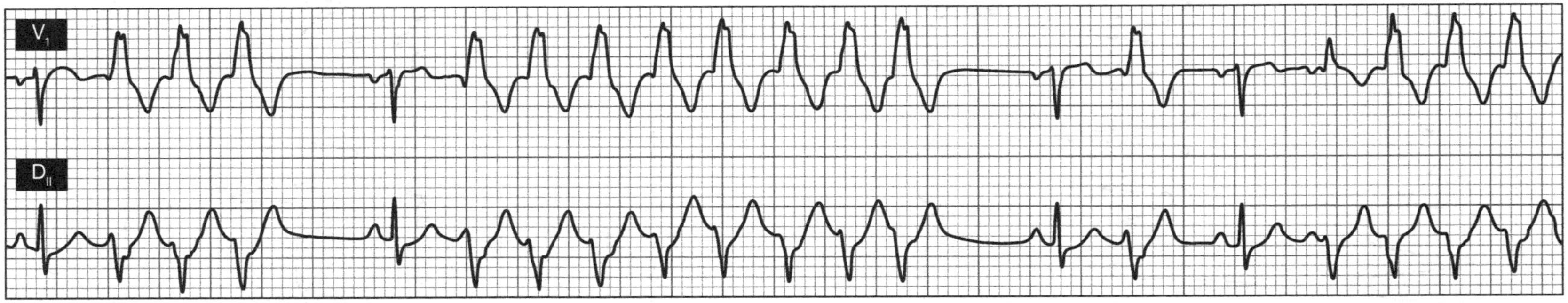

Critères électrocardiographiques ______________________________

____

Interprétation ______________________________

____

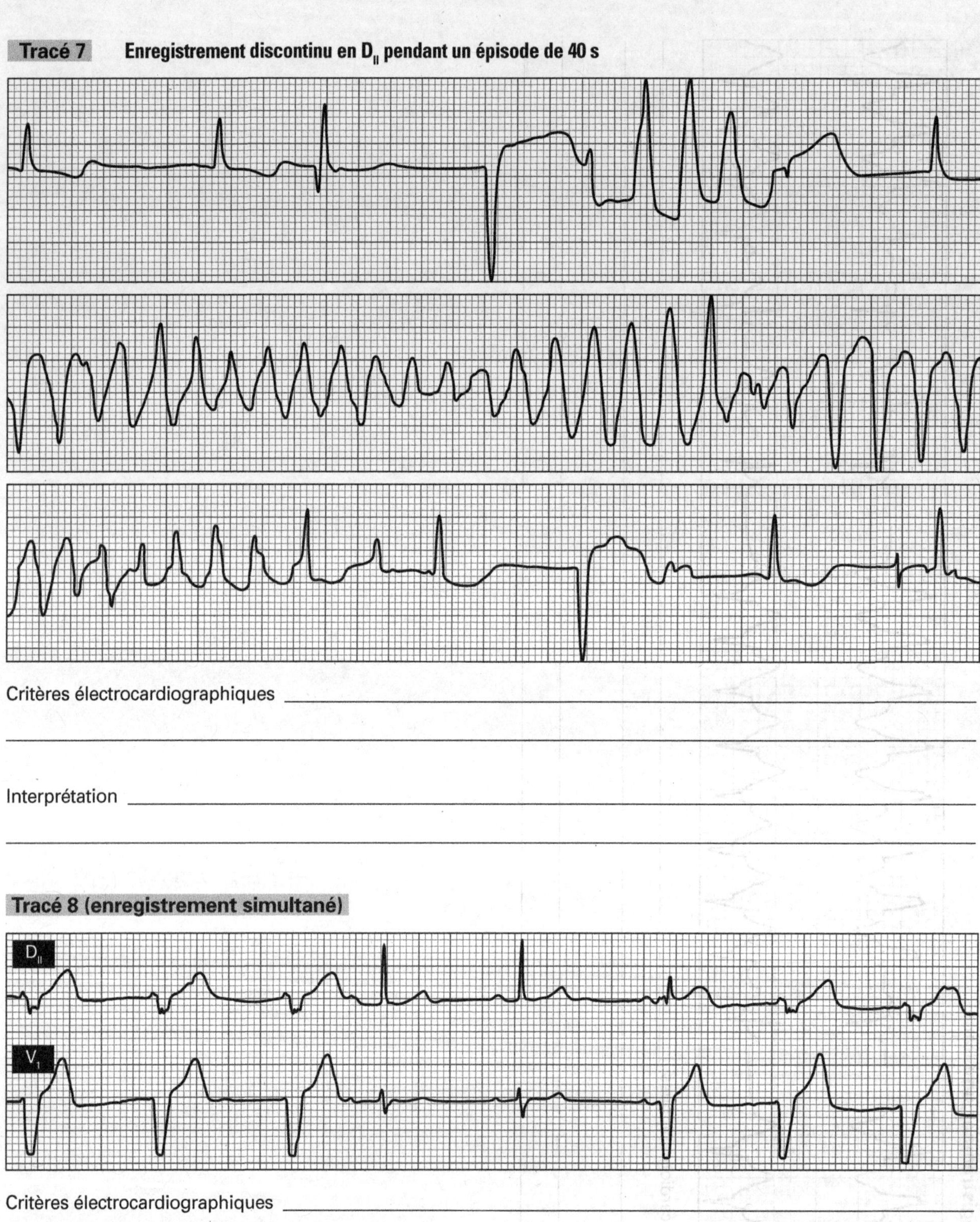

Critères électrocardiographiques ____

____

Interprétation ____

____

Tracé 8 (enregistrement simultané)

Critères électrocardiographiques ____

____

Interprétation ____

____

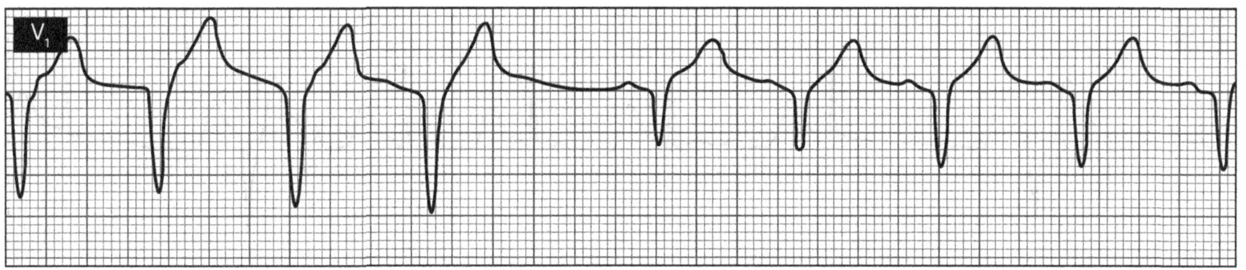

Critères électrocardiographiques ____

____

Interprétation ____

____

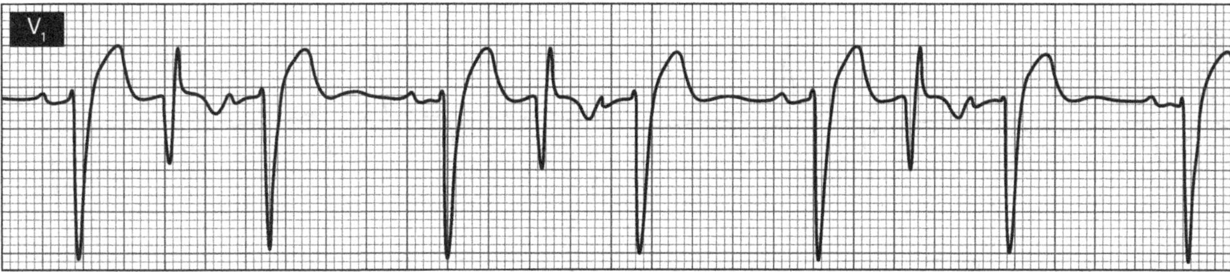

Critères électrocardiographiques ____

____

Interprétation ____

____

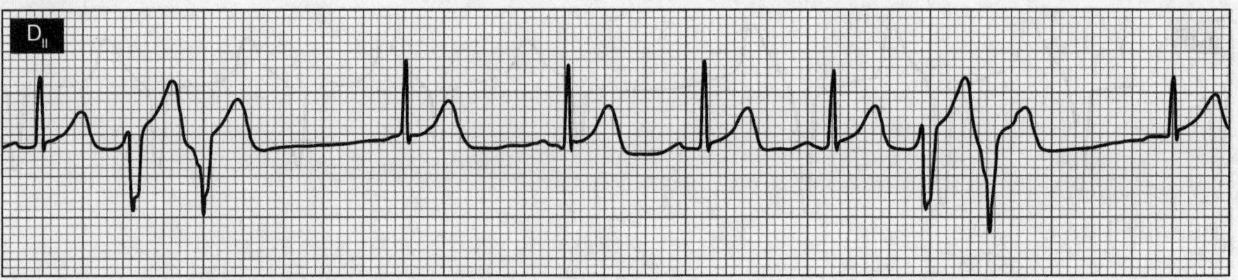

Critères électrocardiographiques ____

____

Interprétation ____

____

Tracé 12 (enregistrement discontinu)

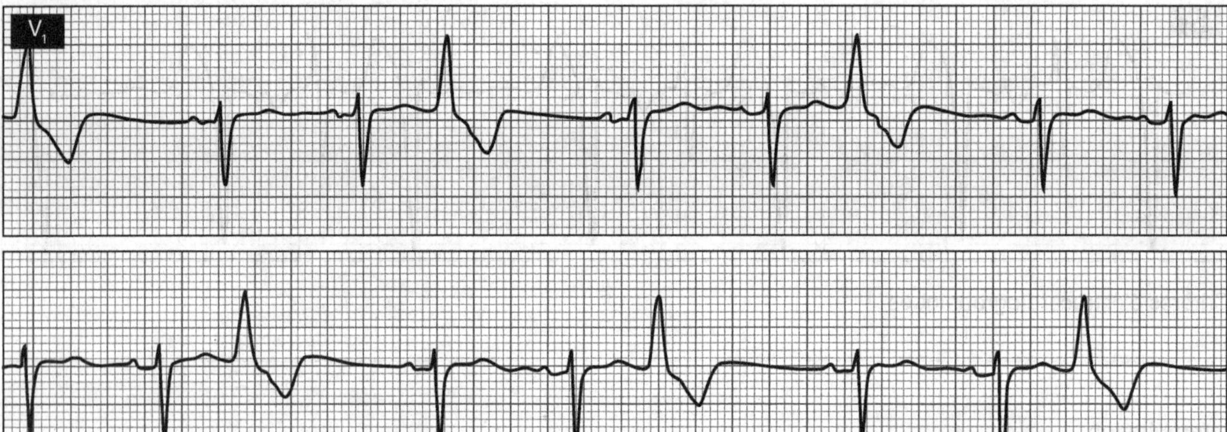

Critères électrocardiographiques ____

____

Interprétation ____

____

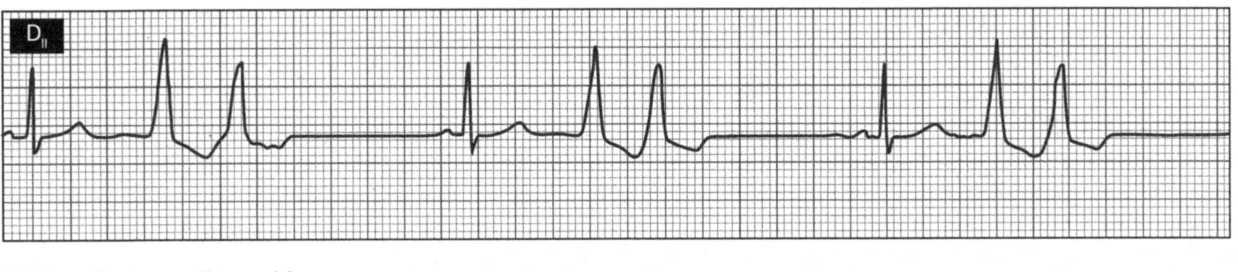

Critères électrocardiographiques ____

____

Interprétation ____

____

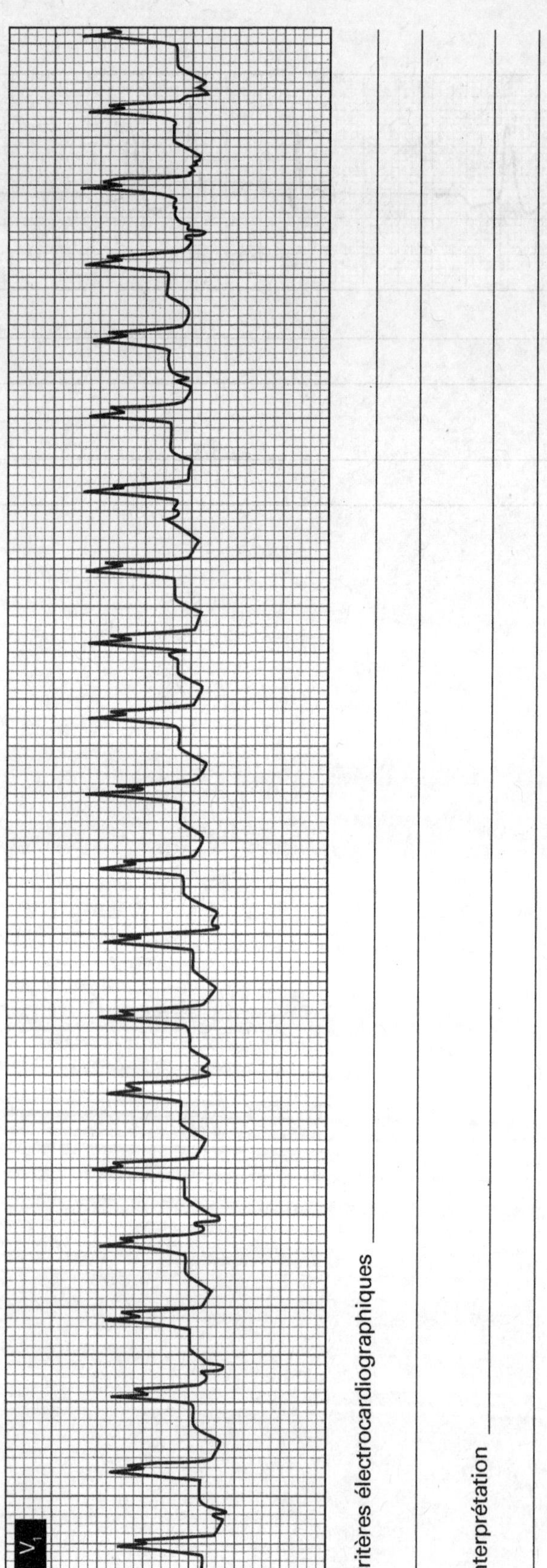

Critères électrocardiographiques

Interprétation

Tracé 15 (enregistrement simultané)

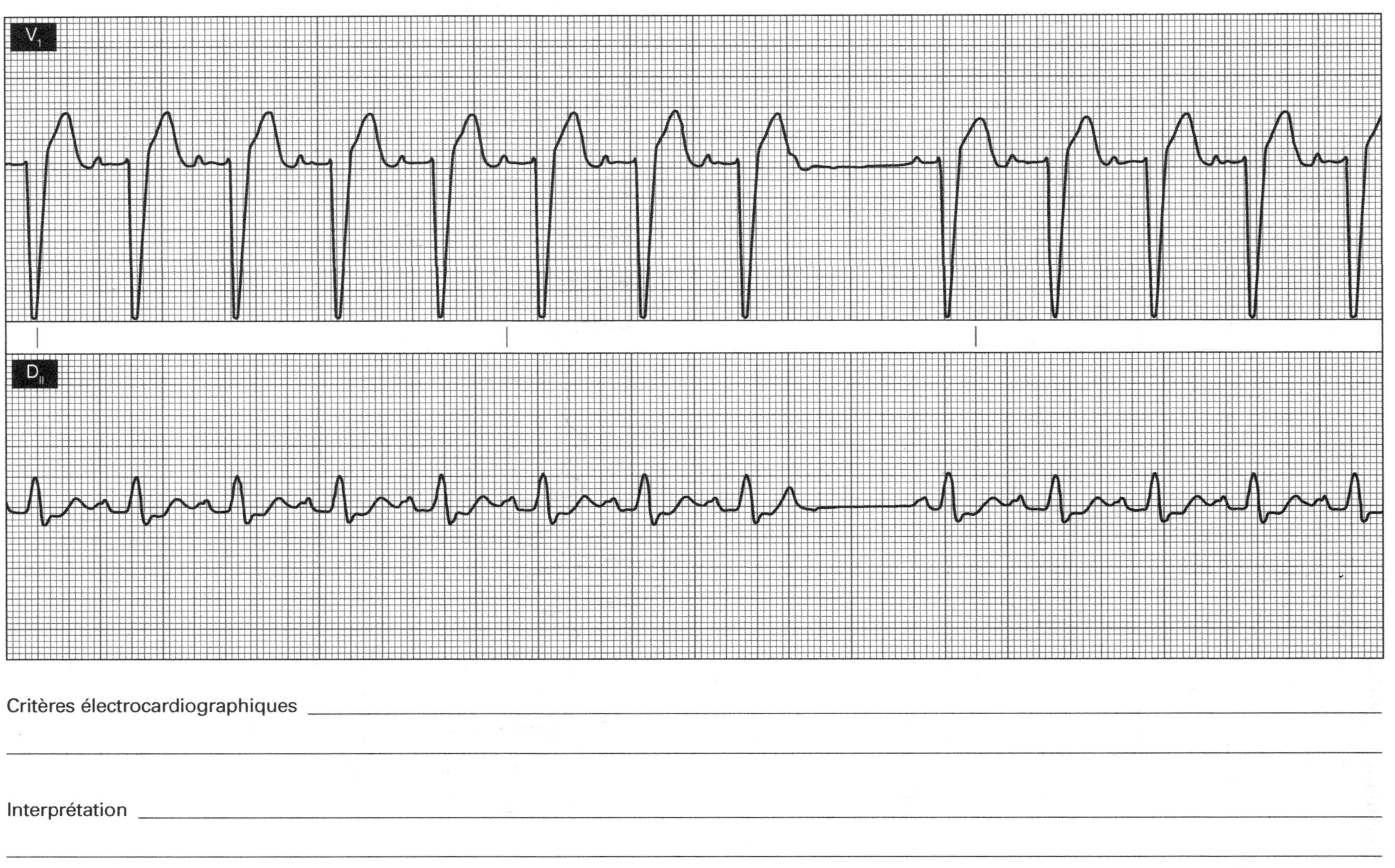

Critères électrocardiographiques ____

____

Interprétation ____

____

Tracé 16 (enregistrement continu)

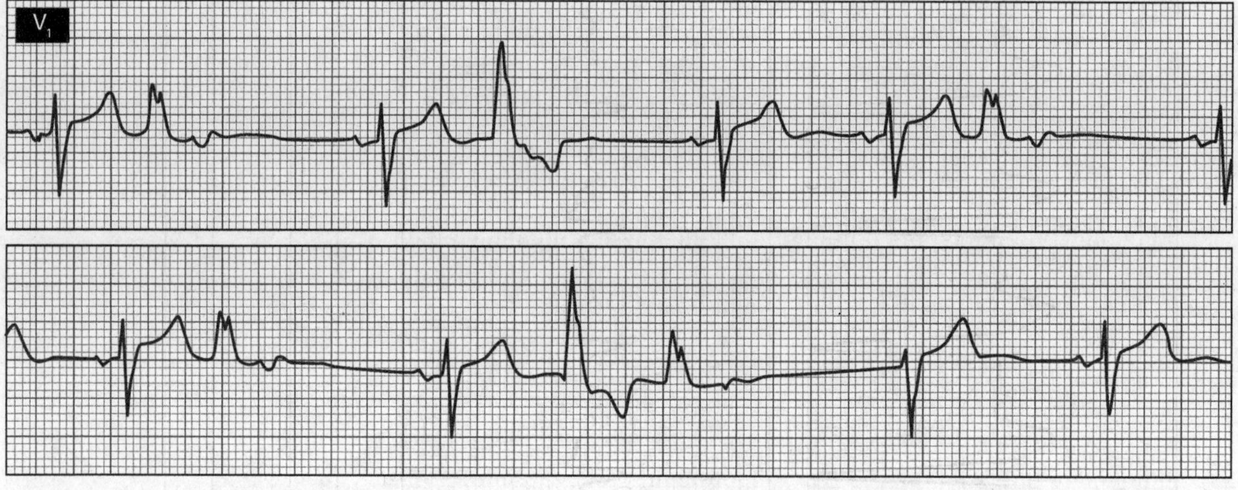

Critères électrocardiographiques ______________________________________

____

Interprétation ____

____

Tracé 17

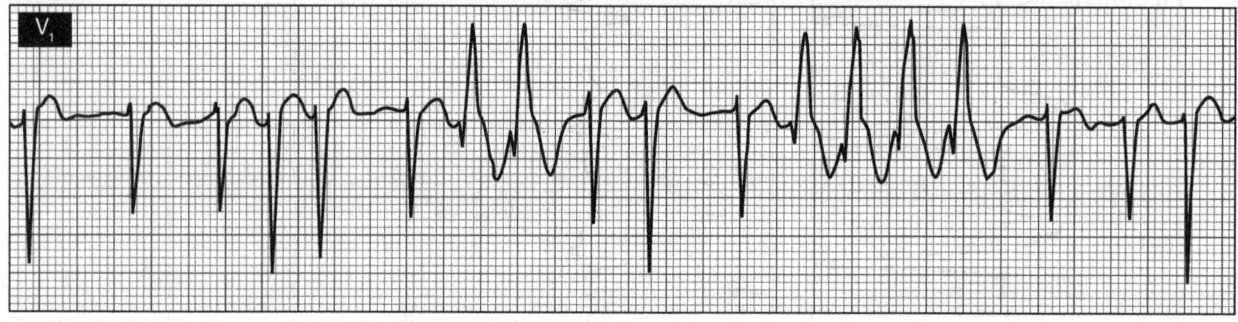

Critères électrocardiographiques ______________________________________

____

Interprétation ____

____

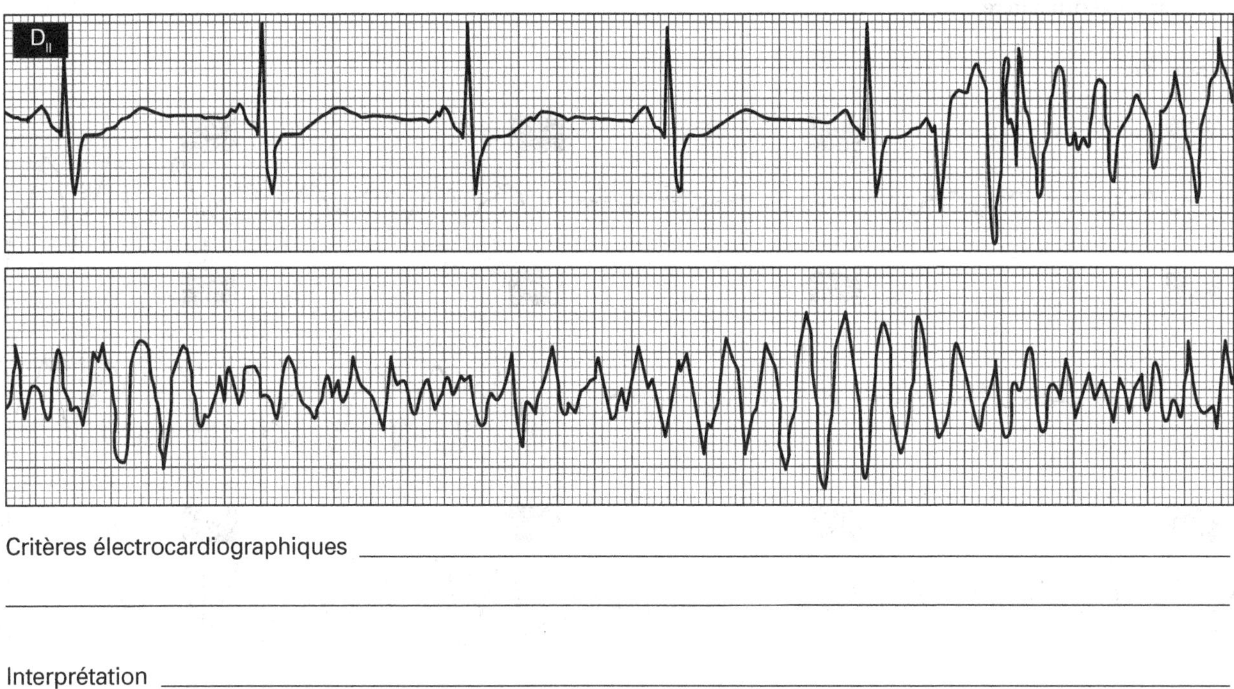

Critères électrocardiographiques ____

____

Interprétation ____

____

Tracé 19

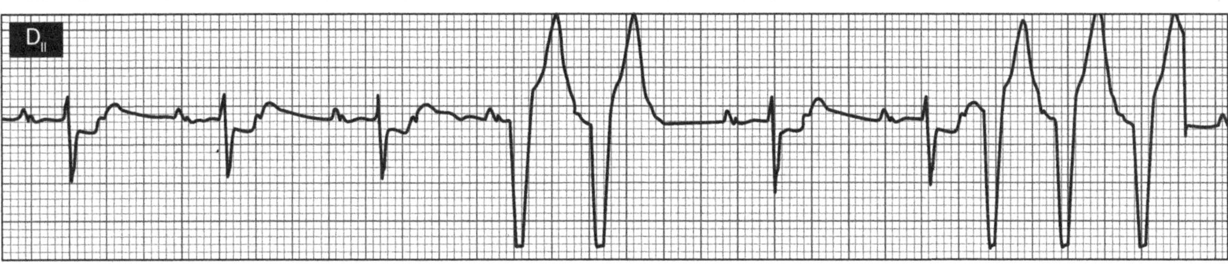

Critères électrocardiographiques ____

____

Interprétation ____

____

Pour la tachycardie à QRS larges de l'électrocardiogramme ci-dessous, préciser les critères de reconnaissance de la tachycardie ventriculaire.

Tracé 20

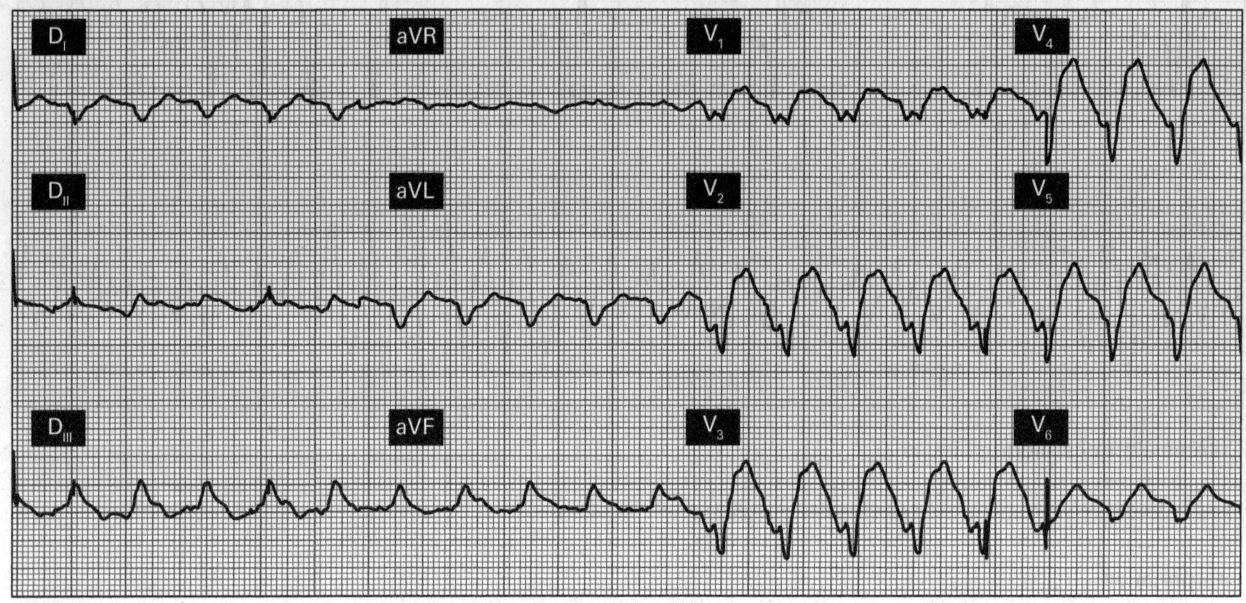

Critères ____

____

____

1. Bande supérieure: tachycardie sinusale à 120 batt./min. Deux salves d'ESV polymorphes. Bande inférieure: tachycardie sinusale à 110 batt./min. ESV télédiastoliques polymorphes trigéminées.

2. Fibrillation auriculaire avec réponse ventriculaire de 110 à 180 batt./min. Complexes CVA intermittents probables (se référer au tableau 9.3).

3. Rythme sinusal à 80 batt./min. BBD complet. Salve d'ESV polymorphes.

4. Rythme sinusal à 66 batt./min. ESV monomorphes interpolées trigéminées.

5. Rythme sinusal à 69 batt./min. ESV monomorphes interpolées trigéminées.

6. Rythme sinusal à 85 batt./min. Trois ESV monomorphes avec conduction rétrograde. Une extrasystole auriculaire (9e complexe).

7. Rythme sinusal à 72 batt./min. Couplet d'ESV polymorphes suivi d'un échappement jonctionnel.

8. Rythme sinusal. Couplets d'ESV bigéminés polymorphes.

9. D_{II}: bradycardie sinusale à 50 batt./min. ESV monomorphes interpolées quadrigéminées.

10. Rythme sinusal. ESV polymorphes en couplets et salves bigéminées.

11. V_1: rythme sinusal à 85 batt./min. BBD complet. ESV monomorphes quadrigéminées.

12. Fibrillation auriculaire avec réponse ventriculaire de 38 à 63 batt./min. BBG complet. Deux ESV monomorphes (se référer au tableau 9.2).

Corrigé de l'autoévaluation

PARTIE 1

1.	D	13.	Vrai
2.	C	14.	Faux
3.	C	15.	E
4.	B	16.	D
5.	D	17.	B
6.	D	18.	C
7.	B	19.	A
8.	4e complexe	20.	G
9.	Vrai	21.	I
10.	Faux	22.	B
11.	Vrai	23.	E
12.	Vrai	24.	D

PARTIE 2

1. Rythme sinusal à 95 batt./min. BBG complet. ESV télédiastoliques polymorphes bigéminées.

2. V_1: tachycardie ventriculaire monomorphe à 180 batt./min avec aspect retard gauche. Deux captures ventriculaires.

3. Rythme idioventriculaire accéléré (RIVA) à 85 batt./min.

4. Tachycardie sinusale à 140 batt./min. ESV monomorphes télédiastoliques trigéminées. Complexe de fusion (9e complexe), puis tachycardie ventriculaire monomorphe. Aspect retard droit à 210 batt./min.

5. V_1: tachycardie sinusale à 110 batt./min. Syndrome de Brugada.

6. V1: tachycardie sinusale à 110 batt./min. Deux salves d'ESV monomorphes. TV paroxystique monomorphe. Aspect retard droit > 240 batt./min.

7. Bradycardie sinusale à 50 batt./min. ESV polymorphes, dont une salve. Épisode de torsade de pointes supérieur à 240 batt./min. Échappements jonctionnels et ventriculaires.

8. V_1: rythme sinusal à 66 batt./min. RIVA à 72 batt./min. Le 6e complexe en D_{II} est une fusion.

9. RIVA à 90 batt./min. Rythme sinusal à 85 batt./min.

10. Rythme sinusal à 66 batt./min. BBG complet. ESV monomorphes interpolées trigéminées.

11. Rythme sinusal à 90 batt./min. Deux couplets d'ESV polymorphes, suivis chacun d'un échappement jonctionnel.

12. Rythme sinusal à 85 batt./min. ESV monomorphes et trigéminées.

13. Rythme sinusal avec couplets d'ESV polymorphes bigéminées.

14. Tachycardie ventriculaire monomorphe avec aspect retard droit à 210 batt./min. Critères: dissociation AV évidente et R crochetée en V_1.

15. V_1: rythme sinusal à 90 batt./min. BBG complet. Une ESA bloquée (onde T du 8e complexe).

16. Rythme sinusal à 66 batt./min. BBG complet. ESV avec conduction rétrograde, polymorphes, bigéminées et trigéminées. Un échappement jonctionnel (bande inférieure: 6e complexe).

17. Fibrillation auriculaire avec réponse ventriculaire de 110 à 240 batt./min. Conduction ventriculaire aberrante intermittente ou complexes de CVA probables (se référer au tableau 9.3).

18. Bradycardie sinusale à 56 batt./min. Fibrillation ventriculaire déclenchée par une ESV avec phénomène R/T.

19. Tachycardie sinusale à 140 batt./min. Bloc AV du 2e degré avec conduction 2:1. Couplet et salve d'ESV monomorphes.

20. • V_1: ECG: TV monomorphe avec aspect retard gauche à 130 batt./min. Approche Brugada: TV à 130 batt./min.

   • 1re étape: absence de la morphologie RS dans les dérivations précordiales.

   • 4e étape: concordance négative des complexes QRS de V_1 à V_6.

   • V_6: morphologie QS du complexe QRS.

MODULE **B**

Activité d'intégration
Exercices d'interprétation et cas cliniques

OBJECTIFS

- Calculer la fréquence cardiaque de tracés avec un compas à pointes sèches selon la «méthode des 300».

- Instaurer une démarche d'interprétation.

- Réviser les concepts les plus pertinents en ce qui a trait à l'interprétation des tracés d'arythmies cardiaques.

- Établir les corrélations électrophysiologiques, cliniques et électrocardiographiques grâce à des cas cliniques.

- Valider les réponses avec le corrigé.

Préambule

Le tracé électrocardiographique prend toute sa signification dans un contexte clinique. Les cas cliniques sélectionnés dans ce module reflètent cette approche. Ils ont été retenus pour leur pertinence clinique, leur fréquence d'apparition et les objectifs pédagogiques poursuivis.

Ce module propose une démarche d'interprétation susceptible d'accroître la réussite des exercices suggérés de même qu'un index des cas cliniques afin de repérer rapidement une arythmie spécifique. Ce module se divise en deux parties : la première consiste en l'interprétation de 10 tracés de révision générale, et la seconde propose 45 cas cliniques avec tracés intégrés à interpréter.

Un tableau synoptique a été conçu pour repérer ou valider l'ensemble des arythmies présentées dans ce volume. Ce tableau se trouve en annexe, à la fin du manuel.

Démarche d'interprétation

Première étape

- Calculer le rythme de base et la fréquence.

  Exemples :
  - Rythme sinusal à 66 batt./min.
  - Fibrillation auriculaire avec réponse ventriculaire de 56 à 90 batt./min.
  - Tachycardie ventriculaire à 180 batt./min.

Deuxième étape

- Calculer les intervalles PR, QRS et QT ou QTU, s'il y a lieu.

Troisième étape

- Rechercher les anomalies : blocs AV, échappements, ESA, ESV, pauses, etc.

Quatrième étape

- Détecter la présence d'ondes P bloquées : appliquer la théorie des « P bloquées ».

Cinquième étape : interprétation

- Indiquer le rythme, la fréquence et l'anomalie.

  Exemples :
  - Bradycardie sinusale à 52 batt./min. Bloc AV du 1er degré.
  - Fibrillation auriculaire avec réponse ventriculaire de 60 à 120 batt./min. BBD complet. ESV nombreuses et polymorphes.
  - Rythme sinusal à 72 batt./min. Bloc AV complet sur REJ à 52 batt./min.

Les fréquences cardiaques sont calculées au compas selon la « méthode des 300 ».

PARTIE 1
EXERCICES D'INTERPRÉTATION

Tracé 1   Enregistrement simultané

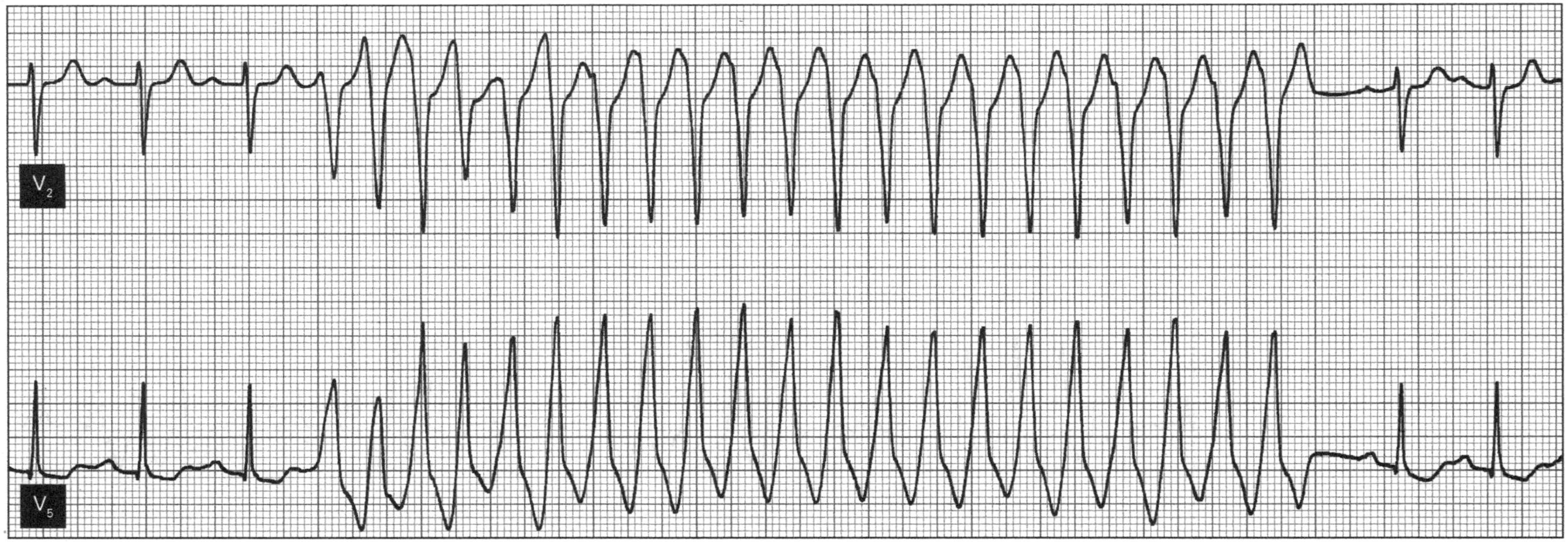

V₂

V₅

Interprétation

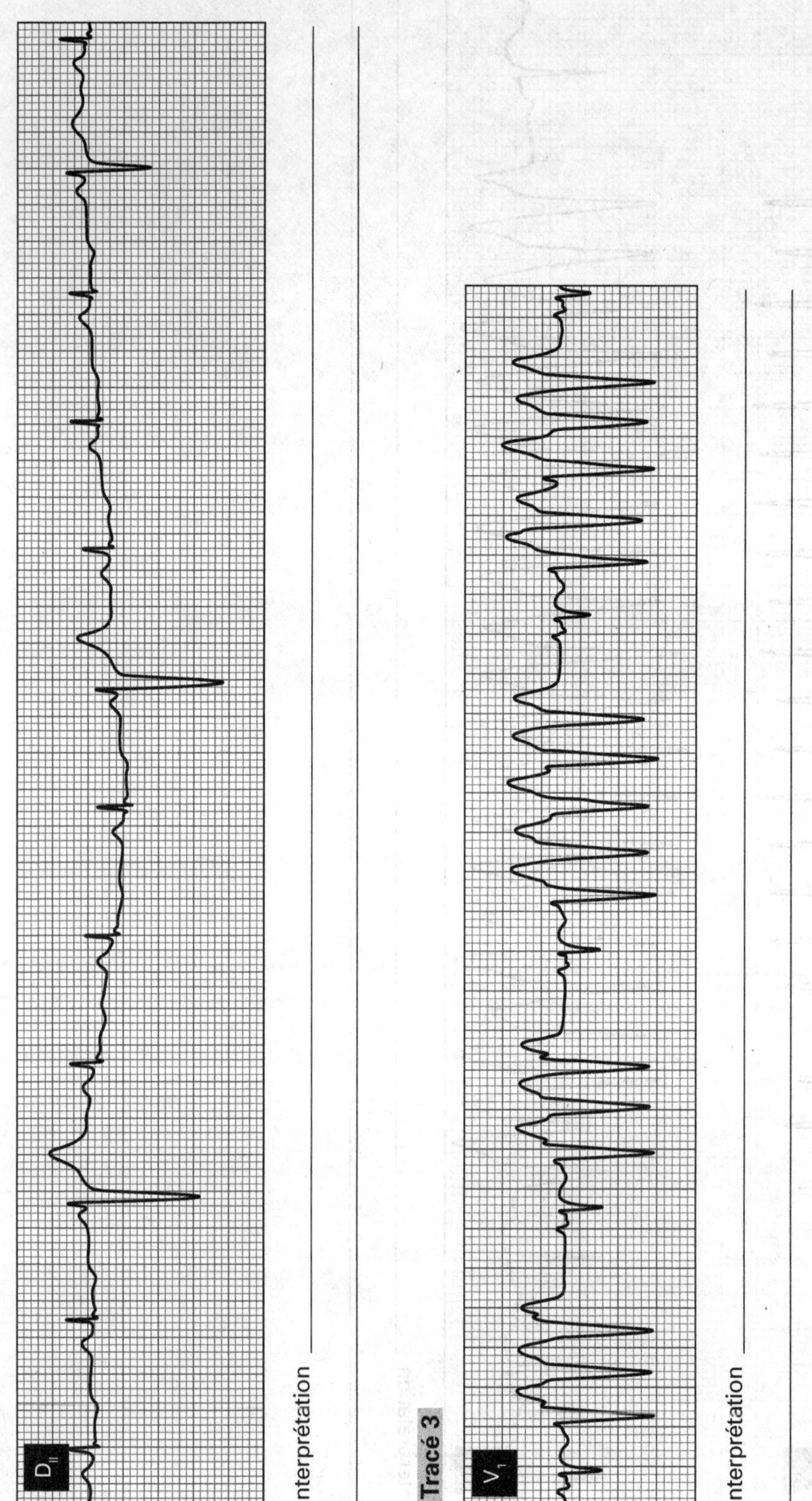

Tracé 2
D$_{II}$
Interprétation
Tracé 3
V$_1$
Interprétation

Tracé 4

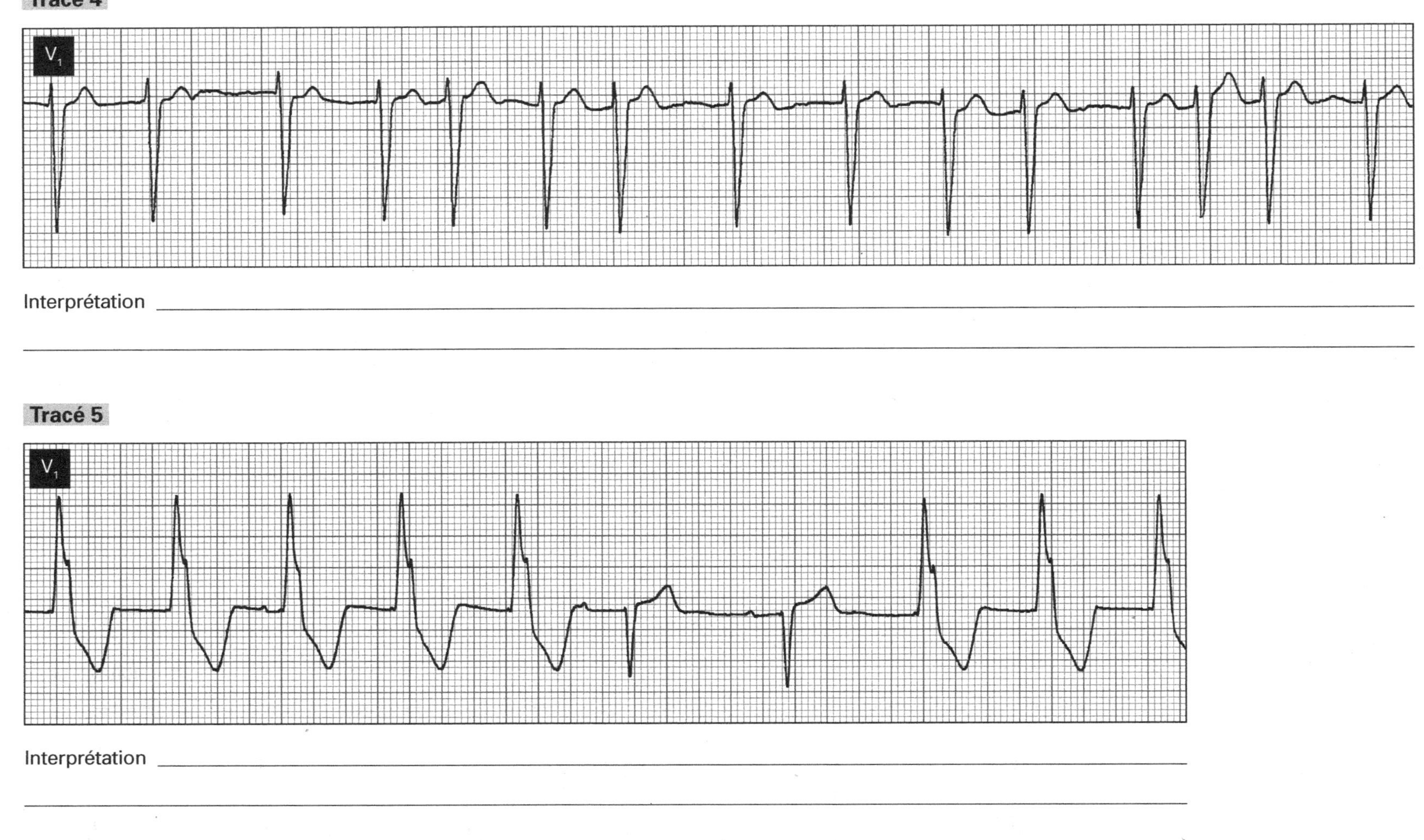

Interprétation ___________

Tracé 5

Interprétation ___________

Tracé 6

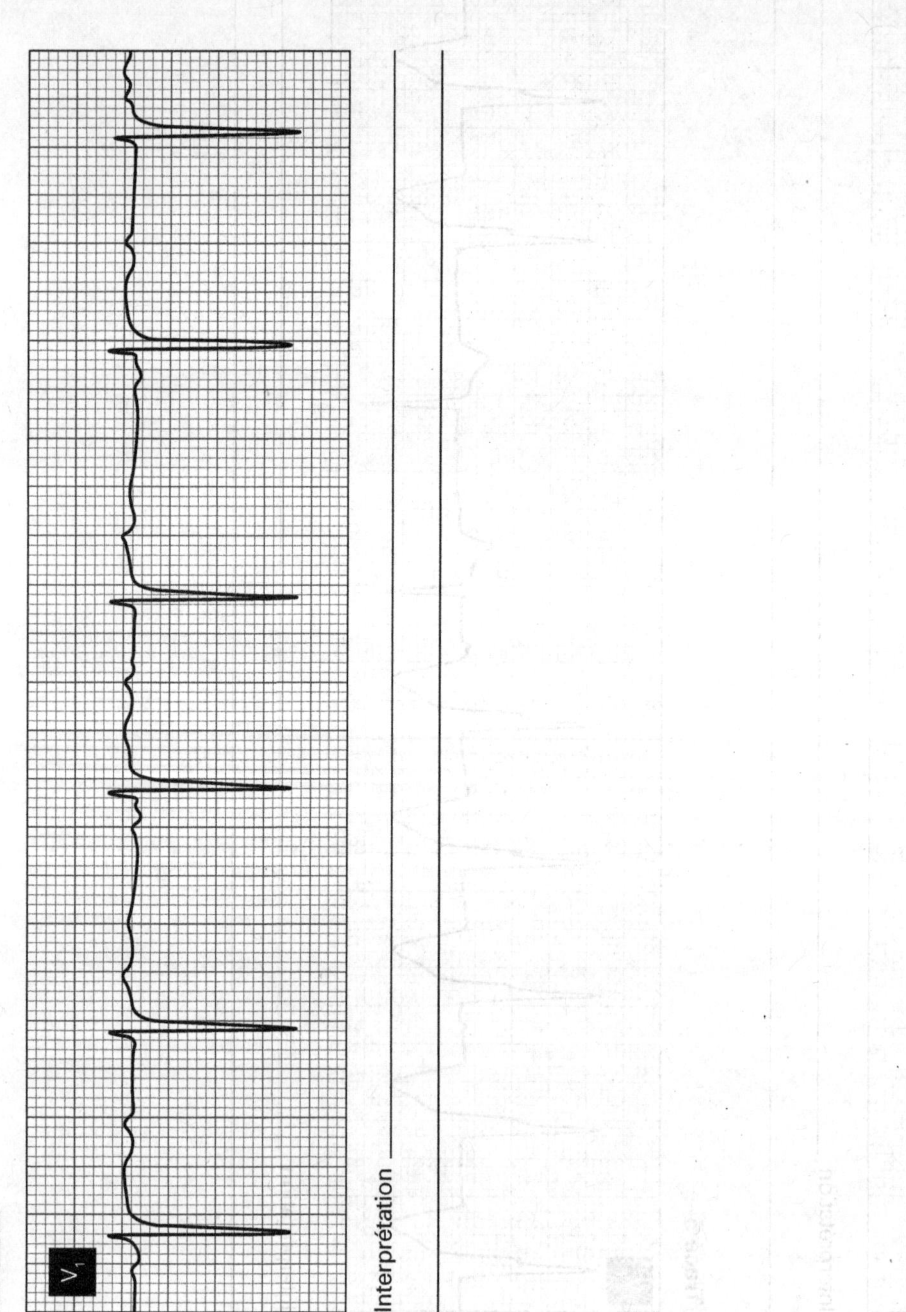

Interprétation

Tracé 7 Enregistrement simultané

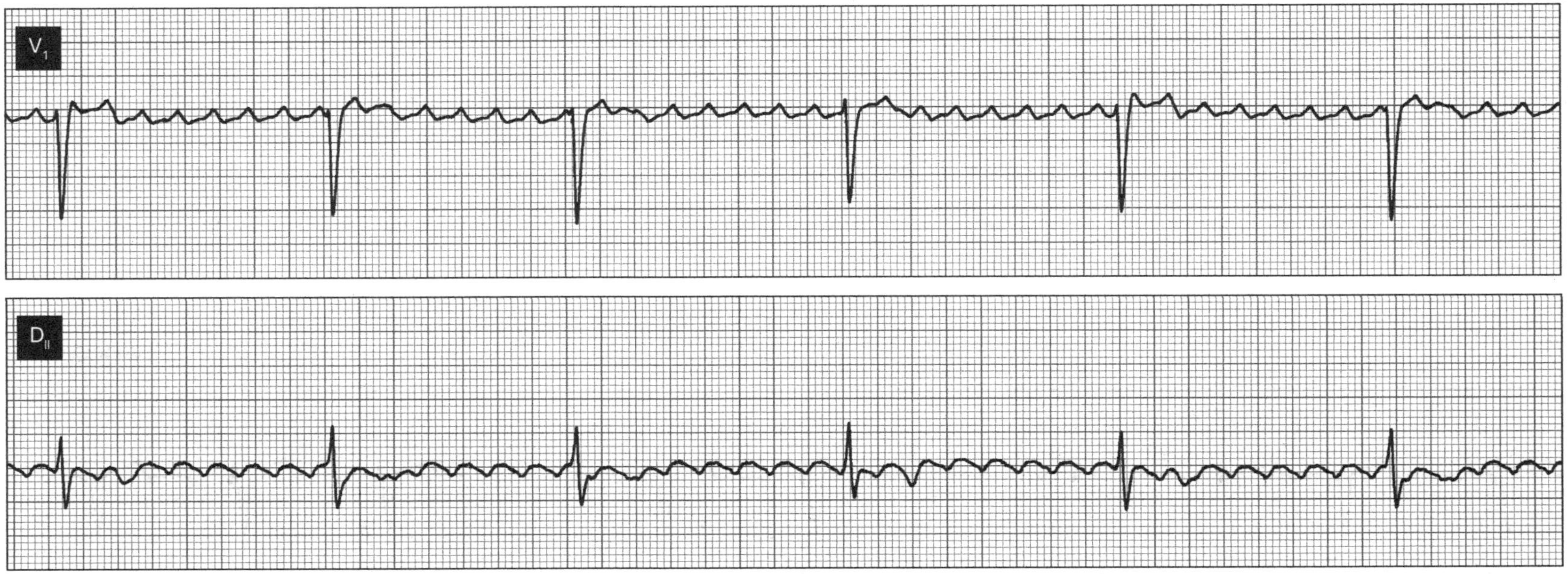

Interprétation

Tracé 8

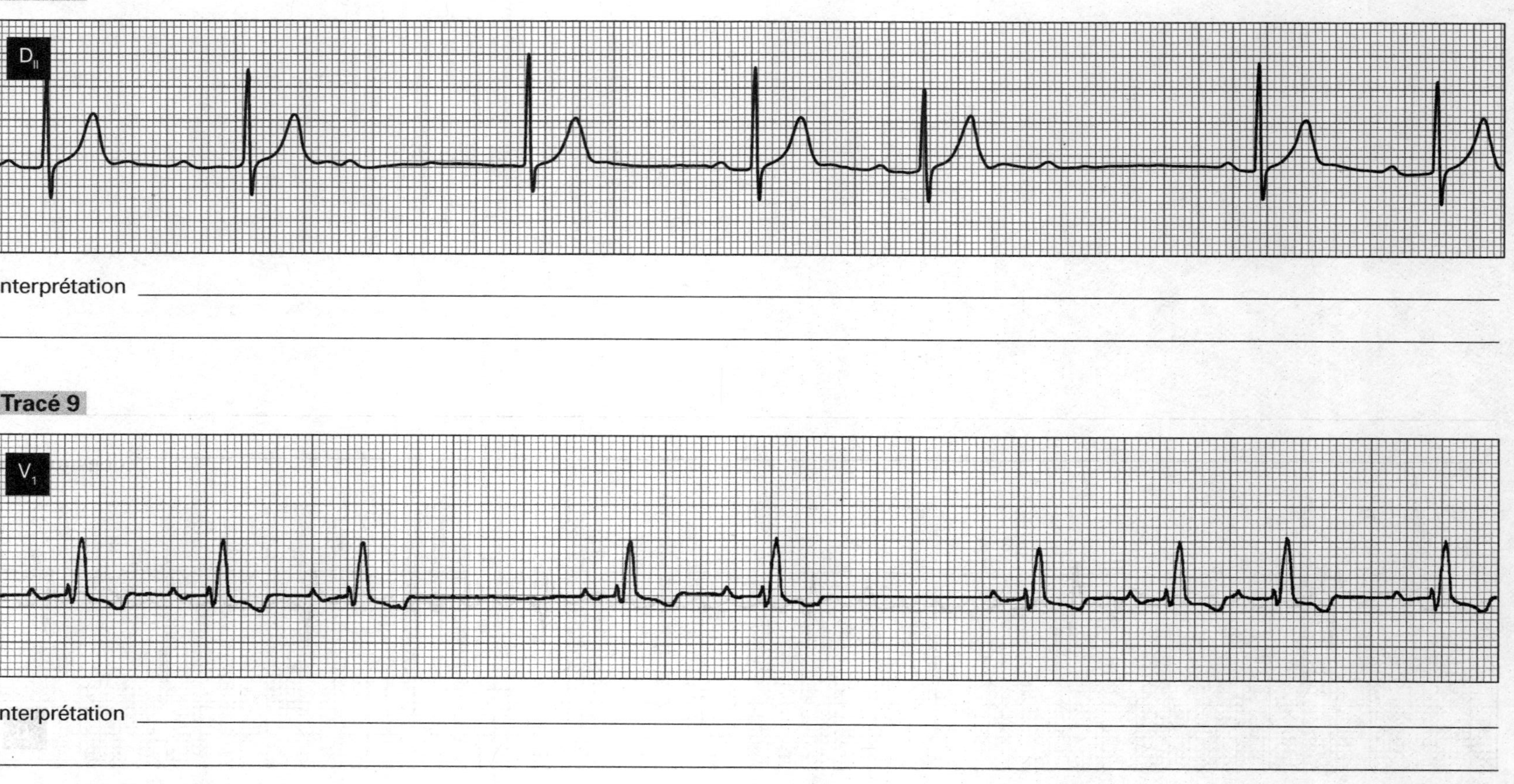

Interprétation ____

____

Tracé 9

Interprétation ____

____

Tracé 10

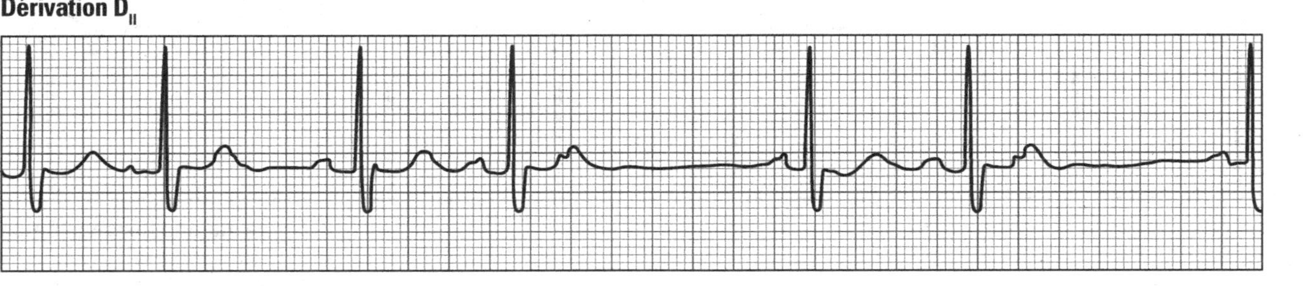

Interprétation _______________________________

____

PARTIE 2

EXERCICES D'INTERPRÉTATION À PARTIR DE CAS CLINIQUES

Cas clinique 1

Une dame de 68 ans est suivie par son médecin pour fatigue et dyspnée. Ses signes vitaux sont normaux, à l'exception d'un pouls lent et irrégulier.

Dérivation D$_{II}$

Interprétation _______________________________

____

Cas clinique 2

Un homme de 57 ans souffre de douleurs épigastriques sous forme de «coups de couteau» et présente une diaphorèse. P.A.: 148/70 mm Hg. F.C.: 100 batt./min. Antécédents: communication interventriculaire congénitale et cholécystectomie.

Enregistrement continu en D$_{II}$

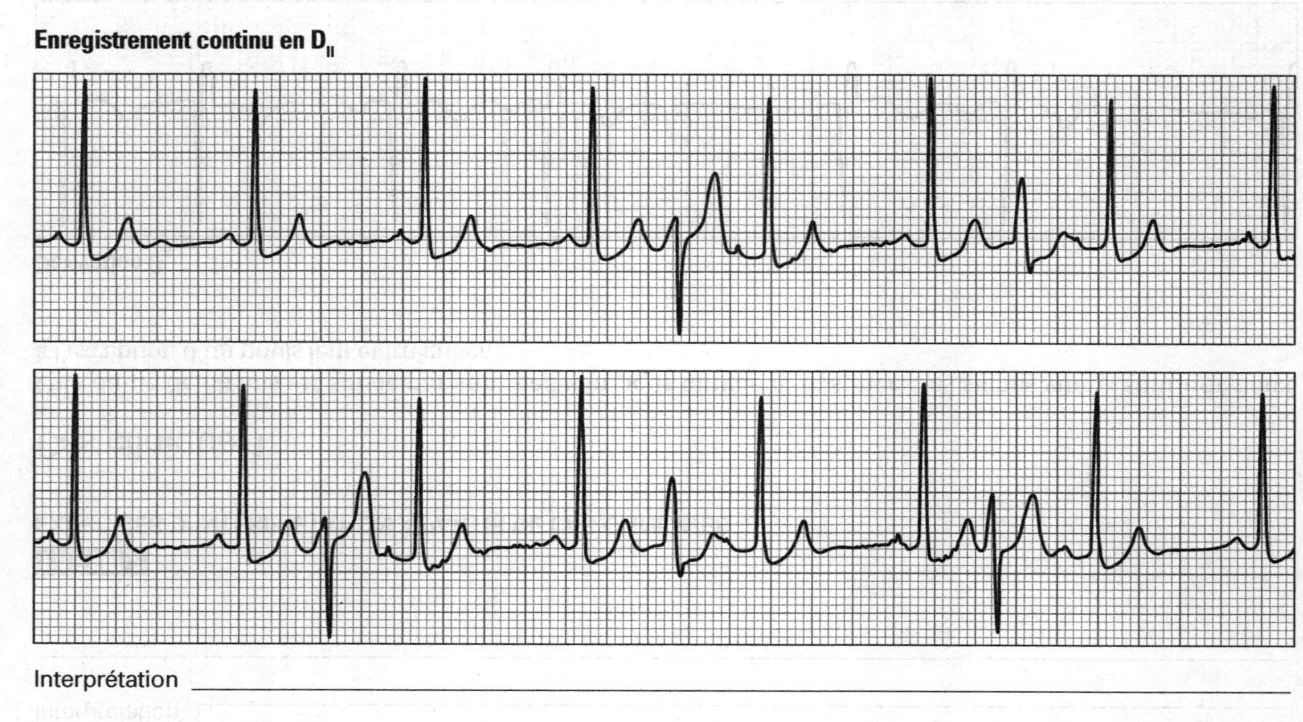

Interprétation

Cas clinique 3

Un homme de 79 ans est admis à l'hôpital pour une douleur rétrosternale (DRS). Il présente un infarctus sans onde Q documentée (DRS et troponine positive). Un protocole de thrombolyse est en cours. Voici trois enregistrements au cours de la phase aiguë.

Tracé A   **Enregistrement simultané en D_{II} et V_1**

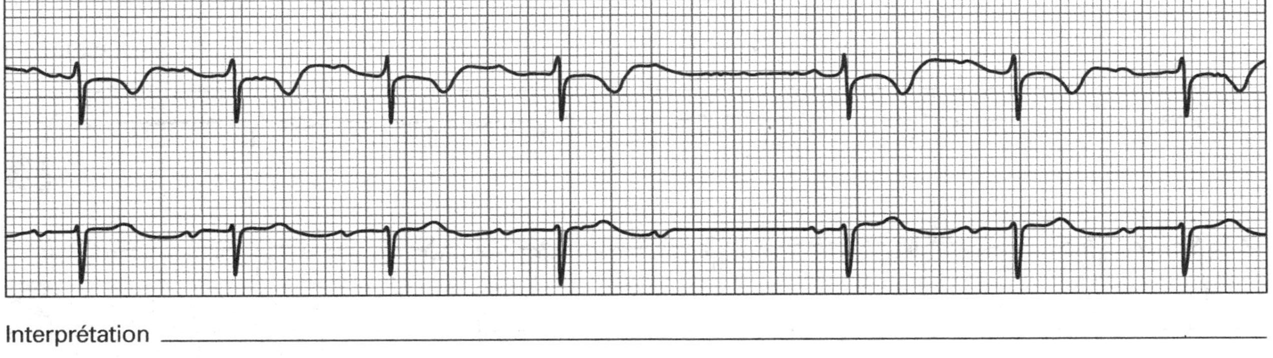

Interprétation ____

____

Tracé B   **Enregistrement simultané en D_{II} et V_1**

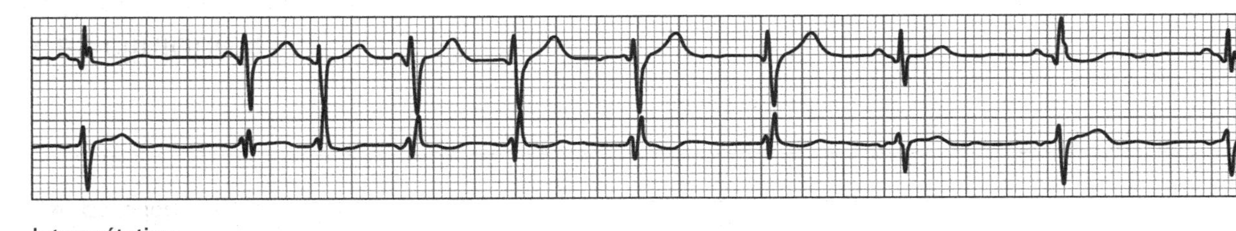

Interprétation ____

____

Tracé C   Enregistrement en D_{II}

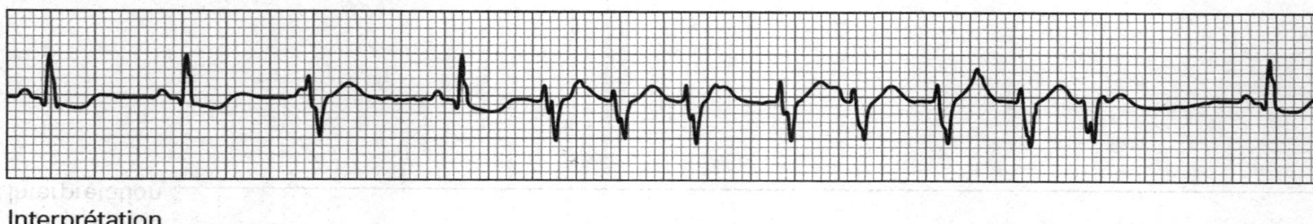

Interprétation ____

Cas clinique 4

Un homme de 74 ans souffre d'une douleur interscapulaire sous forme de « coup de poignard » avec irradiation épigastrique d'intensité 6 sur 10 selon l'échelle de douleur. Voici ses signes vitaux : P.A. : 163/89 mm Hg ; F.C. : 60 batt./min. Le patient n'a aucun antécédent cardiaque.

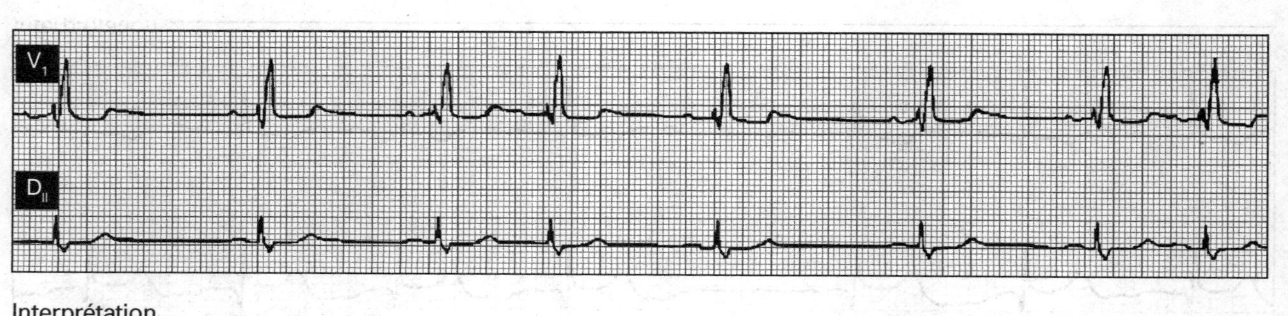

Interprétation ____

Cas clinique 5

Une dame de 89 ans est transportée au Service des urgences pour tachycardie. À son admission à l'hôpital, on lui fait un ECG, et celui-ci indique un flutter auriculaire à 280 batt./min avec conduction 2:1. La patiente présente un bilan électrolytique normal, et une pneumonie est en évolution. La dame, assise au fauteuil et asymptomatique, prend de l'amiodarone *per os* depuis quelques jours. Elle présente l'arythmie suivante.

Dérivation D_{II}

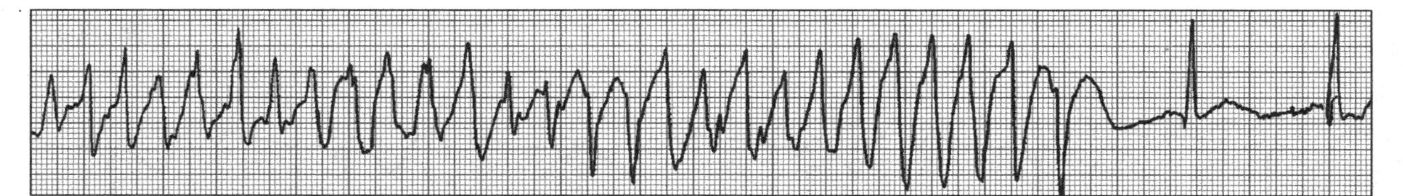

Interprétation

Cas clinique 6

Un homme de 78 ans consulte un médecin pour une douleur rétrosternale d'intensité 7 sur 10 sur l'échelle de douleur; cette douleur est soulagée par trois inhalations sublinguales de nitroglycérine. La P.A. du patient est de 185/103 mm Hg. L'homme présente des antécédents d'infarctus ancien et il est en attente d'un pontage coronarien.

Dérivation V₅

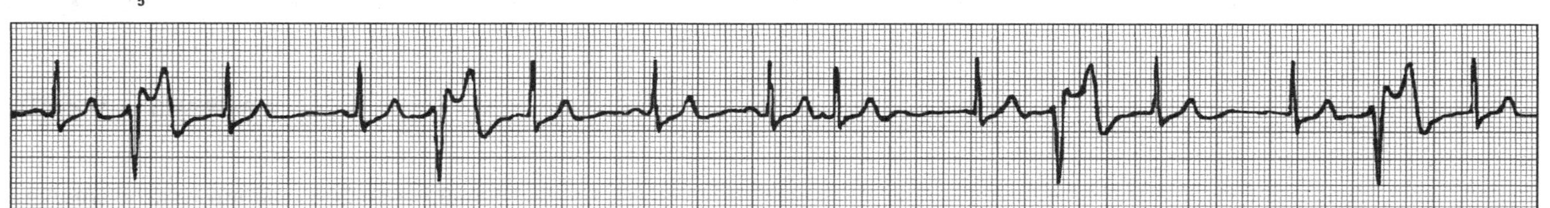

Interprétation

Cas clinique 7

Un homme de 56 ans est admis au Service des urgences pour douleur rétrosternale. Il présente des antécédents d'hypertension artérielle et de diabète. Les bilans électrolytique et cardiaque sont anormaux. L'ECG confirme un infarctus postéro-inférieur en phase aiguë.

Tracé A Dérivation V_1

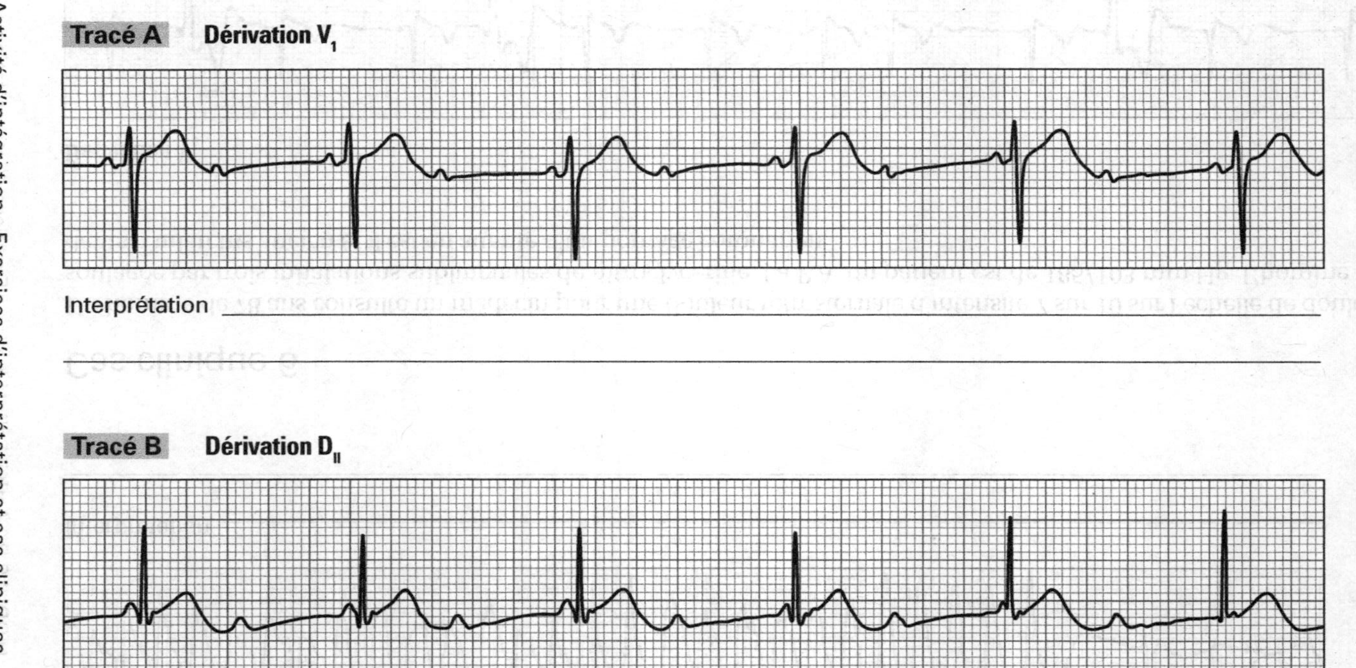

Interprétation ____

____

Tracé B Dérivation D_{II}

Interprétation ____

____

Cas clinique 8

Une dame de 70 ans est admise à l'hôpital pour douleur rétrosternale avec irradiation au bras gauche et à la région dorsale. Elle présente de la fibrillation ventriculaire 30 minutes après son admission. L'ECG confirme un infarctus inférieur en phase aiguë.

Tracé A   **Dérivation D_{II} – Tracé 15 min préfibrillation**

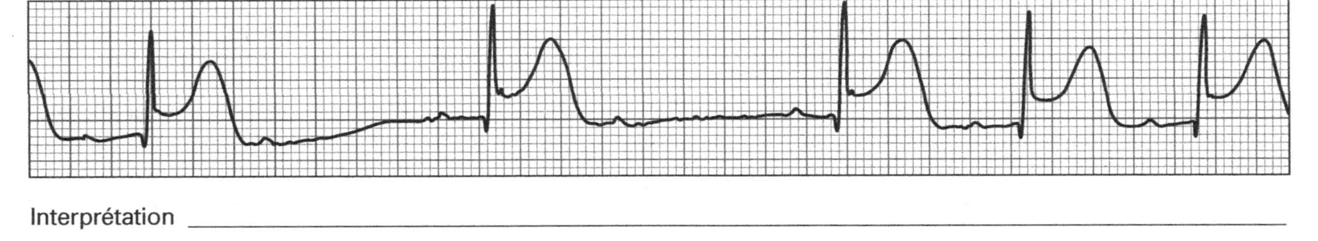

Interprétation

Tracé B   **Dérivation V_1 – Tracé continu 2 h postdéfibrillation**

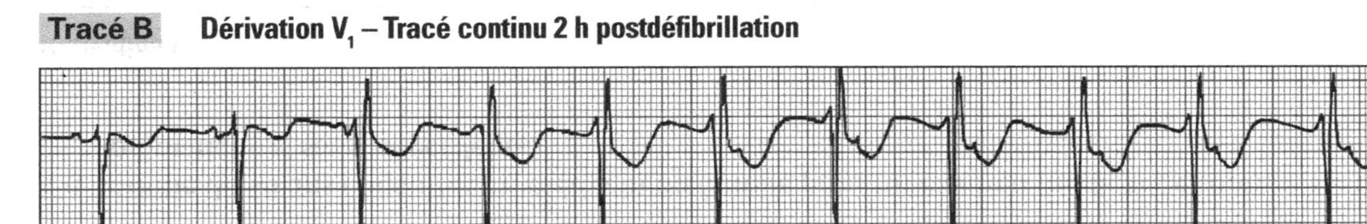

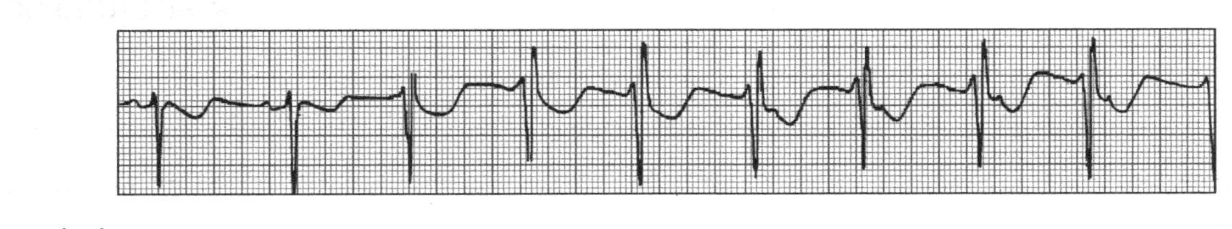

Interprétation

Tracé C Dérivation V_1 – Tracé 4 h postdéfibrillation

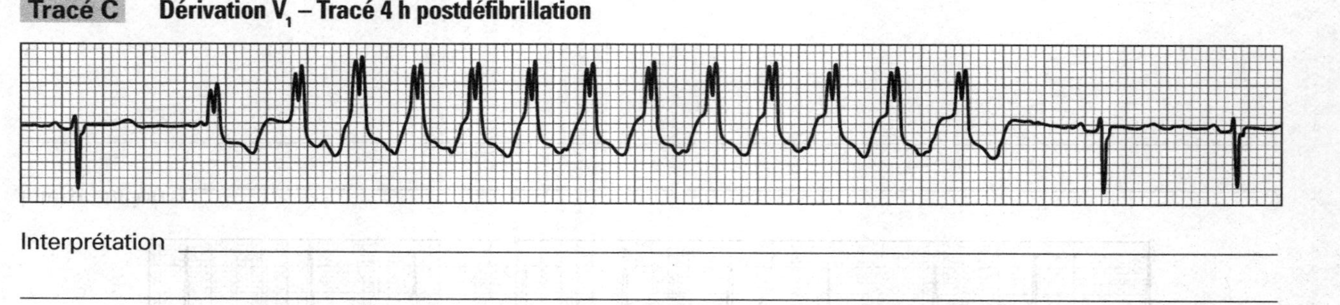

Interprétation ____

____

Cas clinique 9

Un homme de 70 ans consulte son médecin de famille pour un examen médical de routine. Le patient est asymptomatique et sans antécédents.

Dérivation V_1

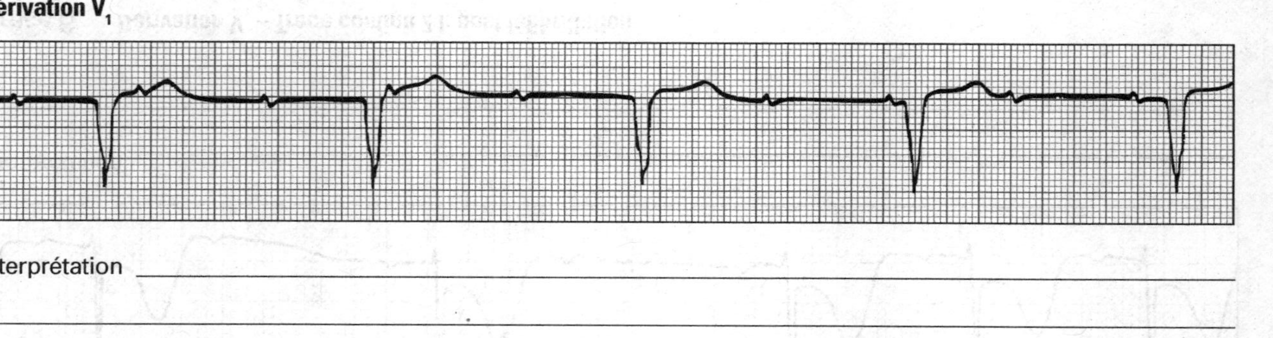

Interprétation ____

____

Cas clinique 10

Un homme de 72 ans sans antécédents consulte son médecin pour fatigue inhabituelle et dyspnée à l'effort. À l'exception d'un pouls irrégulier, ses signes vitaux sont normaux.

Enregistrement simultané en V_1 et D_{II}

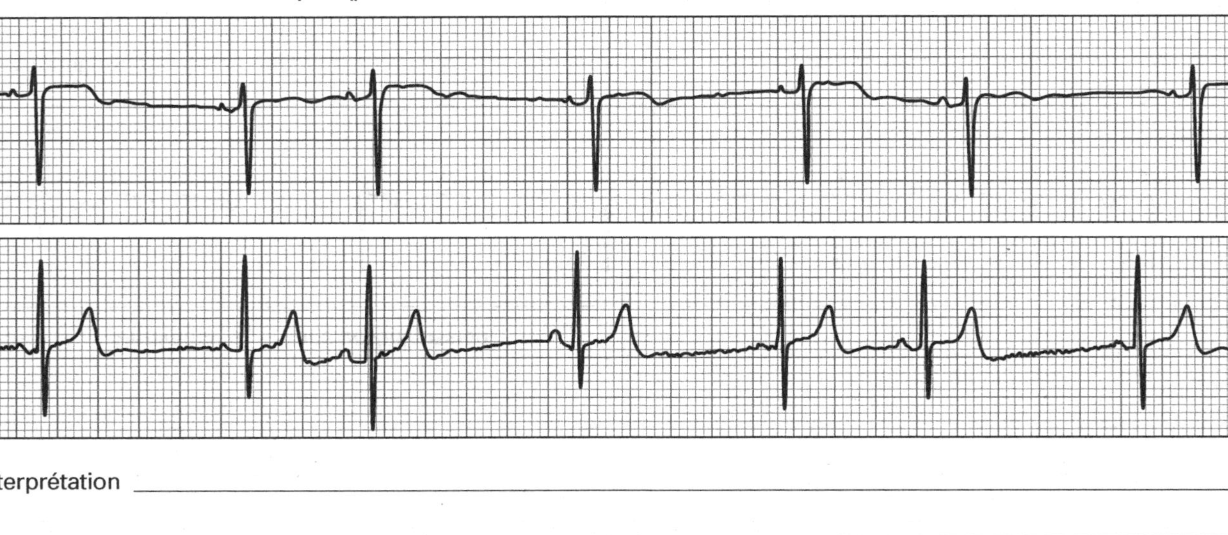

Interprétation ____

____

Cas clinique 11

Un homme de 61 ans consulte son médecin pour une douleur rétrosternale à l'effort ressentie lors d'une randonnée en ski de fond. Il compare sa douleur à la sensation d'une «barre» avec irradiation au bras gauche d'intensité 5 sur 10, selon l'échelle de douleur, et d'une durée de 45 min. L'ECG confirme un infarctus inférieur, et les troponines sont positives.

Tracé A   **Dérivation D$_{II}$ – Tracé postadmission**

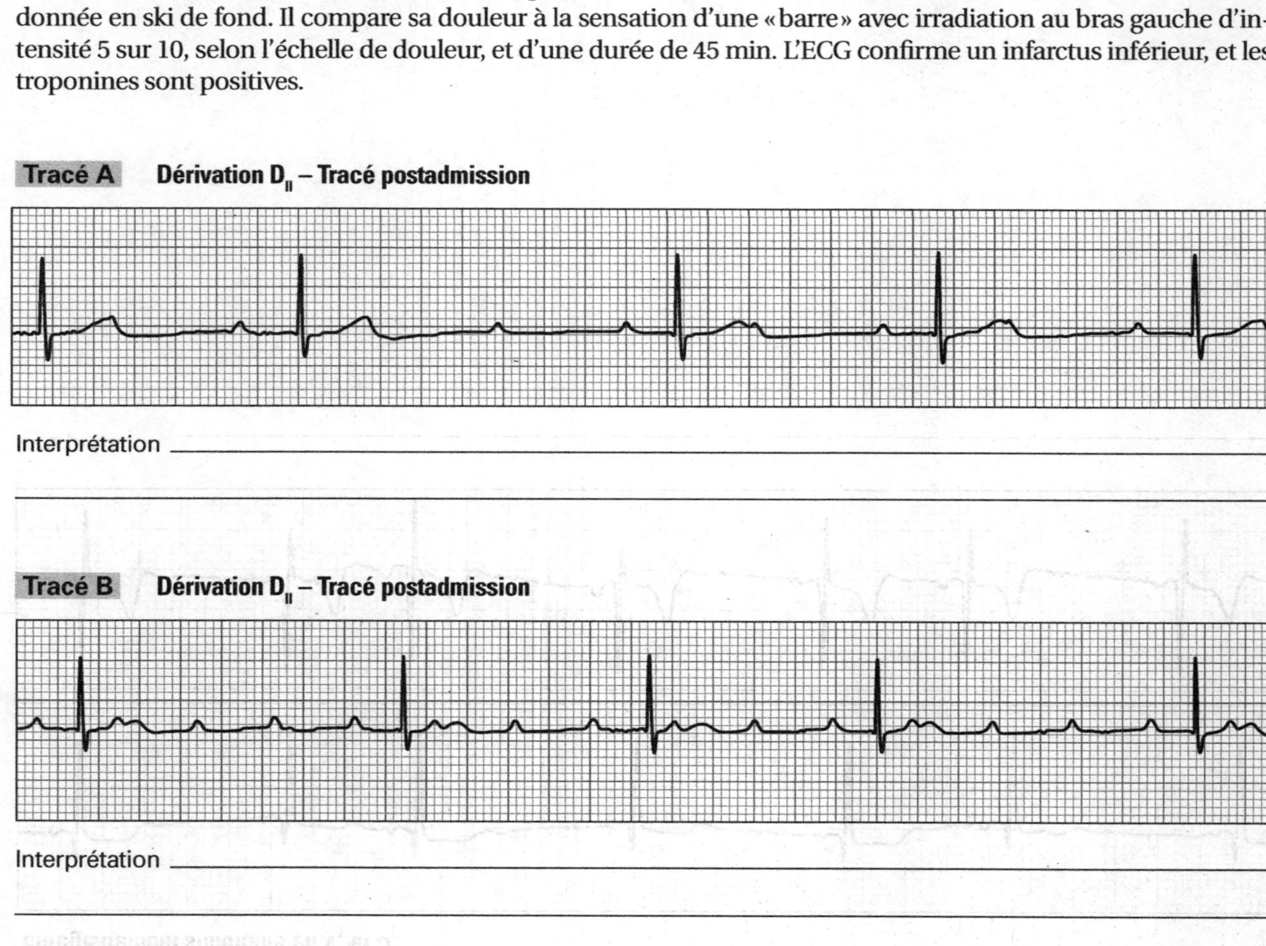

Interprétation ____

Tracé B   **Dérivation D$_{II}$ – Tracé postadmission**

Interprétation ____

Cas clinique 12

Un homme de 72 ans est admis aux soins intensifs pour palpitations, dyspnée et douleur rétrosternale au repos.
Un B3 est entendu à l'auscultation cardiaque, de même que des crépitants inspiratoires aux bases pulmonaires.

Dérivation V_1 – Tracé continu

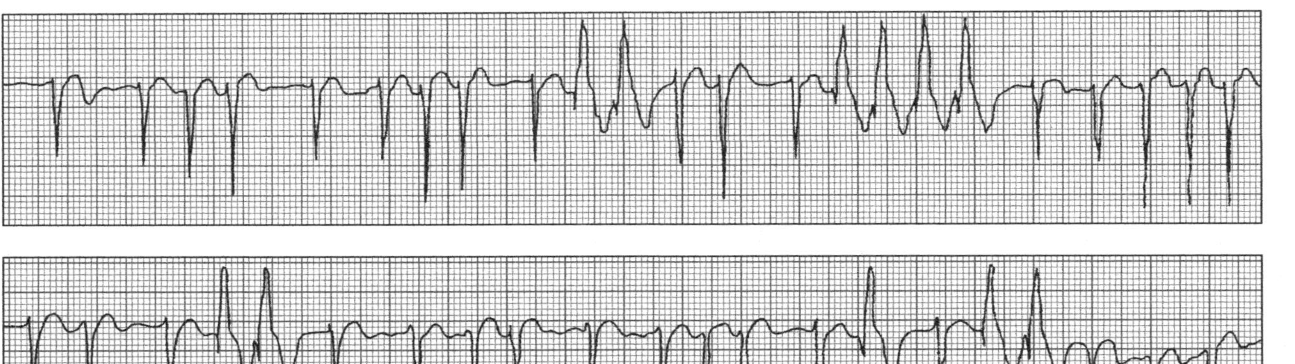

Interprétation ____

____

Cas clinique 13

Une dame de 66 ans est admise au Service des urgences, et un diagnostic d'œdème pulmonaire aigu est posé. À l'auscultation, des râles muqueux aux bases sont entendus. Elle présente un complexe acidobasique (alcalose mixte).

Enregistrement simultané en V_1 et D_{II}

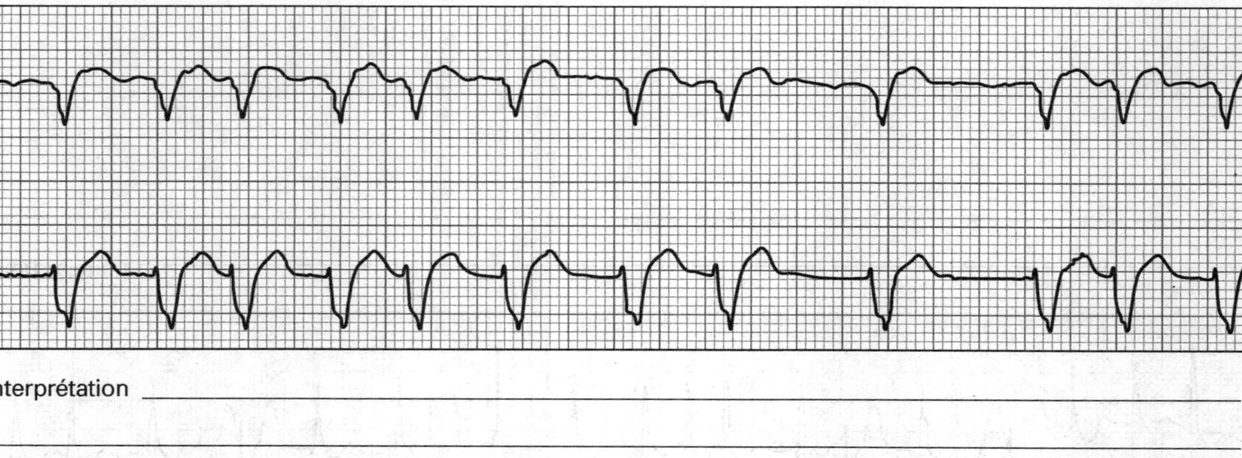

Interprétation ____

Cas clinique 14

Un homme de 66 ans est admis d'urgence à l'hôpital pour palpitations et douleur rétrosternale. L'ECG confirme une tachycardie à QRS larges. On lui administre un choc synchronisé de 200 J. La coronarographie indique une fraction d'éjection de 50 %, une akinésie apicale et des coronaires normales. Le médecin procède à la mise en place d'un cardistimulateur DDD ou double chambre.

Enregistrement simultané en V_1 et D_{II}

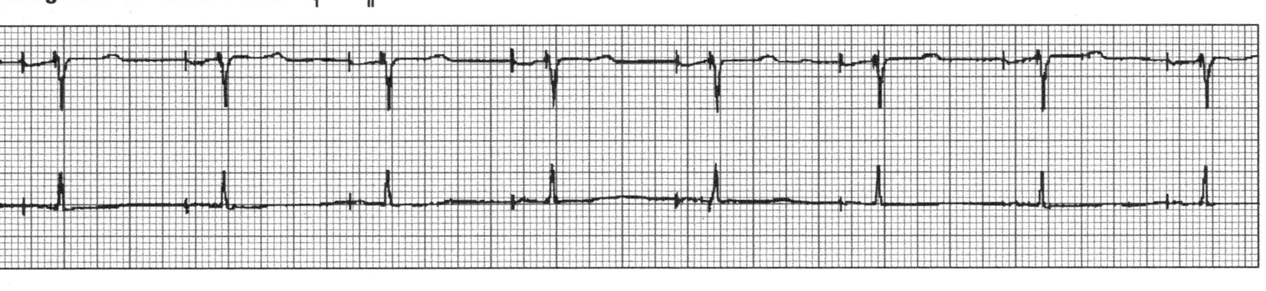

Interprétation ____

____

Cas clinique 15

Un homme de 36 ans consulte un médecin pour une douleur épigastrique d'intensité 6 sur 10 sur l'échelle de douleur. Voici les informations figurant au dossier de ce patient : P.A. : 250/108 mm Hg ; glucométrie à jeun : 31 mmol/L (N : 3,9 à 5,8 mmol/L). L'homme souffre d'acidose métabolique compensée.

Dérivation D$_{II}$

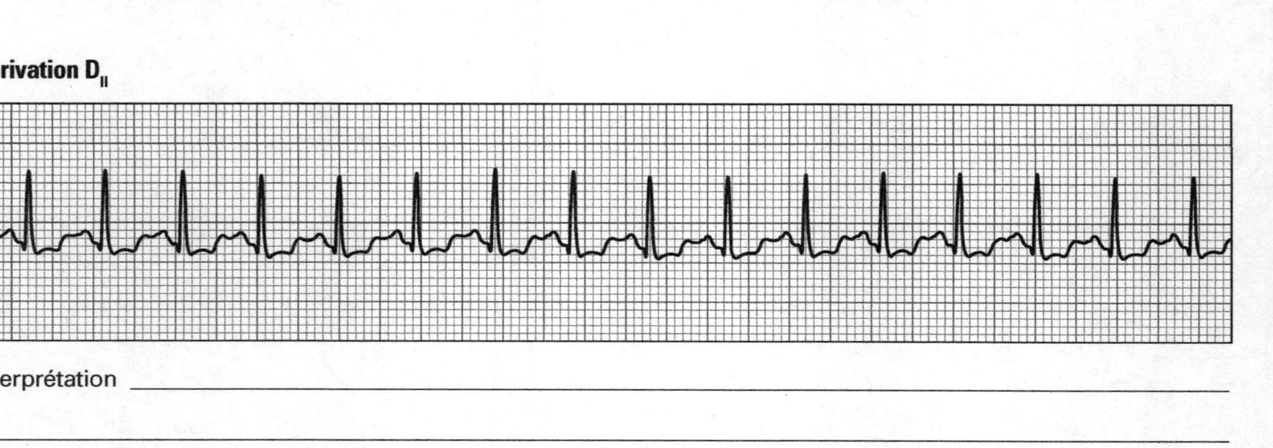

Interprétation ____

____

Cas clinique 16

Un homme de 42 ans travaillant de nuit dans une usine se plaint d'une douleur à l'épaule droite. Le médecin consulté, croyant à un traumatisme de l'épaule, dirige le patient vers le Service des urgences pour un examen radiographique. À son arrivée, le patient, pâle et en diaphorèse, s'exprime ainsi: «Je suis en train d'avoir un malaise.» Installé dans la salle de choc, il subit un collapsus. Dans un intervalle de cinq minutes, il a présenté les arythmies ci-dessous.

Tracé A   **Tracé d'admission – Enregistrement continu en D_{II}**

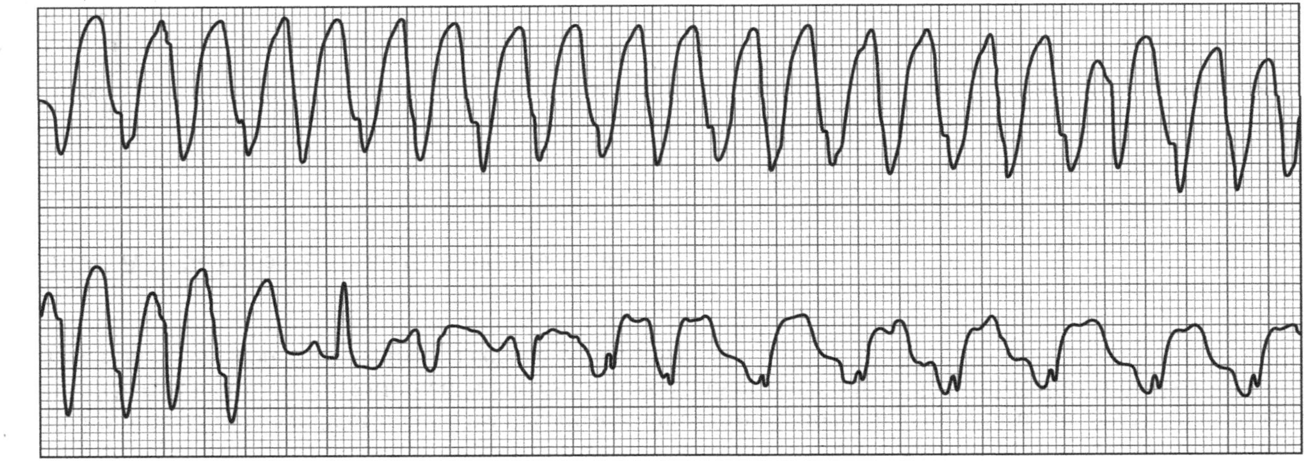

Interprétation ____________________

Tracé B   **Enregistrement en D_{II}**

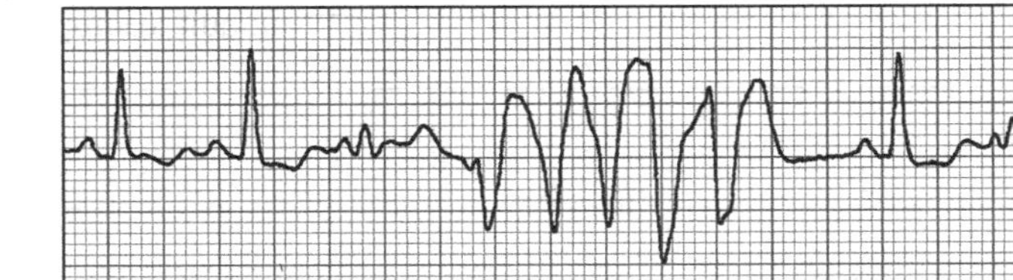

Interprétation ____________________

Tracé C   **Choc non synchronisé 150 J – Enregistrement en D$_{II}$**

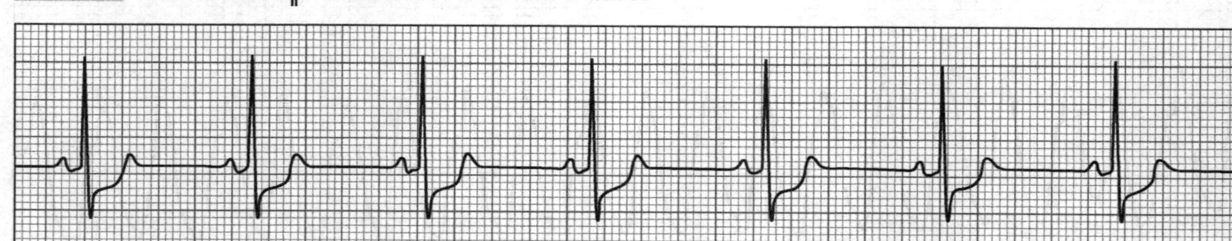

Interprétation ____

Cas clinique 17

Un homme de 76 ans polytraumatisé est décédé à la suite d'une hypovolémie postchirurgie. Ses globules rouges et son hémoglobine étaient fortement abaissés. Le dossier faisait état d'une acidose mixte documentée. Le patient avait obtenu un score de 3 sur 15 sur l'échelle de Glasgow.

Tracé A   **Dérivation D$_{II}$ – Tracé une heure avant le décès**

Interprétation ____

Tracé B   Dérivation D_{II} – Tracé une heure avant le décès

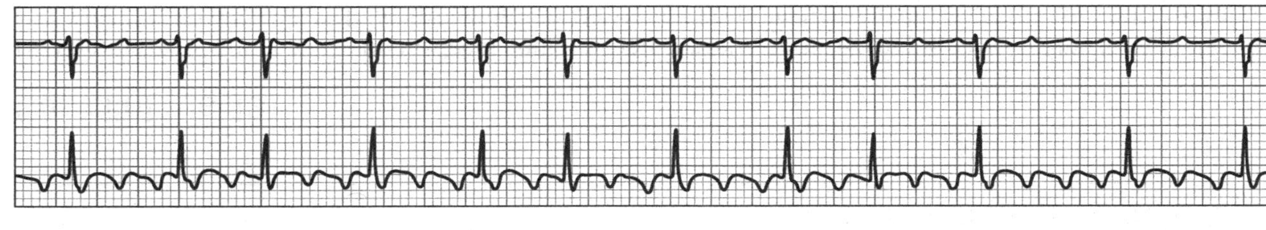

Interprétation ____

Cas clinique 18

Un homme de 62 ans ayant récemment subi une fracture du tibia et du péroné consulte un médecin pour palpitations et angoisse. Il consomme des analgésiques en grande quantité. Le médecin lui prescrit de la warfarine *per os*. Son hémoglobine est à 115 g/L (N : 40 à 170 g/L).

Tracé A   Enregistrement simultané en V_1 et D_{II}

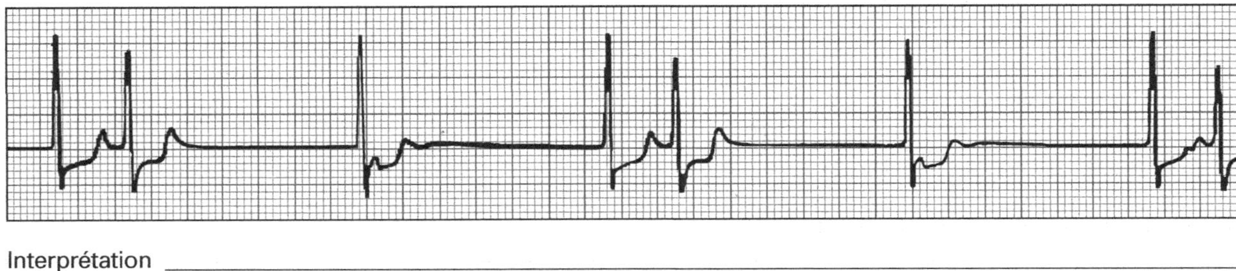

Interprétation ____

Tracé B   Dérivation D_{II} – Tracé postcardioversion 30 J

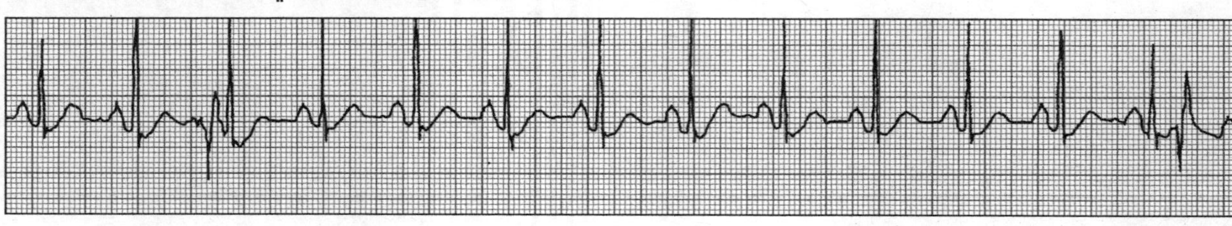

Interprétation ____

Cas clinique 19

Un homme de 42 ans consulte un médecin pour une douleur rétrosternale typique *de novo*. Une thrombolyse est en cours. L'ECG confirme un infarctus antéroseptal récent. L'homme présente des antécédents familiaux importants, dont une histoire de QT allongé. Sa kaliémie est de 3,4 mmol/L (N : 3,5 à 5 mmol/L).

Tracé A   Dérivation V_1

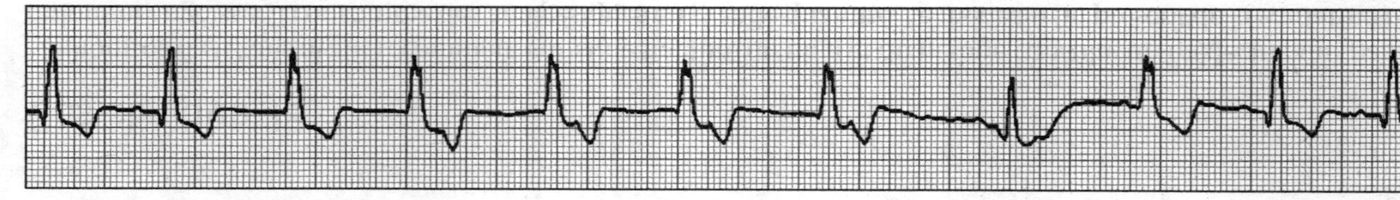

Interprétation ____

Tracé B Dérivation V_1

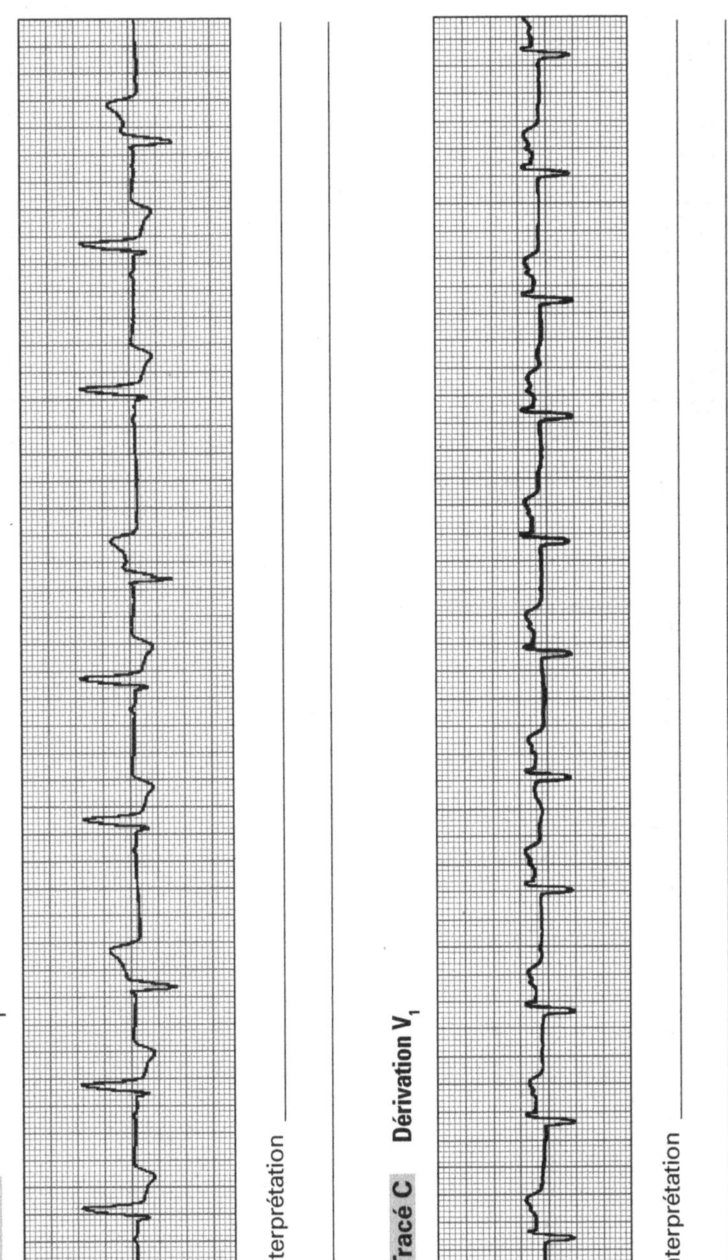

Interprétation ________________________________

Tracé C Dérivation V_1

Interprétation ________________________________

Cas clinique 20

Une dame de 81 ans est admise aux soins intensifs pour décompensation cardiorespiratoire. Elle présente un faciès grisâtre, et ses extrémités sont froides. Son pouls est lent et irrégulier, et sa P.A. est de 88/46 mm Hg. Elle a récemment subi un infarctus antéroseptal.

Dérivation D$_{II}$ – Tracé discontinu

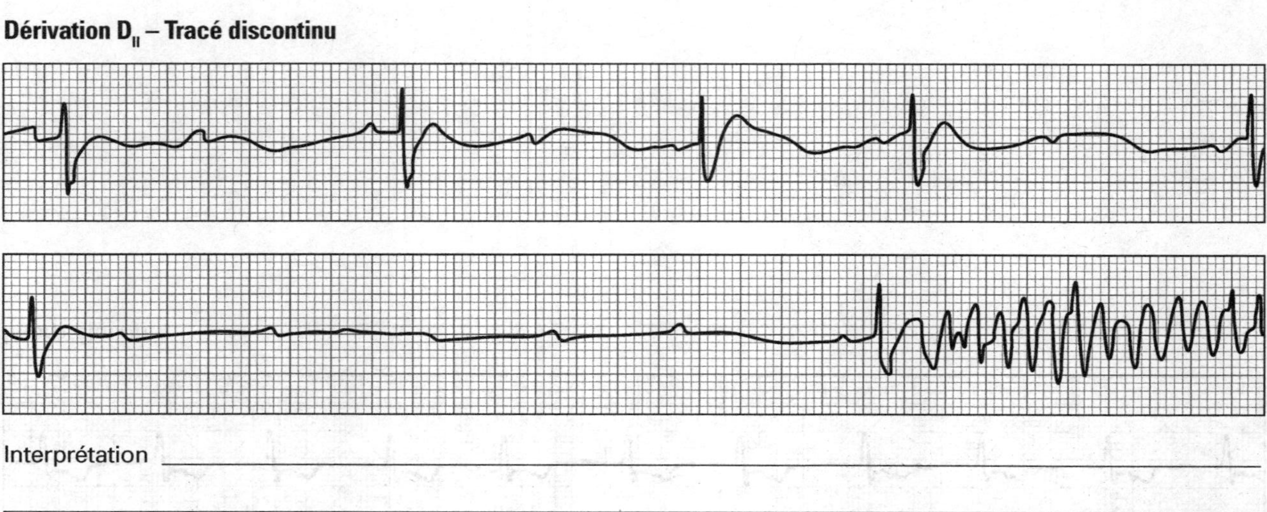

Interprétation ____

Cas clinique 21

Une dame de 83 ans est évaluée pour fatigue, vertiges, bradycardie et lipothymie. Voici les informations figurant à son dossier : P.A. : 203/79 mm Hg ; F.C. : 40 batt./min ; saturation : 98 %. La dame présente des antécédents de diabète de type 2. Le médecin procède à la mise en place d'un cardiostimulateur permanent de type DDD six jours plus tard.

Dérivation V$_1$

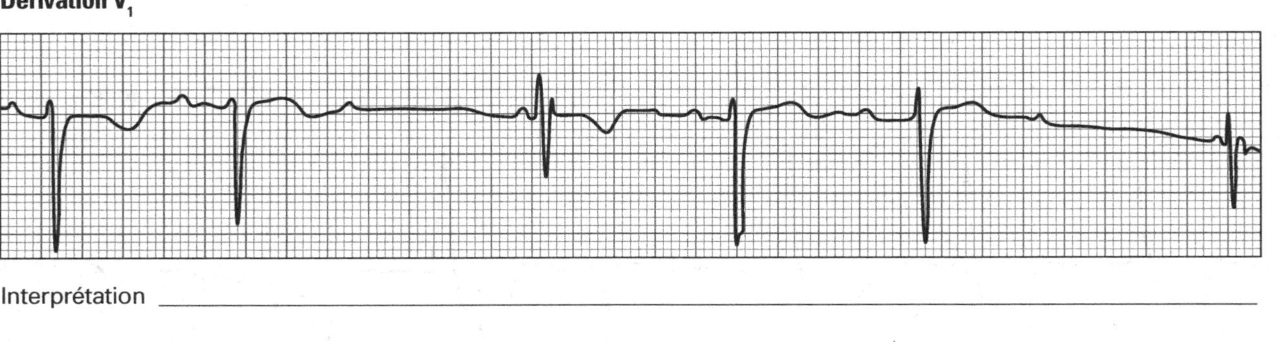

Interprétation ____

____

Cas clinique 22

Un homme de 73 ans est admis aux soins intensifs pour douleur thoracique atypique, dyspnée et bradycardie. Des examens sont en cours. Les signes vitaux du patient sont stables.

Dérivation V$_5$ – Tracé discontinu

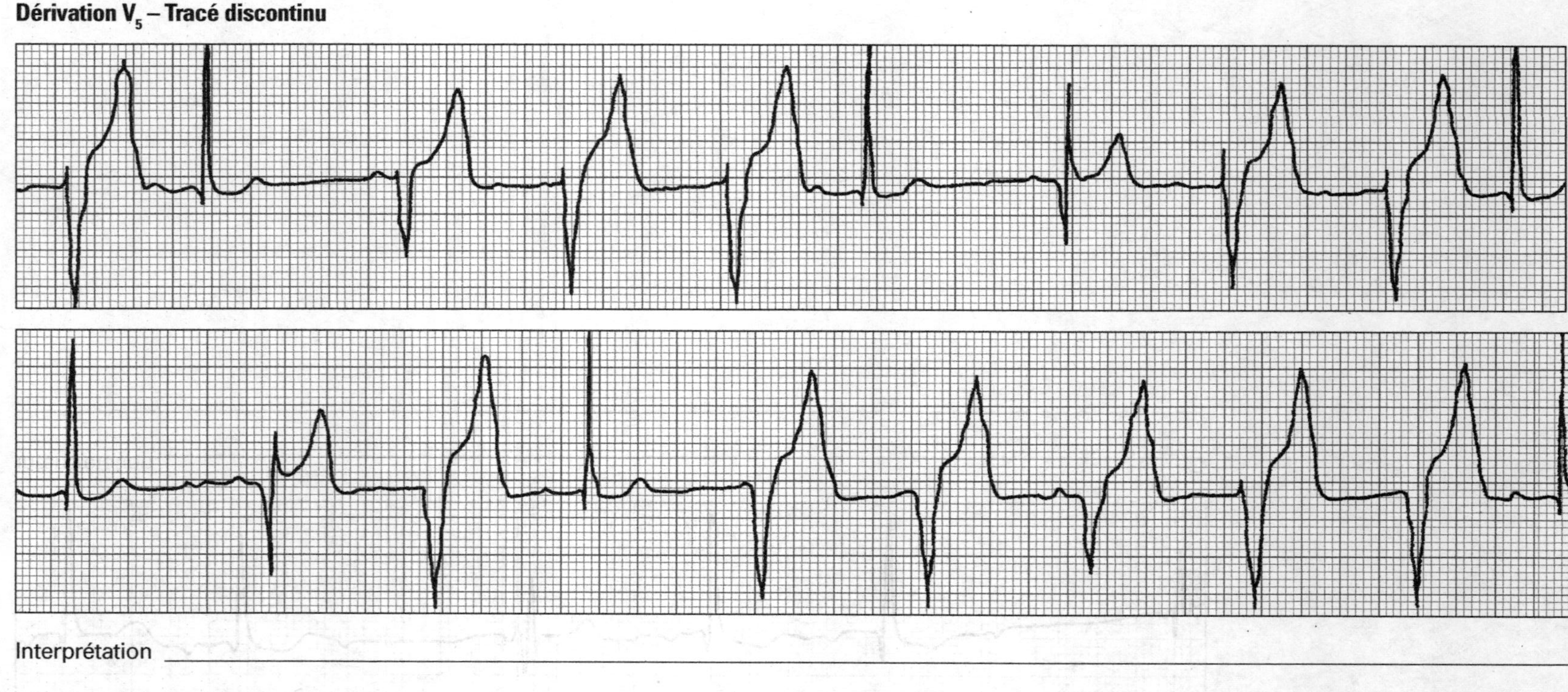

Interprétation ____

Cas clinique 23

Une dame de 87 ans séjourne à l'étage de cardiologie. Sous surveillance avec télémétrie, elle présente subitement un flutter ventriculaire documenté (11 h 10) converti par un «coup de poing précordial». Par la suite, la patiente est consciente, orientée, pâle et nauséeuse, et sa peau est moite. Sa fréquence respiratoire est de 36 R/min et sa kaliémie est de 2,92 mmol/L (N : 3,50 à 5 mmol/L). Un murmure vésiculaire diminué aux bases est entendu à l'auscultation, et le dossier de la patiente fait état d'une alcalose mixte documentée.

Tracé A   **Dérivation V_1 (11 h 21)**

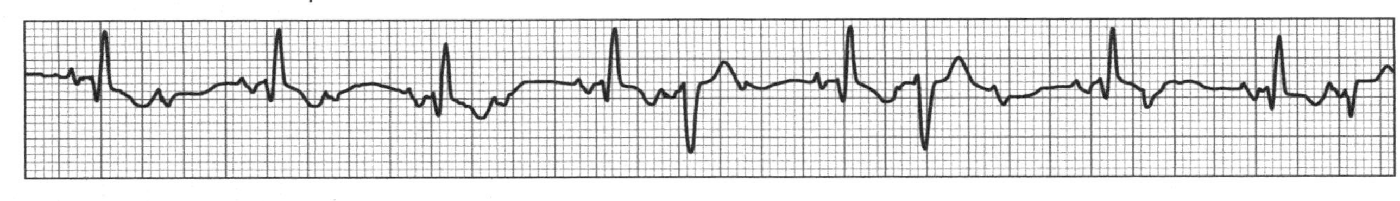

Interprétation ____

____

Tracé B   **Dérivation V_1 (11 h 23, enregistrement continu)**

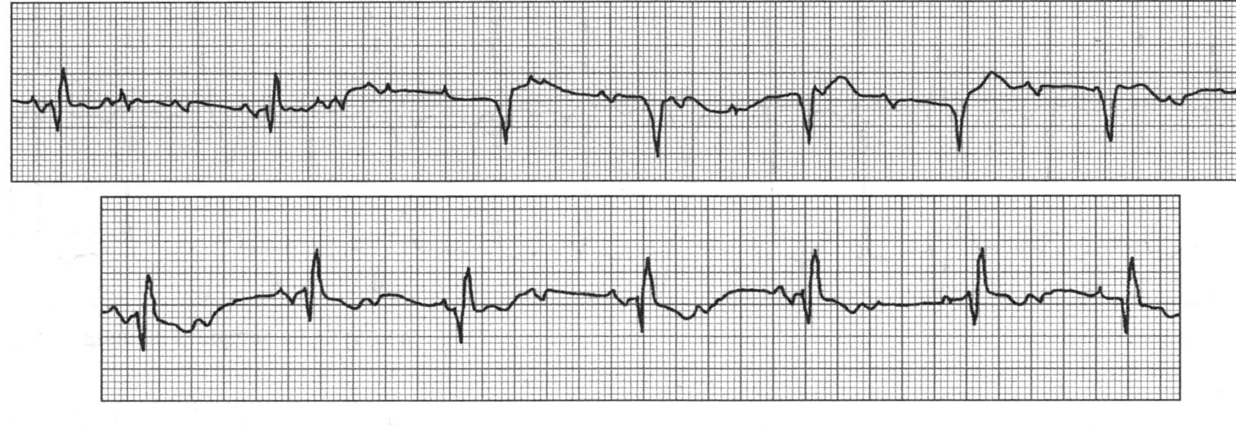

Interprétation ____

____

Cas clinique 24

Une dame de 66 ans est dirigée au Service des urgences pour un œdème pulmonaire aigu. À l'auscultation, il est possible d'entendre des râles muqueux aux bases. La gazométrie artérielle effectuée confirme une alcalose mixte.

Enregistrement simultané en V_1, D_{II} et V_5

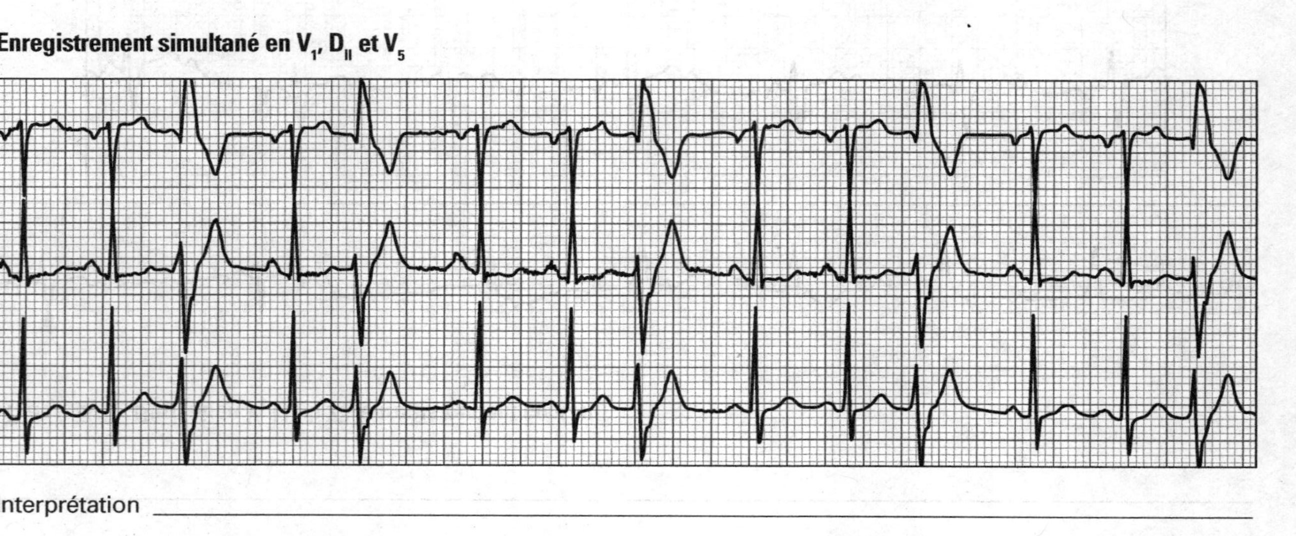

Interprétation ____

____

Cas clinique 25

Une dame de 69 ans est admise aux soins intensifs pour douleur thoracique oppressive. Elle a des antécédents d'angine, d'hypertension artérielle, d'obésité et d'hypothyroïdie. Son glucose sérique à jeun est de 15,6 mmol/L (N : 4,6 à 6,1 mmol/L), et son urée est de 8,1 mmol/L (N : 2,1 à 5,7 mmol/L).

Tracé A   **Dérivation V$_1$**

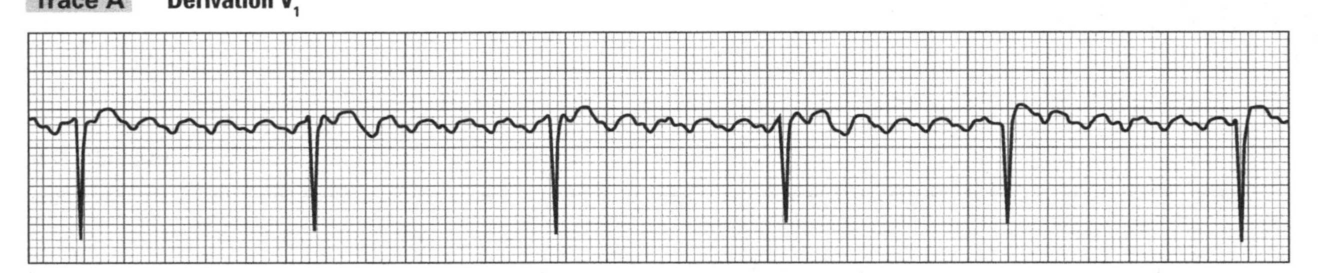

Interprétation ____

____

Tracé B   **Dérivation V$_1$**

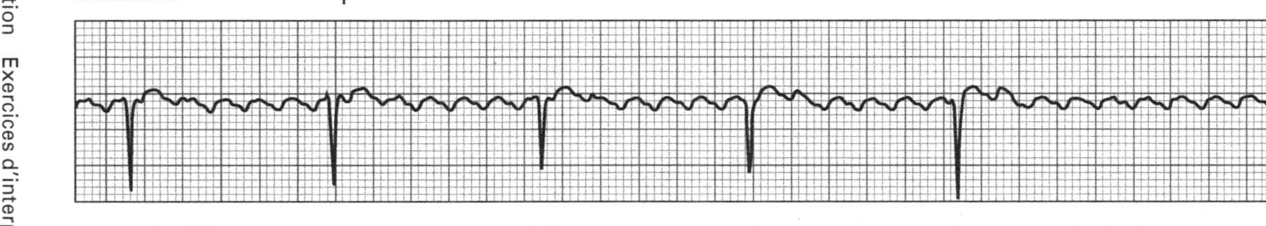

Interprétation ____

____

Cas clinique 26

Une femme de 92 ans est évaluée pour fatigue inhabituelle. Son dossier médical fait état d'une sténose aortique documentée. L'urée et la créatininémie sont augmentées. La patiente est en attente d'un cardiostimulateur permanent.

Tracé A **Dérivation V$_1$**

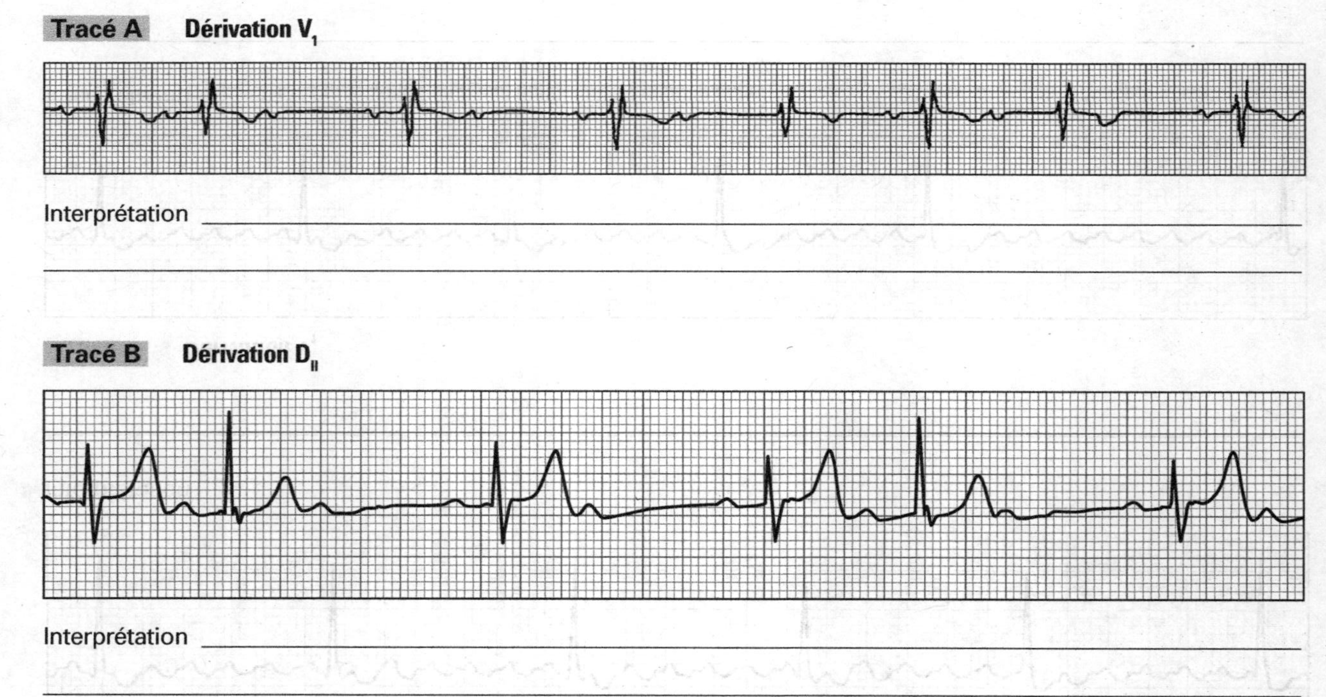

Interprétation ____

Tracé B **Dérivation D$_{II}$**

Interprétation ____

Cas clinique 27

Une dame de 70 ans est transportée au Service des urgences pour douleur rétrosternale. Son pouls est régulier (40 batt./min) et sa P.A. est à 126/67 mm Hg. La gazométrie artérielle dénote une alcalose mixte. La patiente présente des antécédents d'asthme, de diabète de type 2 et d'infarctus ancien. Un diagnostic médical d'angine instable est posé. Ultérieurement, la dame présente les arythmies suivantes.

Tracé A   **Tracés simultanés en V_1 et D_{II}**

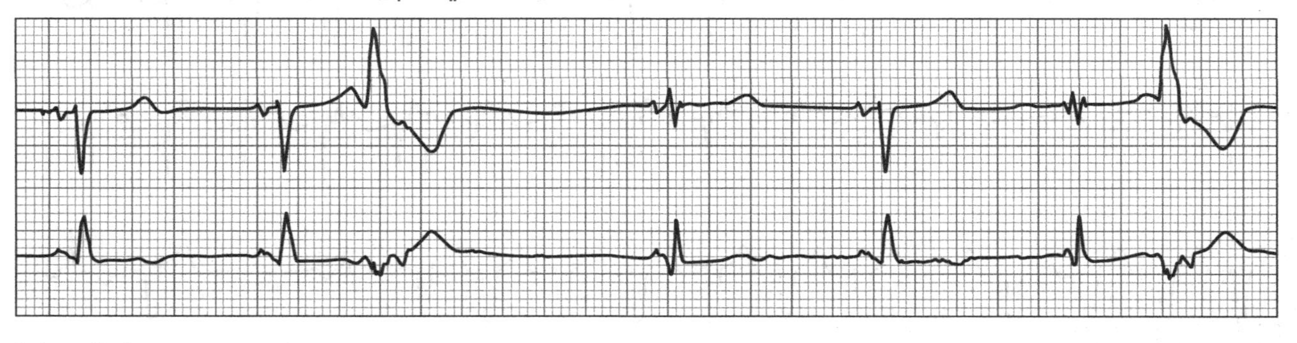

Interprétation ____

____

Tracé B   **Tracés simultanés en D_{II} et V_1**

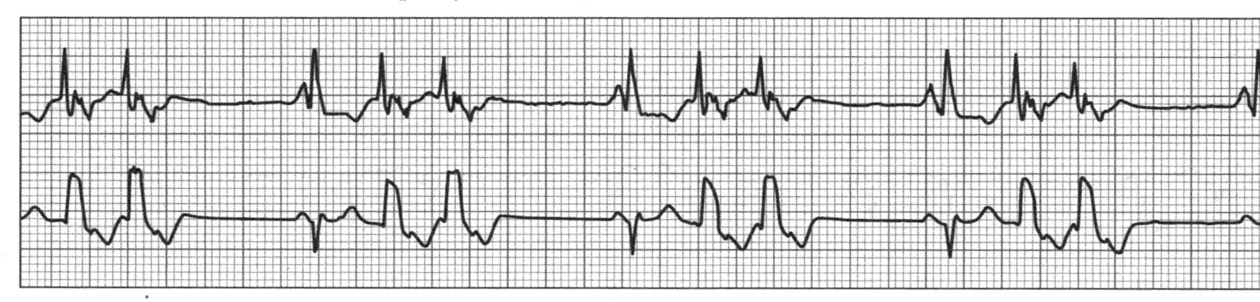

Interprétation ____

____

Tracé C   Tracés simultanés en V_1 et D_{II}

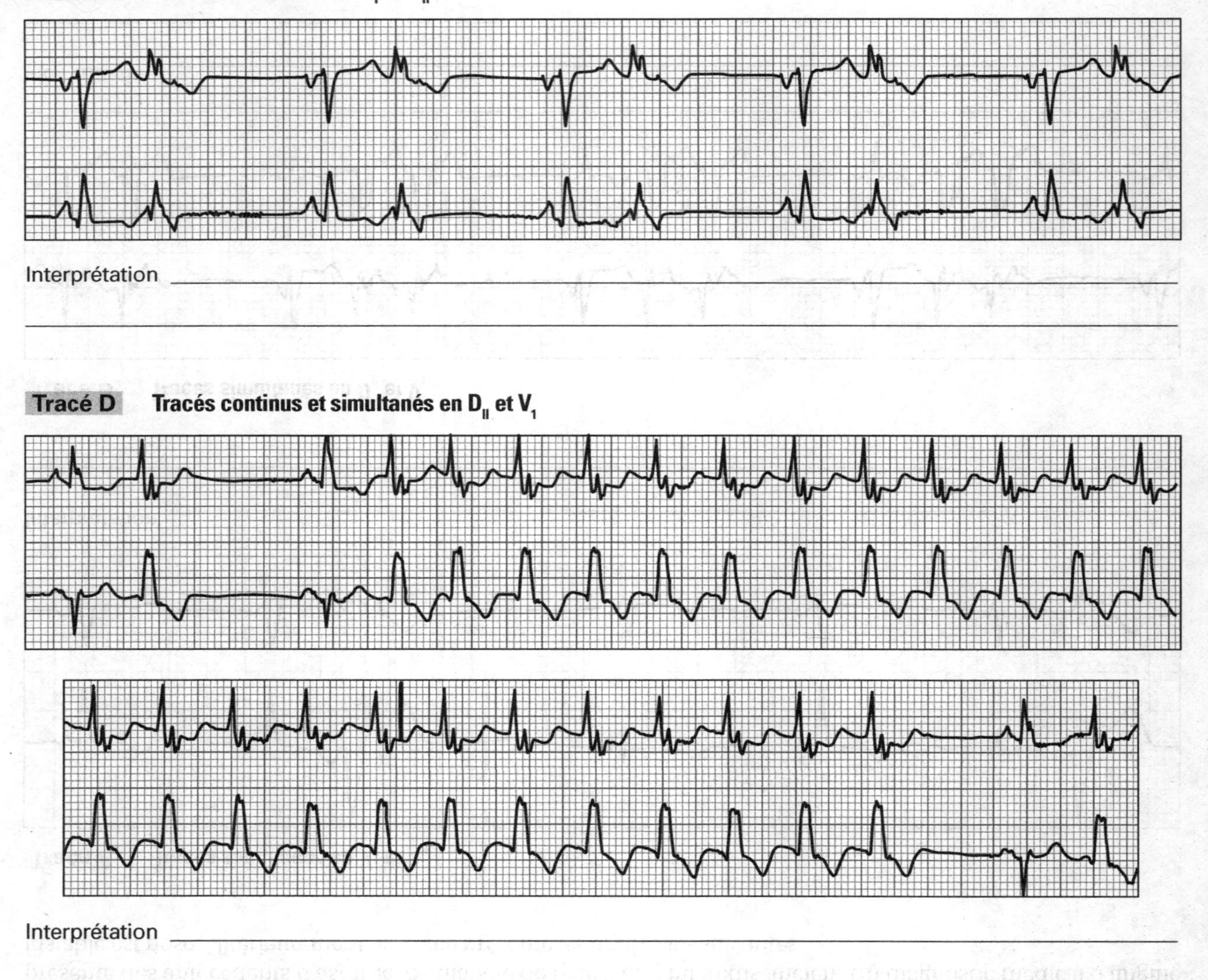

Interprétation

Tracé D   Tracés continus et simultanés en D_{II} et V_1

Interprétation

Cas clinique 28

Un homme de 47 ans est dirigé en hémodynamie pour un syndrome coronarien aigu (syndrome de menace) à la suite de l'échec d'une thrombolyse. Sa coronaire droite est oblitérée à 100 %, et son artère circonflexe, à 80 %. Des endoprothèses ont été mises en place avec succès. Le tracé ci-dessous a été enregistré en cours d'intervention.

Enregistrement simultané en D_I, D_{II} et V_1

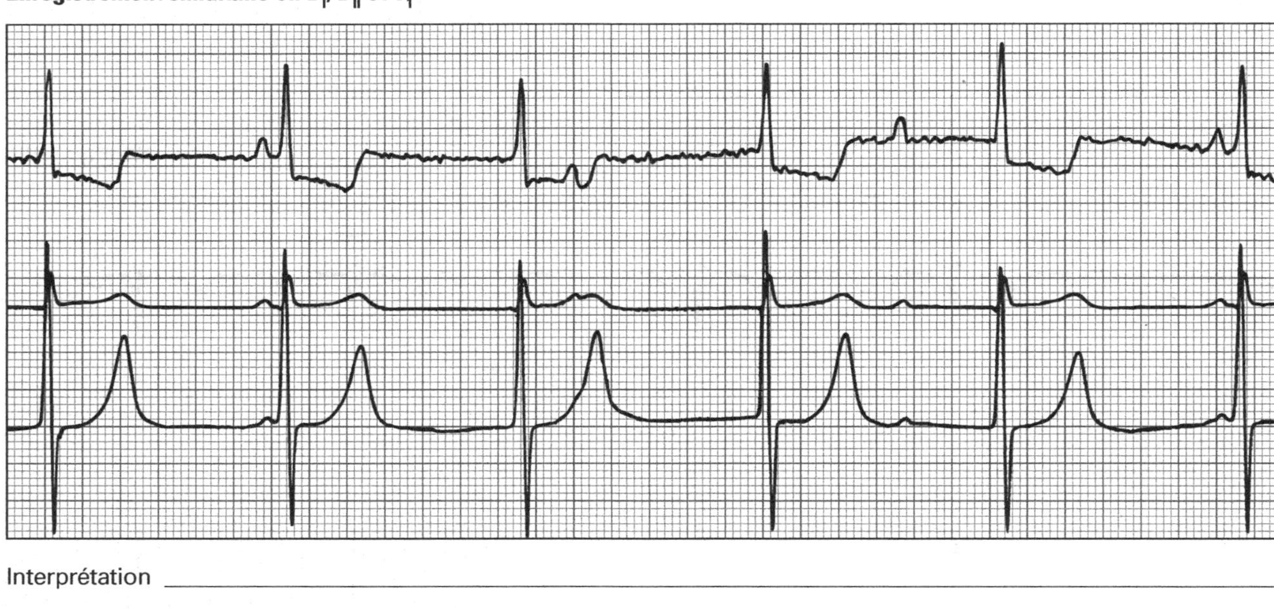

Interprétation ____

____

Cas clinique 29

Le tracé ci-dessous est celui d'un homme de 58 ans sous surveillance de télémétrie à l'étage de cardiologie. Le patient est dyspnéique et orthopnéique. Il a un antécédent de chirurgie cardiaque pour quintuple pontage.

Enregistrement simultané en V₁ et D_{II}

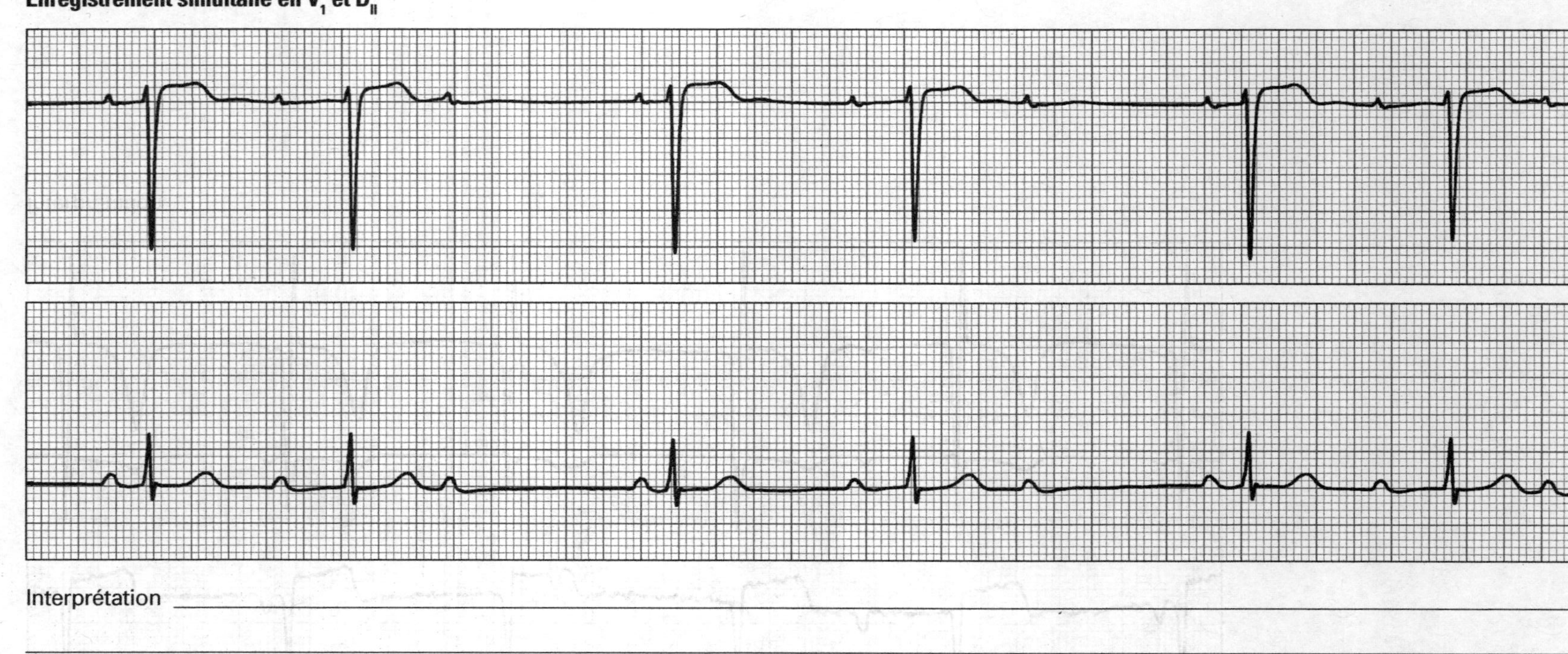

Interprétation ____

____

Cas clinique 30

Un homme de 60 ans a composé le 911 pour une douleur thoracique d'intensité 7 sur 10 de nature angineuse et non soulagée par la nitroglycérine. Il est conscient. Les ambulanciers ont rapporté que sa F.C. est de 235 batt./min, et sa P.A. est de 84/60 mm Hg. Un bloc de branche gauche complet est bien documenté depuis quelques années. Un bolus et une perfusion d'amiodarone (Cordarone^MD) ont été administrés sans succès. Une cardioversion (choc synchronisé) à 100 J a dégénéré en fibrillation ventriculaire. Une défibrillation (choc non synchronisé) à 200 J a restauré un rythme sinusal.

ECG d'admission

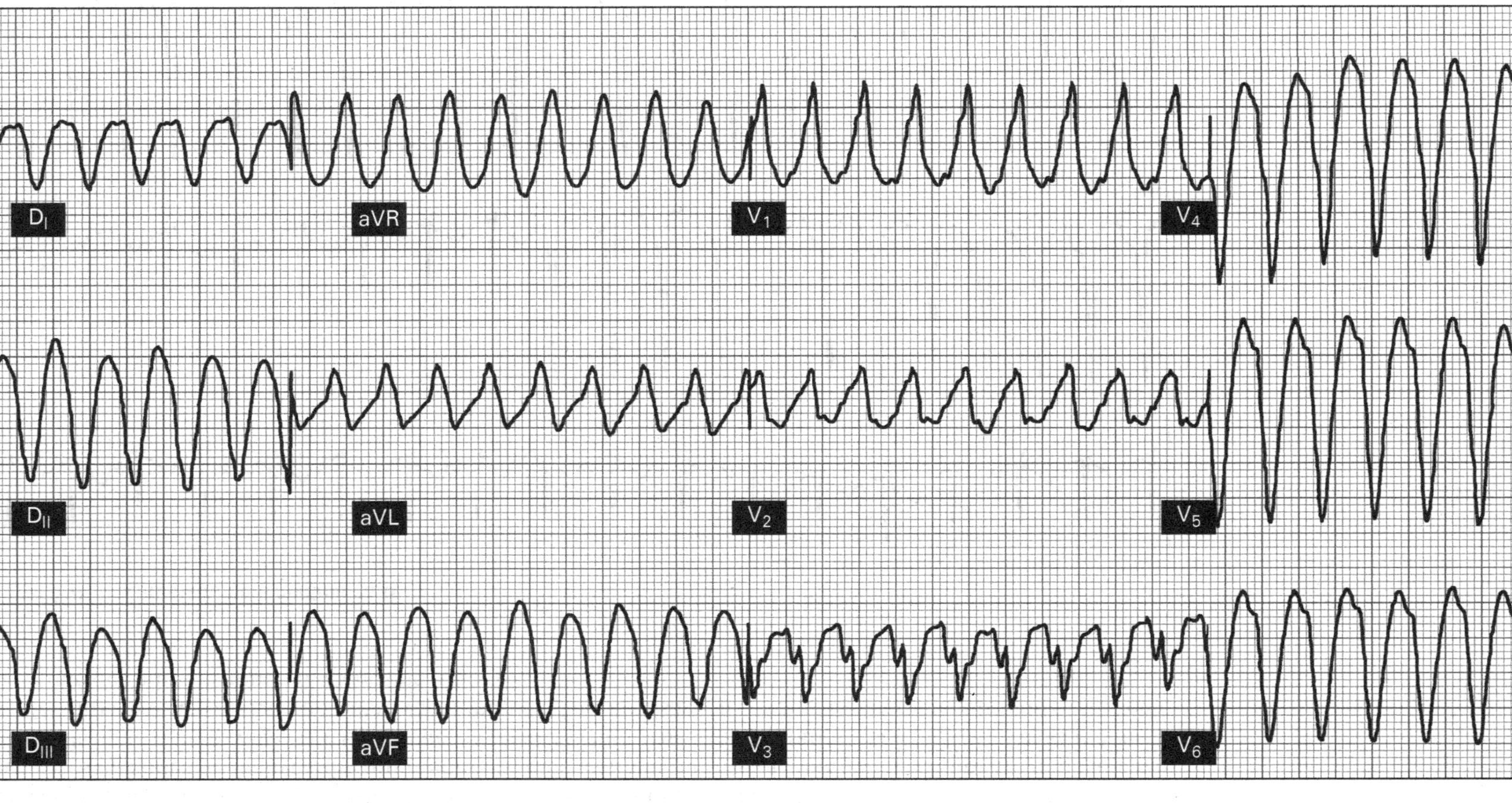

Interprétation

Cas clinique 31

Le patient est un bébé prématuré né à 30 semaines de gestation. À 36 semaines, il présente de façon occasion-nelle des épisodes de tachycardie qui répondent efficacement au sotalol (*Sotalex*MD) administré deux fois par jour. À la suite d'un gavage, sa F.C. s'est accélérée à 220 batt./min, sa respiration est à 69 R/min et sa P.A. est à 75/59 mm Hg (tracé A). La manœuvre vagotonique (glace au visage) a échoué. L'effet thérapeutique s'est exercé à la suite de l'administration d'adénosine (tracé B).

Tracé A **Enregistrement continu en D$_{\text{II}}$**

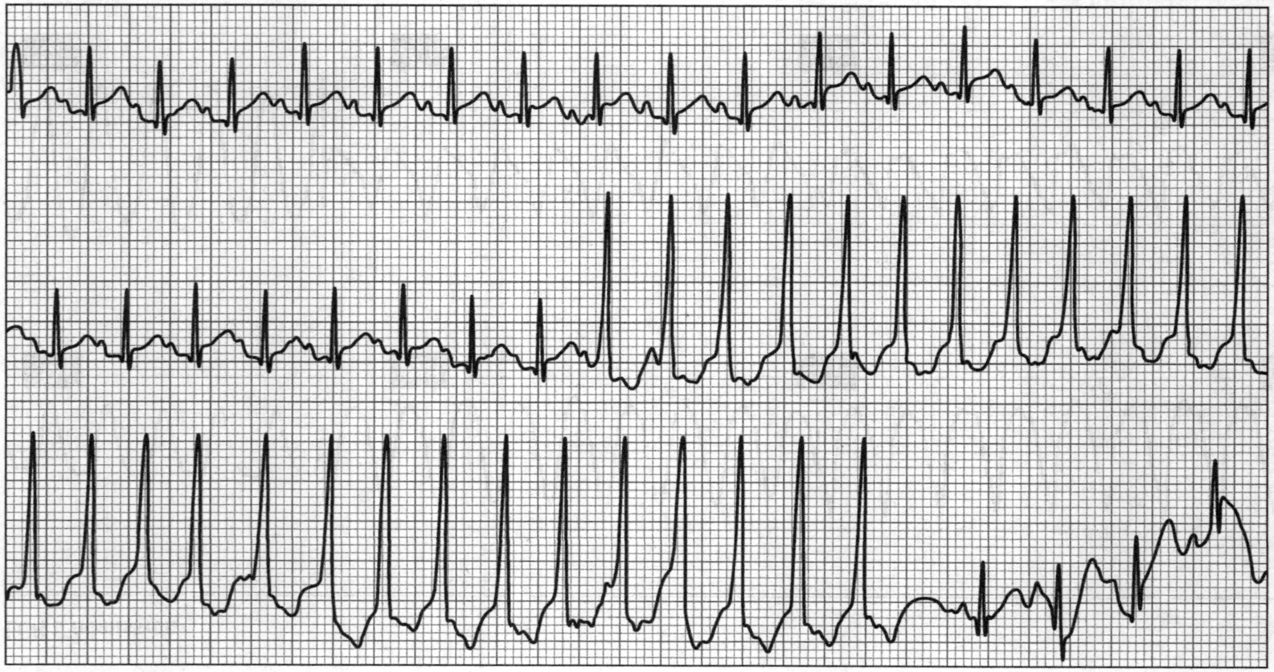

Interprétation

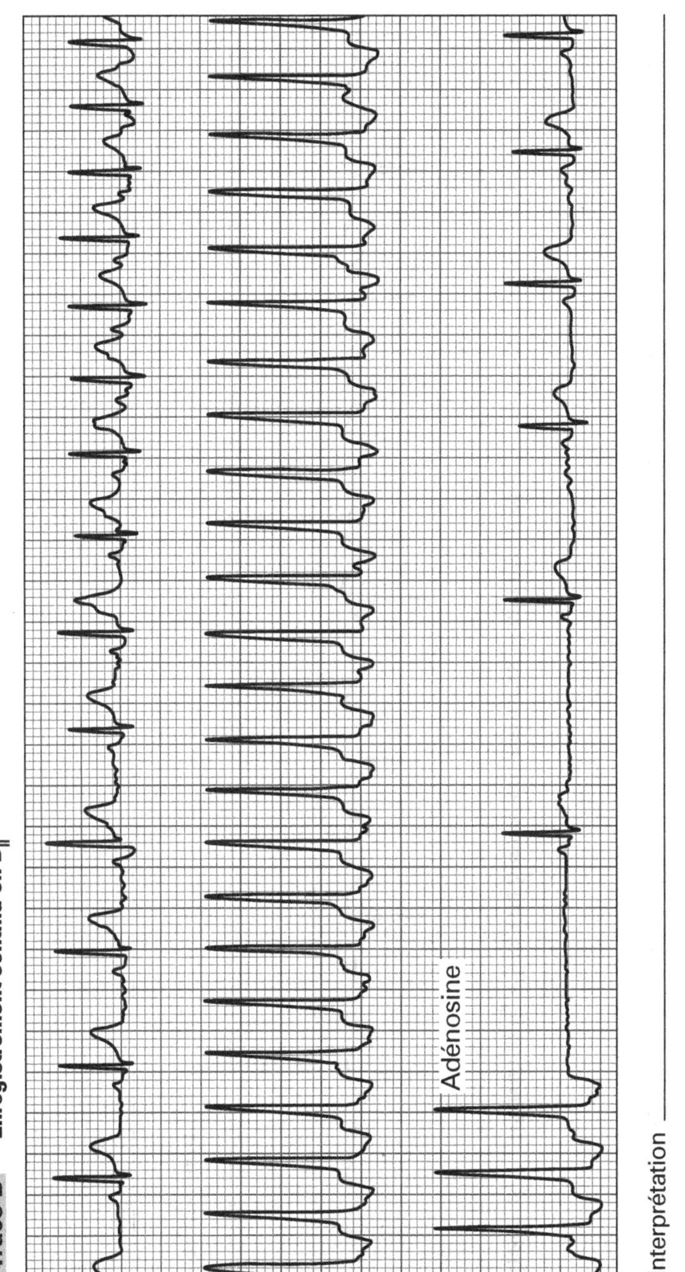

Tracé B Enregistrement continu en D$_{II}$
Adénosine
Interprétation

Cas clinique 32

Une étudiante de 18 ans consulte un médecin au Service des urgences pour lipothymie. Ces informations figurent au dossier de la patiente: P.A.: 107/61 mm Hg; F.C.: 60 batt./min; glucométrie: 5,6 mmol/L (N: 3,9 à 5,8 mmol/L); ECG: normal. Elle reçoit son congé quelques heures plus tard avec un diagnostic d'hypertonie vagale.

Tracé A   Dérivation D_{II} – Tracé préhospitalier

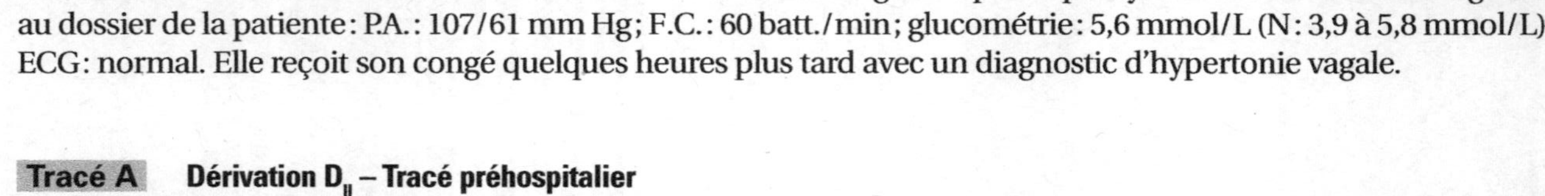

Interprétation

Tracé B   Dérivation D_{II} – Tracé au Service des urgences 10 min plus tard

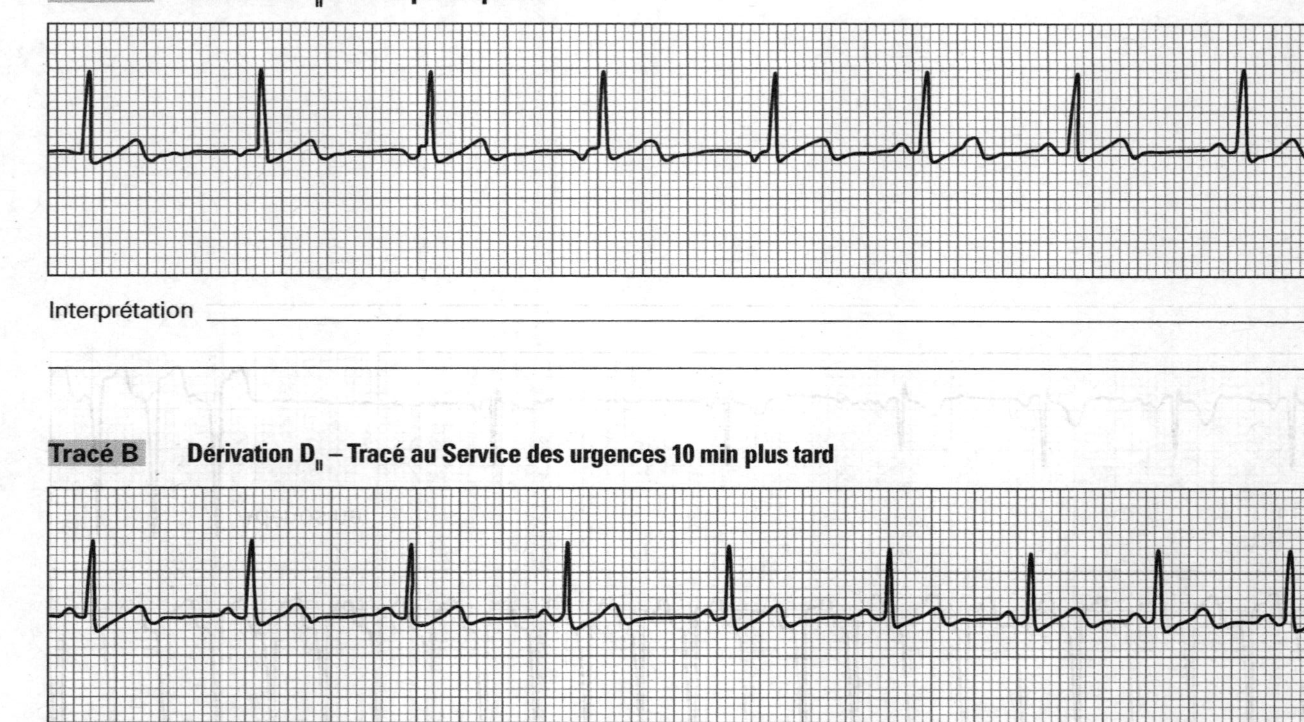

Interprétation

Cas clinique 33

Une femme de 69 ans est évaluée pour exacerbation de dyspnée et d'orthopnée. Sa P.A. est de 80/50 mm Hg. La patiente est confuse et présente de l'oligurie. Elle prend de la Digoxine[MD]. La dame a des antécédents d'athérosclérose et d'insuffisance cardiaque.

Dérivation V₁

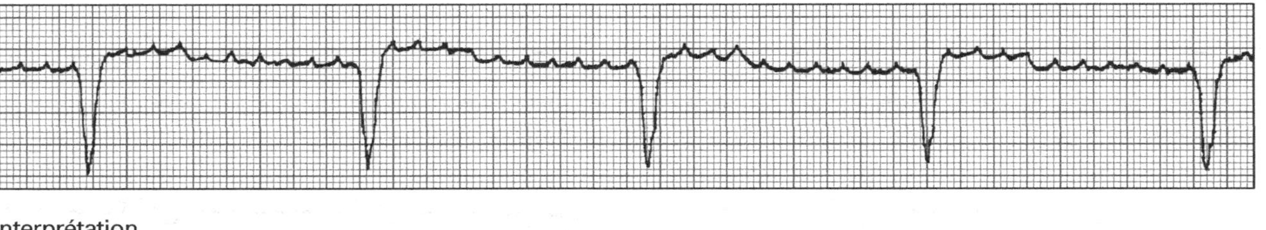

Interprétation ______________________________

Cas clinique 34

Une femme de 73 ans est admise aux soins intensifs pour faiblesse et nausées. Son pouls est irrégulier et sa P.A. est de 140/79 mm Hg. La dame présente un antécédent de valvulopathie. Elle prend actuellement cette médication : furosémide, métoprolol, warfarine et amiodarone.

Enregistrement simultané en V₁ et D₁₁

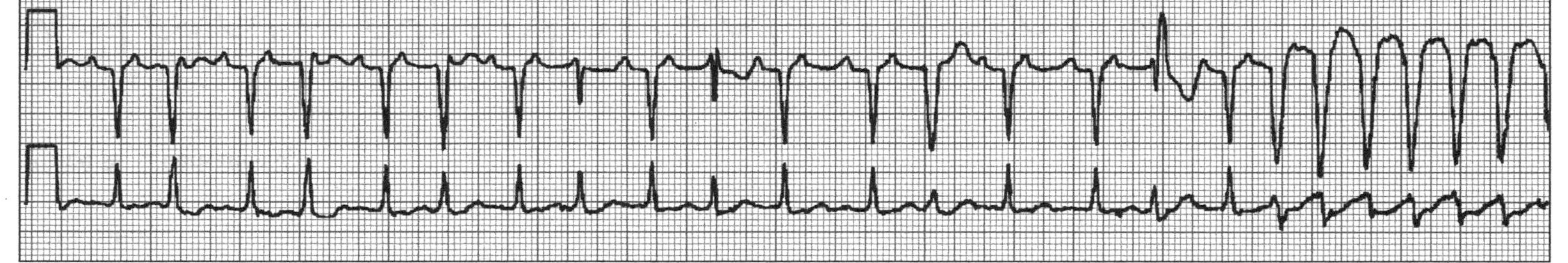

Interprétation ______________________________

Cas clinique 35

Une jeune fille de 16 ans est transportée d'urgence à l'hôpital pour dyspnée subite et arrêt cardiorespiratoire. Elle a été défibrillée à trois reprises, sans succès. Le médecin constate une activité électrique sans pouls en cours de réanimation.

Tracé A   **Dérivation D$_{II}$**

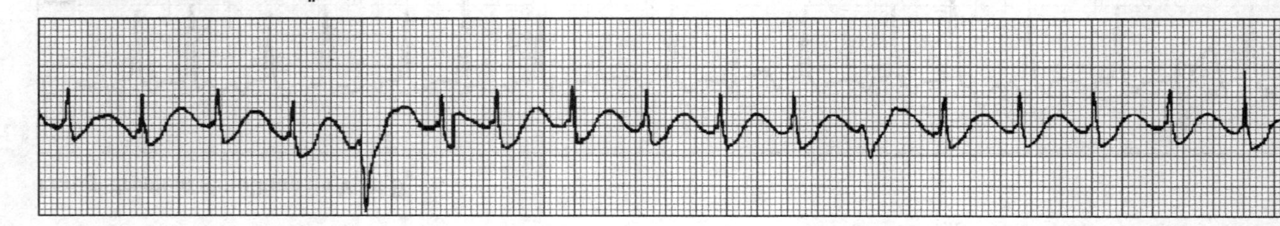

Interprétation ____

____

Tracé B   **Dérivation D$_{II}$**

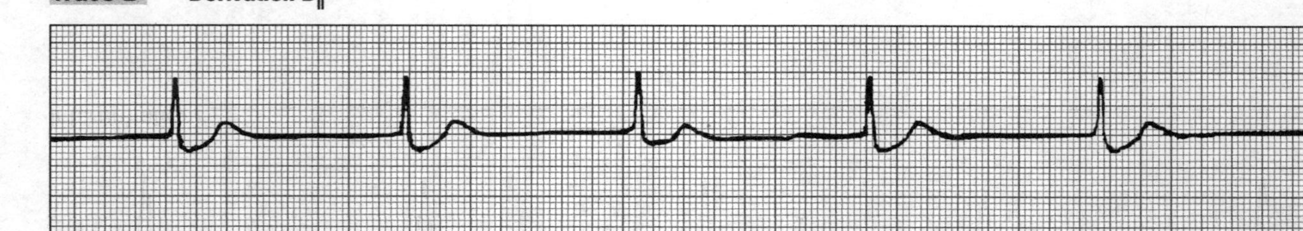

Interprétation ____

____

Cas clinique 36

Un homme de 67 ans est transporté au Service des urgences pour tachycardie, diaphorèse et faciès pâle. Au moment de l'évaluation, le patient est asymptomatique. Le médecin constate une conversion spontanée de l'arythmie après miction.

Tracé A **Enregistrement simultané en V_1 et D_{II} – Admission**

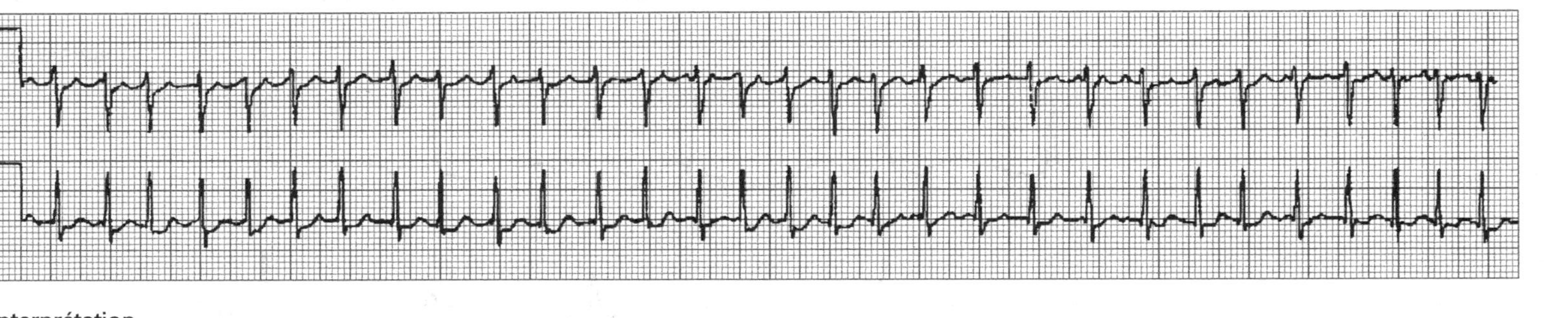

Interprétation ____

____

Tracé B **Dérivation D_{II} – Tracé 12 min plus tard**

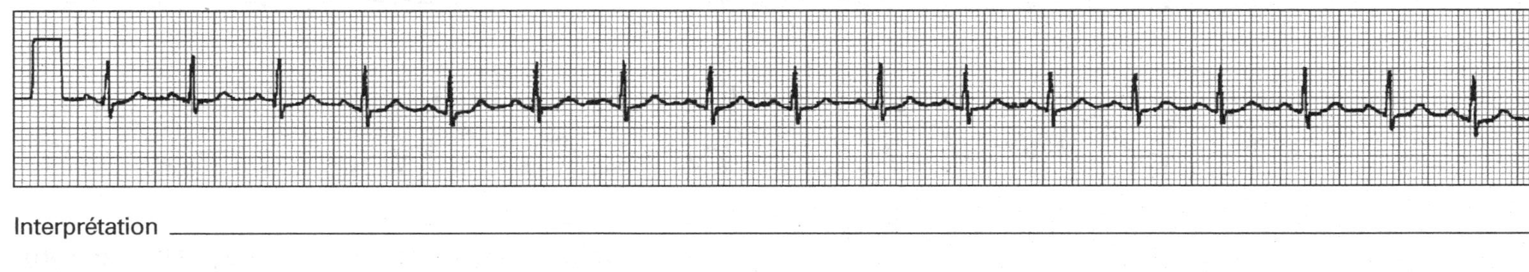

Interprétation ____

____

Cas clinique 37

Une dame de 71 ans est évaluée pour faiblesse et diarrhées depuis 15 jours. Voici les informations figurant à son dossier : P.A. : 63/48 mm Hg ; pouls irrégulier ; saturométrie : 91 % ; acidose mixte documentée ; kaliémie : 2,76 mmol/L (N : 3,50 à 5 mmol/L) ; chlorémie : 91 mmol/L (N : 98 à 109 mmol/L) ; urée : 20,1 mmol/L (N : 2,5 à 7,5 mmol/L) ; créatininémie : 312 µmol/L (N : 50 à 100 µmol/L).

Tracé A   Enregistrement continu et simultané en D_{II} et V_1

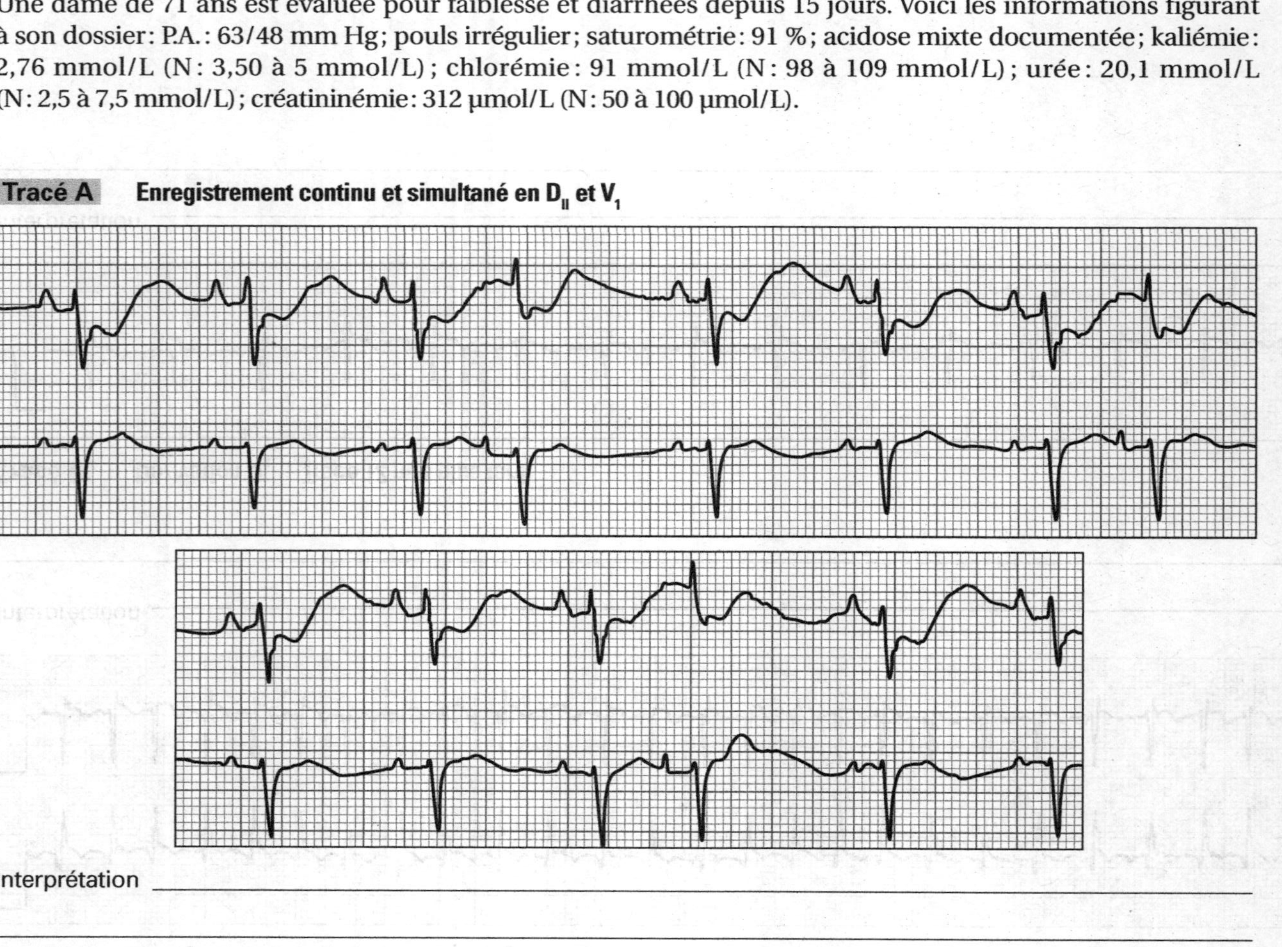

Interprétation

Tracé B   Enregistrement continu et simultané en V_1 et D_{II}

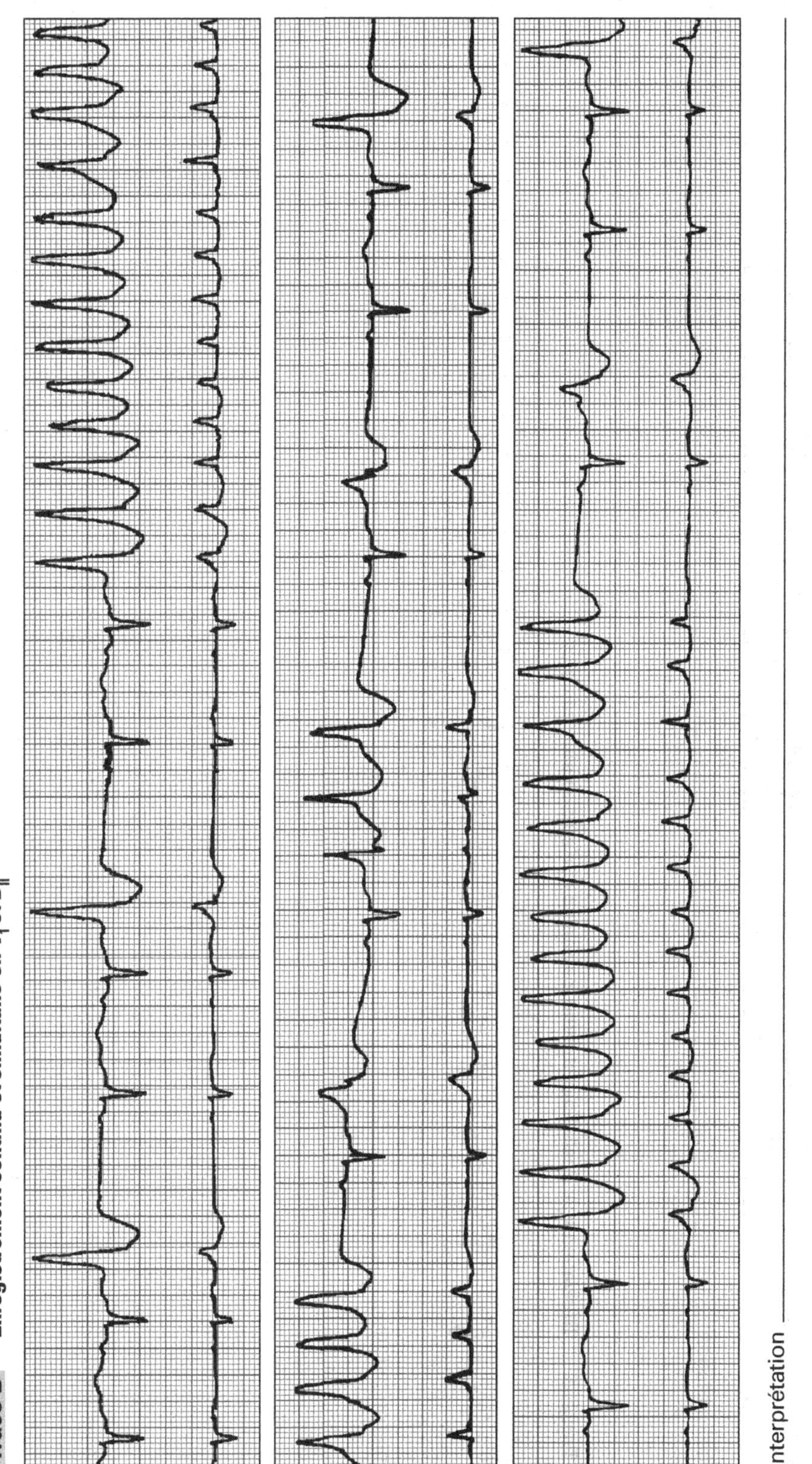

Interprétation _______________________________

Cas clinique 38

Une dame de 87 ans est victime de syncope. Elle est semi-consciente et elle présente de la diaphorèse. La patiente a un antécédent de lymphome, et son dossier fait état d'une acidose métabolique documentée.

Tracé A   **Enregistrement simultané en V_1 et D_{II}**

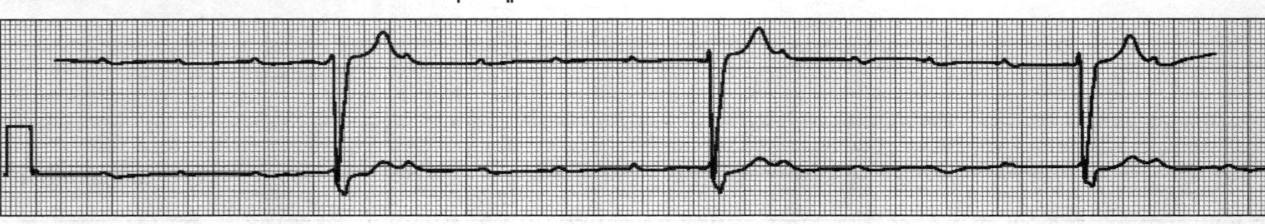

Interprétation ____

____

Tracé B   **Dérivation V_1 – Postadministration d'atropine et d'épinéphrine en bolus**

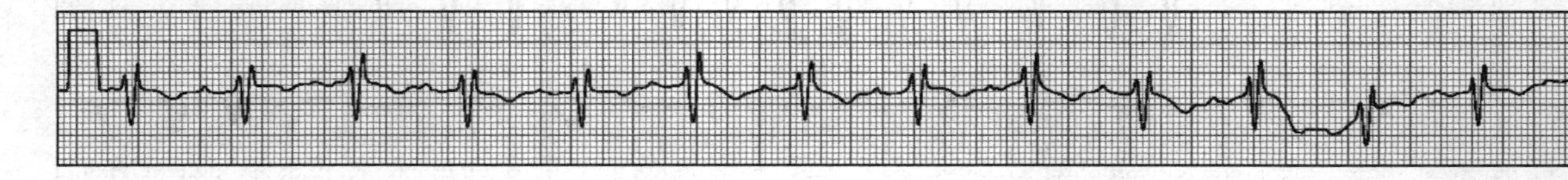

Interprétation ____

____

Cas clinique 39

Une dame de 42 ans est admise d'urgence à l'hôpital pour palpitations, dyspnée et douleur rétrosternale serrative. Le médecin constate un souffle systolique à l'auscultation cardiaque. La P.A. de la dame est de 164/80 mm Hg.

Dérivation V_1 – Tracé continu

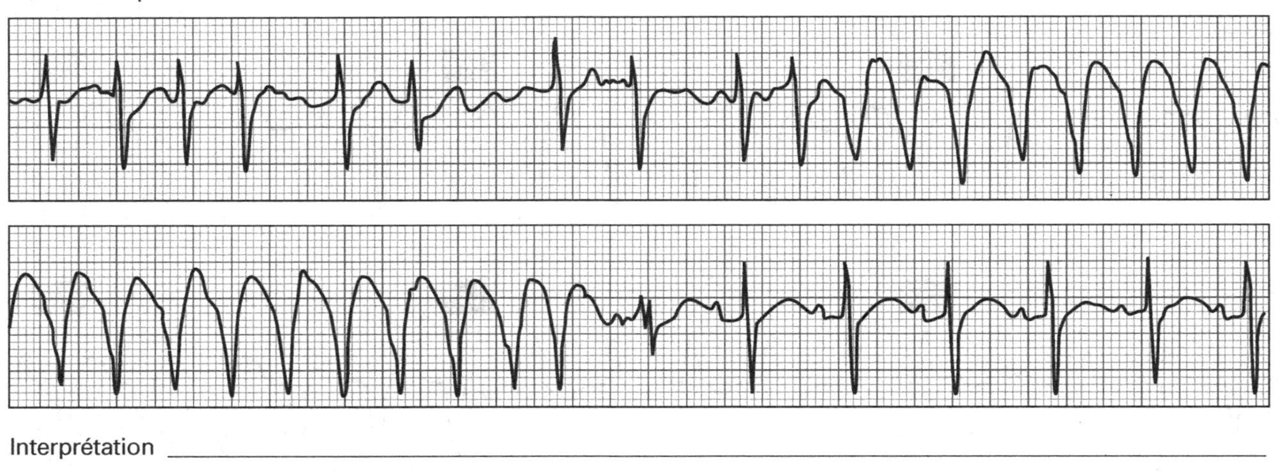

Interprétation ____

____

Cas clinique 40

Un homme de 66 ans est admis d'urgence à l'hôpital pour palpitations et douleur rétrosternale. Il subit une cardioversion synchronisée de 200 J. Ultérieurement, à la coronarographie, on lit ces informations dans son dossier: fraction d'éjection à 50 %, akinésie apicale et artères coronaires normales. Un défibrillateur implantable a été mis en place.

ECG à 12 dérivations (tracé d'admission)

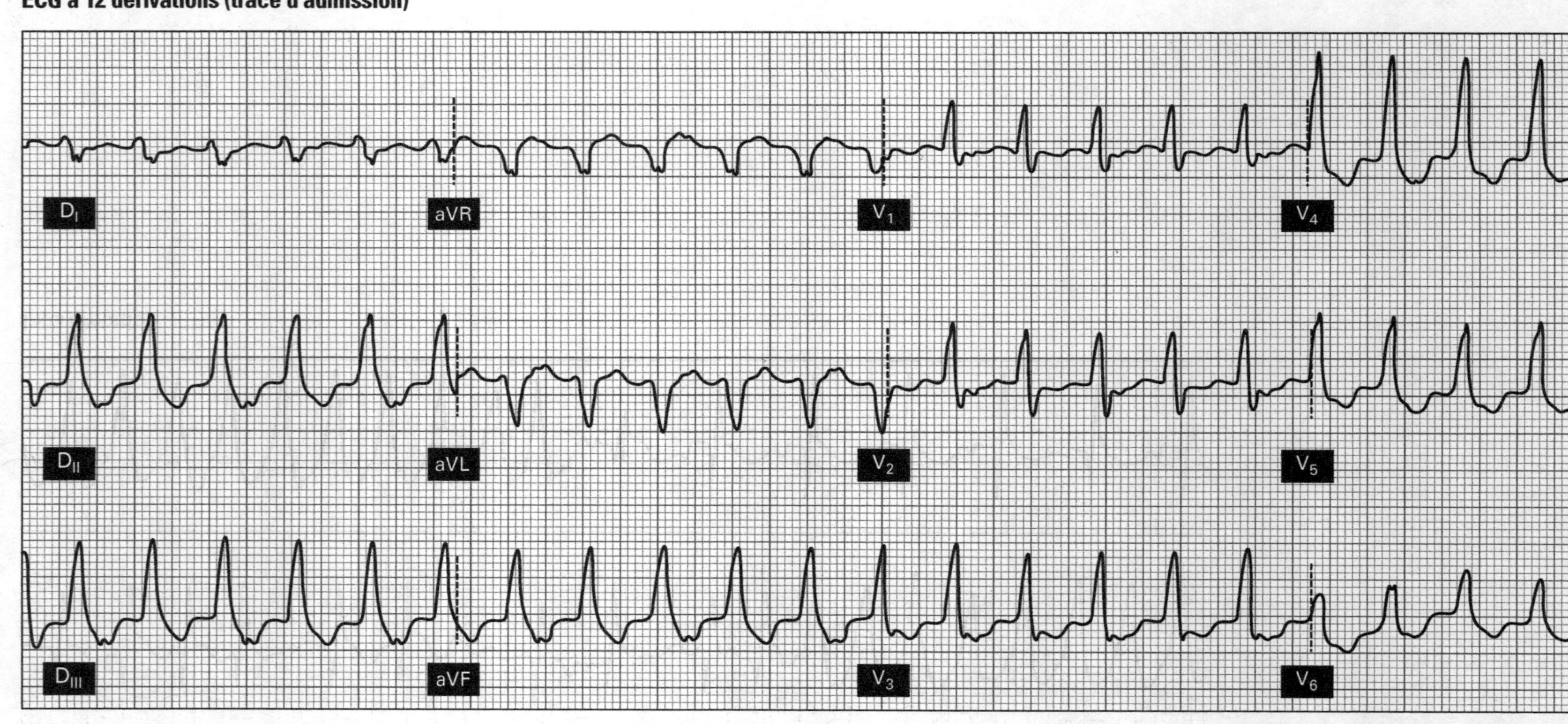

Interprétation ___________

Cas clinique 41

Un homme de 77 ans souffrant de maladie pulmonaire obstructive chronique (MPOC), ou bronchopneumo-pathie chronique obstructive (BPCO), est admis à l'hôpital pour dyspnée et douleur rétrosternale d'intensité 10 sur 10 sur l'échelle de douleur, sans irradiation. L'ECG confirme un courant de lésion sous-épicardique dans la région antérieure étendue. Une thrombolyse est en cours depuis 30 min.

Tracé A Enregistrement simultané en D_{II} et V_1

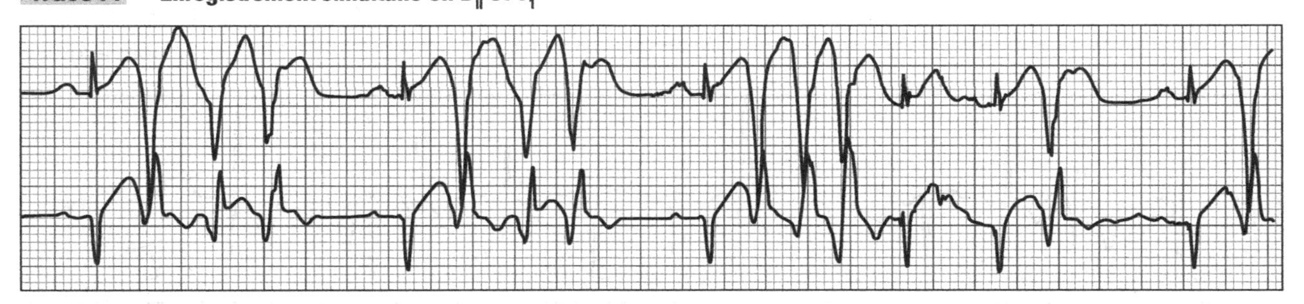

Interprétation

Tracé B Enregistrement simultané en D_{II} et V_1

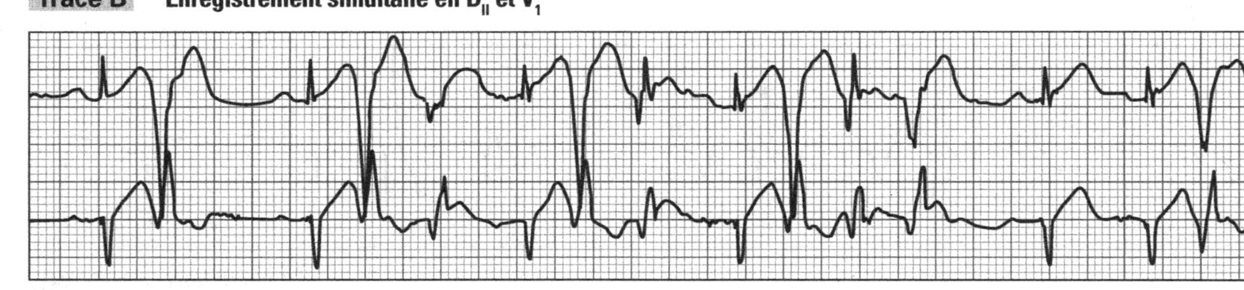

Interprétation

Cas clinique 42

Un homme de 60 ans est opéré pour un abcès anal. En phase postopératoire, le patient est victime d'un arrêt respiratoire à son arrivée à l'étage. Intubé et transféré aux soins intensifs, il est extubé deux heures plus tard.

Tracé A   **Dérivation D$_{II}$**

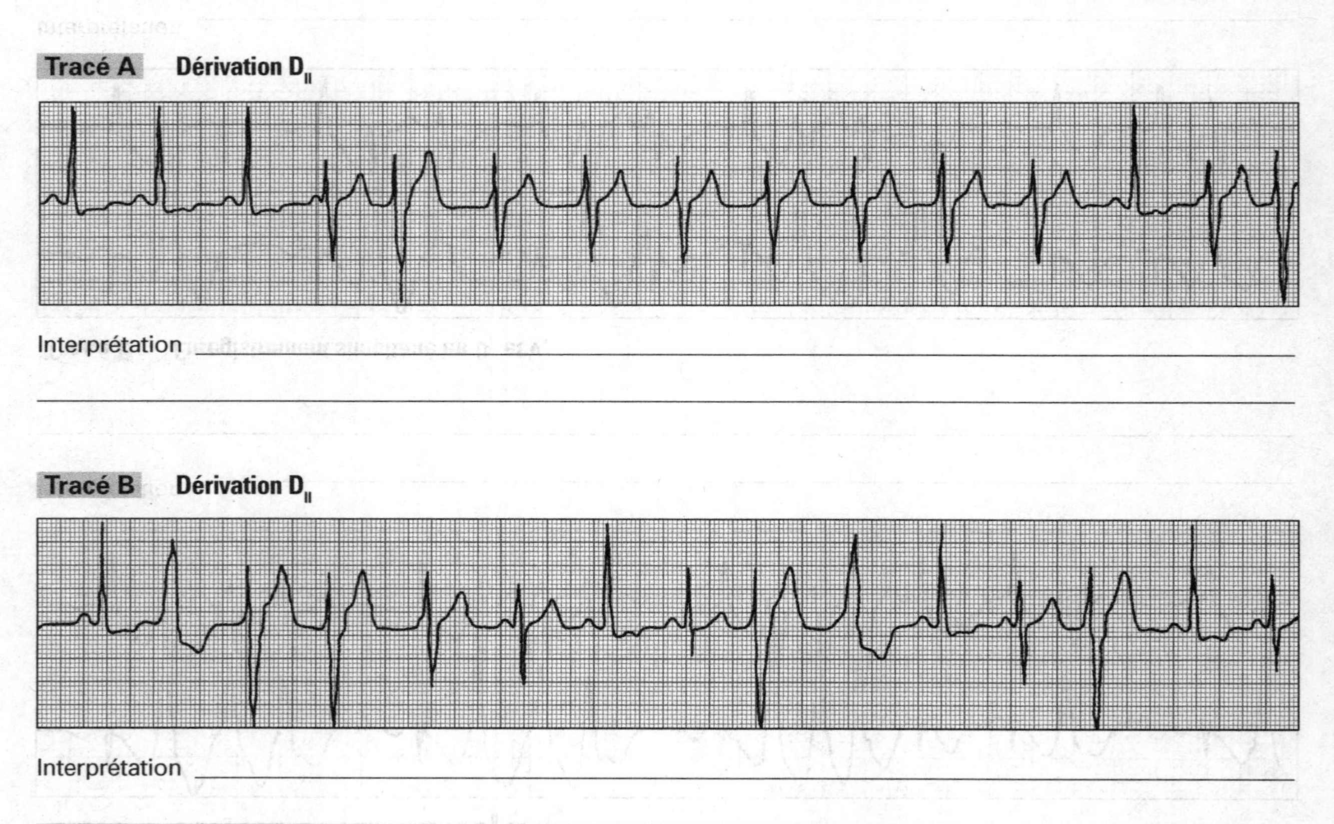

Interprétation ____

____

Tracé B   **Dérivation D$_{II}$**

Interprétation ____

____

Cas clinique 43

Une femme de 30 ans consulte un médecin au Service des urgences pour des palpitations et une sensation de lipothymie. Elle présente une symptomatologie récidivante, malgré une fulguration de faisceaux accessoires.

Tracé A   **Dérivation V_1**

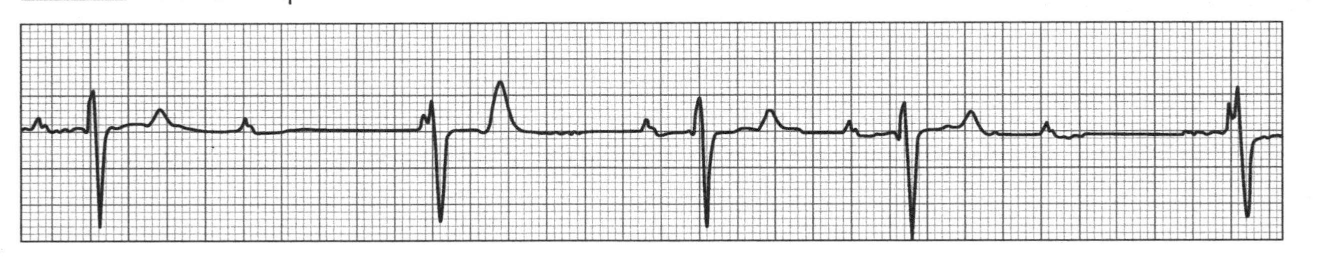

Interprétation ____

____

Tracé B   **Dérivation D_{II}**

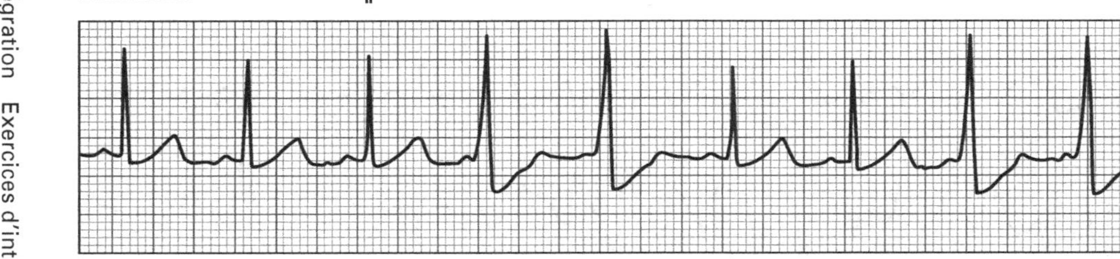

Interprétation ____

____

Cas clinique 44

Une femme de 67 ans consulte un médecin au Service des urgences pour faiblesse, fatigue et dyspnée. Elle présente des antécédents de diabète de type 2 et d'hypertension artérielle. Voici la médication en cours : hydrochlorothiazide, warfarine, glyburide, amiodarone et métoprolol. La P.A. de la dame est de 189/70 mm Hg. La patiente est admise à l'étage avec télémétrie. Le moniteur cardiaque indique une bradycardie sinusale à 50 batt./min avec QT de 0,52 s. Le lendemain, le QT est de 0,68 s. La patiente présente diverses arythmies dans les 72 h suivantes.

Enregistrement simultané en D$_{II}$ et V$_1$

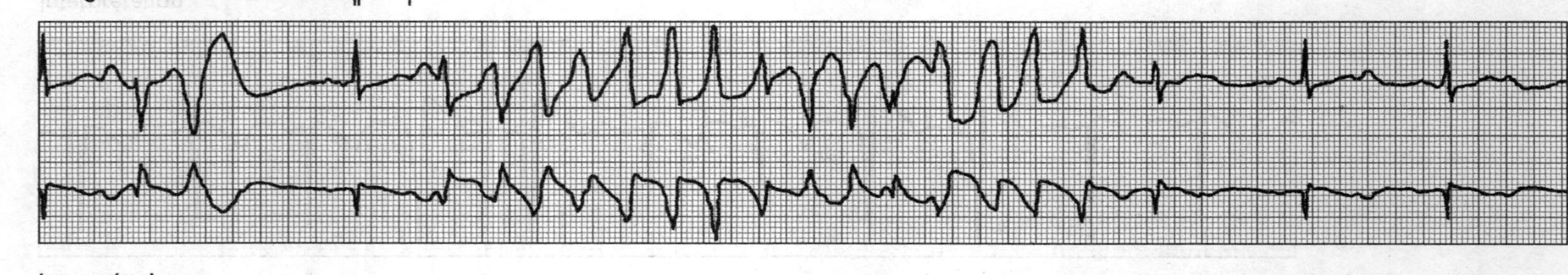

Interprétation ____

____

Cas clinique 45

Une dame de 70 ans est transportée au Service des urgences pour difficulté respiratoire. La dame est désorientée, ce qui complique le remplissage du questionnaire d'admission. Voici néanmoins quelques informations figurant à son dossier: P.A.: 151/72 mm Hg; pouls irrégulier à 150 batt./min; saturométrie: 90 %. Le dossier fait état d'une acidose mixte documentée.

Tracé A   **Tracés simultanés en V_1 et D_{II}**

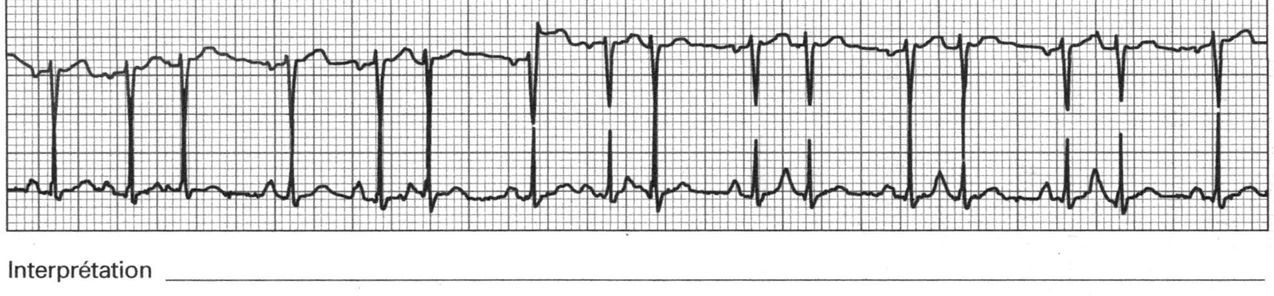

Interprétation ____

____

Tracé B   **Dérivation D_{II}**

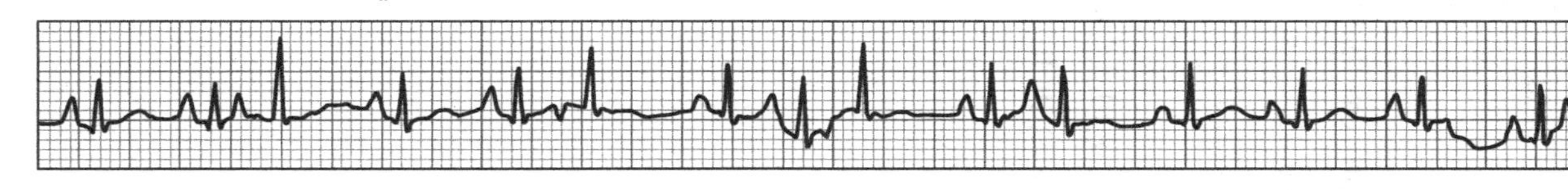

Interprétation ____

____

Index des cas cliniques

PARTIE 1

EXERCICES D'INTERPRÉTATION

Tracé 1

V_2 : rythme sinusal à 100 batt./min. Bloc AV du 1er degré. Tachycardie ventriculaire polymorphe paroxystique à 240 batt./min. Aspect retard gauche.

Tracé 2

Rythme sinusal à 85 batt./min. Trois ESV polymorphes quadrigéminées télédiastoliques.

Tracé 3

Rythme sinusal. Salves d'extrasystoles ventriculaires (3 à 5 ESV) monomorphes bigéminées.

Tracé 4

Fibrillation auriculaire avec réponse ventriculaire de 80 à 180 batt./min.

Tracé 5

Bradycardie sinusale à 58 batt./min. Bloc AV du 1er degré. Rythme idioventriculaire accéléré (RIVA) à 85 batt./min. Capture (6e complexe).

Tracé 6

Rythme sinusal à 95 batt./min. Bloc auriculoventriculaire du 2e degré de type I avec conduction 3:2

Tracé 7

V_1 : flutter auriculaire à 300 batt./min. Bloc AV de haut degré probable avec un rythme d'échappement jonctionnel de 38 à 43 batt./min.

Tracé 8

Rythme sinusal à 60 batt./min. Bloc AV du 2e degré de type I avec conduction 3:2. Échappement jonctionnel (3e complexe). Ondes U intermittentes.

Tracé 9

Rythme sinusal à 72 batt./min. Bloc AV du 1er degré. Bloc trifasciculaire : BBD complet. Deux épisodes de bloc

sinoauriculaire 2:1 (2e degré de type II). Extrasystole auriculaire (ESA) (8e complexe).

Tracé 10

Rythme sinusal (5e, 8e et 11e complexes). ESA avec conduction ventriculaire aberrante (CVA) (6e complexe). Couplet d'ESA (9e et 10e complexes). Échappements jonctionnels (2e, 4e et 7e complexes). Capture (3e complexe).

PARTIE 2

EXERCICES D'INTERPRÉTATION À PARTIR DE CAS CLINIQUES

Cas clinique 1

Rythme sinusal à 80 batt./min. Ondes P bifides. Bloc AV du 1er degré. ESA (2e complexe). ESA bloquées trigéminées.

Cas clinique 2

Rythme sinusal à 72 batt./min. ESV nombreuses, polymorphes, interpolées, trigéminées (bande inférieure).

Cas clinique 3

Tracé A

V_1 : rythme sinusal à 80 batt./min. Bloc AV du 2e degré de type I à conduction indéterminée puisque les intervalles PR de la première séquence et de la fin de la dernière séquence sont absents.

Tracé B

V_1 : rythme sinusal à 75 batt./min. RIVA de 130 à 95 batt./min. Les 2e et 8e complexes sont des fusions.

Tracé C

D_{II} : rythme sinusal à 95 batt./min. Tachycardie ventriculaire paroxystique de 140 à 210 batt./min. Le 3e complexe est une ESV télédiastolique. L'avant-dernier complexe est une fusion.

Cas clinique 4

V_1 : bradyarythmie sinusale de 43 à 50 batt./min. BBD complet. ESA quadrigéminées.

Cas clinique 5

Torsade de pointes à 240 batt./min se terminant abruptement, suivie de deux complexes supraventriculaires.

Cas clinique 6

Rythme sinusal à 72 batt./min. ESV monomorphes interpolées. Une ESA (9e complexe). Échappements jonctionnels (4e, 10e et 13e complexes).

Cas clinique 7

Tracé A

Tachycardie sinusale à 110 batt./min. Bloc AV du 2e degré avec conduction 2:1.

Tracé B

Tachycardie sinusale à 110 batt./min. Bloc AV complet avec rythme d'échappement jonctionnel à 56 batt./min.

Cas clinique 8

Tracé A

Rythme sinusal à 69 batt./min. Bloc AV du 1er degré. Bloc AV du 2e degré avec conduction 2:1.

Tracé B

Rythme sinusal à 66 batt./min. RIVA à 72 batt./min, dont la conduction est rétrograde et intermittente (ondes P visibles et constantes suivant le QRS).

Tracé C

Rythme sinusal à 95 batt./min. Tachycardie ventriculaire paroxystique à 240 batt./min avec aspect retard droit. ESV télédiastolique (fusion, 2e complexe).

Cas clinique 9

Rythme sinusal à 75 batt./min. Bloc AV complet avec un rythme d'échappement ventriculaire < 38 batt./min.

Cas clinique 10

Rythme sinusal à 60 batt./min. ESA trigéminées.

Cas clinique 11

Tracé A

Rythme sinusal à 95 batt./min et bloc AV de haut degré avec conduction 3:1 et 2:1.

Tracé B

Tachycardie sinusale > 150 batt./min et bloc AV de haut degré avec conduction 4:1 et 3:1.

Cas clinique 12

Fibrillation auriculaire avec réponse ventriculaire de 110 à 240 batt./min. CVA intermittente (aspect bloc de la branche droite).

Cas clinique 13

V_1 : fibrillation auriculaire avec réponse ventriculaire de 85 à 210 batt./min. BBG complet.

Cas clinique 14

Rythme électroentraîné bifocal à 60 batt./min. Double chambre ou DDD.

Cas clinique 15

Tachycardie sinusale à 150 batt./min.

Cas clinique 16

Tracé A

Tachycardie ventriculaire de 210 à 240 batt./min (avec retard droit). Un complexe sinusal. Tachycardie ventriculaire à 140 batt./min.

Tracé B

Tachycardie sinusale à 130 batt./min. Salve d'ESV (5) polymorphes. Tachycardie ventriculaire polymorphe de 140 à 270 batt./min. Aspect retard gauche. Deux fusions : 3e et 10e complexes.

Tracé C

Fin d'une fibrillation ventriculaire suivie d'un complexe supraventriculaire.

Cas clinique 17

Tracé A

Rythme sinusal à 66 batt./min.

Tracé B

Bigéminisme par échappement-capture. Échappements jonctionnels (3e et 6e complexes).

Cas clinique 18

Tracé A

D_2 : flutter auriculaire à 300 batt./min avec conduction 3:1, 2:1 et 4:1.

Tracé B

Rythme sinusal à 85 batt./min. Deux ESV monomorphes interpolées. Ondes P pointues.

Cas clinique 19

Tracé A

Rythme sinusal à 80 batt./min. BBD complet. Rythme idioventriculaire accéléré de 75 à 66 batt./min. Le 8e complexe est une fusion.

Tracé B

Bradycardie sinusale à 58 batt./min. BBD complet et ESV monomorphes trigéminées.

Tracé C

Rythme idiojonctionnel accéléré à 69 batt./min avec conduction rétrograde (ondes P visibles et constantes suivant le QRS).

Cas clinique 20

Arythmie sinusale ventriculophasique de 63 à 80 batt./min. Bloc AV du 2e degré de type I avec conduction 2:1 et 3:2, aspect de bloc de branche gauche. Asystolie ventriculaire de ± 3,4 s. Fibrillation ventriculaire.

Cas clinique 21

Rythme sinusal à 72 batt./min. Bloc AV du 2e degré de type I avec conduction 3:2. Deux échappements ventriculaires.

Cas clinique 22

Rythme électroentraîné à 72 batt./min entrecoupé de complexes de capture et de fusion. Bande supérieure : captures (2e, 6e et 10e complexes) et fusion (3e et 7e complexes).

Cas clinique 23

Tracé A

Tachycardie sinusale à 150 batt./min. BBD complet. Bloc AV du 2e degré avec conduction 2:1. Trois ESV polymorphes.

Tracé B

Tachycardie sinusale à 120 batt./min. BBD complet. Bloc AV de haut degré avec conduction 3:1 et 2:1 entrecoupé d'un bloc AV complet intermittent sur un rythme d'échappement ventriculaire à 54 batt./min.

Cas clinique 24

V_1 : tachycardie sinusale à 120 batt./min. ESV monomorphes et majoritairement trigéminées.

Cas clinique 25

Tracé A

Flutter auriculaire à 300 batt./min avec conduction 6:1.

Tracé B

Flutter auriculaire à 300 batt./min avec conduction 6:1 et 10:1. BAV de haut degré probable.

Cas clinique 26

Tracé A

Rythme sinusal à 85 batt./min. Bloc bifasciculaire : BBD complet et bloc AV du 2e degré de type I avec conduction 3:2 et 2:1. Un échappement jonctionnel (5e complexe).

Tracé B

Rythme sinusal à 90 batt./min. Bloc AV du 2e degré de type I probable avec conduction 2:1 (PR long et documenté au tracé A) et complexes de capture (2e et 5e).

Cas clinique 27

Tracé A

V_1 : rythme sinusal à 63 batt./min. Deux ESV monomorphes. Deux échappements ventriculaires (4e et 6e complexes).

Tracé B

V_1 : rythme sinusal. Couplets d'ESV monomorphes bigéminées.

Tracé C

V_1 : rythme sinusal. ESV avec conduction rétrograde, monomorphes bigéminées.

Tracé D

V_1 : rythme sinusal. ESV monomorphes. TVP, avec aspect retard droit, de 140 à 180 batt./min.

Cas clinique 28

V_1 : rythme d'échappement jonctionnel < 50 batt./min.

Cas clinique 29

V_1 : arythmie sinusale ventriculophasique de 58 à 66 batt./min. Bloc AV du 2e degré de type I avec conduction 3:2.

Cas clinique 30

Tachycardie ventriculaire avec aspect retard droit à 240 batt./min (ondes P rétrogrades en V_1 et V_2). Critères : ECG : onde R initiale positive en aVR. Critères morphologiques : V_1 : onde R ; V_6 : onde Q.

Cas clinique 31

Tracé A

Tachycardie sinusale > 180 batt./min. Tachycardie jonctionnelle paroxystique réciproque par réentrée antidromique > 240 batt./min.

Tracé B

Tachycardie sinusale de 110 à 120 batt./min. Fin de la tachycardie jonctionnelle paroxystique réciproque par réentrée antidromique à 240 batt./min sous l'effet de l'adénosine. Reprise du rythme sinusal de 56 à 110 batt./min.

Cas clinique 32

Tracé A

Entraîneur vagabond (*wandering pacemaker*) à 90 batt./min. Morphologies variables des ondes P et intervalle PR constant.

Tracé B

Rythme sinusal à 85 batt./min.

Cas clinique 33

Flutter auriculaire à 375 batt./min et bloc AV du 3e degré avec rythme d'échappement ventriculaire < 38 batt./min.

Cas clinique 34

V_1 : tachycardie auriculaire > 210 batt./min avec conduction 3:2 et 2:1 (phénomène de Wenckebach). CVA intermittente (10e complexe rsr', 16e complexe

rsR') suivie d'une tachycardie auriculaire avec CVA à 210 batt./min.

Cas clinique 35

Tracé A

Rythme idiojonctionnel accéléré à 130 batt./min. Deux ESV polymorphes.

Tracé B

Rythme d'échappement jonctionnel > 38 batt./min.

Cas clinique 36

Tracé A

V_1 : fibrillation auriculaire avec réponse ventriculaire > 150 à 210 batt./min.

Tracé B

Tachycardie sinusale à 110 batt./min.

Cas clinique 37

Tracé A

V_1 : rythme sinusal à 72 batt./min. ESA quadrigéminées.

Tracé B

V_1 : rythme sinusal à 66 batt./min. ESV monomorphes trigéminées. Deux épisodes de tachycardie ventriculaire paroxystique. Aspect retard droit de 150 à 210 batt./min. ESV nombreuses, polymorphes, dont une salve. Ondes U intermittentes.

Cas clinique 38

Tracé A

V_1 : rythme sinusal à 100 batt./min. Bloc bifasciculaire : BBG complet et bloc AV de haut degré avec conduction 5:1.

Tracé B

Rythme sinusal à 85 batt./min. Bloc bifasciculaire : bloc AV du 1er degré et BBD complet.

Cas clinique 39

Fin d'une FAP avec réponse ventriculaire de 85 à 210 batt./min. Tachycardie ventriculaire monomorphe paroxystique à 210 batt./min avec aspect retard gauche et se terminant par un complexe de fusion. Tachycardie sinusale de 120 batt./min.

Cas clinique 40

Tachycardie ventriculaire à 140 batt./min avec aspect retard droit. Conduction rétrograde (ondes P visibles) une fois sur deux en D_{II} et D_{III}. Critère de Brugada. Concordance précordiale positive du complexe QRS en V_1, V_2 et V_6.

Cas clinique 41

Tracé A

V_1 : tachycardie sinusale à 110 batt./min. ESV polymorphes nombreuses, dont des salves polymorphes bigéminées.

Tracé B

Tachycardie sinusale à 110 batt./min. ESV polymorphes nombreuses. Couplets bigéminés et une salve d'ESV.

Cas clinique 42

Tracé A

Rythme sinusal à 80 batt./min alternant avec un rythme idioventriculaire accéléré à 85 batt./min. Fusion (4e complexe).

Tracé B

Rythme sinusal à 85 batt./min. Complexes de RIVA (3e, 4e, 9e et 13e complexes), ESV (10e et 13e complexes) et fusions (5e, 6e, 8e, 12e et 15e complexes).

Cas clinique 43

Tracé A

Bradycardie sinusale à 56 batt./min. Bloc bifasciculaire : BBG complet, bloc AV du 2e degré de type II avec conduction 2:1 et 3:2, et deux échappements jonctionnels (2e et 5e complexes). ESA bloquée (onde T du 2e complexe).

Tracé B

Rythme sinusal à 100 batt./min alternant avec des complexes de Wolff-Parkinson-White (WPW).

Cas clinique 44

D_2 : rythme sinusal à 60 batt./min. Ondes U et QTU à 0,56 s. Couplets d'ESV polymorphes. Torsades de pointes de 180 à 210 batt./min.

Cas clinique 45

Tracé A

V_1 : tachycardie sinusale à 140 batt./min. ESA nombreuses trigéminées et bigéminées.

Tracé B

Tachycardie sinusale à 130 batt./min. ESA nombreuses, parfois trigéminées. Un couplet et ESA avec CVA. Ondes P pointues en D_{II}.

PARTIE 3

L'encadrement thérapeutique

CHAPITRE **10**

Les traitements

PLAN

OBJECTIFS

- Énumérer les principales cibles du traitement des arythmies cardiaques.

- Dresser la nomenclature des antiarythmiques selon la classification de Vaughan-Williams.

- Comprendre la corrélation entre le mécanisme d'action de chacune des classes antiarythmiques et leur incidence sur le potentiel d'action de la fibre cardiaque.

- Décrire l'équation de Cockroft et Gault pour la mesure de la clairance de la créatinine.

- Réviser les principales notions pharmacologiques de chacun des antiarythmiques présentés.

- Réviser les indications de la cardiostimulation et préciser la terminologie à cinq lettres de l'Intersociety Commission for Heart Disease Resources.

- Différencier la cardioversion de la défibrillation.

- Nommer les fonctions et les indications du défibrillateur implantable.

- Énumérer les indications de la thermoablation par radiofréquence.

10.1 Causes des arythmies

L'athérosclérose se manifeste dès l'adolescence et s'implante entre l'âge de 20 et 30 ans. Le processus progresse comme une maladie inflammatoire chronique responsable de la majeure partie des affections cérébrovasculaires et coronariennes, notamment le syndrome coronarien. L'infarctus du myocarde entraîne une mortalité très élevée par fibrillation ventriculaire primaire au cours des premières heures de la phase aiguë; celle-ci est responsable de 75 % des morts subites. L'arrêt soudain et imprévu des fonctions cardiorespiratoires est surtout imputable à l'instabilité électrique du myocarde. Les syndromes de Wolff-Parkinson-White (WPW), du QT long, de Brugada et de la repolarisation précoce entraînent sporadiquement la mort subite. Les encadrés 10.1 et 10.2 présentent respectivement les facteurs arythmogènes externes et les affections cardiaques associées aux arythmies.

La reconnaissance de l'arythmie cardiaque, les mécanismes électrophysiologiques et physiopathologiques, l'étiologie, la sémiologie ainsi que les conséquences hémodynamiques constituent les cibles de l'encadrement thérapeutique susceptibles de réduire la morbidité et la mortalité associées aux arythmies cardiaques. Les différentes solutions thérapeutiques mentionnées dans l'encadré 10.3 sont présentées dans le seul but de permettre de saisir le contexte global du traitement des arythmies cardiaques.

10.2 Manœuvres de modulation du tonus sympathique-parasympathique

10.2.1 Physiologie

Plusieurs terminaisons nerveuses ou récepteurs très sensibles à la pression sanguine se situent dans les parois cardiovasculaires. Ces barorécepteurs sont très nombreux, particulièrement dans le sinus carotidien. La partie terminale de la carotide primitive à sa bifurcation, du côté de la racine de la carotide interne,

---

Encadré 10.1 Facteurs arythmogènes externes

- Actions vagotoniques
- Affections pulmonaires
- Boissons énergisantes
- Contexte périopératoire
- Déséquilibre du complexe acidobasique
- Déséquilibre hormonal
- Déséquilibres électrolytiques
- Déséquilibres métaboliques
- Dysfonction rénale
- Effets proarythmiques
- Exercice
- Fièvre
- Hémorragie
- Hypersensibilité du sinus carotidien
- Hypoxie myocardique (hypoxémie d'étiologies multiples, ischémie myocardique, hypotension)
- Médicaments iatrogéniques (antidépresseurs, antiarythmiques, digitale, etc.)
- Procédure cardiovasculaire effractive
- Stimulants exogènes (alcool, boissons énergisantes, caféine, nicotine)
- Stress professionnel avec incidence sur la coronaropathie
- Stress psychologique
- Toxicité médicamenteuse
- Traumatisme crânien

Encadré 10.2 Affections cardiaques associées aux arythmies

- Atteintes anatomiques
- Atteintes congénitales
- Atteintes traumatiques
- Cardiomyopathies (dilatées, hypertrophiques, obstructives et restrictives)
- Chirurgie cardiaque
- Dysplasie du ventricule droit
- Endocardite
- Idiopathie
- Maladies coronariennes
- Maladies dégénératives
- Myocardite
- Prolapsus mitral
- Syndrome de préexcitation
- Syndrome du QT long
- Valvulopathies (maladie aortique et maladie mitrale)

Encadré 10.3 Solutions thérapeutiques
des arythmies cardiaques

- Manœuvres de modulation du tonus sympathique-parasympathique (*voir la section 10.2*)
  - Stimulation mécanique
  - Stimulation chimique parasympathomimétique
- Antiarythmiques (*voir la section 10.3*)
  - Classe I
  - Classe II
  - Classe III
  - Classe IV
  - Digitale
  - Adénosine
- Approche non pharmacologique
  - Cardiostimulation (*voir la section 10.4*)
  - Cardioversion électrique (*voir la section 10.5*)
  - Défibrillation (*voir la section 10.6*)
  - Défibrillateur implantable (*voir la section 10.7*)
  - Ablation par radiofréquence (*voir la section 10.8*)

présente une dilatation : il s'agit du sinus carotidien sous l'angle de la mâchoire. Des barorécepteurs se retrouvent aussi dans l'arc aortique et les artères sous-clavières ; ils répondent à la pression instantanée au cours même du cycle cardiaque. Il s'ensuit une modulation dans la fréquence de décharge des influx de ces centres barorécepteurs. Les influx cheminent entre autres par des nerfs afférents et par le nerf vague jusqu'au bulbe, et ils produisent certains effets sur le système cardiovasculaire, notamment :

- un ralentissement de la fréquence cardiaque en diminuant l'activité sympathique et en augmentant la transmission parasympathique (vague) ;

- une diminution de la contractilité myocardique par la diminution des influx sympathiques sur la fibre cardiaque ;
- une baisse du débit cardiaque par diminution de la fréquence cardiaque (F.C.) et du volume systolique.

10.2.2 Manœuvres externes

Les indications diagnostiques ou thérapeutiques concernent la tachycardie supraventriculaire non spécifique, la tachycardie par réentrée nodale, la tachycardie réciproque orthodromique avec voie accessoire (QRS fins) et la tachycardie à QRS larges, sauf si un WPW est connu.

Manœuvres vagales

Certaines manœuvres ralentissent parfois efficacement la F.C. (80 % d'efficacité) et peuvent mettre fin à un épisode de tachycardie. Elles sont sécuritaires quand elles sont effectuées avec soin (*voir l'encadré 10.4*).

Massage des sinus carotidiens droit et gauche

Le massage des sinus carotidiens droit (qui déprime surtout le nœud sinusal) et gauche (qui déprime surtout le nœud auriculoventriculaire [AV]) doit être effectué de la façon suivante :

- auscultation et palpation des carotides (le massage n'est pas recommandé si le patient est atteint de sténose ou d'un souffle carotidien) ;
- tête à droite et en hyperextension, ou à gauche, selon le cas ;

Encadré 10.4 Manœuvres vagales

- Application de glace
- Élévation des jambes et compressions abdominales simultanément
- Éternuement assez fort provoqué par le chatouillement de la muqueuse nasale
- Immersion de la tête et du visage dans l'eau froide à la suite d'une inspiration forcée
- Insertion d'un tube nasogastrique
- Manœuvre de Valsalva (expiration forcée, à glotte fermée, pendant 10 à 20 s)

- Position fœtale pendant 1 ou 2 min (position accroupie, bras bien croisés contre la poitrine, tronc courbé)
- Position de Trendelenburg (stimulation vagale par remplissage de l'oreillette droite)
- Réflexe nauséeux provoqué par un abaisse-langue (surtout chez les enfants)
- Réflexe oculocardiaque
- Quelques très profondes inspirations forcées
- Toucher rectal circulaire
- Toux forte (comme dans une quinte de toux)

- compression carotidienne unilatérale ferme sous l'angle de la mâchoire d'environ 5 s au point du massage.

Le résultat est positif lorsque la F.C. est ralentie et que le résultat peut être reproductible. Le tracé 10.1 présente un monitorage ECG continu au cours de la manœuvre.

Les complications possibles des manœuvres externes sont des arythmies, une asystolie prolongée et une hémiplégie.

10.2.3 Stimulation chimique parasympathomimétique

La stimulation chimique parasympathomimétique se fait par l'administration d'adénosine (Adénocard[MD], *Krenosin*[MD], *Striadyne*[MD]), de diltiazem (Cardizem[MD], *Tildiem*[MD]) et de vérapamil (Isoptin[MD], *Isoptine*[MD])[1]. Ces médicaments peuvent toutefois causer des effets secondaires tels que des bouffées de chaleur, une diplopie passagère, une diaphorèse, de l'hypotension et des vomissements.

10.3 Antiarythmiques

L'approche thérapeutique par l'utilisation des antiarythmiques vise particulièrement la réduction des symptômes et la prévention de la mort subite entraînée habituellement par une tachycardie ventriculaire (TV) ou une fibrillation ventriculaire (FV).

10.3.1 Propriétés de la fibre myocardique

Les propriétés de la fibre myocardique sont l'automaticité, la conductibilité et l'excitabilité. Une altération de l'une ou l'autre de ces propriétés modifie le potentiel d'action de la fibre cardiaque et, de ce fait, favorise les arythmies. Les antiarythmiques utilisés pour maîtriser ou corriger les arythmies peuvent modifier certains paramètres électrocardiographiques, notamment la F.C., l'intervalle PR, le complexe QRS et l'intervalle QT. Le tableau 10.24 résume les principaux effets électrocardiographiques des antiarythmiques administrés à des doses thérapeutiques.

10.3.2 Terminologie électrophysiologique

Les substances pharmacologiques utilisées pour contrôler ou traiter les arythmies cardiaques sont susceptibles d'influer sur les systèmes sympathique et parasympathique, particulièrement sur l'automaticité, la conductibilité et la contractilité de la fibre myocardique. Lorsque le mécanisme d'action de l'antiarythmique se répercute sur l'automaticité, l'effet est dit bathmotrope; sur la F.C., il est question d'effet chronotrope; sur la conduction, d'effet dromotrope; enfin, sur la contraction, l'effet est dit inotrope. Selon le ou les mécanismes d'action en jeu, ces substances augmentent (+) ou diminuent (−) isolément ou simultanément la F.C., la conduction auriculoventriculaire et la force de contraction myocardique (*voir le tableau 10.1*).

10.3.3 Effet arythmogène, ou proarythmique

Les antiarythmiques s'opposent au phénomène d'hyperexcitabilité myocardique. Dans certaines

---

1. Les médicaments (noms génériques et commerciaux) présentés en caractères italiques dans le texte sont vendus en Europe.

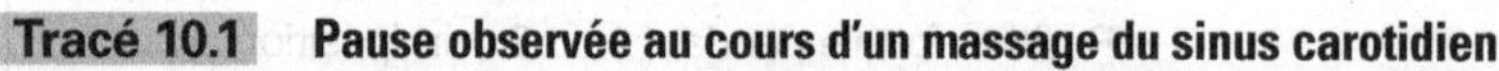

Tracé 10.1 **Pause observée au cours d'un massage du sinus carotidien**

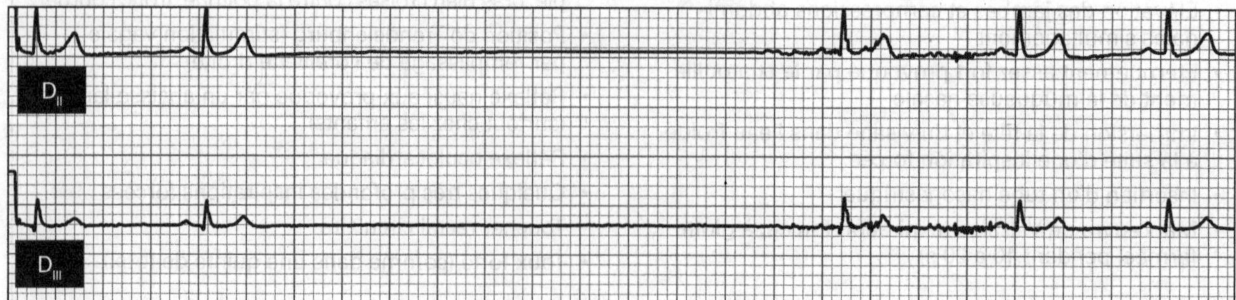

Effets positifs	Effets négatifs
• **Bathmotrope:** ↑ de l'automaticité	• **Bathmotrope:** ↓ de l'automaticité
• **Chronotrope:** ↑ de la F.C.	• **Chronotrope:** ↓ de la F.C.
• **Dromotrope:** ↑ de la conduction	• **Dromotrope:** ↓ de la conduction
• **Inotrope:** ↑ de la force de contraction myocardique	• **Inotrope:** ↓ de la force de contraction myocardique

conditions, un antiarythmique, au lieu de corriger une arythmie, peut l'entretenir et même l'aggraver: il s'agit de l'effet proarythmique. L'effet proarythmique d'un antiarythmique, ou effet arythmogène, se reconnaît aux critères suivants: multiplication du nombre des extrasystoles ventriculaires (ESV) ou du nombre de formes répétitives, ou encore première apparition d'une tachycardie ventriculaire soutenue au moment de la phase initiale du traitement antiarythmique. L'effet proarythmique se manifeste surtout sous forme de torsade de pointes, de tachycardie ventriculaire soutenue et de fibrillation ventriculaire. Les précurseurs de l'effet proarythmique sont principalement l'insuffisance cardiaque gauche avec fraction d'éjection inférieure à 40 %, l'arythmie ventriculaire soutenue et récurrente, les antiarythmiques des classes Ia, Ic et III, une médication concomitante, les déséquilibres électrolytiques, notamment l'hypokaliémie et l'hypomagnésémie, une ischémie myocardique ou encore une anomalie de la repolarisation préexistante se traduisant par un QT long. Une dysfonction du nœud sinusal et un bloc trifasciculaire sont associés à un risque élevé d'asystolie, en dépit d'un niveau pharmacologique thérapeutique.

L'effet « torsades de pointes » est en relation réciproque avec celui des antiarythmiques sur la repolarisation, se traduisant par un allongement de l'intervalle QT. Les antiarythmiques des classes Ia et III, la bradycardie extrême, le bloc auriculoventriculaire (BAV) complet et certains médicaments hypokaliémiques tels les diurétiques sont autant de facteurs susceptibles de prolonger la repolarisation, d'allonger l'intervalle QT et de favoriser les torsades de pointes.

10.3.4 Pharmacocinétique des antiarythmiques et influence du vieillissement sur la réaction aux médicaments

Facteurs physiologiques

Les changements physiologiques les plus significatifs associés à la consommation des médicaments concernent le métabolisme hépatique, le métabolisme rénal, le volume adipeux et le volume d'eau de l'organisme. En d'autres mots, l'importance ou la gravité de l'altération de la fonction rénale entraîne une augmentation de la concentration des médicaments à élimination rénale et une augmentation de la fraction libre du médicament, et donc du risque de toxicité, qui accompagne la diminution de l'albuminémie liée à la fréquence de dénutrition. Aussi, la diminution de la masse musculaire, de l'eau corporelle totale et l'augmentation relative des tissus adipeux, notamment, favorisent une surdose de médicaments hydrosolubles et une accumulation des médicaments liposolubles (Laganier et collab., 2016).

Métabolisme hépatique La majorité des réactions métaboliques sont enzymatiques et se produisent dans le foie, organe très vascularisé et riche en enzymes. Le processus du vieillissement cause une réduction du volume du foie, le débit sanguin hépatique étant alors abaissé de 40 à 45 %. Le ralentissement du métabolisme et, par conséquent, la dégradation retardée du médicament entraînent une durée d'action prolongée, une accumulation du médicament et un risque accru d'intoxication. Ainsi, l'insuffisance hépatique perturbe la biotransformation des substances médicamenteuses, surtout celle des substances liposolubles.

Métabolisme rénal Le processus du vieillissement entraîne une réduction du débit rénal d'environ 10 %. Le ralentissement des fonctions rénales, incluant les sécrétions tubulaires et la filtration glomérulaire, peut atteindre 50 %. Les métabolites actifs que le rein n'arrive pas à éliminer retournent dans le réseau sanguin et augmentent la durée d'action, le risque d'effets secondaires et la toxicité, et ce, particulièrement pour les substances hydrosolubles. Les insuffisances rénales aiguës sont causées par des médicaments dans 20 % des cas (Clayton et Stock, 2003).

Augmentation du volume de tissus adipeux

Le tissu adipeux modifie la distribution des médicaments, donc l'obésité est un facteur susceptible d'interférer avec la réponse thérapeutique aux antiarythmiques. Emmagasinés dans la graisse corporelle, les médicaments liposolubles sont moins efficaces, ce qui entraîne l'accumulation du médicament, une prolongation du stockage et un retard de l'excrétion. À titre d'exemples, le propranolol (Indéral[MD] ou *Avlocardyl*[MD]), l'acébutolol (Sectral[MD]), la lidocaïne (*Xylocard*[MD]) et la morphine sont des médicaments liposolubles.

Volume d'eau de l'organisme

L'eau représente environ 55 % du poids corporel chez l'adulte. Le vieillissement peut entraîner une diminution du volume d'eau de l'organisme d'environ 15 % ; les médicaments hydrosolubles peuvent alors demeurer plus longtemps dans le sang et ainsi augmenter leur durée d'action. La digoxine, l'aténolol (Ténormin[MD], *Ténormine*[MD]) et le pindolol (Visken[MD]) sont des exemples de médicaments hydrosolubles.

Distribution du médicament

Certains médicaments comme l'acide salicylique et la warfarine (Coumadin[MD], *Coumadine*[MD]) se lient fortement aux protéines plasmatiques. Une baisse du taux d'albumine et des protéines totales diminue le nombre de sites de liaison pour ces médicaments ; conséquemment, leurs effets sont accrus.

Considérations pharmacologiques

L'utilisation concomitante d'antiarythmiques dans un contexte hypokaliémique secondaire aux diurétiques peut accroître le risque d'arythmogénicité. Le risque de toxicité médicamenteuse aux doses thérapeutiques habituelles est accru lorsqu'il y a administration concomitante de digitaline et de lithium en présence de déshydratation et de déséquilibres électrolytiques, notamment d'hypokaliémie.

L'iatrogénie médicamenteuse désigne les effets secondaires ou indésirables provoqués par les médicaments. Dans la majorité des cas, les risques iatrogéniques peuvent être évités. Ils peuvent être causés par une erreur dans la prise de la médication (ou « 6 B » : bon médicament, bon patient, bon dosage, bon horaire, bonne voie d'administration, bonne date de péremption) ou être dus aux interactions médicamenteuses (Laganier et collab., 2016).

Une étude prospective a montré que l'iatrogénie était responsable de 6,5 % de l'ensemble des causes d'hospitalisation, cette proportion atteignant de 10 à 20 % chez les plus de 65 ans et environ 20 % chez les plus de 80 ans. Le principal facteur de risque est la polypharmacie, ou le nombre absolu de médicaments pris en même temps, conjuguée à la polypathologie (Laganier et collab., 2016). Une étude a rapporté que 68 % des effets indésirables évitables ou prévisibles des médicaments conduisaient à une consultation aux urgences (Zed et collab., 2008).

Surveillance clinique

En présence d'une altération de la fonction rénale, la posologie de plusieurs médicaments doit être réduite, notamment celle des inhibiteurs de l'enzyme de conversion (IEC), des antibiotiques, de certains antiarythmiques, de la digitale ainsi que des anticoagulants oraux directs (AOD). La mesure de la clairance de la créatinine (ClCr) selon la formule de Cockroft constitue un indicateur fiable de la filtration glomérulaire. Il est possible de la calculer sans avoir recours à la méthode fastidieuse de la collecte des urines des 24 heures, et ce, grâce à la formule suivante, appelée équation de Cockroft et Gault :

$$\text{ClCr (en ml/min)} = \frac{140 - \text{âge (ans)} \times \text{poids idéal}}{49 \times \text{créatininémie (µmol/L)}}$$
$$\text{ou } 92 \times \text{créatininémie (mg/dl)}$$

Femme : multiplier le résultat de l'équation par 0,85.

- Poids idéal :
  - Hommes = 50 kg + (2,3 × taille en po − 60 po) ou 0,92 × (taille en cm − 152 cm)
  - Femmes = 45,5 kg + (2,3 × taille en po − 60 po) ou 0,92 × (taille en cm − 152 cm)

- Formule abrégée :
  - Cl (homme) : 1,23 × poids (kg) × (140 − âge (ans)/créatininémie en µmol/L)
  - Cl (femme) : 1,04 × poids (kg) × (140 − âge (ans)/créatininémie en µmol/L)
- Normalité :
  - Femmes : 95 ± 20 ml/min
  - Hommes : 120 ± 20 ml/min

10.3.5 Classification des antiarythmiques

Selon la classification de Vaughan-Williams, les antiarythmiques sont répartis en quatre classes (*voir le tableau 10.2*). Selon la classe à laquelle elles appartiennent, ces substances pharmacologiques possèdent certaines propriétés électrophysiologiques et agissent sur l'une ou l'autre des phases du potentiel

Tableau 10.2   **Classification des antiarythmiques de Vaughan-Williams[a]**

Classe	Mécanismes d'action	Médicaments[b]
Classe I Bloquants des canaux sodiques	**Ia** • Agir sur la phase 0 • Allonger le potentiel d'action • Bloquer l'entrée rapide de sodium • Produire une action comparable à une classe III	• Disopyramide (Rythmodan[MD], Norpace CR[MDc]) • Procaïnamide (Pronestyl[MD]) • Quinidine (Longagor[MD], *Quinine[MD]*)
	Ib • Bloquer l'entrée rapide de sodium • Agir sur la phase 0 • Raccourcir le potentiel d'action • Élever le seuil d'excitabilité	• Lidocaïne (*Xylocard[MD]*) • Mexilétine (Mexitil[MD])
	Ic • Agir sur la phase 0 • Bloquer l'entrée rapide de sodium	• *Cibenzoline* (*Cipralan[MD]*) • Flécaïnide (Tambocor[MD], *Flécaïne[MD]*) • Propafénone (Rythmol[MD])
Classe II Bloquants des récepteurs bêta-adrénergiques ou bêtabloquants	• Allonger la phase 4 du potentiel d'action • Allonger la période réfractaire du nœud AV • Bloquer l'action sympathique • Ralentir la fréquence sinusale	• Propranolol (Indéral[MD], *Avlocardyl[MD]*) et bêtabloquants analogues (*voir le tableau 10.13*)
Classe III Prolongation de la repolarisation ou bloquants potassiques	• Agir au niveau de la phase 3 du potentiel d'action • Bloquer le courant potassique • Prolonger la durée des périodes réfractaires et du potentiel d'action des cellules auriculaires et ventriculaires	• Amiodarone (Cordarone[MD]) • Brétylium (Brétylate[MD]) • Dofétilide (Tikosyn[MD]) • Dronédarone (Multaq[MD]) • Ibutilide (Corvert[MD]) • Sotalol (Sotacor[MD], *Sotalex[MD]*) • *Vernakalant* (*Brinavess[MD]*)
Classe IV Bloquants des canaux calciques	• Agir au niveau de la phase 2 du potentiel d'action • Bloquer l'entrée de calcium • Modifier les potentiels d'action du nœud sinusal, et principalement du nœud AV	• Diltiazem (Cardizem[MD], *Tildiem[MD]*) • Vérapamil (Isoptin[MD], *Isoptine[MD]*)

[a] Sauf exception, les contre-indications et les interactions médicamenteuses ont été volontairement soustraites des descriptions pharmacologiques des pages suivantes.

[b] La plupart des antiarythmiques présentés ici et dans les tableaux qui suivent ont été actualisés avec la référence suivante : Skidmore-Roth, L. (2015). *Le guide des médicaments*. Montréal, Québec : Chenelière Éducation.

[c] CR = *controlled release* (action à libération continue).

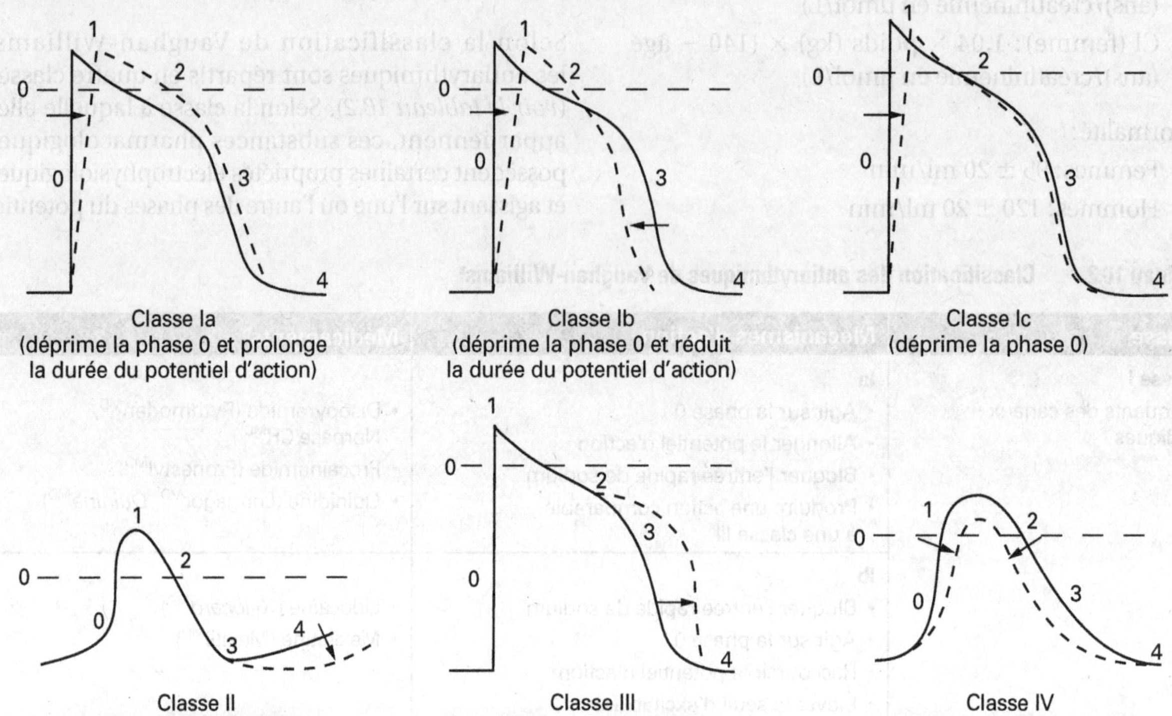

d'action (*voir la figure 10.1*) en modifiant la perméabilité de la membrane cellulaire aux ions sodiques (Na⁺), calciques (Ca⁺) et potassiques (K⁺). Le tableau 10.24 résume les principaux effets électrocardiographiques des antiarythmiques et le tableau 10.25 en présente les principaux effets électrophysiologiques. Enfin, le tableau 10.3 explique la signification des abréviations couramment utilisées pour l'administration de médicaments.

Classe I

Les antiarythmiques de la classe I (bloquants des canaux sodiques) agissent en bloquant l'entrée de sodium dans la cellule. Leur mécanisme d'action est intimement lié au ralentissement de la dépolarisation correspondant à la phase 0 du potentiel d'action dans les cellules à conduction rapide (musculaires, auriculaires et ventriculaires) et les fibres du réseau His-Purkinje. Certains bloquent aussi les canaux potassiques. Les antiarythmiques de

la classe I sont divisés en trois sous-groupes, soit Ia, Ib et Ic.

Tableau 10.3   Abréviations courantes utilisées pour l'administration de médicaments

Abréviation	Signification
die	Une fois par jour
b.i.d.	Deux fois par jour
t.i.d.	Trois fois par jour
q.i.d.	Quatre fois par jour
p.r.n.	Au besoin
q.2 h	Toutes les deux heures
q.4 h	Toutes les quatre heures
q.6 h	Toutes les six heures
q.8 h	Toutes les huit heures
stat.	Immédiatement
ad	Jusqu'à

Classe Ia Les antiarythmiques de ce sous-groupe (disopyramide, procaïnamide et quinidine) ralentissent la conduction membranaire en bloquant les canaux sodiques ; de plus, ils prolongent la repolarisation et la période réfractaire du tissu cardiaque en bloquant les canaux potassiques (I_{Kr}). À l'ECG, l'élargissement du complexe QRS est discret, mais l'allongement de l'intervalle QT peut être significatif. L'onde U proéminente et l'onde T modifiée sont aussi observées. L'effet inotrope négatif est à surveiller. La combinaison des antiarythmiques de cette classe avec ceux des classes Ic ou III est à éviter (*voir les tableaux 10.4 à 10.6*).

Tableau 10.4   Disopyramide : Rythmodan^MD, Norpace CR^MD[a]

Électrophysiologie	• Effets semblables à ceux de la quinidine • Effet dromotrope négatif également présent dans les voies accessoires
Électrocardiographie	• ↑ minime des intervalles QRS et QT
Hémodynamie	• Effet cardiodépresseur (inotrope négatif) important • Action vagolytique accélérant la fréquence sinusale et augmentant la conduction AV • ↑ de la pression artérielle, de la postcharge et de la consommation d'oxygène • Antiarythmique non recommandé comme premier choix pour la personne susceptible de présenter une insuffisance cardiaque
Pharmacologie	• Concentration thérapeutique de 2 à 5 mcg/ml ou 6 à 15 μmol/L avec une demi-vie d'élimination de 4 à 10 h • Par voie orale, dose initiale de 300 mg ; dose d'entretien de 100 mg aux 6 h pouvant être augmentée à 150 ou 200 mg aux 6 h
Effets secondaires	• Effets anticholinergiques, soit bouche sèche, vision brouillée, constipation et rétention urinaire (pour 5 % de la clientèle) • Exacerbation d'une insuffisance cardiaque et effet proarythmique en présence d'un QT allongé
Indications	• Identiques à celles de la quinidine et de la procaïnamide, y compris le traitement des arythmies ventriculaires symptomatiques confirmées et supraventriculaires réfractaires
Surveillance clinique	• Symptômes et signes de décompensation ventriculaire gauche, soit dyspnée, hypotension, hypokaliémie et fatigue accrue, B3 à l'auscultation cardiaque et crépitants inspiratoires à l'auscultation pulmonaire

[a] CR = *controlled release* (action à libération continue).

Tableau 10.5   Procaïnamide : Pronestyl^MD, Procan SR^MD[a]

Électrophysiologie	• Effets semblables à ceux de la quinidine, à l'exception des effets anticholinergiques • Effets bathmotrope négatif et dromotrope négatif dans le nœud AV et les voies accessoires
Électrocardiographie	• Allongement des intervalles QRS et QT
Hémodynamie	• Hypotension et bradycardie possibles • Possibilité de fonction ventriculaire gauche déprimée si combinaison de la procaïnamide avec d'autres antiarythmiques
Pharmacologie	• Concentration thérapeutique de 4 à 10 mcg/ml ou 17 à 43 μmol/L avec une demi-vie d'élimination de 2 à 5 heures • N-acétyl-procaïnamide (NAPA) : métabolite actif de la procaïnamide devant être dosé en même temps que la procaïnamide • Dose thérapeutique de la NAPA : 6 à 10 mcg/ml ou 22 à 72 μmol/L • NAPA : considérée comme une substance antiarythmique produisant une action modérément pure de classe III • Dose orale initiale de 1250 mg suivie de 750 mg de 1 à 2 h plus tard, puis de 500 à 1000 mg aux 2 à 3 h, p.r.n. ; dose d'entretien (longue action) de 500 à 1000 mg aux 6 h
Effets secondaires pour la voie intraveineuse	• Hypotension, surtout au cours d'une thérapie à long terme, soit dépression, psychose et syndrome lupique (20 % de la clientèle) • Abandon du traitement dans environ 40 % des cas, compte tenu de l'importance des effets secondaires (idiosyncrasie [1 à 2 %])

[a] SR = *sustained release* (action à libération continue).

Indications	• Identiques à celles de la quinidine
	• Médicament de deuxième intention pour le traitement des tachycardies ventriculaires soutenues (si inefficacité de l'amiodarone et de la lidocaïne)
	• Médicament de choix, par voie intraveineuse, pour le traitement du syndrome de préexcitation sans hypotension
	• I.V. directe: diluer chaque 100 mg/10 ml de NaCl 0,9% et administrer à un débit maximal de 50 mg/min
	• Perfusion sous pompe: diluer de 0,2 à 1 g dans 50 à 500 ml de dextrose 5% (2 à 4 mg/ml) et administrer en 30 à 60 min à raison d'un débit maximal de 25 à 50 mg/min
	• Tachycardie avec pouls > 150 batt./min chez l'adulte: 20 à 50 mg/min jusqu'à suppression de l'arythmie
Surveillance clinique	• Pression artérielle et signes d'une baisse de débit cardiaque au cours de la thérapie intraveineuse et monitorage des arythmies pour les traitements d'urgence
	• Signalement de toute augmentation de la durée des QRS supérieure à 25% et de la durée des QT supérieure à 0,50 s

Tableau 10.6   Quinidine, gluconate de quinidine PR[a], sulfate de quinidine PR[a]

Électrophysiologie	• Effet bathmotrope négatif sur le plan auriculaire, ventriculaire, du nœud AV et des voies accessoires
Électrocardiographie	• Augmentation des intervalles PR, QRS et surtout QT
Hémodynamie	• Vasodilatation par blocage des récepteurs adrénergiques alpha entraînant surtout de l'hypotension, si administration du médicament par voie intraveineuse
	• Propriétés anticholinergiques
Pharmacologie	• Concentration thérapeutique de 2 à 6 mcg/ml avec une demi-vie d'élimination de 6 à 8 h (ou supérieure chez les personnes âgées)
	• Sulfate de quinidine par voie orale à raison de 200 mg aux 2 à 3 h pour 8 doses; la dose peut être augmentée chaque jour p.r.n. jusqu'au rétablissement du rythme sinusal ou à la manifestation d'effets indésirables; dose usuelle de 300 à 400 mg q.6 h pour une fibrillation auriculaire précardioversion. Dose d'entretien de 200 à 300 mg t.i.d. ou q.i.d.
Effets secondaires	• Effets gastro-intestinaux incluant nausées, vomissements, diarrhée, douleurs abdominales, anorexie et un goût amer
	• Incidence des torsades de pointes de l'ordre de 2 à 10%, principalement au cours des 48 premières heures du traitement
	• Cinchonisme également rapporté à des taux sériques élevés: caractérisé par du tinnitus (acouphène), de la dyspnée, des tremblements, des troubles visuels, des vertiges, des céphalées et de la surdité temporaire
	• Angiœdème: œdème de la langue ou des lèvres, dyspnée, serrement de la gorge
Indications	• Conversion du flutter auriculaire, de la tachycardie auriculaire et de la fibrillation auriculaire
Surveillance clinique	• Potentiel proarythmique si QTc supérieur à 0,55 s
	• Signalement de toute augmentation de QT et de QRS de plus de 25% de la durée initiale
	• ↑ possible de la digoxinémie de 50 à 100%
	• Problèmes de toxicité à la digoxine dus à l'association quinidine-digoxine (20 à 40% des cas)

[a] PR = *prolonged release* (action à libération continue).

Classe Ib Les antiarythmiques de la classe Ib (lidocaïne, mexilétine) sont considérés comme les moins puissants de la classe I. Ils réduisent la durée du potentiel d'action et augmentent le seuil de fibrillation ventriculaire (ils atténuent le risque de la fibrillation ventriculaire). À l'ECG, les intervalles PR et la durée du complexe QRS sont peu touchés, et l'intervalle QTc est raccourci (*voir les tableaux 10.7 et 10.8*).

Électrophysiologie	• Réduction du potentiel d'action des fibres ischémiques, des fibres de Purkinje et des fibres musculaires des ventricules • Activité déclenchée et automaticité déprimées par la lidocaïne • Durée d'action plus longue que celle de la procaïnamide
Électrocardiographie	• Peu d'influence sur les intervalles PR et QRS; par contre, raccourcissement de l'intervalle QTc
Hémodynamie	• Peu d'effets dépresseurs sur la conduction et le myocarde
Pharmacologie	• Effets antiarythmiques se manifestant 2 min après l'administration • Durée d'action de 20 min • Concentration thérapeutique variant de 1,5 à 5 mcg/ml ou de 6 à 22 µmol/L avec une demi-vie d'élimination de 1,5 à 2 h • I.V. bolus de 1 à 1,5 mg/kg; un 2ᵉ bolus de 0,5 à 0,75 mg/min à répéter après 10 min p.r.n. jusqu'à un maximum de 3 mg/kg • Perfusion sous pompe: 1 g par 250 à 1000 ml de dextrose 5%; administrer à une vitesse de 1 à 4 mg/min
Effets secondaires	• Manifestations neurologiques: agitation, confusion, troubles de l'audition, vertiges, acouphène, vision trouble et tremblements • Manifestations respiratoires: dyspnée et dépression respiratoire • Nausées et vomissements possibles
Indications	• Choix possible pour le contrôle des arythmies ventriculaires
Surveillance clinique	• Moniteur cardiaque: mesure des intervalles PR et QRS, des arythmies dépendantes et des signes vitaux incluant l'oxymétrie pulsatile (SpO_2) • Signalement des effets secondaires, s'il y a lieu

Tableau 10.8   **Mexilétine: Mexitil**^{MD}

Électrophysiologie	• Effets similaires à ceux de la lidocaïne
Électrocardiographie	• Intervalle QT légèrement plus court
Hémodynamie	• Incidence hémodynamique faible
Pharmacologie	• Concentration thérapeutique de 0,75 à 2 mcg/ml avec une demi-vie d'élimination de 8 à 15 h • Posologie orale recommandée: 150 mg q.8 h
Effets secondaires	• Tremblements, nausées, vomissements, diplopie, constipation et dyspnée • Effets secondaires amoindris si prise de la médication avec des aliments
Indications	• Médication d'appoint dans le traitement de l'arythmie ventriculaire avec un intervalle QTc long et aussi dans le syndrome congénital du QT long • Combinée au propranolol (Indéral^{MD}, *Avlocardyl*^{MD}) ou à l'amiodarone (Cordarone^{MD}): augmentation de l'efficacité du traitement d'une tachycardie ventriculaire réfractaire et récidivante
Surveillance clinique	• Signalement des effets secondaires, s'il y a lieu

Classe Ic Les antiarythmiques de la classe Ic (*cibenzoline*, flécaïnide, propafénone) sont les bloquants sodiques les plus puissants. Ils dépriment l'automaticité ou la phase 0 du potentiel d'action, produisent un ralentissement marqué de la conduction et augmentent la période réfractaire des voies accessoires.

À l'ECG, la durée du complexe QRS augmente sans modification de l'intervalle QTc. Ils sont efficaces principalement contre les arythmies supraventriculaires et, à un degré moindre, ventriculaires. L'effet proarythmique des antiarythmiques de cette classe est particulièrement important (*voir les tableaux 10.9 et 10.10*).

Électrophysiologie	• Dépression de la vitesse de conduction AV et des voies accessoires • Allongement du temps de dépolarisation cellulaire des oreillettes, du faisceau de His, du réseau de Purkinje et du muscle ventriculaire
Électrocardiographie	• Intervalles PR et QRS possiblement allongés de 20 à 30% • Allongement de l'intervalle QT • Repolarisation non touchée
Hémodynamie	• Aggravation possible de la symptomatologie due à l'effet inotrope négatif, surtout en présence d'une insuffisance cardiaque préexistante • Augmentation de la mortalité due à la flécaïnide si utilisée pour contrer une arythmie ventriculaire non soutenue, après un infarctus du myocarde récent
Pharmacologie	• Concentration thérapeutique: 0,2 à 1 mcg/ml avec une demi-vie d'élimination de 12 à 27 h • Niveau thérapeutique supérieur à 1 mcg/ml devant être associé à un effet proarythmique • Posologie orale recommandée: 100 mg toutes les 12 h • Dose quotidienne maximale de 400 mg, si fonction ventriculaire gauche non altérée • ↑ possible de la concentration plasmatique de la digoxine et du propranolol • Réduction de la posologie ou arrêt du traitement en présence d'un allongement du complexe QRS > 25%, en prévention du risque proarythmique
Effets secondaires	• Effets secondaires non cardiovasculaires transitoires et bien tolérés • Autres effets: dyspnée, vertiges, troubles visuels, tremblements et céphalées • Avec une dysfonction ventriculaire gauche diminuée, incidence proarythmique pouvant atteindre 20%, surtout en présence de doses orales quotidiennes excédant 400 mg et si concentration plasmatique supérieure à 1 mcg/ml
Indications	• Traitement des arythmies supraventriculaires suivantes: tachycardie jonctionnelle de réentrée, flutter auriculaire, fibrillation auriculaire, syndrome de préexcitation sans cardiomyopathie avérée et ESV fréquentes • Bloc AV bifasciculaire ou trifasciculaire • Maintien du rythme sinusal lors d'une fibrillation auriculaire justifiant un traitement antiarythmique avec symptômes invalidants sans cardiopathie sous-jacente
Contre-indications	• Insuffisance cardiaque et cardiopathie ischémique
Surveillance clinique	• Développement d'une tachycardie ventriculaire incessante ou d'une torsade de pointes • Mesure des signes vitaux • Mesure des intervalles PR, QRS et QT • Monitorage des arythmies potentielles

Tableau 10.10   Propafénone: Rythmol^{MD}

Électrophysiologie	• ↓ de la vitesse de dépolarisation ou de la phase 0 du potentiel d'action sans influence importante sur la durée du potentiel d'action • Dépression du nœud sinusal et ralentissement de la conduction à travers toutes les structures du cœur • Faible effet bloquant sur les récepteurs bêta-adrénergiques (potentiel de 1/40 du propranolol) et sur les canaux calciques
Électrocardiographie	• Intervalles PR et QRS plus longs • Peu de changements quant à l'intervalle QT
Hémodynamie	• Exacerbation possible d'une insuffisance cardiaque en présence d'une fonction ventriculaire amoindrie

Pharmacologie	• Concentration thérapeutique : 0,5 à 2 mcg/ml avec une demi-vie d'élimination de 10 à 32 h • Posologie orale initiale suggérée : 150 mg q.8 h avec une dose quotidienne maximale de 600 mg administrée à des intervalles de 8 à 12 h • ↑ de la concentration plasmatique de la digoxine de l'ordre de 30 à 40 % et accentuation de l'effet de la warfarine (Coumadin[MD], *Coumadine*[MD]) • Réduction de la posologie ou arrêt du traitement en présence d'un allongement du complexe QRS > 25 %, en prévention du risque proarythmique
Effets secondaires	• Nausées, vomissements, constipation, dyspnée, diplopie, paresthésie, vertiges, fatigue, céphalées et altération du goût (10 à 15 %)
Indications	• Traitement des arythmies supraventriculaires suivantes : tachycardie jonctionnelle de réentrée, flutter auriculaire, fibrillation auriculaire, syndrome de préexcitation sans cardiomyopathie avérée et ESV fréquentes • Maintien du rythme sinusal lors d'une fibrillation auriculaire justifiant un traitement antiarythmique avec symptômes invalidants sans cardiopathie sous-jacente
Contre-indications	• Insuffisance cardiaque et cardiopathie ischémique • Bradycardie • Anomalies de la conduction sino-auriculaire, auriculoventriculaire et intraventriculaire
Surveillance clinique	• Induction possible d'un flutter auriculaire plus rapide en l'absence d'une utilisation conjointe d'un agent dromotrope • Développement d'une tachycardie ventriculaire incessante (incidence de survenue de l'effet proarythmique plus faible qu'avec la flécaïnide)

Classe II

Les antiarythmiques de la classe II sont des bloquants des récepteurs bêta-adrénergiques, ou bêtabloquants, et ils comprennent notamment le propranolol (Indéral[MD], *Avlocardyl*[MD]) et des bêtabloquants analogues.

Mécanismes d'action Les bêtabloquants s'opposent de façon compétitive à la norépinéphrine libérée et à l'épinéphrine circulante en occupant les sites récepteurs dans le cœur et d'autres organes (*voir le tableau 1.12, à la page 23*). Les récepteurs bêta-1 adrénergiques sont en grand nombre dans le cœur ; les récepteurs bêta-2 adrénergiques prédominent, quant à eux, dans le muscle lisse bronchique et vasculaire (Longpré, Leclerc et Cloutier, 2013) (*voir le tableau 10.11*).

Le principal mécanisme des bêtabloquants est d'inhiber la stimulation cardiaque par les récepteurs bêta-adrénergiques. Conséquemment, la F.C. diminue (effet chronotrope négatif), le temps de conduction s'allonge (effet dromotrope négatif) et la contractilité déprime (effet inotrope négatif) ; la pression artérielle est ainsi modifiée et le débit cardiaque peut être altéré. Les bêtabloquants ont un effet sympatholytique sur le cœur en bloquant de façon compétitive la stimulation adrénergique de l'excitation et de la conduction ; ils ont une action antiarythmique inhérente. Tous les bêtabloquants sont essentiellement identiques sur le plan des effets thérapeutiques cardiovasculaires. Les différences sont pharmacocinétiques et pharmacodynamiques.

Le degré de lipophilie d'un bêtabloquant est l'une des propriétés pharmacocinétiques les plus importantes. Le tableau 10.12 donne les principales caractéristiques de la lipophilie, qui est le degré de solubilité d'un agent dans les lipides ou les graisses, et de l'hydrophilie, qui est la capacité d'un agent à se dissoudre dans l'eau.

Propriétés pharmacologiques La cardiosélectivité est la capacité d'un agent pharmacologique à effectuer un blocage sélectif des récepteurs bêta-1 tout en inhibant le moins possible les récepteurs bêta-2. Cette propriété est relative et non absolue ; de plus, elle est proportionnelle à la dose administrée. Elle est considérée dans certaines affections pulmonaires, vasculaires périphériques et diabétiques.

	Récepteurs bêta-1	Récepteurs bêta-2
Site	• Muscles cardiaques et tissus cardiaques	• Tissus musculaires lisses bronchiques et vasculaires
Action prédominante	• Cœur: effets bathmotrope +, chronotrope + et inotrope + • Rein: libération de rénine • Tissus adipeux: lipolyse; dégradation des graisses augmentée	• Muscle bronchique: bronchodilatation augmentée • Vaisseaux sanguins périphériques: vasodilatation augmentée; muscles hépatiques et squelettiques provoquant la glycogénolyse, soit la diminution ou la disparition du sucre contenu dans les liquides ou les tissus de l'organisme • Pancréas: sécrétion d'insuline augmentée
Effecteur	• Norépinéphrine (neurotransmetteur)	• Épinéphrine circulante (hormone)
Blocage bêta-adrénergique non sélectif	• Bradycardie • Inhibition de la libération de la rénine • Réduction des acides gras libres	• Bronchospasmes • Vasoconstriction

Tableau 10.12   Propriétés pharmacocinétiques des agents lipophiles et hydrophiles

Agents lipophiles	Agents hydrophiles
• Métabolisés par le foie • Courte demi-vie d'élimination de 3 à 6 h • Action de courte durée • Plusieurs doses quotidiennes nécessaires, sauf pour un agent à libération lente • Interactions médicamenteuses possibles	• Éliminés par les reins • Demi-vie d'élimination pouvant atteindre 24 h • Action prolongée • Une seule dose quotidienne nécessaire • Aucune interaction pharmacocinétique

L'activité sympathomimétique intrinsèque (ASI), ou activité agoniste partielle, est la capacité de certains agents de stimuler et d'inhiber les bêta-récepteurs. L'acébutolol (Sectral^MD), l'oxprénolol (Trasicor^MD) et le pindolol (Visken^MD) ont en commun cette propriété. Pendant l'effort, les agents qui ont une ASI inhibent autant l'activité bêta-adrénergique que tout autre bêtabloquant. L'activité agoniste partielle peut être favorable chez les personnes atteintes d'insuffisance cardiaque ou de bradycardie excessive au repos.

Le principal effet de l'action stabilisatrice de la membrane (ASM), ou effet *quinidine-like*, est la diminution du potentiel d'action myocardique. Sa signification clinique est obscure. À très fortes doses, ces agents peuvent avoir des effets antiarythmiques accrus. Le propranolol (Indéral^MD, *Avlocardyl*^MD) est l'agent ayant la plus grande activité stabilisatrice de la membrane.

Le tableau 10.13 résume les propriétés pharmacocinétiques et pharmacodynamiques des principaux bêtabloquants utilisés en clinique. Le tableau 10.14 présente les autres caractéristiques des bêtabloquants.

Classe III

Les antiarythmiques de cette classe (bloquants potassiques [amiodarone, brétylium, dronédarone, sotalol]), surtout efficaces en prophylaxie, agissent dans la phase 3 du potentiel d'action en bloquant les sorties de potassium de la cellule au cours de la repolarisation. En prolongeant la repolarisation, ils contrôlent la formation de circuits de réentrée. La durée du potentiel d'action étant augmentée, la répercussion électrocardiographique se fait principalement sentir sur l'allongement de l'intervalle QT (*voir les tableaux 10.15 à 10.18*).

Médicaments	Puissance comparative: propranolol = 1	Cardio-sélectivité	Activité sympatho-mimétique intrinsèque (ASI)	Action stabilisatrice de la membrane (ASM)	Lipophile (L) ou hydrophile (H)	Demi-vie d'élimination[a]
Acébutolol (Sectral^{MD})	0,3	+	+	+	L	4 h
Aténolol (Ténormin^{MD}, *Ténormine^{MD}*)	1,0	+	–	–	H	6 à 7 h
Bisoprolol (Monocor^{MD}, *Soprol^{MD}*, *Detentiel^{MD}*, *Cardensiel^{MD}*)	NÉ[b]	+	–	–	L	9 à 12 h
Carvédilol (Coreg^{MD}, *Kredex^{MD}*)	NÉ[b]	–	+	+	L	7 à 10 h
Esmolol (Brévibloc^{MD})	NÉ[b]	+	–	–	H	9 min
Labétolol (*Normodyne^{MD}*, Trandate^{MD})	0,2	–	+	+	L	6 à 8 h
Métoprolol (Lopresor^{MD}, Bétaloc^{MD}, *Seloken^{MD}*)	1,0	+	+	+	L	4 h
Nadolol (Corgard^{MD})	6	–	–	–	H	10 à 24 h
Nébivolol (*Temerit^{MD}*, *Nébilox^{MD}*)	NÉ[b]	+	–	–	L	10 h
Oxprénolol (Trasicor^{MD})	0,5 à 1,0	–	+	+	L	2 h
Pindolol (Visken^{MD})	6	–	+	+	L	3 h
Propranolol (Indéral^{MD}, *Avlocardyl^{MD}*)	1,0	–	+	+	L	3 à 5 h 8 à 11 h (LA[c])
Timolol (Blocadren^{MD}, *Timacor^{MD}*)	6	–	–	–	L	3 h

[a] Demi-vie d'élimination: temps que met une substance médicamenteuse à diminuer de moitié sa concentration plasmatique, qu'elle soit initiale ou restante.
[b] NÉ: non évaluée.
[c] LA: *long action* (médicament à libération prolongée).

Tableau 10.14   **Bêtabloquants**

Électrophysiologie	• Allongement du temps de conduction AV et de la période réfractaire sino-auriculaire • Réduction de l'automaticité des fibres de Purkinje par l'aplatissement de la phase 4 du potentiel d'action (plus la durée de la phase 4 est longue, plus lente sera la F.C.)
Électrocardiographie	• F.C. ralentie et conduction auriculoventriculaire prolongée, donc allongement des intervalles PR
Hémodynamie	• Considérant l'effet dépresseur sur le nœud sinual, le nœud AV et la fonction ventriculaire, surveillance accrue nécessaire des effets secondaires lorsque jumelage des bêtabloquants aux bloquants calciques et aux antiarythmiques de la classe III
Effets secondaires	• Cardiorespiratoires: bradycardie, bloc AV, bronchospasme, insuffisance cardiaque et hypotension • Neurologiques: étourdissements, fatigue, confusion, insomnie, cauchemars, hallucinations et dépression • Autres: claudication, perte de cheveux, douleurs abdominales, nausées, diarrhée et constipation
Indications	• Antihypertenseur, antiangineux, insuffisance cardiaque (p. ex., Carvédilol) • Ralentir une FA, un flutter auriculaire, une tachycardie atriale focale (Taboulet, 2010) • TV polymorphes récurrentes et catécholaminergiques (Taboulet, 2010) • Réduire une TV idiopathique (Taboulet, 2010)
Surveillance clinique	• F.C. précédant la prise de la médication • Signalement des effets secondaires, principalement en présence de signes d'un syndrome de bas débit (*voir le tableau 4.1, à la page 60*) • Surveillance des œdèmes périphériques

Électrophysiologie	• Puissant antiarythmique prolongeant la période réfractaire et la repolarisation de tous les tissus cardiaques (de classe III, *per os*) et déprimant la conduction sino-auriculaire et auriculoventriculaire (de classe IV, par voie I.V.) • Prolongation de la période réfractaire des voies accessoires en cas de WPW
Électrocardiographie	• Ralentissement de la F.C. et allongement des intervalles PR, QRS et surtout QT • Apparition possible de l'onde U • Torsade de pointes ($< 1\%$)
Hémodynamie	• Réduction de la pression artérielle et des résistances vasculaires périphériques
Pharmacologie	• Teneur en iode de 37% et demi-vie d'élimination moyenne de 52 jours • Par voie I.V. : effet thérapeutique de classe IV apparaissant rapidement avec une dose de 300 mg en bolus (dilués dans 20 à 30 ml de dextrose 5%) suivie d'une perfusion I.V. de 900 mg sur une période de 24 h (doses et voies d'administration variables selon les indications et les protocoles médicaux) • Par voie orale : effet thérapeutique de classe III apparaissant en 5 à 10 jours suivant le début de la thérapie, nécessitant un premier passage hépatique et la formation d'un métabolite actif, soit la déséthylamiodarone • Dose de charge recommandée : 10 à 12 g, à raison d'un maximum de 400 mg t.i.d. • Dose d'entretien de 200 mg par jour indiquée pour la thérapie à long terme • Dose de 400 mg réservée à certaines arythmies purement ventriculaires si dose d'entretien de 200 mg inefficace • Élévation du taux sérique de la digoxine de plus de 100%, de la warfarine (Coumadin^{MD}) et de plusieurs antiarythmiques (procaïnamide et quinidine) • Tachycardie avec pouls > 150 batt./min chez l'adulte : 1re dose de 150 mg sur 10 min (répéter au besoin si TV persistante ou récurrente, puis perfusion 1 mg/min pendant 6 h)
Effets secondaires	• Fonctions hépatique (15%), cardiovasculaire, dermatologique (25 à 75%), neurologique (3 à 30%) et pulmonaire • Incidence d'une fibrose pulmonaire ($< 3\%$), formation de microdépôts cornéens (100%), perception de halos autour des lumières apparaissant dans la majorité des cas 3 mois après le début du traitement et réversibles à l'arrêt du traitement • Effets secondaires : bradycardie ($< 5\%$), cyanose, étourdissements, hypotension, hypothyroïdie ($< 20\%$), hyperthyroïdie ($< 3\%$), photosensibilité, tremblements, phlébite chimique • Élimination du médicament s'échelonnant sur une période de quatre à six mois
Indications	• Tachycardie supraventriculaire réfractaire à toute thérapie conventionnelle • Tachycardie ventriculaire et fibrillation ventriculaire en situation aiguë • Prévention secondaire de TV en adjuvant au défibrillateur implantable • Seul antiarythmique recommandé si insuffisance cardiaque pour assurer le maintien du rythme sinusal après un épisode de fibrillation auriculaire
Contre-indications	• Bradycardie • Dysfonctions hépatiques, maladie pulmonaire avancée, troubles thyroïdiens non traités, BAV de haut degré et complet
Surveillance clinique	• Signalement des effets secondaires et de l'effet proarythmique • Risque de complications dans le cas de l'association amiodarone-dabigatran

Tableau 10.16   **Brétylium : Brétylate^{MD}**

Électrophysiologie	• Augmentation de la durée de la période réfractaire relative et prolongation de la durée du potentiel d'action dans le tissu auriculaire, le réseau His-Purkinje et le tissu ventriculaire
Électrocardiographie	• Ralentissement de la F.C. et allongement de l'intervalle QTc
Hémodynamie	• Manifestation de l'effet inotrope positif et de l'augmentation des résistances périphériques, y compris une hausse de la pression artérielle au cours des 15 premières minutes • Par la suite, prédominance de l'hypotension posturale
Pharmacologie	• Concentration myocardique plutôt que plasmatique atteinte au bout de 3 à 6 h avec une demi-vie d'élimination moyenne de 10 h • Posologies recommandées : consultation des algorithmes thérapeutiques de la tachycardie ventriculaire et de la fibrillation ventriculaire
Effets secondaires	• Bradycardie, nausées, vomissements et douleurs abdominales • Hypotension de posture fréquente (60 %)
Indications	• Médicament de deuxième intention pour le traitement de la tachycardie ventriculaire et de la fibrillation ventriculaire
Surveillance clinique	• Hypotension orthostatique à surveiller (dramatique en présence d'une dysfonction ventriculaire gauche ou d'une hypovolémie) • Meilleure approche thérapeutique à court terme : position de Trendelenburg et administration de liquides par voie I.V.

Tableau 10.17   **Dronédarone : Multaq^{MD}**

Électrophysiologie	• Agent bloquant de plusieurs canaux : inhibition des canaux potassiques (classe III), des canaux sodiques (classe I), des canaux calciques (classe IV) et effet sympatholytique (classe II) • Prolongation des périodes réfractaires effectives de l'oreillette et du nœud AV
Électrocardiographie	• Ralentissement de la F.C. et allongement des intervalles PR et QTc
Pharmacologie	• Posologie : 1 comprimé de 400 mg *per os* b.i.d. au moment du repas • Pic d'action : 3 à 6 h • Demi-vie : 25 à 30 h
Effets secondaires	• Les plus fréquents : diarrhée, douleurs abdominales, indigestion, fatigue, nausées, vomissements, lésion hépatique grave, insuffisance hépatique, pneumonie, fibrose pulmonaire et angiœdème
Indications	• Fibrillation auriculaire sur cœur sain avec ou sans anomalies structurelles cardiaques minimales • Maintien du rythme sinusal chez les patients en fibrillation auriculaire non permanente associée à une hypertension artérielle, une hypertrophie ventriculaire gauche, une coronaropathie (Kirchhof et collab., 2016)
Contre-indications	• BAV de haut degré et BAV complet, bradycardie extrême, dysfonctions hépatiques, insuffisance cardiaque instable ou de classes III et IV • Intervalle QTc > 0,50 s
Surveillance clinique	• Effets secondaires • Intervalle QTc

Électrophysiologie	• Bêtabloquant agissant également dans la phase 3 du potentiel d'action en bloquant les sorties de potassium • En raison d'un allongement de la repolarisation ventriculaire dans les fibres du myocarde, sans affection de la conduction • Effet proarythmique potentiel
Électrocardiographie	• Ralentissement de la F.C. • Allongement des intervalles PR et QTc (surtout) de 40 à 110 ms
Pharmacologie	• Concentration thérapeutique: 1 à 3 mcg/ml avec une demi-vie d'élimination de 17 h • Dose initiale suggérée: 80 à 160 mg *per os* b.i.d. jusqu'à 480 mg quotidiennement • À des doses de 80 à 160 mg b.i.d., prédominance de l'effet bêtabloquant • Tachycardie avec pouls > 150 batt./min chez l'adulte: 100 mg (1,5 mg/kg) sur 5 min
Effets secondaires	• Douleur thoracique, œdème, palpitations, bradycardie, bloc AV et bronchospasme • Autres effets secondaires rapportés: céphalées, étourdissements, fatigue, faiblesse, nausées et dyspnée
Indications	• Traitement des arythmies supraventriculaires et ventriculaires sans atteinte cardiaque • Maintien du rythme sinusal lors d'une fibrillation auriculaire justifiant un traitement antiarythmique avec symptômes invalidants sans cardiopathie sous-jacente
Contre-indications	• Association aux traitements bradycardisants, notamment aux autres bêtabloquants ou à tout autre médicament allongeant la durée de l'intervalle QT
Surveillance clinique	• Contrôle régulier de l'ECG: QTc < 0,50s • Observation des effets du ralentissement de la fréquence cardiaque et de l'effet proarythmique, comme celui des torsades de pointes (4%) et du bilan ionique • Attention particulière à porter à son association avec les diurétiques • Si hypokaliémie, risque de complications dans le cas de l'association sotalol-diurétique

Classe IV

Les antiarythmiques de la classe IV (bloquants des canaux calciques) agissent sur la phase 2 du potentiel d'action en bloquant les canaux calciques des cellules nodales. L'effet le plus dominant est le ralentissement de la conduction AV associé à une diminution de la F.C. De plus, ils sont cardiodépressifs (*voir les tableaux 10.19 et 10.20*).

Digitale

La digitale (digoxine [Lanoxin^{MD}]), introduite en 1930, est un cardiotonique dont les indications de nos jours sont cependant limitées. En effet, l'administration de la digoxine aux patients avec une fibrillation auriculaire nouvellement diagnostiquée est associée à une surmortalité de 20 % après trois ans, selon la plus vaste étude réalisée sur le sujet (Turakhia et collab., 2014). Les caractéristiques de la digitale sont présentées dans les tableaux 10.21 et 10.22.

Adénosine

Bien que l'adénosine ne fasse pas partie de la classification de Vaughan-Williams, ses propriétés antiarythmiques sont hautement considérées.

Les caractéristiques de l'adénosine (Adénocard^{MD}, *Krenosin*^{MD}, *Striadyne*^{MD}) sont présentées dans le tableau 10.23.

10.3.6 Effets électrocardiographiques des antiarythmiques

Le tableau 10.24 présente schématiquement les effets électrocardiographiques des antiarythmiques administrés à des doses thérapeutiques.

10.3.7 Effets électrophysiologiques des antiarythmiques

Le tableau 10.25 présente schématiquement les principaux effets électrophysiologiques des antiarythmiques.

<table>
<tr><td colspan="2">Tableau 10.19   Diltiazem: Cardizem^{MD}, Tiazac^{MD}, Tildiem^{MD}</td></tr>
</table>

Électrophysiologie	• Spectre d'action comparable au vérapamil • Effets chronotrope, dromotrope et inotrope négatifs • Période réfractaire du nœud auriculoventriculaire prolongée • Inhibition de l'entrée des ions calcium au cours de la dépolarisation de la membrane du muscle cardiaque et du muscle lisse vasculaire
Électrocardiographie	• Ralentissement de la F.C. et allongement de l'intervalle PR
Hémodynamie	• ↓ de la pression artérielle et de la postcharge due à l'effet relaxant du diltiazem sur les muscles lisses des vaisseaux • Vasodilatation coronarienne et périphérique
Pharmacologie	• Taux sérique thérapeutique : 80 à 130 mg/ml pour une réduction de la F.C. de 20 à 30% • Demi-vie d'élimination variant de 3 à 7 h • Réduction de la F.C. apparaissant dans les 2 à 7 min suivant l'administration en bolus • Pour le traitement aigu : injection du diltiazem par voie I.V. sous forme de bolus à raison de 0,25 mg/kg en 2 min ; possibilité de répétition de cette dose à raison de 0,35/kg 15 min plus tard • Dose recommandée en perfusion : 5 à 15 mg/h pour une période de 24 h
Effets secondaires	• Hypotension et réactions au site de l'injection
Indications	• Tachycardie supraventriculaire et contrôle de la F.C. si non-obtention du maintien en rythme sinusal (fibrillation auriculaire persistante)
Contre-indications	• Contre-indication du diltiazem dans la tachycardie ventriculaire et la fibrillation auriculaire avec préexcitation ventriculaire (entraînement simultané possible d'un effet dromotrope positif sur les voies accessoires et d'une vasodilatation périphérique pouvant se solder par de l'hypotension et un collapsus cardiovasculaire) • Insuffisance cardiaque avec fraction d'éjection ventriculaire gauche (FEVG) < 40%, BAV de haut degré et complet • Asthme bronchique • Clairance de la créatinine (ClCr) < 40 ml/min
Surveillance clinique	• Ralentissement de la F.C. • Allongement de l'intervalle PR • Hypotension au moment de l'administration intraveineuse

<table>
<tr><td colspan="2">Tableau 10.20   Vérapamil: Isoptin^{MD}, Isoptine^{MD}</td></tr>
</table>

Électrophysiologie	• Inhibition de l'influx transmembranaire de calcium dans les cellules du myocarde et du muscle vasculaire • Effets bathmotrope, chronotrope et dromotrope négatifs portant principalement sur le nœud AV • Effet inotrope négatif sur le myocarde • Sensibilité des fibres à réponse lente du nœud AV au vérapamil
Électrocardiographie	• Ralentissement de la F.C. et allongement de l'intervalle PR
Hémodynamie	• ↓ de la pression artérielle et de la postcharge due à l'effet relaxant du vérapamil sur les muscles lisses des vaisseaux coronaires et sur les muscles lisses vasculaires périphériques entraînant une vasodilatation coronarienne et des artères périphériques

Pharmacologie	• Taux sérique thérapeutique : 1,25 mg/ml avec une demi-vie d'élimination variant entre 3 et 7 h
	• Pour la prise orale, effet maximal dans les 5 h suivant l'administration
	• Dose orale d'entretien variant de 120 à 360 mg par jour
	• Par voie I.V. : effet dromotrope négatif survenant après 2 min et persistant pour 15 à 20 min
	• Pour le traitement aigu : injection du vérapamil par voie I.V. en bolus de 2,5 à 5 mg en 2 min et réadministration, si indiquée, de 5 à 10 mg aux 30 min, pour une dose maximale totale de 20 mg
	• Dose recommandée en perfusion : 0,005 mg/kg/min
	• Évaluation préalable nécessaire pour l'administration concomitante de vérapamil et de bêtabloquants
	• ↑ de la concentration de digoxine d'environ 50 % causée par le vérapamil
Effets secondaires	• Bradycardie sinusale, arrêt sinusal
	• Antiarythmique généralement bien toléré
	• Signalement nécessaire de la constipation, des céphalées, du prurit et des vertiges
Indications	• Tachycardie supraventriculaire et contrôle de la F.C. pour un rythme sinusal non soutenu (fibrillation auriculaire persistante)
Contre-indications	• Contre-indication du vérapamil dans la tachycardie ventriculaire et la fibrillation auriculaire avec préexcitation ventriculaire (entraînement simultané possible d'un effet dromotrope positif sur les voies accessoires et d'une vasodilatation périphérique pouvant se solder par de l'hypotension et un collapsus cardiovasculaire)
	• Insuffisance cardiaque avec FEVG < 40 %, BAV de haut degré et complet
Surveillance clinique	• Ralentissement de la F.C.
	• Allongement de l'intervalle PR
	• Pauses
	• BAV
	• Hypotension au moment de l'administration intraveineuse
	• Risque de complications dans le cas de l'association vérapamil-dabigatran

Tableau 10.21   **Digitale : digoxine (Lanoxin[MD])**

Électrophysiologie	• Action inotrope positive (cardiotonique) par augmentation du calcium intracellulaire, conséquence du blocage de la pompe Na^+/K^+ ATPase
	• Réduction du potentiel d'action de la musculature auriculaire, ventriculaire et des fibres de Purkinje
	• Médicament pouvant aussi induire une automaticité déclenchée dans la jonction, expliquant certaines tachyarythmies de la toxicité digitalique
Effets indirects	• Sur le tonus vagal : renforcement du tonus vagal (effet tonotrope positif)
	• Sur le nœud sinusal : effet bathmotrope négatif sur le nœud sinusal
	• Sur les oreillettes : effet dromotrope négatif
	• Sur le nœud AV : effet dromotrope négatif ; régularisation du rythme cardiaque
	• Sur les ventricules : effet inotrope positif ; augmentation de la tension de la paroi ventriculaire
	• Sur le système nerveux sympathique : effet sympathique accru lorsque la concentration plasmatique atteint un niveau toxique
Électrocardiographie	• Intervalle PR allongé et intervalle QT raccourci
	• Segment ST concave et sous-décalé en forme de cuvette, appelé cupule digitalique, mieux visualisé dans les dérivations D_I, D_{II}, aVL, V_5 et V_6 ; reflet d'un signe d'imprégnation digitalique, et non d'intoxication digitalique
	• Segment ST surélevé dans la dérivation aVR
	• Ondes T aplaties ou inversées (*voir le tracé 10.2*)

Hémodynamie	• Effet inotrope positif
	• Débit cardiaque augmenté
Pharmacologie	• Concentration thérapeutique < 1,2 ng/ml ou 2,5 nmol/L avec une demi-vie d'élimination de 1 h 30 à 48 h
	• Atteinte du pic de la concentration plasmatique: 2 à 3 h après une dose orale, et 1,5 à 3 h après une dose I.V.
	• Dosage de la digoxine important afin de réduire le surdosage et les risques de toxicité
	• Posologie: de 0,004 à 0,006 mg/kg (4 à 6 mcg/kg) sur une période de 5 min
	• Dose orale d'entretien: généralement entre 0,0625 à 0,25 mg par jour
	• Indice de toxicité si concentration plasmatique supérieure à 2 mg/ml
Interactions médicamenteuses	• ↑ possible des concentrations de la digoxine si utilisation simultanée d'amiodarone, de flécaïnide, de quinidine, de propafénone et de vérapamil
	• Possibilité d'hypokaliémie si utilisation simultanée de diurétiques
	• Réduction de la dose de digoxine chez les personnes âgées dont la créatininémie est diminuée, fidèle témoin de l'insuffisance rénale chronique
Indications	• Insuffisance cardiaque systolique
	• Fibrillation et flutter auriculaires avec réponse ventriculaire rapide en association avec un antiarythmique dromotrope négatif (bêtabloquant, bloquant calcique)
Contre-indications	• Blocs AV des 2e et 3e degrés sans stimulateur
	• Anomalies ioniques (hypokaliémie, hypercalcémie, hypomagnésémie)
	• Syndrome de préexcitation

Tableau 10.22 **Intoxication digitalique**

Précurseurs	• Âge, antiarythmiques, antibiotiques, insuffisance rénale, hypokaliémie, hypercalcémie, hypomagnésémie, maladie cardiaque ou pulmonaire avec hypoxie
Signes cliniques	• Altération de l'état mental, anorexie, céphalées, diarrhée, douleurs abdominales, fatigue, gynécomastie, nausées, vision colorée, vomissements, paresthésie, convulsions
Signes électriques	• Par ordre de fréquence d'apparition probable: blocs AV (33%), bradycardie sinusale incluant le bloc sino-auriculaire (24%), tachycardie jonctionnelle non paroxystique (15%), fibrillation auriculaire (12%)
	• Toxicité possible en présence d'une association d'une fibrillation auriculaire avec une tachycardie jonctionnelle non paroxystique
Signes biochimiques	• Valeur de la digoxinémie à concentration toxique > 2 ng/L
	• Concentration thérapeutique: 1,0 à 2,5 nmol/L, ou 0,5 à 2,0 ng/ml
	• Prélèvement sanguin: 8 h après la dose orale afin de favoriser l'équilibre entre le plasma et les tissus
Traitement	• Dépistage de l'intoxication
	• Arrêt de la digitale
	• Correction des déséquilibres électrolytiques, s'il y a lieu, principalement en cas d'hypokaliémie et d'hyperkaliémie
	• Connaissance de la digoxinémie: monitorage des arythmies cardiaques
	• Administration du digibind (Digidot[MD]), un antidote pour le traitement des risques mortels d'intoxication à la digitale
	• Correction des arythmies cardiaques spécifiques
Surveillance clinique	• Évaluation de la pulsation avant l'administration de la digitale
	• Signalement d'une pulsation inférieure à 50 batt./min
	• Contrôle du dosage sanguin de la digoxine et des électrolytes
	• Signalement de tout effet secondaire gastro-intestinal ou neurologique
	• Documentation de toute arythmie consécutive à l'administration du médicament

Tracé 10.2 Signes d'imprégnation digitalique: cupule visible en D_I, D_{II} et aVL de V_2 à V_6

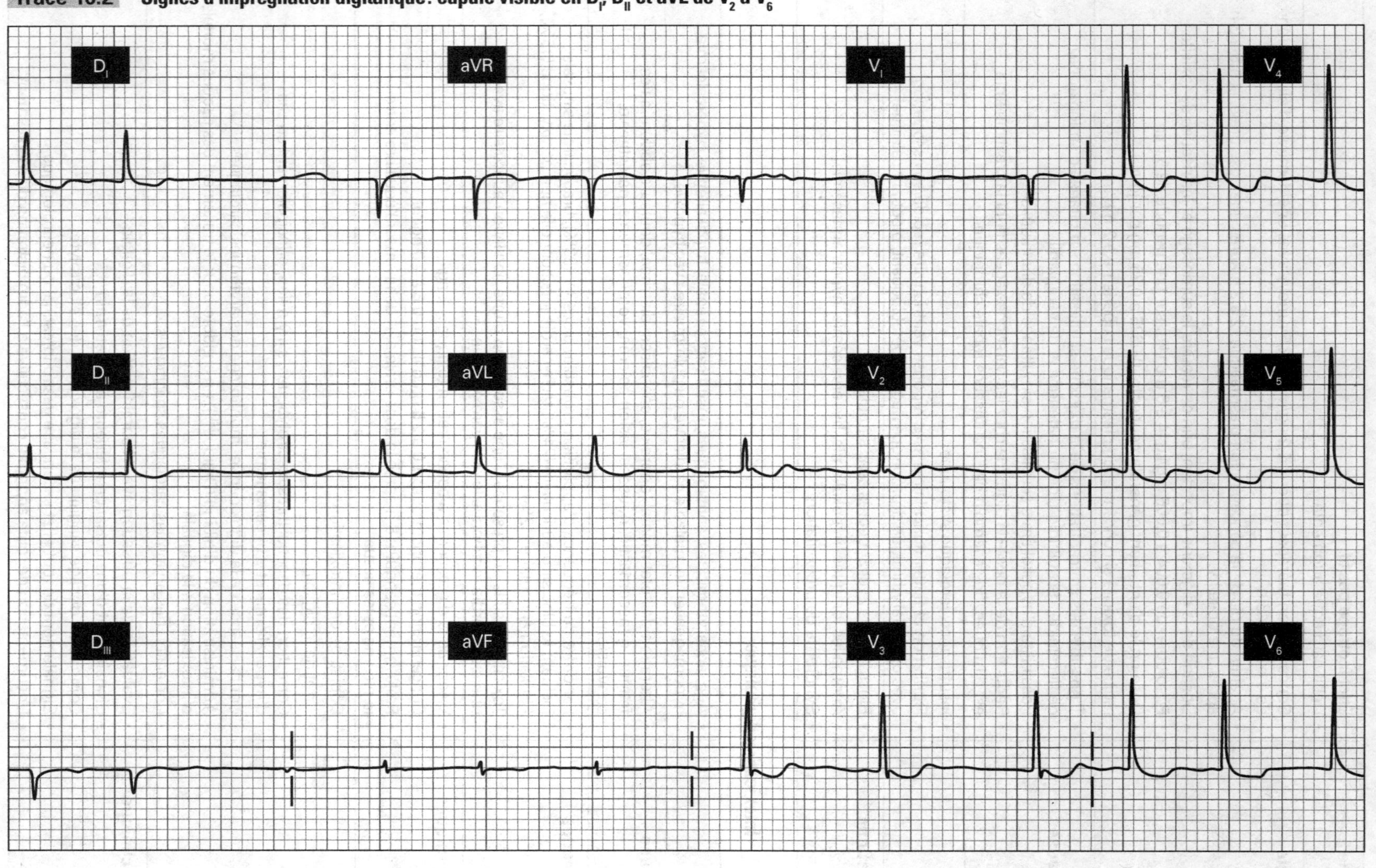

Tableau 10.23	Adénosine : Adénocard^MD, *Krenosin*^MD, *Striadyne*^MD
Électrophysiologie	• Dépression de l'automaticité du nœud sinusal et des fibres de Purkinje, et effet dromotrope négatif sur la conduction AV • Antagoniste des effets de l'isoprotérénol sur le potentiel d'action du myocarde ventriculaire • Effets consécutifs à l'augmentation de courants potassiques bloquant les courants calciques dans le muscle cardiaque
Hémodynamie	• Vasodilatation coronarienne avec un effet minimal sur la pression artérielle et la contractilité • Réduction de la F.C. et réduction de la conduction AV constituant les effets majeurs de l'adénosine
Pharmacologie	• Demi-vie d'élimination inférieure à 10 s et excrétion totale en 30 s • Administration rapide obligatoire (1 à 2 s) en bolus ; risque de déclenchement d'une tachycardie réflexe si administration plus lente • Posologie initiale suggérée : 3 à 6 mg selon le protocole médical, avec des doses subséquentes de 12 mg dans un délai de 1 à 3 min • Administration I.V. au site proximal obligatoirement suivie d'un bolus de 20 ml de NaCl 0,9 % • Réponse thérapeutique survenant dans les 20 à 30 s après l'administration
Effets secondaires transitoires	• Fatigue, dyspnée, douleurs thoraciques de nature angineuse, épisodes de bloc AV complet et d'asystolie ventriculaire transitoire, hypotension • Durée possible de ces effets : < 1 min
Indications	• Traitement aigu des tachycardies supraventriculaires de réentrée nodale et orthodromique avec hémodynamie stable • Valeur diagnostique pour les tachycardies à QRS fins • Valeur diagnostique du syndrome du QT long ou lors de syncopes inexpliquées (Brignole et collab., 2009).
Contre-indications	• Personnes âgées souffrant de troubles coronariens, personnes présentant de la fibrillation auriculaire avec faisceau accessoire, de l'hémodynamie instable ou de la tachycardie jonctionnelle réciproque antidromique • Personnes asthmatiques • Bronchopathie sévère chez les personnes âgées coronariennes
Surveillance clinique	• En fonction de la réponse thérapeutique : survenue d'arythmies secondaires, évaluation de la douleur thoracique et modifications de la pression artérielle ainsi que des paramètres de la respiration

10.4 Cardiostimulation

La cardiostimulation est un procédé par lequel le myocarde est électriquement stimulé. Une ou des électrodes sont placées sur le thorax, dans l'endocarde ou plus rarement sur l'épicarde. Elles sont raccordées au stimulateur qui peut être temporaire ou permanent. De multiples réglages sont disponibles pour prendre en compte différents problèmes rythmiques ou de conduction. Un système de cardiostimulation est composé d'un boîtier métallique, d'un générateur d'impulsions, d'un microprocesseur, d'une ou de plusieurs sondes avec électrodes unipolaires ou bipolaires, ainsi que d'une pile au lithium.

La fonction essentielle du cardiostimulateur est d'assurer une F.C. adéquate si elle est trop lente. Le cardiostimulateur a pour propriétés d'émettre des impulsions dans la ou les chambres cardiaques ciblées, de reconnaître les impulsions spontanées émises par les différentes chambres (*sensing* – fonction d'écoute) et d'accélérer la F.C. selon divers modes programmés (*pacing* – capture). Il est également capable d'indiquer le vieillissement de sa source d'énergie et d'enregistrer des informations (fonction Holter).

Classe	Substances	Fréquence sinusale	Intervalle PR	Durée de QRS	Intervalle QTc
Ia	• Disopyramide	–	–	↑	↑
	• Procaïnamide	–	–	↑	↑
	• Quinidine	–	–	↑	↑↑
Ib	• Lidocaïne	–	–	↑	↓
	• Mexilétine	–	–	↑	↓
Ic	• Flécaïnide	–	–	↑↑	–
	• Propafénone	↓	↑	↑↑	–
II	• Bloquants bêta-adrénergiques	↓↓↓	↑↑	–	–
III	• Amiodarone	↓	↑	↑	↑↑↑
	• Brétylium	–	↑	–	↑↑
	• Dronédarone	↓	↑↑	↑	↑↑
	• Sotalol	↓↓↓	↑	↑↑	↑↑↑
IV	• Diltiazem	↓↓	↑↑	–	–
	• Vérapamil	↓↓	↑↑↑	–	–
	• Digitale	↓	↑ au repos	–	–
	• Adénosine	↓↓	↑↑↑	–	–

↑ ou ↓ = effet léger ; ↑↑ ou ↓↓ = effet modéré ; ↑↑↑ ou ↓↓↓ = effet prononcé ; – = aucun effet.

Classe et substances	Vitesse de conduction auriculaire	Vitesse de conduction AV	Vitesse de conduction ventriculaire	Automaticité – Nœud sinusal	Durée du potentiel d'action
Classe I					
Classe Ia					
Disopyramide (Rythmodan[MD], Norpace CR[MDa])	↓	–	↓	–	↑
Procaïnamide (Pronestyl[MD])	↓	–	↓	–	↑
Quinidine (Longagor[MD], *Quinine*[MD])	↓	–	↓	–	↑
Classe Ib					
Lidocaïne (*Xylocard*[MD])	↓	–	↓	–	↓
Mexilétine (Mexitil[MD])	↓	–	↓	–	↓
Classe Ic					
Flécaïnide (Tambocor[MD], *Flécaïne*[MD])	↓	–	↓	–	–
Propafénone (Rythmol[MD])	↓	↓	↓	↓	–
Classe II					
Bêtabloquants					
Propranolol (Indéral[MD], *Avlocardyl*[MD]) et bêtabloquants analogues	↓	↓	↓	↓	–

[a] CR = *controlled release* (action à libération continue).

Classe III Bloquants potassiques					
Amiodarone (Cordarone[MD])	↓	↓	↓	↓	↑
Dronédarone (Multaq[MD])	↓	↓	↓	↓	↑
Brétylium (Brétylate[MD])	↓	–	↓	↓	↑
Sotalol (Sotacor[MD], *Sotalex*[MD])	↓	↓	↓	↓	↑
Classe IV Bloquants des canaux calciques					
Diltiazem (Cardizem[MD], *Tildiem*[MD])	–	↓	–	↓	–
Vérapamil (Isoptin[MD], *Isoptine*[MD])	–	↓	–	↓	–
Digitale et adénosine					
Digitale: digoxine (Lanoxin[MD])	–	↓	–	↓	–
Adénosine (Adénocard[MD] *Krenosin*[MD], *Striadyne*[MD])	–	↓	–	↓	↑

↓ = diminution; ↑ = augmentation; – = aucun effet.

10.4.1 Types de cardiostimulation

Il existe trois types de cardiostimulation. La cardiostimulation transthoracique, ou transcutanée, est la stimulation non effractive au moyen d'électrodes cutanées. La cardiostimulation endocardique se fait par l'entremise d'une ou de plusieurs sondes endocavitaires temporaires ou permanentes installées par voie endoveineuse. Enfin, la stimulation épicardique, moins fréquente, est réservée à des interventions particulières.

10.4.2 Types de stimulateurs

Un stimulateur relié à une électrode implantée dans l'oreillette droite ou dans le ventricule droit est dit à simple chambre. Un stimulateur à double chambre est relié à deux électrodes dont l'une est placée dans l'oreillette droite et l'autre dans le ventricule droit. Un stimulateur à triple chambre est relié à trois électrodes, dont la première est placée dans l'oreillette droite, la deuxième dans le ventricule droit et la troisième dans une branche latérale du sinus coronaire (ventricule gauche). La resynchronisation cardiaque par stimulation biventriculaire constitue une indication sélective pour l'insuffisance cardiaque (*voir le tableau 10.26*). Depuis l'introduction de cette approche, le critère combiné « mortalité globale-hospitalisation pour cause cardiovasculaire » a diminué de 36 % (Cleland, Calvert, Verboven et Freemantle, 2009). Plus récemment, un stimulateur sans sonde 93 % plus petit que le plus petit des stimulateurs cardiaques conventionnels s'avère prometteur. En effet, l'étude de la série Micra a démontré la fiabilité de cette technologie innovatrice dans le domaine de la stimulation cardiaque (Amara, 2016).

10.4.3 Nomenclature des codes et des modes de stimulation

Dans le but de classifier les types de cardiostimulateurs, la North American Society of Pacing and Electrophysiology (NASPE) et le British Pacing and Electrophysiology Group (BPEG) ont adopté un code à cinq lettres présenté dans l'encadré 10.5. Ces lettres reflètent le mode de fonctionnement des cardiostimulateurs selon le mode de programmation qui leur est attribué. La nomenclature des modes de stimulation est présentée dans le tableau 10.27.

Tableau 10.26 **Indications pour la stimulation biventriculaire (resynchronisation)**

Classe	Indications
I (indiquée)	• Fraction d'éjection ventriculaire gauche (FEVG) ≤ 35%, rythme sinusal, bloc de la branche gauche (BBG) avec QRS ≥ 0,13 s, classe NYHA (New York Heart Association) II, III ou IV ambulatoire, symptômes nécessitant une thérapie médicale optimale
IIa (utile)	• Rythme sinusal, FEVG ≤ 35%, BBG avec QRS 0,12 à 0,14 s, classe NYHA II, III ou IV ambulatoire, symptômes nécessitant une thérapie médicale optimale • Rythme sinusal, FEVG ≤ 35%, bloc non gauche, classe NYHA III ou IV ambulatoire, symptômes nécessitant une thérapie médicale optimale • Fibrillation auriculaire et FEVG ≤ 35% nécessitant une thérapie médicale optimale selon une des conditions suivantes : – stimulation cardiaque requise ou critères de resynchronisation indiqués – ablation du nœud AV pour laquelle la prise en charge de la fréquence cardiaque est assurée presque exclusivement par la stimulation biventriculaire • Thérapie médicale optimale avec FEVG ≤ 35%, indication d'implantation d'une stimulation cardiaque biventriculaire ou remplacement du cardiostimulateur prévu pour donner une FEVG > 40%
IIb (considérée)	• Ischémie associée à l'insuffisance cardiaque, rythme sinusal, BBG avec QRS ≥ 0,15 s, FEVG ≤ 30%, classe NYHA I ambulatoire, symptômes nécessitant une thérapie médicale optimale • Rythme sinusal, BBG avec QRS de 0,12 à 0,14 s, FEVG ≤ 35%, classe NYHA III ou IV ambulatoire, symptômes nécessitant une thérapie médicale optimale • Rythme sinusal, bloc non gauche, FEVG ≤ 35%, classe NYHA II, symptômes nécessitant une thérapie médicale optimale

---

Encadré 10.5 Nomenclature des codes de la North American Society of Pacing and Electrophysiology (NASPE) et du British Pacing and Electrophysiology Group (BPEG)

• Première lettre : cavité stimulée (*pacing*). Réfère à la chambre ou aux chambres stimulées par l'électrode placée dans la cavité.
 – O : aucune chambre
 – A : auriculaire
 – V : ventriculaire
 – D : double chambre (auriculaire et ventriculaire)
• Deuxième lettre : cavité de recueil dans la chambre détectée (*sensing*). Réfère à l'information perçue et transmise au cardiostimulateur.
 – O : aucune chambre
 – A : auriculaire
 – V : ventriculaire
 – D : double chambre (auriculaire et ventriculaire)
• Troisième lettre : réponse à l'information captée (*mode of response to sensing*). Détermine le mode de réponse à un événement détecté.
 – O : aucun mode de réponse
 – I : inhibée
 – T : déclenchée (*triggered*) par tout événement détecté
 – D : double (inhibée et déclenchée)
• Quatrième lettre : réfère à la programmation du cardiostimulateur et au contrôle de fréquence.

 – O : aucune programmation
 – P : programmation simple : fréquence ou caractéristiques des impulsions
 – M : multiprogrammable : mode de stimulation, fréquence, sensibilité du circuit de détection, délai AV, amplitude et durée de l'impulsion, période réfractaire et autres variables
 – C : communication (T : télémétrie) : système de communication entre les paramètres du cardiostimulateur et le programmeur (fonction télémétrie)
 – R : réponse ou fréquence asservie (*rate-responsive*) : modulation de la F.C. selon le niveau d'activité physique
• Cinquième lettre : fonctionnalités antiarythmiques. Informe sur les capacités antiarythmiques du cardiostimulateur, sans pour autant préciser si elles sont ou non activées.
 – O : aucune fonction
 – P : *pacing* (stimulation, antitachycardie)
 – S : *shock* (choc, cardioversion)
 – D : double (P + S)

Nomenclature	Justification
AAI/AAIR	• Signification: Stimulation des oreillettes avec information captée dans l'oreillette. La stimulation auriculaire sera inhibée par l'activité auriculaire spontanée (*voir le tracé 10.3*). • Indications: Dysfonction sinusale avec conduction AV adéquate. Suppression des arythmies auriculaires par stimulation chronique. • Avantages: Système simple, sonde unique. Préserve la synchronie AV. Activation ventriculaire normale. Prévient la conduction ventriculo-auriculaire. Corrige l'incompétence chronotrope (AAIR). • Inconvénients: Aucun support ventriculaire. N'exclut pas la progression des anomalies de la conduction AV. Syndrome du *pacemaker*.
VVI/VVIR	• Signification: Stimulation des ventricules avec information captée dans les ventricules. La stimulation ventriculaire sera inhibée par l'activité ventriculaire spontanée. Le syndrome du *pacemaker* est plus à risque avec ce mode de cardiostimulation. • Indications: Fibrillation auriculaire chronique avec bloc AV intermittent. Paralysie auriculaire. Espérance de vie limitée. Problèmes techniques associés aux sondes auriculaires. FA chronique avec bloc de haut degré dégénérant en une incompétence chronotropique. • Avantages: Système simple, sonde unique. Fréquence asservie à l'effort. • Inconvénients: Dissociation AV ou conduction ventriculo-auriculaire. Perte de contribution auriculaire, hémodynamie instable. Favorise l'apparition d'arythmies auriculaires, notamment la FA. Syndrome du *pacemaker*.
VDD/VDDR	• Signification: La stimulation ventriculaire est déclenchée de façon synchronisée à la détection de l'activité auriculaire, et elle est inhibée par l'activité spontanée ventriculaire (*voir le tracé 10.4*). • Indications: BAV de haut degré avec fonction sinusale normale (VDD) et incompétence chronotropique (VDDR). • Avantages: Préserve la synchronisation AV à une fréquence supérieure à la fréquence de base. Fréquence asservie à l'effort (VDDR). • Inconvénients: Aucune stimulation auriculaire. Absence de senseur pour compenser l'incompétence chronotrope. Perte accrue de détection auriculaire. La perte de détection auriculaire provoque une stimulation VVI. Possibilité de tachycardie de réentrée électronique. Rythme instable et brusque changement de vitesse à la fréquence maximale.
DDD/DDDR	• Signification: Stimulation des deux chambres avec inhibition des deux chambres par leur activité spontanée. La stimulation ou la détection auriculaire relance un délai auriculo-ventriculaire à la fin duquel une stimulation ventriculaire sera émise s'il y a absence d'activité intrinsèque détectée à ce moment. Il s'agit du mode de stimulation le plus utilisé; il peut être reprogrammé en tout autre mode (*voir le tracé 10.5*). • Indications: Fonction sinusale normale avec BAV de haut degré. Dysfonction sinusale avec incompétence chronotropique et BAV potentiel. • Avantages : Synchronisation AV préservée. Permet l'accélération ventriculaire par synchronisation sur l'onde P. Fréquence asservie à l'effort (DDDR). • Inconvénients: Requiert deux sondes. Absence de senseur pour compenser l'incompétence chronotropique. Suivis et rythmes plus complexes. Possibilité de tachycardie de réentrée électronique. Rythme instable et brusque changement de vitesse à la fréquence maximale.

Tracé 10.3   Rythme auriculaire électroentraîné à 60 batt./min avec conduction intrinsèque

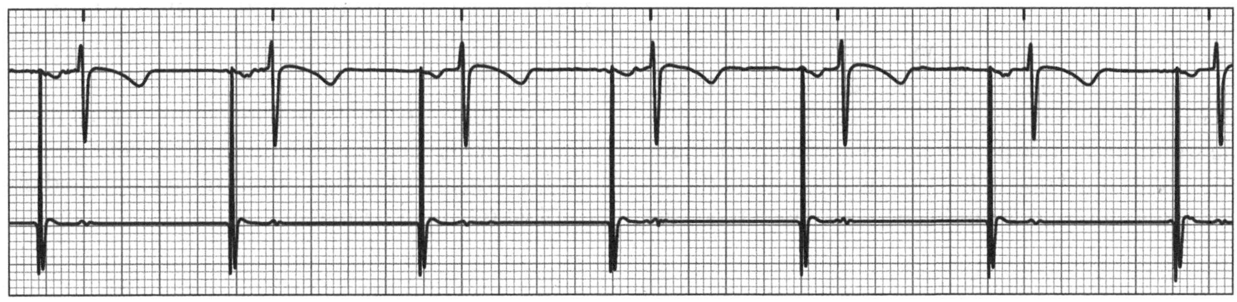

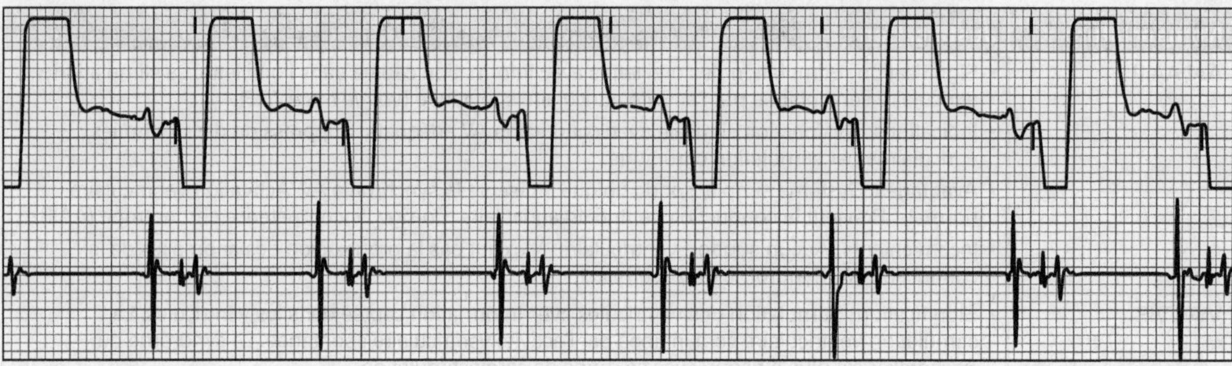

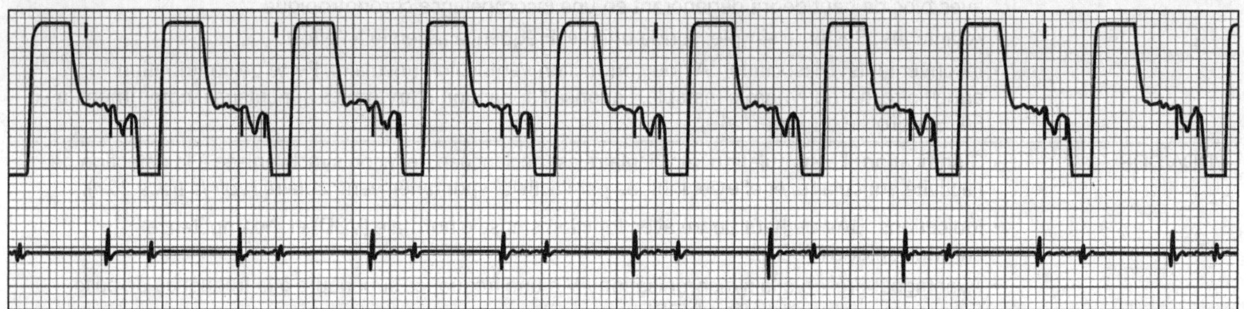

10.4.4 Complications

Les complications en lien avec la stimulation cardiaque sont rares et se subdivisent en deux catégories : les complications précoces, au cours de l'implantation, et celles tardives, postimplantation.

Les complications précoces sont localisées au site d'implantation et incluent l'hématome, l'infection, le pneumothorax causé par la ponction de la veine, la phlébite ou encore l'embolie gazeuse. La perforation du muscle cardiaque, l'hémopéricarde et le déplacement de la sonde sont également d'autres cas rapportés.

Parmi les complications tardives se trouvent celles associées au site d'implantation telles que l'infection, la septicémie sur endocardite, l'érosion cutanée par le boîtier, le déplacement du boîtier, la douleur, la thrombose sous-clavière, la constitution d'un caillot de sang autour de la sonde, l'anomalie de stimulation et de détection de l'activité cardiaque spontanée ainsi que la fracture de l'isolant ou du fil électrique qui conduit l'influx nerveux. Finalement, le boîtier de stimulation peut aussi se dérégler du fait de l'existence d'interférences.

10.4.5 Indications

Les indications pour lesquelles la mise en place d'un cardiostimulateur permanent est recommandée sont subdivisées en trois classes.

- Classe I : Condition pour laquelle la nécessité d'un cardiostimulateur fait généralement consensus.
- Classe II : Condition pour laquelle un cardiostimulateur est habituellement prescrit, mais pour laquelle les opinions divergent quant à la nécessité thérapeutique.
- Classe III : Condition pour laquelle la nonnécessité d'un cardiostimulateur fait généralement consensus.

Le tableau 10.28 présente uniquement les indications pour les classes I et II, puisque l'accent est mis sur les indications nécessitant la mise en place d'un cardiostimulateur permanent.

Tableau 10.28   Indications de la cardiostimulation permanente

Classe	Indications
Bloc AV	
Classe I	• Bloc AV du 3e degré, bloc AV du 2e degré de type II ou bloc AV de haut degré avec condition clinique associée à de la bradycardie, incluant l'insuffisance cardiaque ou les arythmies ventriculaires • Bloc AV du 3e degré, bloc AV du 2e degré de type II ou bloc AV de haut degré avec condition médicale dont la thérapie médicamenteuse entraîne une bradycardie symptomatique • Bloc AV du 3e degré, bloc AV du 2e degré de type II ou bloc AV de haut degré avec période d'asystolie ≥ 3 s ou un rythme d'échappement < 40 batt./min ou une origine localisée sous le du nœud AV • Bloc AV du 3e degré, bloc AV du 2e degré de type II ou bloc AV de haut degré avec FA et bradycardie dont au moins une pause ≥ 5 s • Bloc AV du 3e degré, bloc AV du 2e degré de type II ou bloc AV de haut degré postablation par cathéter de la jonction AV • Bloc AV du 3e degré, bloc AV du 2e degré de type II ou bloc AV de haut degré non résolu postopératoire d'une chirurgie cardiaque • Bloc AV du 2e degré avec bradycardie symptomatique sans que le type ou le site d'origine du bloc soit connu • Bloc AV du 3e degré persistant asymptomatique dont la fréquence ventriculaire ≥ 40 batt./min, en lien avec une cardiomégalie, une dysfonction ventriculaire gauche ou la localisation du site du bloc sous le nœud AV • Bloc AV du 3e degré ou du 2e degré durant l'exercice en l'absence d'une ischémie myocardique • Bloc AV du 2e degré de type II avec QRS larges et bloc de la branche droite
Classe II	• Bloc AV du 3e degré persistant avec un rythme d'échappement > 40 batt./min, asymptomatique et sans cardiomégalie • Bloc AV du 2e degré asymptomatique intrahissien ou infrahissien diagnostiqué lors d'une étude électrophysiologique • Bloc AV du 1er degré ou du 2e degré avec symptômes similaires à ceux du syndrome du *pacemaker*, ou compromis hémodynamiques • Bloc AV du 2e degré de type II avec QRS fins et asymptomatiques • Certaines maladies neuromusculaires (p. ex., la dystrophie musculaire myotonique), peu importe le degré du bloc AV, avec ou sans symptômes • Dans le décours d'une médication ou lors d'une intoxication médicamenteuse si le bloc est susceptible de se reproduire lorsque la médication aura cessé
Phase postinfarctus du myocarde en phase aiguë avec sus-décalage du segment ST (STEMI)	
Classe I	• Bloc AV complet persistant • Bloc AV du 2e degré de type II persistant • Bloc AV du 2e degré dans le système His-Purkinje avec alternance d'un bloc de branche ou bloc AV du 3e degré dans le système His-Purkinje ou inférieur à celui-ci après un infarctus du myocarde en phase aiguë avec sus-décalage du segment ST (STEMI) • Bloc AV de haut degré transitoire ou du 3e degré infranodal et associé à un bloc de branche. Si le site du bloc est incertain, une étude électrophysiologique peut être justifiée. • Bloc AV du 2e degré ou du 3e degré soutenu et symptomatique
Classe II	• Bloc de branche récent avec bloc AV complet ou de haut degré transitoire • Bloc de branche récent avec bloc AV du 1er degré • Bloc de branche bifasciculaire récent • La cardiostimulation peut être considérée si le bloc AV du 2e degré ou du 3e degré est soutenu et localisé dans le nœud AV malgré l'absence de symptômes.

▼

Bloc bifasciculaire chronique	
Classe I	• Bloc AV de haut degré ou bloc AV du 3e degré intermittent • Bloc AV de type II • Bloc de branche alternant
Classe II	• Patient symptomatique avec bloc bifasciculaire et syncope d'étiologie inconnue • Patient asymptomatique avec bloc bifasciculaire et bloc AV du 2e degré de type I intermittent • Syncope excluant une étiologie de bloc AV ou d'autres causes probables, à l'exception de la tachycardie ventriculaire • Si l'étude électrophysiologique d'un adulte asymptomatique démontre un intervalle His-Purkinje > 100 ms • Si l'étude électrophysiologique lors d'une stimulation (*pacing*) induit un bloc infrahissien non physiologique • Certaines maladies neuromusculaires (p. ex., la dystrophie musculaire myotonique), peu importe le degré du bloc AV, avec ou sans symptômes
Dysfonction du nœud sinusal	
Classe I	• Bradycardie sinusale symptomatique nécessitant des substances pharmacologiques • Bradycardie symptomatique incluant de fréquentes pauses sinusales • Incompétence chronotropique symptomatique clairement documentée ou symptômes d'étiologie inconnue • Syncope non documentée et cliniquement associée à des anomalies du nœud sinusal ou mise en évidence par des études électrophysiologiques • Fréquence cardiaque < 40 batt./min symptomatique en présence d'une maladie cardiaque chronique
Classe II	• Bradycardie sinusale < 40 batt./min et symptômes non définis pouvant être causés par la bradycardie
Syndrome d'hypersensibilité du sinus carotidien et syncope neurocardiogénique	
Classe I	• Syncope récurrente et asystolie, ou histoire clinique classique d'une syncope vaso-inhibitrice
Classe II	• Syncope atypique entraînant des événements, puis une hypersensibilité cardio-inhibitrice dont la réponse ≥ 3 s • Syncope neurocardiogénique symptomatique significative associée à une bradycardie documentée spontanément ou à la technique de la table basculante

Source: Adapté de Tracy, C.M. et collab. (2013). 2012 ACCF/AHA/HRS focused update incorporated into the ACCF/AHA/HRS 2008 Guidelines for device-based therapy of cardiac rhythm abnormalities: A report of the American College of Cardiology Foundation/American Heart Association Task Force on Practice Guidelines and the Heart Rhythm Society. *Journal of the American College of Cardiology, 61*(3), p. e6-e75. doi: 10.1016/j.jacc.2012.11.007

10.4.6 Reconnaissance électrocardiographique

L'impulsion émise par le cardiostimulateur engendre une déflexion sur le tracé. Celle-ci est verticale fine, positive ou négative selon la dérivation, appelée spicule ou *spike*. Puisque l'électrode est positionnée dans le ventricule droit, le complexe QRS déformé présente le plus souvent un aspect de bloc de branche gauche complet avec une morphologie QS ou rS (*voir le tracé 10.6*). L'onde T est habituellement inversée et associée à un intervalle QT prolongé. Le spicule est plus visible dans les dérivations inférieures et précordiales gauches, et il est plus évident dans les dérivations unipolaires que bipolaires. Dans le tracé 10.6, les fusions et les captures entrecoupent le rythme du cardiostimulateur. Lorsque le rythme est commandé par le cardiostimulateur, il est désigné comme étant un rythme électroentraîné.

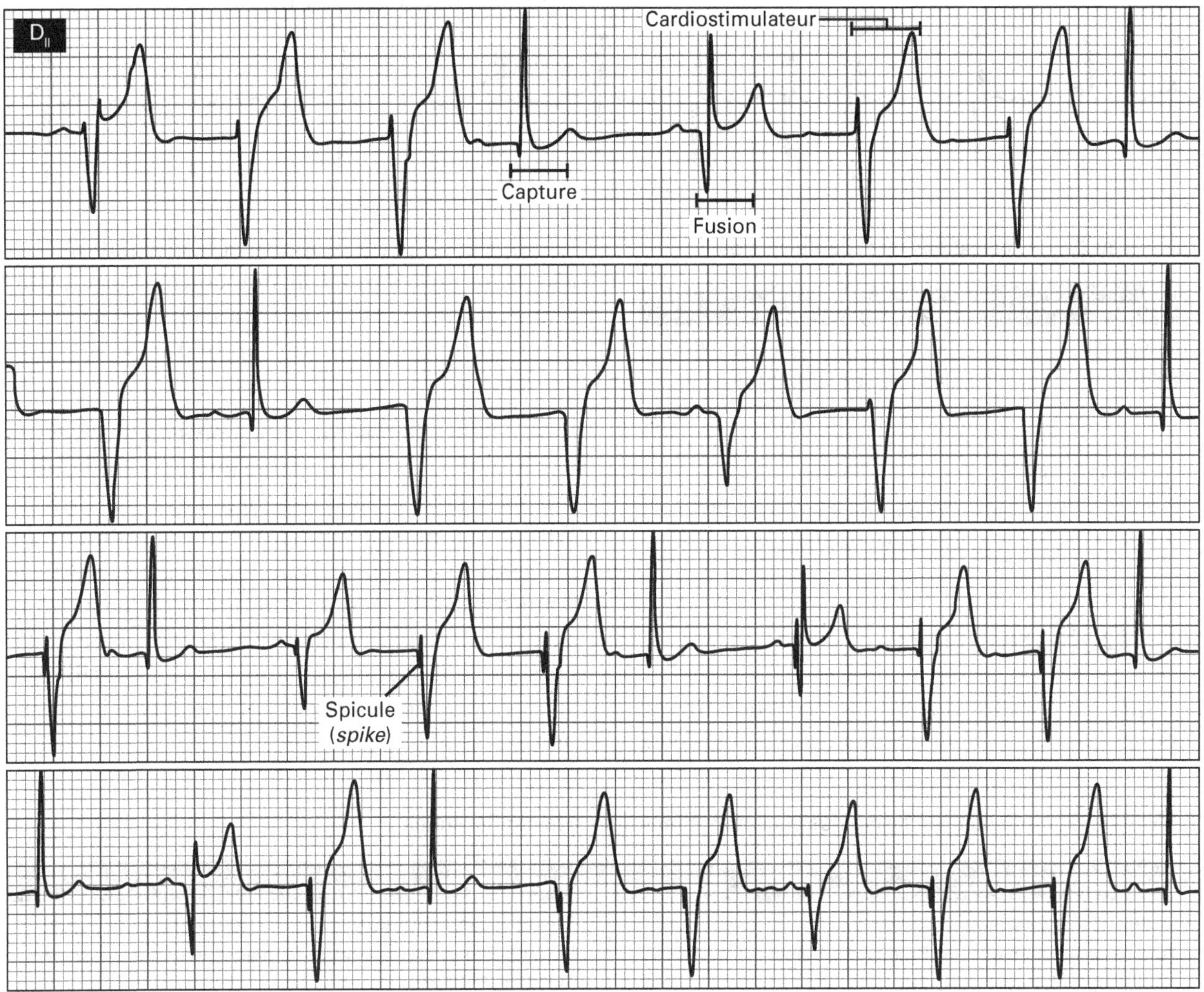

10.5 Cardioversion électrique

La cardioversion, ou choc synchronisé, correspond à un procédé utilisant une décharge électrique transthoracique susceptible de dépolariser une masse myocardique suffisamment importante dans le but d'instaurer un rythme sinusal. Grâce à un dispositif de synchronisation, la décharge électrique survient 10 ms après le sommet de l'onde R (*voir le tracé 10.7*). Cette décharge dépolarise et allonge la période réfractaire de tout le myocarde excitable, ce qui interrompt les circuits de réentrée et les foyers de décharge, et instaure une homogénéité électrique jusqu'à l'émergence d'un foyer automatique.

Le taux immédiat de réussite de la cardioversion est supérieur à 80 %. Le risque de récidive est de 75 % en un an pour la fibrillation auriculaire. La cardioversion peut être spontanée pour environ 10 % des cas (American Heart Association, 2010). L'intensité de la décharge électrique nécessaire varie en fonction de la dysrythmie. Le tableau 10.29 présente les indications pour la cardioversion en lien avec certains types d'arythmies. Le tableau 10.30 présente les conditions favorables au traitement ainsi que les complications possibles.

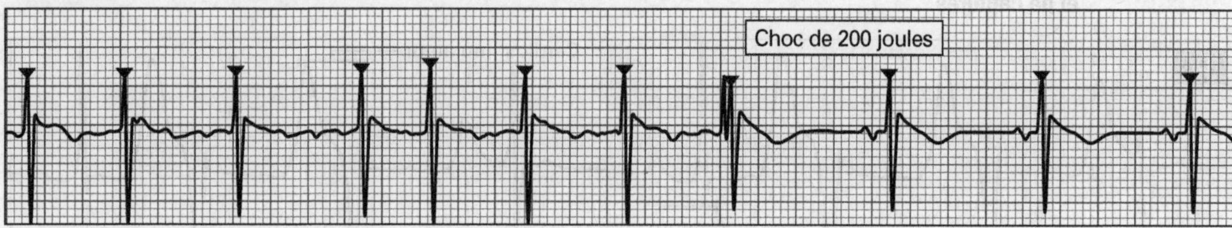

| **Tableau 10.29** | **Indications de la cardioversion** |

Arythmie	Choc synchronisé
Tachycardie ventriculaire	• Ondes monophasiques: 100 J • Ondes biphasiques: 100 J
Flutter auriculaire et tachycardie supraventriculaire	• Ondes monophasiques: 50 à 100 J • Ondes biphasiques: 50 à 100 J
Fibrillation auriculaire	• Ondes monophasiques: 200 J • Ondes biphasiques: 120 à 200 J

10.6   Défibrillation

Lorsque les cellules du muscle ventriculaire se dépolarisent de façon indépendante et asynchrone, le sang cesse d'être propulsé et la circulation s'arrête. À moins de rétablir une contraction mécanique efficace dans les quatre à six minutes suivant la mort clinique, l'anoxie cérébrale risque d'être irréversible.

La défibrillation, ou choc non synchronisé, est le passage d'un courant d'une intensité suffisante à travers le myocarde afin de dépolariser une masse critique du muscle cardiaque simultanément, de permettre à un centre d'automatisme de prendre la commande du cœur et d'entraîner par la suite une activité électrique spontanée (*voir le tracé 10.8*). Lorsque la défibrillation a mis fin à la fibrillation ventriculaire cinq secondes après le choc, l'intervention est jugée réussie.

| **Tableau 10.30** | **Conditions favorables et complications liées à la cardioversion** |

Conditions favorables	Complications
• Absence d'intoxication digitalique • Antécédents pharmacologiques favorables • Anticoagulothérapie adéquate • Échographie transœsophagienne • Kaliémie normale • Monitorage cardiaque • Soutien anesthésique	• Arythmies transitoires (surtout si intoxication digitalique) • Bradycardie symptomatique par vagotonie et dépression médicamenteuse • Brûlures • Embolies systémiques (7%) (risque diminué par l'anticoagulothérapie) • Hypotension transitoire • Œdème pulmonaire

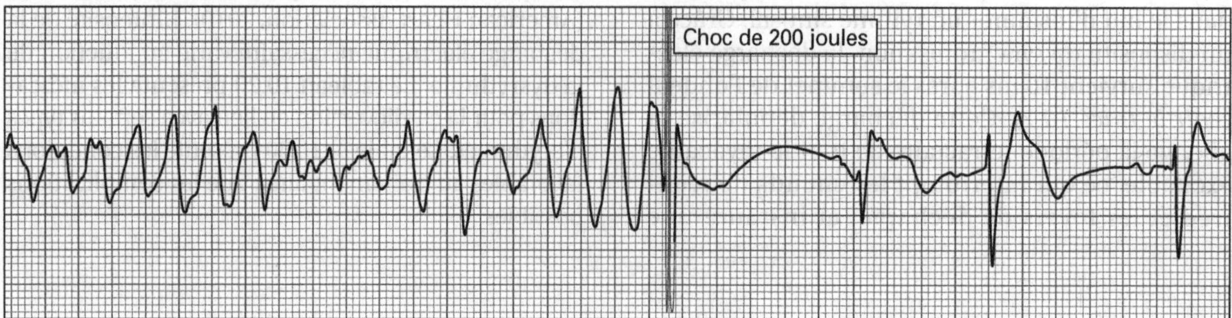

10.6.1 Facteurs inhérents à la défibrillation

La réussite de la défibrillation dépend de l'administration d'une quantité adéquate de courant à travers le myocarde, de l'état métabolique du patient, de l'existence d'une ischémie myocardique et de la médication administrée antérieurement au choc. Pour sa part, le courant déchargé est influencé par l'impédance transthoracique et la position des électrodes. De plus, puisque la majorité du courant est dispersé à travers diverses directions du thorax, seulement 4 % du courant déchargé atteint le cœur. La pilosité thoracique, la taille des électrodes, les agents d'interface utilisés et la force appliquée sur les palettes influencent aussi le degré de réussite d'une défibrillation.

10.6.2 Électrodes et agents d'interface

Des électrodes d'environ 10 cm sont appliquées fermement sur le thorax. La résistance cutanée est diminuée au passage du courant électrique préférablement par des compresses autoadhésives de 8 à 12 cm de diamètre, qui protègent ainsi la peau des brûlures. Le gel médical ou à faible conductibilité électrique (gel d'ultrasons) n'est pas recommandé. Si les palettes manuelles sont utilisées, elles doivent être appliquées fermement sur la cage thoracique avec une force optimale de 8 kg pour les adultes, et de 5 kg pour les enfants ; cela réduit l'impédance thoracique en augmentant le contact électrique à l'interface électrodes-peau et en réduisant le volume thoracique.

10.6.3 Position des électrodes

La position universelle des électrodes en vue d'une défibrillation n'est pas reconnue. Toutefois, le courant transmyocardique pendant la défibrillation est probablement maximal lorsque les électrodes sont placées dans l'axe de la zone ciblée du cœur.

Position sternale-apex ou antérieure-apex

Une palette est appliquée à la région sous-claviculaire droite et l'autre sous le sein gauche, sur la ligne médioaxillaire antérieure. L'électrode doit être éloignée de la région mammaire (*voir la figure 10.2*).

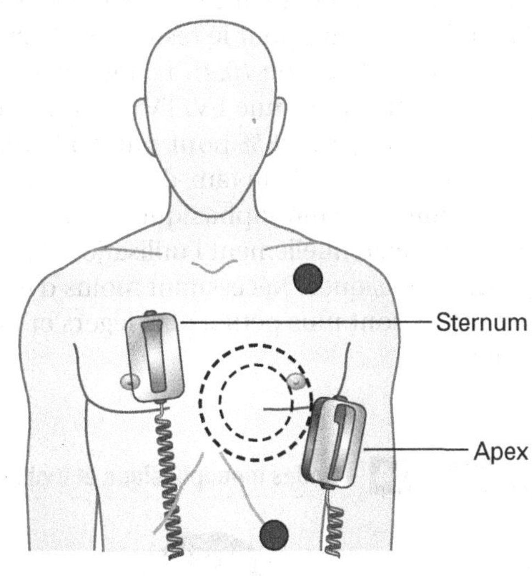

Figure 10.2 Palettes en position sternale-apex ou antérieure-apex

Position antéropostérieure

Une palette est en position sternale, et l'autre, en position postérieure (interscapulaire) (*voir la figure 10.3*). Cet emplacement permet le passage d'une plus grande décharge d'énergie à travers le cœur.

10.6.4 Défibrillateurs monophasiques et biphasiques

Les défibrillateurs monophasiques déchargeant un courant dans une seule direction ont cédé la place aux défibrillateurs biphasiques introduits en 1996.

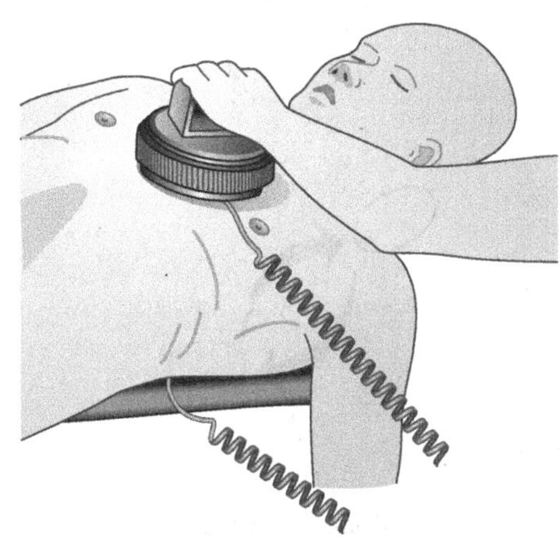

Figure 10.3 Palettes en position antéropostérieure

Ceux-ci déchargent un courant qui circule dans une direction positive pendant une durée déterminée avant de prendre une direction inverse vers une direction négative pour le reste de la décharge électrique (*voir la figure 10.4*). Le taux d'efficacité du premier choc pour une FV/TV de longue durée est de l'ordre de 86 à 98 % pour une onde biphasique comparativement à un taux d'efficacité de 54 à 91 % pour une onde monophasique. C'est la raison qui justifie préférentiellement l'utilisation des défibrillateurs biphasiques. Nécessitant moins d'énergie, ces appareils sont plus petits, plus légers et facilement maniables.

Figure 10.4 **Ondes monophasique et biphasique**

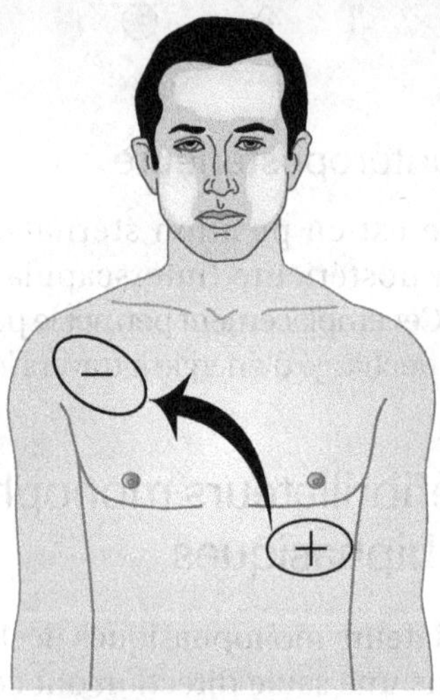

Onde monophasique

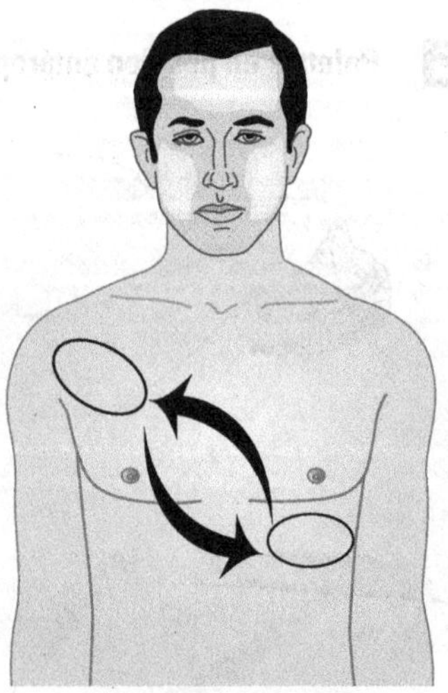

Onde biphasique

Il est recommandé que le choc initial soit d'au moins 150 J. Si l'utilisateur ne connaît pas les marges d'efficacité de l'appareil, pour le choc initial ou les subséquents, il doit se référer aux normes suggérées par le fabricant.

10.6.5 Types de défibrillateurs

Le défibrillateur externe automatique (DEA) est un appareil sophistiqué avec un soutien informatique important et fiable. La voix et des guides visuels permettent au secouriste de réaliser une défibrillation sécuritaire chez une victime en arrêt cardiaque.

Au préalable, l'utilisateur d'un défibrillateur manuel doit avoir une connaissance minimale des arythmies cardiaques majeures et de la réanimation. Toutefois, avec le DEA, une décharge électrique peut être administrée rapidement sans avoir à attendre l'analyse du rythme, ce qui minimise l'interruption des massages cardiaques. De plus, l'appareil peut être converti pour la cardioversion et la cardiostimulation. L'encadré 10.6 présente les mesures de sécurité à prendre au cours d'une défibrillation. L'algorithme thérapeutique de l'arrêt cardiaque chez l'adulte est présenté dans la figure 9.15, à la page 234.

> **Encadré 10.6** Mesures de sécurité en cours de défibrillation
>
> - Éviter tout contact direct ou indirect (objet ou personne) avec la victime.
> - Pour la personne qui manie le défibrillateur, éviter de toucher toute partie de la surface des électrodes.
> - S'assurer que toutes les personnes entourant le patient se tiennent à distance avant de procéder à la défibrillation.
> - Charger le défibrillateur manuel uniquement lorsque les palettes sont placées sur la paroi thoracique.
> - Pour les patients porteurs d'un cardiostimulateur et d'un défibrillateur implantable, positionner les électrodes du défibrillateur à une distance supérieure à 8 cm de l'appareil implanté.
> - Enlever toute source d'oxygène (masque ou canule nasale) et la placer à au moins 1 m de distance de la paroi thoracique afin de prévenir l'arc électrique et, subséquemment, des brûlures importantes chez le patient.
> - Faire preuve d'une grande prudence avec un environnement et des vêtements mouillés.

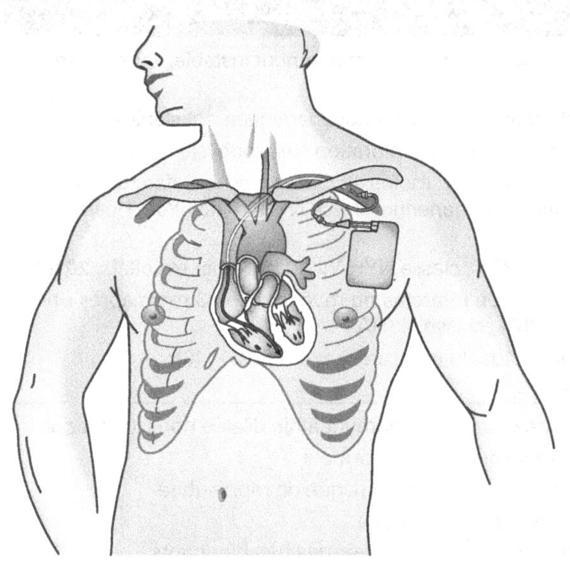

10.7 Défibrillateur implantable

Le défibrillateur implantable se compose d'un générateur d'impulsions, communément appelé boîtier, et d'une ou de plusieurs sondes ; son poids est d'environ 80 g (*voir la figure 10.5*). Il s'installe à la région sous-claviculaire pectorale comme un cardiostimulateur ordinaire. Il s'agit d'un appareil polyvalent universel avec toutes les propriétés du cardiostimulateur et du défibrillateur. Pour la stimulation antitachycardique, l'appareil émet une série d'impulsions électriques dans le but d'interrompre l'arythmie. L'appareil peut aussi fournir un choc pour une cardioversion. Il se comporte aussi comme un cardiostimulateur pour les rythmes trop lents. Au cours d'une défibrillation, il émet un choc de haute énergie dans les 10 s suivant la détection de l'arythmie. La longévité de la pile varie de trois ans et demi à neuf ans, selon le modèle sélectionné. Le tableau 10.31 présente les indications pour le défibrillateur implantable.

Les pathologies cardiovasculaires sont une cause importante de décès annuellement, dont 25 % sont provoqués par mort subite et sont attribuables aux cardiopathies ischémiques. De nombreuses études ont démontré de façon très claire une réduction de la mortalité globale aussi bien en prévention secondaire que primaire de l'ordre de 25 à 30 %. De plus, 6 % des patients hospitalisés pour un événement coronarien aigu présentent des troubles du rythme ventriculaire graves (Darondel, Sebbah, Jorrot, Siméon et Sebag, 2016).

Une autre étude (Woo et collab., 2015) a démontré la supériorité du défibrillateur implantable avec resynchronisation cardiaque (biventriculaire), comparativement au défibrillateur implantable seul. La clientèle ciblée avait au moins 65 ans et présentait une insuffisance ventriculaire gauche ou une conduction intraventriculaire prolongée avec insuffisance cardiaque légère ou modérée. Avec l'utilisation du premier appareil, il y a eu moins de décès et d'hospitalisations, et l'espérance de vie a augmenté de 9,8 ans.

10.7.1 Défibrillateur à sonde sous-cutanée

Le DAI-SC est un défibrillateur sans sonde endocavitaire. Son matériel entièrement sous-cutané est constitué d'un boîtier en position latérothoracique gauche et d'une sonde en parasternale (droite ou gauche). L'avantage de la sonde sous-cutanée est de prévenir le risque d'endocardite infectieuse. Le défibrillateur sous-cutané montre des résultats proches du défibrillateur conventionnel.

10.8 Ablation par radiofréquence

L'ablation par la chaleur (thermoablation) ou par le froid (cryoablation) consiste en la création d'une lésion sur une zone précise du cœur par un cathéter déchargeant une énergie liée à la radiofréquence. Les indications de la thermoablation par radiofréquence sont présentées dans l'encadré 10.7. Les complications possibles sont l'accident vasculaire cérébral (AVC) (0,2 %), l'accident ischémique transitoire (AIT) (0,7 %), les complications vasculaires (1,5 %) et la sténose veineuse pulmonaire (0,3 %).

L'efficacité de l'ablation de FA en une année est de 73,7 % contre 40,7 % pour le traitement médicamenteux. Elle est plus efficace pour la FAP que pour la FA persistante. La récidive postablation est de 32 % pour la FAP, comparativement à 43,6 % pour la FA persistante. Le taux de succès est d'autant plus élevé que la FA est récente (Piot et collab., 2015).

Classe	Indications
I (indiquée)	• Survivants d'un arrêt cardiaque par FV ou d'une TV hémodynamiquement instable, sans cause aiguë ou réversible • TV soutenue spontanée sans cardiopathie structurelle ou TV hémodynamiquement stable ou instable • Syncope de cause inconnue avec TV ou FV inductible à l'exploration électrophysiologique • Cardiopathie ischémique avec FEVG ≤ 35% mesurée au moins 40 jours après un infarctus du myocarde ou 3 mois après une revasculariation coronarienne, classe NYHA (New York Heart Association) II ou III • Cardiomyopathie non ischémique avec FEVG ≤ 35%, classe NYHA II ou III (Køber et collab., 2016) • Dysfonction ventriculaire gauche 40 jours après un infarctus du myocarde ou 3 mois après une revasculariation coronarienne, avec FEVG ≤ 30%, classe NYHA I • TV paroxystique spontanée à la suite d'un infarctus du myocarde, avec FEVG < 40% et TV inductible à l'exploration électrophysiologique
II (utile)	• Syncope inexpliquée, dysfonction ventriculaire gauche, cardiomyopathie dilatée non ischémique • TV soutenue avec fonction ventriculaire normale ou presque normale • Cardiomyopathie hypertrophique avec au moins un facteur de risque de mort subite • En prévention de mort subite de la dysplasie ventriculaire droite • Syndrome du QT long avec syncope antérieure ou TV traitée avec des bêtabloquants • Patient non hospitalisé en attente d'une greffe cardiaque • Syndrome de Brugada avec syncope antérieure • Syndrome de Brugada avec TV documentée et non précédé d'un arrêt cardiaque • TV catécholergique polymorphe avec syncope antérieure ou TV documentée traitée avec des bêtabloquants • Sarcoïdose cardiaque, myocardite à cellules géantes et maladie de Chagas
IIb (considérée)	• Maladie cardiaque non ischémique avec dysfonction ventriculaire et FEVG ≤ 35%, classe NYHA I • Syndrome du QT long avec facteurs de risque de mort subite • Maladie cardiaque structurelle dont la cause de syncope n'a pas été élucidée à la suite d'investigations invasives et non invasives • Cardiomyopathie familiale associée à la mort subite

Source: Adapté de Darondel, J.M., Sebbah, J., Jorrot, P., Siméon, È. et Sebag, F. (2016). À qui faut-il implanter un défibrillateur implantable dans les cardiopathies ischémiques? *Cardiologie pratique*. Repéré à www.cardiologie-pratique.com/journal/article/0013862-qui-faut-il-implanter-un-defibrillateur-implantable-dans-les-cardiopathies

Encadré 10.7   Indications de la thermoablation par radiofréquence[a]

• Ablation du nœud AV pour contrôler la fibrillation auriculaire rebelle à la thérapie médicale (succès > 98%)

• Certaines tachycardies ventriculaires idiopathiques ou ischémiques (succès ± 80 à ± 90%)

• Fibrillation auriculaire paroxystique avec échec à la suite de l'essai d'au moins un antiarythmique (succès ± 70%) (Faucher, 2015)

• Fibrillation auriculaire persistante chez certains patients symptomatiques (succès de 70 à 85%)

• Flutter auriculaire typique (taux de réussite de 95%)

• Tachycardie auriculaire

• Tachycardie supraventriculaire (taux de réussite > 90%)

• Tachycardie par réentrée nodale AV (succès ± 98%)

• Tachycardie jonctionnelle réciproque par réentrée orthodromique ou antidromique (succès de 90 à 95%)

• Tachycardies spécifiques

– Supraventriculaires: FA non contrôlées par traitement médical

– Arythmies d'origine auriculaire (p. ex., les arythmies atriales et supraventriculaires); FAP chez de jeunes sujets sans pathologie cardiaque sous-jacente

– D'origine jonctionnelle: nœud AV et zone septale basse

– Syndrome de WPW

[a] Voir aussi: Pavin, D. (2014). Pour quels troubles rythmiques peut-on proposer une ablation en première intention? *Cardiologie pratique*. Repéré à www.cardiologie-pratique.com/journal/article/0011547-pour-quels-troubles-rythmiques-peut-proposer-une-ablation-en-premiere

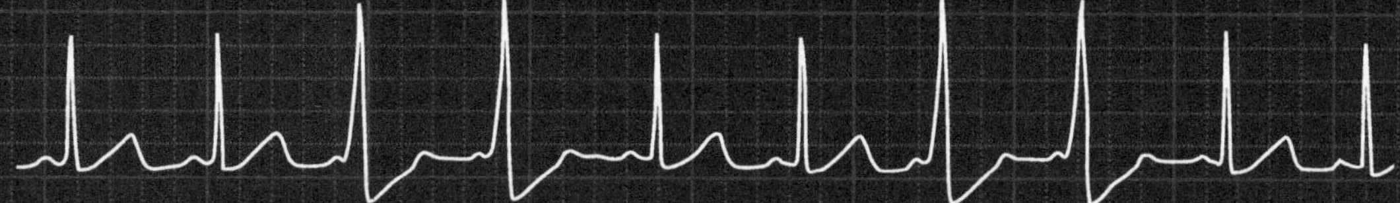

Tableau synoptique des arythmies cardiaques

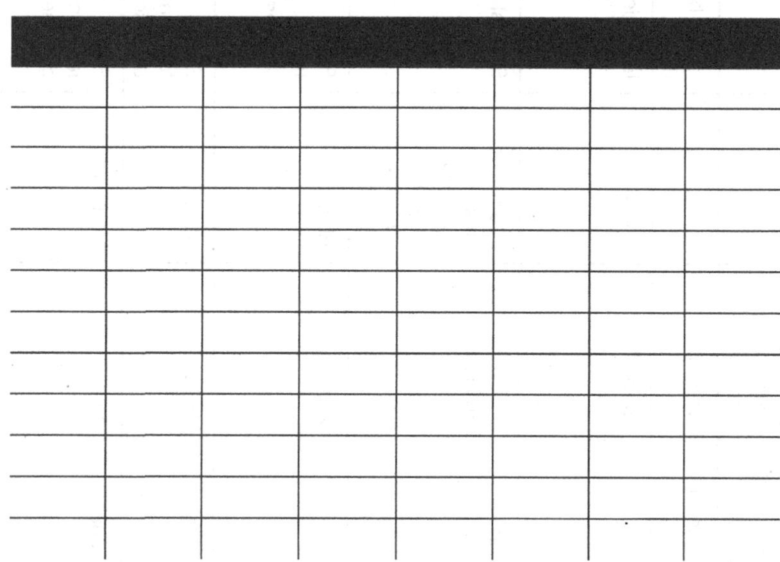

Arythmies cardiaques	Onde auriculaire	Intervalle PR	Complexe QRS	Conduction AV	Fréquence ou rythme	Critères	Aide-mémoire
Rythme sinusal	P	$\leq$ 0,20 s	$\leq$ 0,10 s	1:1	60 à 100 batt./min	PP réguliers	Régularité du rythme
Anomalies sinusales							
Bradycardie sinusale	P	Normal ou dans les limites de la normale	Normal ou dans les limites de la normale	1:1	< 60 batt./min	PP réguliers	Hypertonie vagale – Médication chronotrope négative – SCA
Tachycardie sinusale	P	Plus court	Normal	1:1	> 100 batt./min	PP réguliers	Agitation – Douleur – Fièvre – Sympathique
Arythmie sinusale	P	Normal	Normal	1:1	Irrégulier	Intervalles PP $\geq$ 0,16 s entre l'intervalle PP le plus court et l'intervalle PP le plus long	Bradyarythmie: deux fréquences < 60 batt./min Influence du cycle respiratoire
Arythmie sinusale ventriculophasique	P	Selon le bloc AV	Normal ou élargi	Interruption intermittente ou totale, selon BAV du 2e ou du 3e degré	Sinusal	Intervalle PP avec QRS < intervalle PP sans QRS	BAV des 2e et 3e degrés (30 à 40%)
Pause ou arrêt sinusal	Onde P absente	Nul	Absent	Absente	Selon le rythme de base	Pause dans le tracé Relation non mathématique	Anomalie de formation au nœud sinusal Calcul s'exprimant en secondes
Bloc sinoauriculaire	Onde P absente	Nul	Absent	Absente	Selon le rythme de base	Pause dans le tracé Relation mathématique	Anomalie de conduction: sinoauriculaire
Entraîneur vagabond (*wandering pacemaker*)	Morphologie variable de l'onde P	$\pm$ variable	Normal	Normale	Selon le rythme de base	Ondes P changeantes	Athlète Enfant Hypertonie vagale Toxicité digitalique

Arythmies cardiaques	Onde auriculaire	Intervalle PR	Complexe QRS	Conduction AV	Fréquence ou rythme	Critères	Aide-mémoire
Anomalies auriculaires							
Extrasystole auriculaire							
• Conduite normalement	P′	P′R = ou ≠ PR	Identique au QRS de base	Aux ventricules	Rythme de base sinusal	Onde P′ Complexe prématuré P′ peut déformer l'onde T du complexe précédent, si P′ invisible P′R ≤ ou > PR Triade: onde P′ – QRS identique – complexe prématuré Pause non compensatrice	Isolée – Nombreuses – Couplet (doublet ou pairée) – Salve (triplet) – Bigéminée – Trigéminée – Quadrigéminée Couplets et salves peuvent être bigéminés, trigéminés ou quadrigéminés
• Bloquée	P′	–	Absent	Bloquée à la jonction AV	Rythme de base sinusal	P′ sans QRS	Pathologies pulmonaires Population âgée Toxicité digitalique
• Avec CVA	P′	P′R = ou ≠ PR	Différent du QRS de base	Normale	Rythme de base sinusal	QRS différent du QRS de base	Morphologie rsR′ QRS moins élargi que le QRS de l'ESV
Tachycardie auriculaire					Origine auriculaire > 100 batt./min	Au moins quatre ESA consécutives P′ différent du P sinusal	Débute par une ESA Arythmies fréquentes chez la clientèle pédiatrique MPOC
• Paroxystique (TAP)	P′	P′R	Identique au QRS de base	1:1	150 à 250 batt./min	Début et fin brusques: 4 à 20 batt./min	< 30 s Peut être associée au syndrome de préexcitation 10 % des TSV
• Soutenue	P′	P′R ≤ 0,12 s	Identique au QRS de base	1:1	150 à 250 batt./min	P′ différent du P sinusal	> 30 s
• Avec bloc	P′	P′R constant ou variable	Identique au QRS de base	Bloc AV physiologique 2:1, 3:1 et 4:1	150 à 250 batt./min	Fréquence auriculaire rapide avec P′ bloquées P′R variables	Diurétique avec ↓ du K⁺ Maladie cardiaque avancée Toxicité digitalique

Arythmies cardiaques	Onde auriculaire	Intervalle PR	Complexe QRS	Conduction AV	Fréquence ou rythme	Critères	Aide-mémoire
• Polymorphe	Trois morphologies différentes de P'	P'R multiples	Identique ou absent	Bloc AV physiologique	100 à 150 batt./min	P'R multiples Trois morphologies différentes de P' (peut inclure des P' sans QRS)	Cœur pulmonaire chronique Diabète MPOC Traitement aux bronchodilatateurs
Flutter auriculaire	F en dents de scie ou en toit d'usine Négative en D_{II}	FR constant	Le plus souvent normal Régulièrement irrégulier	Fixe ou variable 2:1, 3:1 et 4:1 Bloc AV physiologique	Origine auriculaire 240 à 400 batt./min	Ondes F ± 300 batt./min En dents de scie Intervalles FF réguliers Règle de Bix	Conduction fixe ou variable Fréquence auriculaire d'environ 300 batt./min Ondes en dents de scie Ondes F très régulières
Fibrillation auriculaire (FA)	Ondes f hachurées ou aplaties	Nul	Le plus souvent normal ou avec bloc de branche	Variable Bloc AV physiologique	Origine auriculaire 400 à 700 batt./min indécelable sur l'ECG de surface	Ligne isoélectrique hachurée ou ondulée QRS irréguliers ou réguliers si BAV complet Réponse ventriculaire variable	Toute fréquence ventriculaire irrégulière en l'absence d'ondes P doit évoquer la FA Types: *de novo* – paroxystique – persistante – permanente

Anomalies de la jonction AV							
Bloc AV du 1er degré	Onde P	> 0,20 s constant Peut atteindre 0,50 à 0,60 s	Le plus souvent normal ou élargi si associé à un bloc de branche	1:1 Simple retard de conduction au nœud AV	Rythme sinusal	PR ≥ 0,24 s mais constant	Athlète – Hypertonie vagale – Médication chronotrope négative Chronodépendant si bradycardie sinusale

Bloc AV du 2e degré							
• Type I	Onde P	Allongement progressif jusqu'à une onde P bloquée (phénomène de Wenckebach)	Le plus souvent normal ou élargi si associé à un bloc de branche Irrégulier	Conduction intermittente fixe ou variable au nœud AV	Rythme sinusal	Allongement progressif de l'intervalle PR jusqu'à une onde P bloquée QRS irréguliers	Chronodépendant si bradycardie sinusale Hypertonie vagale SCA (inférieur) Théorie des «P bloquées» Transitoire – Pronostic favorable *Voir la figure 6.13, à la page 122.*

Arythmies cardiaques	Onde auriculaire	Intervalle PR	Complexe QRS	Conduction AV	Fréquence ou rythme	Critères	Aide-mémoire
• Type II	Onde P	Constant, normal ou allongé	Normal ou élargi si associé à un bloc de branche Régulier ou irrégulier	Conduction intermittente fixe ou variable au nœud AV	Rythme sinusal	PR constant Ondes P bloquées	Cardiostimulateur potentiel SCA (antérieur) Syndrome de bas débit Théorie des «P bloquées» *Voir la figure 6.13, à la page 122.*
• Avec conduction 2:1	Onde P	Constant	Normal ou élargi si associé à un bloc de branche Régulier	Conduction intermittente à la jonction AV	Rythme de base	PR constant Deux P pour un QRS QRS fins ou élargis	Peut être associé à un type I ou à un type II *Voir la figure 6.13, à la page 122.*
Bloc AV de haut degré ou avancé	Onde P Parfois ondes f ou F Arythmie sinusale ventriculopha-sique possible	Constant ou plus de PR variables que de PR constants	Normal ou élargi	Intermittente 3:1 ou 4:1 ou plus	Rythme sinusal	Plus de 50 % des impulsions bloquées à la jonction AV	Cardiostimulateur potentiel Plus de 50 % des ondes P bloquées, soit un bloc intermittent du 3e degré avec de rares captures Syndrome de bas débit *Voir la figure 6.13, à la page 122.*
Bloc AV du 3e degré ou complet	Onde P Parfois ondes f ou F Arythmie sinusale ventriculo-phasique possible	Variable	Fin si origine jonctionnelle (REJ : ± 40 à ± 60 batt./min) Large si origine ventriculaire (REV : ± 20 à ± 40 batt./min)	Interruption totale de la conduction Dissociation AV complète	Le plus souvent sinusal ; plus rare : flutter auriculaire ou FA Deux fréquences différentes et indépendantes aux étages auriculaire et ventriculaire	Rythme sinusal Ondes P bloquées Intervalles PP réguliers QRS lents et réguliers, fins ou larges	BAV complet si flutter ou fibrillation auriculaires avec réponse ventriculaire lente et régulière Cardiostimulateur potentiel Syndrome de bas débit Théorie des «P bloquées» *Voir la figure 6.13, à la page 122.*

Arythmies cardiaques	Onde auriculaire	Intervalle PR	Complexe QRS	Conduction AV	Fréquence ou rythme	Critères	Aide-mémoire
Asystolie							
• Complète	–	–	–	–	–	Absence de PQRST Pause > 3 s	Cardiostimulateur potentiel Syndrome de bas débit *Voir la figure 6.19, à la page 129.*
• Ventriculaire	Ondes P, F ou f	–	–	Bloc complet à la jonction AV	Seulement auriculaire	Rythme supraventriculaire sans rythme ventriculaire Pause > 3 s	Cardiostimulateur potentiel Syndrome de bas débit *Voir la figure 6.19, à la page 129.*
Blocs de branches							
• BBD • BBG	Rythme sinusal ou flutter auriculaire ou FA	Constant si rythme sinusal	0,11 s: incomplet ≥ 0,12 s: complet Plus fréquent que l'incomplet	Par les voies habituelles	Rythme de base	1) Rythme supraventriculaire + QRS larges 2) Complexe QRS en V_1 BBD: positif ou RSR' BBG: négatif	Dérivation V_1 d = portion positive du «d» pour BBD, sauf si RSR' aspect positif ou négatif g = portion négative du «g» pour BBG
Rythmes passifs							
REJ	Onde P visible ou invisible présente, dissociée du complexe QRS ou absente	Variable	Fin	Dissociation AV	± 40 à ± 60 batt./min	QRS fins Fréquence: ± 40 à ± 60 batt./min	Causes des pauses: rythmes lents, rythmes rapides, blocs des 2e et 3e degrés, extrasystoles auriculaires ou ventriculaires
REV			Large		± 20 à ± 40 batt./min	QRS larges Fréquence: ± 20 à ± 40 batt./min	Complexe tardif Fréquence ventriculaire
Rythmes actifs							
RIJA ou tachycardie jonctionnelle non paroxystique ou automatique	Onde P visible ou invisible	PR variable PR constant mais plus court que le PR sinusal	Fin, sauf si CVA ou bloc de branche	Dissociation AV Dissociation isorythmique Conduction rétrograde	± 70 à ± 130 batt./min	Conduction rétrograde: ondes P négatives en D_{II}, D_{III} et aVF Dissociation isorythmique: fréquences compétitives, fréquence ventriculaire > fréquence auriculaire Ondes P négatives en D_{II} et PR constant	Captures Fréquence > 70 batt./min Jeunes adultes Ondes P dissociées des QRS

Arythmies cardiaques	Onde auriculaire	Intervalle PR	Complexe QRS	Conduction AV	Fréquence ou rythme	Critères	Aide-mémoire
RIVA	Onde P visible ou invisible	Variable	Fin pour rythme sinusal Différent pour RIVA Intermédiaire pour fusion	Dissociation AV	$\pm$ 55 à $\pm$ 120 batt./min	Fréquence ventriculaire compétitive à la fréquence auriculaire Fusion QRS différent du rythme de base	Courte durée: 5 à 30 cycles Fréquence ventriculaire: $\pm$ 80 batt./min QRS moins larges que ESV
Tachycardie par réentrée nodale auriculoventriculaire	Onde P confondue au QRS ou le suivant dans 95 % des cas	RP < PR	QRS fin ou CVA ou préexcitation	Dissociation AV	$\pm$ 140 à $\pm$ 220 batt./min	Alternance électrique Paroxystique: début et fin brusques Ondes P négatives en D_{II}, D_{III} et aVF Ondes P positives en aVL (50% des cas) si visibles en V_1 avec RSR′ (R′ *de novo*) RP < PR Ondes R plus larges en aVR et aVL	50 % des TSVP Alternance électrique Arythmie AV-dépendante répond à la thérapie vagotonique Début par ESA avec P′R > PR Onde P visible dans l'onde T déformée
Tachycardie jonctionnelle réciproque orthodromique par voie accessoire: syndrome de WPW	Onde P	$\leq$ 0,12 s	Ondes δ (delta) QRS $\geq$ 0,12 s	Anormale Activation par fibres accessoires	Sinusal ou auriculaire: tachycardie auriculaire, flutter auriculaire, FA	Intervalle PR $\leq$ 0,12 s Onde δ (delta) QRS > 0,10 s Alternance électrique	75 à 80 % des tachycardies diverses sont des TSVP Ablation Cardiopathies congénitales Si FA: acronyme FBI (pour *fast, broad, irregular*)

Anomalies ventriculaires

Arythmies cardiaques	Onde auriculaire	Intervalle PR	Complexe QRS	Conduction AV	Fréquence ou rythme	Critères	Aide-mémoire
Extrasystole ventriculaire (ESV)	Onde P absente ou dissimulée dans le QRS ou entre le QRS et l'onde T	Dissocié	Large, positif ou négatif	Dissociation AV, sauf si conduction rétrograde	Rythme de base	Absence d'onde P Complexe prématuré QRS larges Repos compensateur complet	Isolée – Nombreuses – Monomorphe – Polymorphe – Couplet (doublet ou pairée) – Salve (triplet) – Bigéminée – Trigéminée – Quadrigéminée Couplets et salves peuvent être bigéminés, trigéminés ou quadrigéminés

Arythmies cardiaques	Onde auriculaire	Intervalle PR	Complexe QRS	Conduction AV	Fréquence ou rythme	Critères	Aide-mémoire
• ESV interpolée	Onde P absente	PR postextra-systolique plus long que le PR du rythme de base	Élargi	Dissociation AV	Rythme sinusal	Ne trouble pas le rythme de base: intervalle PP régulier S'intercale entre deux complexes sinusaux	Absence de pause postextrasystolique Surtout en présence de bradycardie
• ESV télédiastolique	Onde P précédant le QRS	< que le PR de base	Élargi ou fusionné	Dissociation AV	Rythme sinusal	Précédé d'un P sinusal et PR court	ESV peu prématurée
• ESV avec phénomène R/T	Absence	Nul	Élargi	Dissociation AV	Rythme sinusal	Onde R de l'ESV dans l'onde T du complexe précédent	Peut dégénérer en FV
• FA: ESV plutôt que CVA	Ondes de FA	Nul	Élargi	Dissociation AV	FA avec réponse ventriculaire < 100 batt./min	Complexe monophasique QRS > 0,14 s Vecteur initial du QRS identique à celui du QRS du rythme de base	FA lente
• FA: CVA plutôt que ESV	Ondes de FA	Nul	Plus étroit que l'ESV	Activation asynchrone des branches	FA avec réponse ventriculaire > 100 batt./min	QRS < 0,14 s Aspect de BBD Cycle long – cycle court	Aspect rsR' du complexe QRS FA favorise CVA Réponse ventriculaire rapide en cours de FA
Parasystolie ventriculaire	Onde P	± normal	Élargi	Dissociation pour complexes ventriculaires	Rythme de base	Relation mathématique entre les intervalles interectopiques Fusions	Anomalie rare
Tachycardie ventriculaire (TV)	Onde P ou flutter auriculaire ou FA	Dissocié	Critères de l'ESV QRS larges et réguliers Fusion ou capture	Dissociation AV ou conduction rétrograde	Fréquence auriculaire < fréquence ventriculaire 120 à 220 batt./min.	Débute par une ESV Fréquence: ± 150 batt./min Dissociation AV Fusion ou capture	Non soutenue (paroxystique) ≤ 30 s Soutenue > 30 s *Voir la figure 9.12, à la page 227.*

Arythmies cardiaques	Onde auriculaire	Intervalle PR	Complexe QRS	Conduction AV	Fréquence ou rythme	Critères	Aide-mémoire
Tachycardie à QRS larges en faveur de la TV	Onde P ou de FA	Dissocié	$\geq$ 0,12 s	Dissociation AV	120 à 220 batt./min	ECG: onde R dominante en aVR; onde Q en V_6 Dérivations: V_1, V_2; aspect BBD; onde R > 0,03 s Critères de Brugada V_1 et V_2: R > R'	Captures Concordances précordiales V_1, V_2 et V_6 toutes positives ou négatives Dérivations V_1, V_2 et V_6 Dissociation AV ECG Fusions *Voir la figure 9.13, à la page 228.*
Torsade de pointes (TV polymorphe)	Absence	Nul	Bidirectionnel Élargi	Dissociation AV	Bradycardie sinusale fréquente 200 à 250 batt./min	QTc > 0,54 Complexes QRS tantôt négatifs, tantôt positifs Débute par une ESV tardive	Forme de TV Précurseurs: anomalies électrolytiques, antiarythmiques, bradycardie QT long *Voir la figure 9.13, à la page 228.*
Flutter ventriculaire	–	–	Élargi et déformé	–	Fréquence ventriculaire > 250 batt./min	Ondes sinusoïdes Fréquence ventriculaire > 250 batt./min QRS réguliers	Forme de TV Traitement identique à la FV *Voir la figure 9.15, à la page 234.*
Fibrillation ventriculaire (FV)	–	–	–	–	–	Ligne isoélectrique hachurée ou ondulée sans QRS Ondes de faible ou grande amplitude	*Voir la figure 9.15, à la page 234.*
Syndrome de repolarisation précoce	Onde P	$\pm$ normal	Normal ou aspect BBD	1:1	Rythme de base	↑ du point J en inférieur ou latéral $\geq$ 2 mm Sus-décalage concave du segment ST en V_3 et V_4	Variante de la normalité s'atténuant avec l'âge Lien avec la mort subite FV potentielle
Syndrome de Brugada	Onde P	$\pm$ normal	$\geq$ 0,12 s	1:1	Rythme sinusal	Aspect BBD de V_1, V_2 et V_3 Élévation du point J $\geq$ 2 mm RSR' en V_1 Sus-décalage ST, V_1, V_2 et V_3	Aspect triangulaire du point J et du segment ST Défibrillateur ventriculaire implantable potentiel Dépistage ST sus-décalé

Liste des abréviations

A

AESP	Activité électrique sans pouls
AH	Auriculohissien
AIT	Accident ischémique transitoire
AOD	Anticoagulant oral direct
ASI	Activité sympathomimétique intrinsèque
ASM	Action stabilisatrice de la membrane
ATP	Adénosine triphosphate
AV	Auriculoventriculaire
AVC	Accident vasculaire cérébral
AVK	Antivitamine K

B

BAV	Bloc auriculoventriculaire
BBD	Bloc de la branche droite
BBG	Bloc de la branche gauche

C

ClCr	Clairance de la créatinine
CVA	Conduction ventriculaire aberrante

D

DAVD	Dysplasie arythmogène du ventricule droit
DEA	Défibrillateur externe automatique
DFG	Débit de filtration glomérulaire
DRS	Douleur rétrosternale

E

ECG	Électrocardiogramme
EEP	Étude électrophysiologique
ESA	Extrasystole auriculaire
ESJ	Extrasystole jonctionnelle
ESV	Extrasystole ventriculaire
ETO	Échographie transœsophagienne

F

FA	Fibrillation auriculaire
FAP	Fibrillation auriculaire paroxystique
F.C.	Fréquence cardiaque
F.E.	Fraction d'éjection
FEVG	Fraction d'éjection ventriculaire gauche
FV	Fibrillation ventriculaire

H

HBAG	Hémibloc antérieur gauche
HBPG	Hémibloc postérieur gauche
HV	His-ventriculaire
HVG	Hypertrophie ventriculaire gauche

I

ICT	Ischémie cérébrale transitoire
IEC	Inhibiteur de l'enzyme de conversion
I.O.	Intraosseux
ITVA	Implantation transcathéter de valvule aortique
I.V.	Intraveineux
IVA	Interventriculaire antérieure (artère)
IVP	Interventriculaire postérieure (artère)

M

MPOC	Maladie pulmonaire obstructive chronique

N

NSTEMI	Non élévation du segment ST dans l'infarctus du myocarde
NYHA	New York Heart Association

O

OAP	Œdème aigu pulmonaire
OD	Oreillette droite
OG	Oreillette gauche

P

PRA	Période réfractaire absolue
PRR	Période réfractaire relative

R

RCR	Réanimation cardiorespiratoire
REJ	Rythme d'échappement jonctionnel
REV	Rythme d'échappement ventriculaire
RIJA	Rythme idiojonctionnel accéléré
RIN	Rapport international normalisé
RIVA	Rythme idioventriculaire accéléré

S

SA	Sinoauriculaire
SAS	Syndrome d'apnée du sommeil
SCA	Syndrome coronarien aigu
STEMI	Sus-décalage du segment ST dans l'infarctus du myocarde

T

TAP	Tachycardie auriculaire paroxystique
TSV	Tachycardie supraventriculaire
TSVP	Tachycardie supraventriculaire paroxystique
TV	Tachycardie ventriculaire
TVP	Tachycardie ventriculaire paroxystique

V

VD	Ventricule droit
VG	Ventricule gauche

W

WPW	Wolff-Parkinson-White (Syndrome de)

Bibliographie

ABBEY, S. (2013). Prise en charge des extrasystoles ventriculaires. *Cardiologie pratique.* Repéré à www.cardiologie-pratique.com/journal/article/009938-prise-en-charge-des-extrasystoles-ventriculaires

AGENCE NATIONALE DE SÉCURITÉ DU MÉDICAMENT ET DES PRODUITS DE SANTÉ (ANSM), Comité d'éducation sanitaire et sociale de la pharmacie française (Cespharm) et Fédération Française de Cardiologie (FFC). (2013). *Vous et votre traitement anticoagulant par AVK (antivitamine K). Carnet d'information et de suivi du traitement.* Repéré à http://ansm.sante.fr/var/ansm_site/storage/original/application/08415377cc531f333b3791c50ac722c6.pdf

AMARA, W. (2016). Nouveautés en rythmologie: les news du congrès Cardiostim. *Cardiologie pratique.* Repéré à www.cardiologie-pratique.com/journal/article/0014143-nouveautes-en-rythmologie-les-news-du-congres-cardiostim

AMERICAN HEART ASSOCIATION (AHA). (2010). 2010 American Heart Association guidelines for cardiopulmonary resuscitation and emergency cardiovascular care science. *Circulation, 122*(18 – suppl. 3), p. S640-S933. doi: 10.1161/CIR.0b013e3181fdf7aa

AMERICAN HEART ASSOCIATION (AHA). (2015a). Part 1: Executive summary – 2015 American Heart Association guidelines update for cardiopulmonary resuscitation and emergency cardiovascular care. *Circulation, 132*(18 – suppl. 2), p. S315-S367. doi: 10.1161/CIR.0000000000000252

AMERICAN HEART ASSOCIATION (AHA). (2015b). Part 7: Adult advanced cardiovascular life support – 2015 American Heart Association guidelines update for cardiopulmonary resuscitation and emergency cardiovascular care. *Circulation, 132*(18 – suppl. 2), p. S444-S464. doi: 10.1161/CIR.0000000000000261

AMERICAN HEART ASSOCIATION (AHA) et Heart and Stroke Foundation of Canada. (2016). *Advanced cardiovascular life support : provider manual. 2015 Canadian resuscitation & first aid guidelines.* Ottawa, Ontario : Heart & Stroke Foundation.

ANDERSON, R.H., Becker, A.E., Meun, W.P., Verhoeven, R.E. et Allwork, S.P. (dir.). (1980). Slide 6: Cardiac sub-systems. Dans *Cardiac anatomy: An integrated text and colour atlas* (p. 6.13). Londres, Royaume-Uni: Gower Medical.

ANDRIES, E.W., Brugada, J. et Brugada, P. (1992). An algorithm for diagnosing wide QRS complex tachycardia. *Primary Cardiology, 18*(12), p. 29-46.

BARGOIN, V. (2016a). Dabigatran antidoté en conditions réelles: efficacité confirmée dans REVERSE-AD. *Medscape.* Repéré à http://francais.medscape.com/voirarticle/3602834

BARGOIN. V. (2016b). Mort subite: dans la moitié des cas, des prodromes jusqu'à 4 semaines avant. *Medscape.* Repéré à http://francais.medscape.com/voirarticle/3602041

BERTINCHANT, J.-P. et Polge, A. (1999). Troponines: nouveaux marqueurs biochimiques de la souffrance myocardique. *Archives des maladies du cœur et des vaisseaux, 92*(12), p. 1773-1779.

BERTRAND, M.E. (2014). La circulation collatérale coronaire. *Cardiologie pratique.* Repéré à www.cardiologie-pratique.com/journal/article/0011123-la-circulation-collaterale-coronaire

BOERLAGE-VAN DIJK, K. et collab. (2014). Predictors and permanency of cardiac conduction disorders and necessity of pacing after transcatheter aortic valve implantation. *Pacing and Clinical Electrophysiology, 37*(11), p. 1520-1529. doi: 10.1111/pace.12460

BREDA, J.-L. (2012). Arrêt cardiaque ressuscité: comment améliorer la survie? *Medscape.* Repéré à http://francais.medscape.com/voirarticle/3366391

BREMBILLA-PERROT, B. (2011). Comment diagnostiquer et traiter la dysfonction sinusale? *Cardiologie pratique.* Repéré à www.cardiologie-pratique.com/journal/article/situations-cliniques-comment-diagnostiquer-et-traiter-la-dysfonction-sinusale

BRIGADEAU, F. (2011). Comment reconnaître une ESV bénigne d'une ESV maligne? *Cardiologie pratique.* Repéré à www.cardiologie-pratique.com/journal/article/expert-comment-reconnaître-une-esv-benigne-dune-esv-maligne

BRIGNOLE, M. et collab. (2009). Guidelines for the diagnosis and management of syncope (version 2009). *European Heart Journal, 30*, p. 2631-2670. doi: 10.1093/eurheartj/ehp298

BRUGADA, P. et Brugada, J. (1992). Right bundle branch block, persistent ST segment elevation and sudden cardiac death: A distinct clinical and electrocardiographic syndrome. A multicenter report. *Journal of the American College of Cardiology, 20*(6), p. 1391-1396.

CAMM, A.J. et collab. (2012). 2012 focused update of the ESC Guidelines for the management of atrial fibrillation: An update of the 2010 ESC Guidelines for the management of atrial fibrillation. Developed with the special contribution of the European Heart Rhythm Association. *European Heart Journal, 33*(21), p. 2719-2747. doi: 10.1093/eurheartj/ehs253

CHAMPAGNE, J. et collab. (2007). The Brugada syndrome in Canada: A unique French-Canadian experience. *Canadian Journal of Cardiology, 23*(suppl. B), p. 71B-75B.

CLAYTON, B.D. et Stock, Y. (2003). *Soins infirmiers: pharmacologie de base*. Laval, Québec: Beauchemin.

CLELAND, J.G., Calvert, M.J., Verboven, Y. et Freemantle, N. (2009). Effects of cardiac resynchronization therapy on long-term quality of life: An analysis from the Cardiac Resynchronisation-Heart Failure (CARE-HF) study. *American Heart Journal, 157*(3), p. 457-466. doi: 10.1016/j.ahj.2008.11.006

CLÉMENTY, J. et collab. (2010). Conduite à tenir devant un ECG de repolarisation précoce. *Consensus Cardio, 62.*

CONNOLLY, S.J. et collab. (2016). Andexanet alfa for acute major bleeding associated with factor Xa inhibitors. *The New England Journal of Medicine, 375*(12), p. 1131-1141. doi: 10.1056/NEJMoa1607887

COUMBE, A.G. et collab. (2013). Long-term follow-up of older patients with Mobitz type I second degree atrioventricular block. *Heart, 99*(5), p. 334-338. doi: 10.1136/heartjnl-2012-302770

DARONDEL, J.M., Sebbah, J., Jorrot, P., Siméon, È. et Sebag, F. (2016). À qui faut-il implanter un défibrillateur implantable dans les cardiopathies ischémiques? *Cardiologie pratique*. Repéré à www.cardiologie-pratique.com/journal/article/0013862-qui-faut-il-implanter-un-defibrillateur-implantable-dans-les-cardiopathies

DE RAUCOURT, E. (2014). La gestion des anti-vitamine K en 2014. *Cardiologie pratique*. Repéré à www.cardiologie-pratique.com/journal/article/0011201-la-gestion-des-anti-vitamine-k-en-2014

DE ROY, L. (2005). Maladie de l'oreillette. *Archives des maladies du cœur et des vaisseaux, 98*(NS5), p. 42-47.

DERVAL, N., Sacher, F., Hocini, M., Jaïs, P. et Haïssaguerre, M. (2010). Syndrome de Wolff-Parkinson-White et pratique sportive, club des cardiologues du sport. *Cardio et Sport, 25*, p. 36-38. Repéré à www.clubcardiosport.com/userfiles/Syndrome-de-wolff-Parkinson-White.pdf

DESHPANDE, S. et Wann, S. (2016). Aspirin in atrial fibrillation: The clot thickens. *Journal of the American College of Cardiology, 18*(25), p. 2924-2926. doi: 10.1016/j.jacc.2016.03.582

DREW, B.J. et collab. (2010). Prevention of torsade de pointes in hospital settings: A scientific statement from the American Heart Association and the American College of Cardiology Foundation. *Circulation, 121*(8), p. 1047-1060. doi: 10.1161/CIRCULATIONAHA.109.192704

ENG, J. et collab. (2016). Adverse left ventricular remodeling and age assessed with cardiac MR imaging: The multi-ethnic study of atherosclerosis. *Radiology, 278*(3), p. 714-722. doi: 10.1148/radiol.2015150982

FAUCHER, L. (2015). La rythmologie à l'ESC 2015. *Cardiologie pratique*. Repéré à www.cardiologie-pratique.com/journal/article/0012335-la-rythmologie-lesc-2015

FONDATION DES MALADIES DU CŒUR. (2010). *Points saillants des Lignes directrices 2010 en matière de réanimation cardiorespiratoire et de soins d'urgence cardiovasculaire de l'American Heart Association*. Repéré à http://cpr.heart.org/idc/groups/heart-public/@wcm/@ecc/documents/downloadable/ucm_317353.pdf

FRANK, R. (2010). Extrasystole ventriculaire d'effort et sport. *Cardiologie pratique*. Repéré à www.cardiologie-pratique.com/journal/article/extrasystoles-ventriculaires-deffort-et-sport

FUSTER, V., Walsh, R.A. et Harrington, R.A. (dir.). (2011). *Hurst's The Heart* (13e éd.). New York, NY: McGraw-Hill.

HAÏSSAGUERRE, M. et collab. (2008). Sudden cardiac arrest associated with early repolarisation. *New England Journal of Medicine, 358*(19), p. 2016-2023. doi: 10.1056/NEJMoa071968

HARUTA, D. et collab. (2011). Incidence and prognostic value of early repolarization pattern in the 12-lead electrocardiogram. *Circulation, 123*(25), p. 2931-2937. doi: 10.1161/CIRCULATIONAHA.110.006460

HENDY, S., Proulx, M. et Roy, F. (1992). *Le monitoring hémodynamique: approche clinique et soins infirmiers*. Boucherville, Québec: Gaëtan Morin.

HSU, J.C. et collab. (2016). Aspirin instead of oral anticoagulant prescription in atrial fibrillation patients at risk for stroke. *Journal of the American College of Cardiology, 28*(25), p. 2913-2923. doi: 10.1016/j.jacc.2016.03.581

JACQUES, J.-M. (2006). *Advanced Life Support, Manuel de cours* (5e éd.). Document inédit. Soignies, Belgique: Belgian Resuscitation Council.

KIRCHHOF, P. et collab. (2016). 2016 ESC Guidelines for the management of atrial fibrillation developed in collaboration with EACTS. *European Heart Journal, 37*(38), p. 2893-2962. doi: 10.1093/eurheartj/ehw210

KØBER, L. et collab. (2016). Defibrillator implantation in patients with nonischemic systolic heart failure. *New England Journal of Medicine, 375*, p. 1221-1230. doi: 10.1056/NEJMoa1608029

LAGANIER, J. et collab. (2016). Iatrogénie chez le sujet âgé. *Cardiologie pratique*. Repéré à www.cardiologie-pratique.com/journal/article/0013822-iatrogenie-chez-le-sujet-age

LAMBERTS, M. et collab. (2013). Oral anticoagulation and antiplatelets in atrial fibrillation patients after myocardial infarction and coronary intervention. *Journal of the American College of Cardiology, 62*(11), p. 981-989. doi: 10.1016/j.jacc.2013.05.029

LE HEUZEY, J.Y. (2011). Les nouvelles recommandations sur les traitements antiarythmiques de la fibrillation atriale. *Rythmes, 1*, p. 3-5.

LE MAREC, H. (2012). Dysfonctions sinusales: mécanismes physiopathologiques. *Archives des maladies du cœur et des vaisseaux, 18*(212), p. 27-30. doi: AMCVP-11-2012-18-212-1261-694X-101019-201205150

LECRUBIER, A. (2010). *Extrasystoles ventriculaires: savoir dépister les situations à risque*. Repéré à www.esculape.com/cardiologie/ESV-risque.pdf

LECRUBIER, A. (2016). Fibrillation atriale: toute la conduite à tenir aux urgences. *Medscape.* Repéré à http://francais. medscape.com/voirarticle/3602441

LEENHARDT, P. et collab. (1995). Catecholaminergic polymorphic ventricular tachycardia in children. A 7-year follow-up of 21 patients. *Circulation, 91*(5), p. 1512-1519.

LEGUERRIER, A., Scordia, P., Ritter, B. et Matthewman, J. (1996). *Cardiologie médicale, chirurgicale, démarche de soins et cas concrets.* Paris, France: Heures de France.

LI, J. et collab. (2013). Usefulness of heart rate to predict one-year mortality in patients with atrial fibrillation and acute myocardial infarction (from the OMEGA trial). *American Journal of Cardiology, 111*(16), p. 811-815. doi: 10.1016/j. amjcard.2012.11.048

LIP, G.Y.H., Frison, L., Halperin, J.L. et Lane, D.A. (2011). Comparative validation of a novel risk score for predicting bleeding risk in anticoagulated patients with atrial fibrillation: The HAS-BLED (hypertension, abnormal renal/liver function, stroke, bleeding history or predisposition, labile INR, elderly, drugs/alcohol concomitantly) score. *Journal of the American College of Cardiology, 57*(2), p. 173-180. doi: 10.1016/j.jacc.2010.09.024

LONGPRÉ, S., Leclerc, A.M. et Cloutier, L. (2013). Traitement pharmacologique de l'HTA, partie 3. *Perspective infirmière, 10*(3), p. 45-51.

LOWN, B. et Wolf, M. (1971). Approaches to sudden death from coronary heart disease. *Circulation, 44*(1), p. 130-142.

MACFARLANE, P.W. et collab. (2015). The early repolarization pattern: A consensus paper. *Journal of the American College of Cardiology, 66*(4), p. 470-477. doi: 10.1016/j. jacc.2015.05.033

MAJIRON, E. (2013). FV à la phase aiguë d'un IDM. *Cardiologie pratique.* Repéré à www.cardiologie-pratique.com/emaildirect/aha-2013/articles/fv-la-phase-aigue-dun-idm

MANGIOLA, S. (1977). *Self-Assessment in Electrocardiography.* Philadelphia, PA: Lippincott Williams & Wilkins.

MCKINLEY, M.P., O'Loughlin, V.D. et Bidle, T.S. (2014). *Anatomie et physiologie: une approche intégrée.* Montréal, Québec: Chenelière Éducation.

MELGAREJO-MORENO, A. et collab. (2015). Relation of new permanent right or left bundle branch block on short- and long-term mortality in acute myocardial infarction bundle branch block and myocardial infarction. *American Journal of Cardiology, 116*(7), p. 1003-1009. doi: 10.1016/j. amjcard.2015.07.019

MILHOMME, D. (2011). L'intervalle QT. *Perspective infirmière, 8*(4), p. 45-48.

OLESEN, J.B. et collab. (2012). Stroke and bleeding in atrial fibrillation with chronic kidney disease. *New England Journal of Medicine, 367*(7), p. 625-635. doi: 10.1056/NEJMoa1105594

PAVIN, D. (2014). Pour quels troubles rythmiques peut-on proposer une ablation en première intention? *Cardiologie pratique.* Repéré à www.cardiologie-pratique.com/journal/article/0011547-pour-quels-troubles-rythmiques-peut-proposer-une-ablation-en-premiere

PIOT, O. et collab. (2015). À quels patients proposer une ablation de fibrillation atriale en première intention? *Cardiologie pratique.* Repéré à www.cardiologie-pratique.com/journal/article/0012276-quels-patients-proposer-une-ablation-de-fibrillation-atriale-en-premiere

PISTERS, R. et collab. (2010). A novel user-friendly score (HAS-BLED) to assess 1-year risk of major bleeding in patients with atrial fibrillation. *CHEST, 138*(5), p. 1093-1100. doi: 10.1378/chest.10-0134

PRIORI, S.G. et collab. (2015). 2015 ESC Guidelines for the management of patients with ventricular arrhythmias and the prevention of sudden cardiac death: The Task Force for the management of patients with ventricular arrhythmias and the prevention of sudden cardiac death of the European Society of Cardiology (ESC). *European Heart Journal, 36*(41), p. 2793-2867. doi: 10.1093/eurheartj/ehv316

PROBST, V. et collab. (2010). Long-term prognosis of patients diagnosed with Brugada syndrome: Results from the FINGER Brugada Syndrome Registry. *Circulation, 121*(5), p. 635-643. doi: 10.1161/CIRCULATIONAHA.109.887026

REICHLIN, T. et collab. (2015). Prospective validation of a 1-hour algorithm to rule-out and rule-in acute myocardial infarction using a high-sensitivity cardiac troponin T assay. *Canadian Medical Association Journal, 187*(8), p. E243-E252. doi: 10.1503/cmaj.141349

RUFF, C.T. et collab. (2014). Comparison of the efficacy and safety of new oral anticoagulants with warfarin in patients with atrial fibrillation: A meta-analysis of randomised trials. *Lancet, 383*(9921), p. 955-962. doi: 10.1016/S0140-6736(13)62343-0

SKIDMORE-ROTH, L. (2015). *Le guide des médicaments.* Montréal, Québec: Chenelière Éducation.

SOAR, J. et collab. (2015). European Resuscitation Council Guidelines for resuscitation 2015: Section 3, Adult advanced life support. *Resuscitation, 95*, p. 100-147. doi: 10.1016/j.resuscitation.2015.07.016

SURAWICZ, B. et Knilans, T.K. (2008). *Chou's electrocardiography in clinical practice: Adult and pediatric* (6ᵉ éd.). Philadelphia, PA: Saunders.

SZYMANSKI, F.M. et collab. (2015). Stroke risk factors beyond the CHA$_2$DS$_2$-VASc score: Can we improve our identification of «high stroke risk» patients with atrial fibrillation? *American Journal of Cardiology, 116*(11), p. 1781-1788. doi: 10.1016/j.amjcard.2015.08.049

TABOULET, P. (2010). *L'ECG de A à Z.* Paris, France: Maloine.

TAILLON, I. (2014). *Guide d'utilisation: les nouveaux anticoagulants oraux (NACO).* Repéré à http://iucpq.qc.ca/sites/default/files/guide_utilisation_naco_2014-11-27.pdf

TAYLOR, C. et Ignaszewski, A. (2005). Picking out the pattern. *Perspectives in Cardiology, 21*(2), p. 12-16.

TRACY, C.M. et collab. (2013). 2012 ACCF/AHA/HRS focused update incorporated into the ACCF/AHA/HRS 2008 Guidelines for device-based therapy of cardiac rhythm abnormalities: A report of the American College of Cardiology Foundation/American Heart Association Task Force on Practice Guidelines and the Heart Rhythm Society. *Journal of the American College of Cardiology, 61*(3), p. e6-e75. doi: 10.1016/j.jacc.2012.11.007

TURAKHIA, M.P. et collab. (2014). Increased mortality associated with digoxin in contemporary patients with atrial fibrillation: Findings from the TREAT-AF study. *Journal of the American College of Cardiology, 64*(7), p. 660-668. doi: 10.1016/j.jacc.2014.03.060

URENA, M. et collab. (2012). Predictive factors and long-term clinical consequences of persistent left bundle branch block following transcatheter aortic valve implantation with a balloon-expandable valve. *Journal of the American College of Cardiology, 60*(18), p. 1743-1752. doi: 10.1016/j.jacc.2012.07.035

VANDER, A.J., Sherman, J.H. et Luciano, D.S. (2004). *Physiologie humaine: les mécanismes du fonctionnement de l'organisme* (4e éd.). Montréal, Québec: Chenelière McGraw-Hill.

VERECKEI, A., Duray, G., Szénási, G., Altemose, G.T. et Miller, J.M. (2007). Application of new algorithm in the differential diagnosis of wide QRS complex tachycardia. *European Heart Journal, 28*(5), p. 589-600. doi: 10.1093/eurheartj/ehl473

WANG, K. (2013). The genesis of aberrant conduction. *HQMedEd.* Repéré à http://hqmeded.com/the-genesis-of-aberrant-conduction

WOO, C.Y. et collab. (2015). Cost-effectiveness of adding cardiac resynchronization therapy to an implantable cardioverter-defibrillator among patients with mild heart failure. *Annals of Internal Medicine, 163*(6), p. 417-426.

ZALENSKI, R.J., Cooke, D., Rydman, R., Sloan, E.P. et Murphy, D.G. (1993). Assessing the diagnostic value of an ECG containing leads V4R, V8, and V9: The 15-lead ECG. *Annals of Emergency Medicine, 22*(5), p. 786-793.

ZED, P.J. et collab. (2008). Incidence, severity and preventability of medication-related visits to the emergency department: A prospective-study. *CMAJ, 178*(12), p. 1563-1569. doi: 10.1503/cmaj.071594

ZEHENDER, M. et collab. (1993). Right ventricular infarction as an independent predictor of prognosis after acute inferior myocardial infarction. *New England Journal of Medicine, 328*(14), p. 981-988.